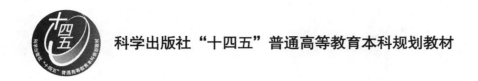
科学出版社"十四五"普通高等教育本科规划教材

医学统计学与 SPSS 软件实现方法

（第三版）

郭秀花　主编

科 学 出 版 社

北 京

内 容 简 介

　　医学统计学是各医学院校各个专业本科生、研究生的必修课，也是从事医学科研人员需要掌握的方法学。本教材是一部将医学统计学多种理论方法与常用 SPSS 软件实例操作密切结合的书籍，具有内容丰富、方法全面、大量案例贴近实际、软件操作界面友好、通俗易懂的特色。本教材共分十八章：绪论、数据管理与 SPSS 软件实现方法、定量资料的统计描述、总体均数的估计与假设检验基础、定量资料的 t 检验、定量资料的方差分析、定量资料的非参数检验、定性资料的统计描述、总体率的估计与无序定性资料的 χ^2 检验、有序定性资料的假设检验方法、直线相关与回归、多重线性回归分析、Logistic 回归分析、生存分析基本统计方法、Cox 比例风险回归分析、统计表与统计图、观察性研究设计、实验性研究设计。本教材的附录部分还增加了综合练习题和三套自测试题。此外，书中例题数据、英汉统计名词对照、样本含量的估计及答案、各章练习题答案、综合练习题及答案和自测试题答案等内容，均采用了二维码形式呈现，读者扫描二维码即可使用。

　　本教材可供临床医学、基础医学、口腔医学、预防医学、护理学、医学检验技术、中医学、中药学、卫生法学、卫生信息管理学、卫生事业管理学、生物医学工程学、药学等专业本科生教学使用；也可供各专业开设 40～60 课时以内的医学统计学研究生教学使用；同时，也适合医学科研工作者自学、参考。

图书在版编目(CIP)数据

医学统计学与 SPSS 软件实现方法 / 郭秀花主编. —3 版. —北京：科学出版社，2023.1
（普通高等教育“十四五”规划教材）（2024.12 重印）

ISBN 978-7-03-073931-5

Ⅰ. ①医…　Ⅱ. ①郭…　Ⅲ. ①医学统计－统计分析－软件包　Ⅳ. ①R195.1-39

中国版本图书馆 CIP 数据核字(2022)第 221128 号

责任编辑：闵　捷 / 责任校对：谭宏宇
责任印制：黄晓鸣 / 封面设计：殷　靓

科　学　出　版　社 出版
北京东黄城根北街 16 号
邮政编码：100717
http://www.sciencep.com
句容市排印厂印刷
科学出版社发行　各地新华书店经销
*
2012 年 8 月第　一　　版　　开本：889×1194　1/16
2023 年 1 月第　三　　版　　印张：23 3/4
2024 年 12 月第二十一次印刷　　字数：767 000

定价：65.00 元
（如有印装质量问题，我社负责调换）

《医学统计学与 SPSS 软件实现方法》（第三版）编委会

主　　编　郭秀花

副 主 编（以姓氏笔画为序）

　　　　　方　亚　刘美娜　闫宇翔　侯海峰　黄水平

编　　　委（以在书中出现的先后为序）

郭秀花(首都医科大学)	尹素凤(华北理工大学)
钟晓妮(重庆医科大学)	孔　浩(齐鲁医药学院)
刘　芬(首都医科大学)	罗艳侠(首都医科大学)
宇传华(武汉大学)	谭学瑞(汕头大学医学院)
黄水平(徐州医科大学)	孙　忠(天津医科大学)
曾　平(徐州医科大学)	王　媛(天津医科大学)
刘云霞(山东大学)	余红梅(山西医科大学)
薛付忠(山东大学)	杨兴华(首都医科大学)
王素珍(潍坊医学院)	曹明芹(新疆医科大学)
侯瑞丽(包头医学院)	闫宇翔(首都医科大学)
刘美娜(哈尔滨医科大学)	吴立娟(首都医科大学)
张秋菊(哈尔滨医科大学)	方　亚(厦门大学)
侯海峰(山东第一医科大学)	王　玖(滨州医学院)
高　勃(首都医科大学)	贾　红(西南医科大学)
刘红波(中国医科大学)	陈　征(南方医科大学)
白　丽(齐齐哈尔医学院)	彭志行(南京医科大学)
王立芹(河北医科大学)	刘　龙(山西医科大学)
郭维恒(河北医科大学)	刘　佳(首都医科大学)
潘发明(安徽医科大学)	艾自胜(同济大学)
范引光(安徽医科大学)	

学术秘书　高　勃

第三版前言

医学统计学是各医学院校各个专业本科生、研究生的必修课，也是从事医学科学研究不可缺少的一门方法学课程。虽然有各种版本的医学统计学或统计软件操作手册方面的书籍，然而，医学统计学方面的教材偏重于理论，详细介绍原理、公式和计算过程，缺少直观而详细的统计软件操作方法；而医学统计学软件操作手册又偏重软件介绍，缺乏统计学基本概念与理论。因此，缺少将医学统计学理论方法与常用的 SPSS 统计软件操作结合起来的书籍。为方便教学、弥补缺憾，2012 年我们出版了《医学统计学与 SPSS 软件实现方法》一书，受到了读者们的欢迎；2017 年，我们进一步丰富内容、增加二维码模式，出版了第二版。本次再版，我们紧跟医学统计学发展新趋势，结合实用特点，进一步更新内容，修订了第三版。

本教材的修订秉承了前两版的四大原则：第一，以内容的科学性为主，兼顾理论的前瞻性。正确阐述医学统计学学科的科学理论和主要概念，在理论联系实际、以实例解释理论、对实践起到指导作用的基础上，注意将本领域的最新发展成果，以及新技术、新方法纳入教材。第二，把握好写作条理性。注重教材的层次分明、条理清楚，教材体系能反映内容的内在联系及统计学的思维方式。第三，以本科学生或同等水平阅读能力群体为主要对象，并兼顾了研究生医学统计学教学。从认知规律出发，富有启发性，便于学生学习，所选教学内容在满足学生未来职业活动所需的最基本、最常用的理论知识和方法基础上，增加样本含量的估计等拓展内容。第四，突出实践技能，强化软件操作。注重科研实际案例引入，统计方法计算以 SPSS 26.0 软件操作和结果解释为主，使学生真正掌握实践操作技能。

本教材共分十八章：绪论、数据管理与 SPSS 软件实现方法、定量资料的统计描述、总体均数的估计与假设检验基础、定量资料的 t 检验、定量资料的方差分析、定量资料的非参数检验、定性资料的统计描述、总体率的估计与无序定性资料的 χ^2 检验、有序定性资料的假设检验方法、直线相关与回归、多重线性回归分析、Logistic 回归分析、生存分析基本统计方法、Cox 比例风险回归分析、统计表与统计图、观察性研究设计、实验性研究设计。同时，本教材采用二维码形式，给出了书中例题数据、英汉统计名词对照、样本含量的估计及答案、各章练习题答案、综合练习题答案和自测试题答案等内容。

本教材与大部分同类教材相比，具有以下几个鲜明的特点：第一，将医学统计学的理论方法与软件操作紧密结合，在常规医学统计学教材包括的内容基础上，给出 SPSS 统计软件窗口式操作，简单、方便、实用，为学习者节省了大量统计计算工作量和时间，从而将学习重点转移到对统计的"三基"的理解，而非数据公式的具体使用与计算；第二，在内容安排上注意与医学科研实际相结合，注意统计知识的整体性与前后连贯性，将科研设计、数据管理与质量控制、数据统计分析几个步骤进行有机结合，强调数据管理与数据质量的必要性；第三，针对许多读者学完医学统计学但不会解决医学科研实际数据分析的现实情况，全书在系统介绍医学统计学的基本概念、基本原理与基本方法后，以案例为主线，重点介绍什么样的问题采用怎样的统计设计；什么样的实际数据，怎样选择统计分析方法；如何对统计学结果进行合理的解释。

第三版教材与第二版教材相比，第一，增加了医学统计学新进展、临床试验样本量估算方法、医学统计学综合分析等内容；第二，在保持书中所有例题数据、各章练习题答案、综合测试题答案和样本量估算方法采用二维码形式基础上，例题数据改变了 PDF 格式，而直接采用 Excel、SPSS 数据库等格式，方便大家直接调用或解压缩后方便数据使用；第三，SPSS 软件版本从 20.0 更新为 26.0。

　　在第三版教材即将问世之际，我首先感谢首都医科大学有关领导对本教材编写工作的关心与指导；感谢各高校同道参加本书的编写；感谢学术秘书高勃副教授为本书做了大量而繁杂的具体工作；同时，感谢我的研究生冯巍、刘悦、武志远、李志伟、李伟铭、潘荟颖、张海平、刘梦梦、张彦飞、吕世云、于思琪等同学对本书的所有例题、SPSS 26.0 统计软件操作进行了复核，并认真校对和排版书稿。最后，还要感谢我的丈夫对我的理解和支持！

　　本教材可供临床医学、基础医学、口腔医学、预防医学、护理学、医学检验、中医学、中药学、卫生法学、卫生信息管理学、卫生事业管理学、生物医学工程学、药学等专业本科生教学使用；也可供各专业研究生开设 40～60 课时以内的医学统计学教学使用；同时，对从事医学科研工作的工作者也是方便自学的书籍。限于我们的学识和精力，恳请广大读者对本书的不足之处批评指正，给我们提出宝贵意见（Email：guoxiuh@ccmu.edu.cn），以便再版时及时改正，谢谢！

郭秀花

2022 年 6 月于北京

第二版前言

医学统计学是全国各医学院校所有专业本科生、研究生的必修课，也是从事医学科学研究不可缺少的一门方法学课程。虽然有各种版本的医学统计学或统计软件操作手册方面的书籍，然而，医学统计学方面的教材偏重于理论，详细介绍原理、公式和计算过程，缺少直观而详细的统计软件操作方法；而医学统计学软件操作手册又偏重软件介绍，缺乏统计学基本概念与理论。因此，缺少将医学统计学理论方法与常用的 SPSS 软件操作结合起来的书籍，学生需要购买两本教材。为方便教学、弥补缺憾，我们在 2012 年出版了《医学统计学与 SPSS 软件实现方法》，受到了许多高校学生的欢迎。本次应出版社要求，我们编写了第二版。

编写本教材秉承了第一版的四大原则：第一，以内容的科学性为主，兼顾理论的前瞻性。正确阐述医学统计学学科的科学理论和概念定义，在理论联系实际、以实例解释理论、对实践起到指导作用的基础上，注意将本领域的最新发展成果以及新技术、新方法纳入教材；第二，把握好写作条理性。注重教材的层次分明、条理清楚，教材体系能反映内容的内在联系及统计学的思维方式；第三，以本科学生或同等水平阅读能力群体为主要对象，并兼顾研究生医学统计学教学。从认知规律出发，富有启发性，便于学生学习，所选教学内容在满足学生未来职业活动所需的最基本、最常用的理论知识和方法基础上，增加样本含量估计方法等扩展内容；第四，突出实践技能，强化应用。注重科研实际案例引入，统计方法计算以 SPSS 20.0 软件操作和结果解释为主，使学生真正掌握实践操作技能。

本教材分为十八章：绪论、数据管理与 SPSS 软件实现方法、定量资料的统计描述、定量资料的参数估计与假设检验基础、定量资料的 t 检验、定量资料的方差分析、定量资料的非参数检验、定性资料的统计描述、定性资料的参数估计与 χ^2 检验、有序定性资料的假设检验方法、直线相关与回归、多重线性回归分析、Logistic 回归分析、生存分析基本统计方法、Cox 比例风险回归分析、统计表与统计图、观察性研究设计、实验性研究设计，其中"生存分析基本统计方法""Cox 比例风险回归分析"两章，是新增加的内容。此外本教材采用二维码形式，给出了教材中所有例题数据、各章练习题答案、自测试题答案和样本含量估计方法。

作者在写作过程中，参考了大量的资料，涉及医学统计学、医学统计学习题集、SPSS 软件操作方法等方面的书籍，与这些书籍相比，本教材具有以下特点：第一，在内容安排上注意与医学科研实际相结合，注意统计知识的整体性与前后连贯性，将科研统计设计(重点是统计设计)、数据管理与质量控制、数据统计分析几个步骤进行有机结合，强调数据管理与数据质量的必要性。第二，教材系统介绍医学统计学的基本概念、基本原理与基本方法，实用性强。重点在于，什么样的问题采用怎样的统计设计；什么样的实际数据，采用怎样的统计分析方法；以及如何对统计分析结果进行合理的解释。第三，结合 SPSS 20.0 统计软件窗口式操作简单、方便的特点，为学习者节省大量统计计算工作量和时间，从而将学习重点转移到对统计的三基的理解，而非统计公式的具体使用与计算。第四，注重统计学方法的适用性与通用性，并将之与现代统计学的理论相结合，如介绍有序列联表的假设检验方法、多因素统计分析模型、非参数的多重比较、样本含量估计方法等内容。第五，本教材后面的附录部分给出了各章练习题答案以及自测试题答案，为课堂教学和自学提供了方便。第六，教材中所有例题数据、各章练习题答案、自测试题答案和样本含量估计方法，采用了二维码形式，方便使用。

　　在本教材即将问世之际，我首先感谢首都医科大学有关领导对本教材编写工作的关心与指导；感谢各高校同仁参加本教材的编写；感谢学术秘书闫宇翔副教授为本教材做的大量而繁杂的具体工作；同时，感谢我的研究生刘梦阳、刘相佟、黄芳芳、胥芹、陈斯鹏、杨昆、李海彬、孙扬、田思佳、马圆等同学对本教材的所有例题、SPSS 20.0 统计软件操作进行的复核，并认真校对和排版书稿。最后，还要感谢我的丈夫和我可爱的女儿对我的理解和支持！

　　限于我们的学识和精力，本教材的缺点在所难免，恳请广大读者批评指正，给我们提出宝贵意见（Email:guoxiuh@ccmu.edu.cn），以便再版时及时改正，谢谢！

郭秀花

2017 年 2 月于北京

第一版前言

医学统计学是统计学原理和方法与医学相结合的一门应用科学，是高校医学专业的必修课，是进行医学科学研究不可缺少的一门方法学课程。目前虽然有各种版本的医学统计学或统计软件操作手册方面的书籍，然而，医学统计学方面的教材偏重于理论，详细介绍原理、公式和计算过程，缺少直观而详细的统计软件操作方法；大多数医学统计学软件操作手册又偏重软件介绍，缺乏统计学基本概念与理论。我们编写的教材，是将医学统计学方法与常用的 SPSS 18.0 统计软件操作结合起来了，以弥补目前高校医学统计学教材的缺憾。

编写本教材是本着以下原则：第一，内容的科学性为主，兼顾理论的前瞻性。正确阐述医学统计学学科的科学理论和概念定义，在理论联系实际，以实例解释理论，对实践起到指导作用的基础上，注意将本领域的最新发展成果，把新技术、新方法纳入教材；第二，把握好写作条理性。注重教材的层次分明、条理清楚，教材体系能反映内容的内在联系及统计学的思维方式；第三，以本科学生或同等水平阅读能力群体为主要对象，并兼顾了课时数少的研究生医学统计学教学。从认知规律出发，富有启发性，便于学生学习，所选教学内容可以满足学生未来职业活动所需的最基本、最常用的理论知识和方法。第四，突出实践技能，强化应用。注重科研实际案例引入，统计方法计算以 SPSS 18.0 软件操作和结果解释为主，使学生真正掌握实践操作技能。

本教材共分为十六章：绪论、数据管理与 SPSS 统计软件简介、定量资料的统计描述、定量资料的参数估计与假设检验基础、定量资料的 t 检验、定量资料的方差分析、定量资料的非参数检验、定性资料的统计描述、定性资料的参数估计与 χ^2 检验、有序定性资料的统计分析方法、直线相关与回归、多重线性回归分析、Logistic 回归分析、统计表与统计图、观察性研究设计、实验性研究设计。本教材后的附录部分有统计用表、各章练习题答案要点与综合测试题、英汉统计名词对照。本教材的作者在写作过程中，参考了大量的资料，涉及医学统计学、医学统计学习题集、SPSS 软件操作方法等方面的书籍，与这些书籍相比，本教材具有以下特点：第一，在内容安排上注重与医学科研实际相结合，注意统计知识的整体性与前后连贯性，将科研统计设计（重点是统计设计）、数据管理与质量控制、数据统计分析几个步骤进行有机结合，强调数据管理与数据质量的必要性。第二，全书系统介绍医学统计学的基本概念、基本原理与基本方法，实用性强。重点在于，什么样的问题采用怎样的统计设计；什么样的实际数据采用怎样的统计分析方法；如何对统计分析结果进行合理的解释；等等。第三，结合 SPSS 18.0 统计软件窗口式操作简单、方便的特点，为学习者节省了大量的统计计算工作量和时间，从而将学习重点转移到对统计的三基的理解，而非数据公式的具体使用与计算。第四，注重统计学方法的适用性与通用性，并将之与现代统计学的理论相结合，如介绍有序列联表的统计学分析、多因素统计分析模型、非参数的多重比较等内容。第五，本书后面的附录部分除了一般医学统计学书中给出的统计用表、关键词语的中英文对照外，还给出了各章练习题答案以及综合测试题，为课堂教学和自学提供了方便。

在本教材即将问世之际，我们首先感谢首都医科大学有关校领导、教务处各位领导对本教材编写工作的关心与指导；感谢全国高校素质教育教材研究编审委员会刘思祺主任、中国教师发展基金会教师出版专项基金办公室邱巍主任，对本教材出版工作给予的大力支持；感谢各高校同仁参加本书的编写；感谢首都医科大学公共卫生与家庭医学学院王嵬院长、郭爱民书记对出版本书提供的诸多指导；感谢学术秘书闫宇翔副教授为本书做了大量而繁杂的具体工作；同时，感谢我的研究生陶丽新、霍达、孙涛、潘蕾、周涛等同学对本书的所有例题进行了复核，并认真校对和排版书稿。最后，还要感谢我的丈夫和我可爱的女儿对我的理解和支持！

　　本教材供临床、护理、检验、药学等专业本科生，开设 30～60 课时的医学统计学教学使用；也可供各专业研究生开设 60 课时以内的医学统计学教学使用。虽然我们力求在编写内容、体例、实用等方面有新的创新与突破，但限于我们的学识和精力，本书的缺点在所难免，恳请广大读者批评指正（E-mail:guoxiuh@ccmu.edu.cn），以便再版时改正。

郭秀花

2012 年 1 月于北京

目　录

第 5 章　定量资料的 t 检验

第 6 章　定量资料的方差分析

第 7 章　定量资料的非参数检验

第 8 章　定性资料的统计描述

第1章　绪　论

统计对我们每个人来说并不陌生，报纸杂志、电视广播、网络媒体等每时每刻都传递着很多统计数据和信息，我们也常听到很多关于"统计"方面的结果。例如，据统计，某年国民生产总值增长率为 5.2%；某地人均寿命为 80.3 岁；2 月份房屋销售量环比下降 8.7%。还有许多问题需要应用统计学知识才能给出正确答案，例如，治疗艾滋病的新药有效吗？明年中国股市涨跌走势如何？新冠感染者的病死率如何计算？子女像父母的程度有多大？目前居民对医疗改革政策的满意度有多高？这些实际问题都会用到统计学。可以说统计学知识和思维已经渗透到自然科学、社会科学及人类生活的各个领域。在现代社会中，大到国家重大政策的制定，小到人们的日常生活，几乎都离不开统计学。

1.1　医学统计学概述

1.1.1　定义

1. 统计学的定义　　在西方，统计学(statistics)一词源于"state"（国家、情况），专指有关"国情"的学问，最初多用于文字记叙，后发展为数量比较，随着概率论思想和方法的引入，逐渐形成今天在理论与应用方面都已相当完备的独立学科。我国教育部 1998 年在《普通高等学校本科专业目录》中将统计学列为理学类一级学科。按照《教育部关于进行普通高等学校本科专业目录修订工作的通知》（教高〔2010〕11 号）要求，2012 年 9 月正式出台的《普通高等学校本科专业目录(2012 年)》，将统计学(编号 0712)列为理学类一级学科。

那么，什么是统计？广义上是人们通常所遇见的任何以数字、表格与图形所表达的一个事实，狭义上是将统计作为一门学科。什么是统计学？统计学有其自身独有的知识体系和方法论。国际上，著名的韦氏辞典中，定义统计学是，统计学是"a science dealing with the collection, analysis, interpretation, and presentation of masses of numerical data"，即统计学是一门关于数据的科学，具体而言，它包括收集、分析、解释和表达数据的科学。

2. 医学统计学的定义　　统计学与各个专业结合就形成了数十个学科分支，如社会统计学、经济统计学、人口统计学、心理统计学、遗传统计学等。统计学理论是随着人类社会生产需要而产生，同时也随着人类社会生产的发展而更新的。特别是近 20 年来，统计学的理论方法和应用得到迅速发展，新的领域与统计学结合形成的新的分支如同雨后春笋般不断出现。如果把统计学应用在医学领域，所形成的一个交叉学科，即医学统计学。因此，医学统计学有不同的定义，可以表述为：用统计学的原理和方法来研究医学领域中不确定性现象规律性的一门学科；或者表述为：是研究医学领域统计设计、数据收集、数据整理与分析推断的一门学科。这门学科是现在及未来非常活跃的，并且最具生命力的学科之一。

3. 医学统计学应用现况　　生物医学实验、临床试验、流行病学调查和公共卫生管理等领域都需要和统计学家合作；有的医学科研基金申请要求有统计学家参与合作，申请书必须包含详尽的统计设计与分析；新药开发和报批必须依法执行统计学准则，递交统计分析报告；公共卫生项目的确立和验收，必须基于抽样调查的数据和完善的评价体系；医学期刊发布统计学指南，邀请统计学家审稿，严控论文的统计学缺陷。总之，统计学思维和方法学已经渗透到医学研究和卫生决策之中。

但是，很多一线医学科研工作者对统计学重视不够，突出表现为忽视医学科研设计，在统计分析时盲目套用统计分析方法，对统计分析结果解释时轻描淡写、一笔带过。把统计学当成无关紧要的"修饰物"，严重影响了医学科研工作的科学性与严谨性。由于轻视或误用统计学而得出错误结论的例子并不鲜见。2002 年 11 月 9 日，《科学时报》登载了军事医学科学院情报研究所胡良平教授公布的一个令人触目惊心的数据结果：全国各类医学期刊中，有统计学错误的论著竟占到 80%。2001 年，西班牙赫罗纳大学的 Emili Garcia-Berthou 和 Carles Alcaraz 查阅了 *Nature* 上发表的 181 篇论文，发现 38% 的文章至少有一处统计学错误。2005 年，*Nature Medicine* 发表过一篇社论，题目为 "Statistically Significant"，一开头就指出 *Nature* 和 *Nature Medicine* 因为登载的某些文章统计分析欠佳而遭到公众批评。

1.1.2　怎样学好医学统计学

许多学生习惯于传统的医学统计学教学模式，往往是 "填鸭灌输式" 或 "知识继承型" 的教学方法，教师在上面讲，学生在下面听，忙于记笔记，死记硬背应付考试，以后科研中遇到统计学问题还是束手无策或误用滥用。因此，在如何学好医学统计学上我们提出如下建议。

1. 培养科学的态度　　在医学科研中，应用统计学的目的是要探究客观事物的规律性，提出检验或验证科学问题。当应用统计学处理实际资料得不到理想的结果（或阳性结果）时，有的人就拼凑数据甚至修改数据，这严重违背统计学的主旨，也是严重的学术造假行为。我们要遵从客观事实，认真分析原因。例如，各种因素是否考虑全面了？研究对象的选取是否合理？样本量是否足够大？指标选取是否适宜？收集资料的方法是否可靠？统计方法应用是否有误？统计计算是否正确？如果各个环节都没有问题，也许是我们最开始从专业上提出的科学问题就应该是这样的结论。学习医学统计学，就是要培养严谨、科学的态度。

2. 强化 "三基" 的学习　　"三基" 即基本概念、基本原理、基本方法。在学习过程中，对复杂公式本身及其推导过程不做硬性要求，学生只需要了解其作用，而不必死记硬背其具体的形式，也不必深究其数学原理。医学科学研究所应用的统计学知识中约 70% 是最基本概念和经典的统计分析方法，其余则是较为复杂的、近代发展起来的统计理论和技术，而出现错误最多的却偏偏是前一部分。

3. 重视统计方法的应用，把实际问题转化为统计问题　　学习时一定要结合实例，最好从问题的原型入手，将其转化成统计问题，这是正确使用统计学的关键一步。根据设计类型、资料性质和分析目的，选择合适的统计分析方法进行资料处理。要经过从理论到实践、再从实践到理论的反复过程，循序渐进，才能逐渐掌握统计学，进而运用统计学解决实际问题时，才能得心应手。能否把各种实际问题转化为统计问题，能否合理选用统计学方法、正确运用统计学的理论和方法解决实际问题，是学好医学统计学的难点所在，也是衡量医学统计学教学质量的 "金标准"。

4. 掌握统计软件的操作　　目前可以用来进行数据分析的统计软件很多，如 SAS、SPSS、Stata、R 语言等。在解决实际问题时，要重视各种检验方法适用的前提条件及应用场合，可以忽略其具体的计算推导过程；要熟练地掌握一种统计软件（如最简单、直观的操作软件 SPSS），学会正确使用统计软件和正确选择统计方法，对软件输出结果及统计学结果作出正确解释。随着现代统计学和计算机技术的迅猛发展，一些新的统计学方法和技术逐渐成熟并得到广泛应用，统计软件的功能也日益强大，并促使医学研究向更深和更广的方向发展。

1.2　医学统计工作的基本步骤

医学统计学贯穿于医学研究的始终，其思想与方法已广泛渗透到医学科研的各个环节，即在统计设计思想指导下，开展资料的收集、整理和分析。与此相适应，医学统计工作的基本步骤包括统计设计、收集资料、整理资料和分析资料。

1.2.1　统计设计

研究设计（design）是根据研究的目的，从统计学角度提前做出周密的计划和安排，包括专业设计与统计设计。其中，专业设计是从专业角度考虑实验的科学安排，是科学研究的基础，包括选题、建立假说、确定研究对象和技术方法等；而统计设计则是根据研究的问题与目的，从统计学的角度对研究各环节作出的通盘考虑，以用尽可能少的人力、物力和时间获得准确可靠的结论，是科学研究工作的纲领和完成研究工作的关键环节。

　　根据研究者是否主动安排处理因素，对研究对象施加干预，医学研究一般可分为实验性研究与观察性研究。因而，统计设计包括实验性研究设计与观察性研究设计。对于实验性研究，统计设计重点在于明确研究涉及的基本要素(实验因素、实验对象和实验效应)与研究遵循的基本原则(随机、对照、重复)，具体内容详见第 18 章；对于观察性研究，统计设计中所考虑的基本要素和遵循的基本原则，具体内容详见第 17 章。

1.2.2　收集资料

　　收集资料(data collection)是获得研究所需原始数据的过程，要根据研究目的与设计确定。实验性研究收集资料主要是通过专项实验，如动物实验、临床观察实验；调查性研究收集资料主要是通过专题调查。无论何种途径收集到的资料，都应强调它的准确性、完整性。医学科学研究原始资料的来源如下。

　　1. 报表资料　　医疗卫生领域里的各种报表，如传染病报表、疾病监测报表、医院年度统计报表、卫生统计年鉴等。例如，研究中国传染病的疾病负担，要收集几年内中国疾病预防控制中心或国家卫生健康委员会传染病的报告数据；对 10 年后中国卫生技术人员中医生和护士人数进行预测，要对近 20 年的中国卫生统计年鉴/中国卫生健康统计年鉴里中国卫生技术人员中医生和护士人数进行收集，建立数据集进行预测。

　　2. 医疗、预防机构的日常工作记录　　如住院病历、经常性工作记录和数据库等。疾病治疗质量评价的研究中，确定了评价指标后，要对医院住院患者的病历数据进行收集，利用统计分析方法进行影响因素调整和治疗质量评价。

　　3. 专题研究的实验数据和调查资料　　如补钙对280名绝经期妇女骨密度影响的数据收集有两部分：一是通过调查表调查绝经期妇女的一般情况、饮食情况、体育锻炼情况、生育史、心理健康与应对等资料；二是实验研究数据，实验分 4 组，每组 70 人，信息干预组只透露本人检查结果，不给干预措施，其余三组分别给 A、B、C 三种含不同剂量钙的奶粉，补钙 1 年及 2 年后分别测其骨密度值、血液与尿液中的实验室检测指标值。

1.2.3　整理资料

　　整理资料(data sorting)是指对收集到的原始资料进行归类整理汇总的过程，即有目的地对收集到的原始资料进行科学加工，使资料系统化、条理化，以便进行统计分析。整理资料包括三方面的内容。

　　1. 数据清理(data cleaning)　　对数据进行去伪存真的过程，即对原始数据进行检查、核对、纠错和改正。

　　2. 逻辑检查(logical check)　　通过计算机对数据进行检查与核对的过程。根据逻辑关系、常识和专业背景知识，对所研究的资料进行检查与核对。对产生怀疑的数据，要进行深入核查并予以纠正。

　　3. 统计核查(statistical check)　　为了进行统计分析，需要对原始数据进行加工，将其转化为频数分布表(frequency distribution)数据，可以根据数据间的关联性和频数分布图或表等进行核查。

　　整理资料主要步骤是审核资料、拟整理表和归纳汇总。在补钙对绝经期妇女骨密度的影响研究中，根据补钙前和补钙 1 年及 2 年后的一般情况、饮食情况、体育锻炼情况、骨密度值及实验室检测指标等，建立 EpiData 数据库，采用双向比对的形式对数据进行录入、检查与核对。将数据导入 SPSS 分析软件内，再进一步对数据进行逻辑检查。对数据进行粗加工、拟整理表、计算中间指标[如体重指数(body mass indes，BMI)]、进行归纳汇总等。

1.2.4　分析资料

　　分析资料(data analysis)就是对整理的资料进行统计分析，获取资料中有关信息的过程，包括统计描述(statistical description)和统计推断(statistical inference)两个方面。统计描述是通过计算有关的统计指标，对资料进行全面概括的描述，即统计指标的计算和统计图表的绘制。统计推断是从样本中的信息推断总体特征，包括两部分：一是参数估计(estimation of parameter)，用样本统计量估计总体参数；二是假设检验(hypothesis test)，用样本信息检验关于总体之间的差别。

笔记栏

例如，补钙对绝经期妇女骨密度影响的分析资料中：统计描述为计算骨密度的均值和标准差，根据腰椎骨密度 T<−2.5 为骨质疏松来计算患病率；绘制统计表和统计图。对调查数据的统计推断是以骨密度值为主要指标，用多重线性回归分析一般情况、饮食因素及其他因素与骨密度之间的关系；还可将人群分为骨质疏松症和非骨质疏松症两组，用 Logistic 回归（Logistic regression）分析骨质疏松症的相关危险因素。对实验干预数据的统计推断，按照重复测量设计，用方差分析研究三次骨密度值在不同干预分组之间及与时间变化的关系。

1.3　医学统计学中的几组基本概念

1.3.1　总体和样本

总体（population）是根据研究目的确定的，所有同质研究对象某一（组）指标值的集合。总体分为有限总体（finite population）和无限总体（infinite population），其中，同质研究对象个体数有限者，称为有限总体；在没有时间、空间限定情况下，同质研究对象个体数无限者，称为无限总体。例如，研究某年某地 12 岁男孩身高状况，该年该地全部 12 岁男孩为研究对象，其身高值所构成的总体为有限总体；研究某条江水中甲基汞含量，则全部江水为研究对象，这些江水中的甲基汞含量值所构成的总体则为无限总体。在医学科学研究的过程中，对于无限总体，不可能做到将总体中的个体都进行研究，对于有限总体，理论上即使能做到，但实际上没有必要对每一个体都进行研究。因此，医学科学研究常采用的是抽样研究。

样本（sample）是从总体中随机抽取的、数量足够的、能代表总体特征的部分研究对象某一（组）指标值的集合。样本一定要具备代表性和可靠性。上述实例中，如要了解该江水中甲基汞含量，可从该江的上、中、下游分别抽取一定数量的水样作为研究对象，所测水样的甲基汞含量构成样本，然后根据样本研究结果对江水中甲基汞含量进行推断。

统计学把描述总体特征的指标称为参数（parameter），描述样本特征的指标称为统计量（statistic）。医学科学研究的目的是由样本推断总体，依据统计量的特征或性质对总体参数作出推论，进而阐明总体的特征与规律。

代表性（representation）就是要求样本能够充分反映总体的特征。根据研究目的对总体有一个明确的规定后，样本必须是从总体中随机抽取出来，抽取样本的过程称为抽样（sampling）。随机（random）即需要保证总体中的每个个体有相同的可能性被抽出作为样本，要避免抽样的主观偏性。必须指出的是，随机化抽样绝不等于随意抽样。为了保证抽样的随机性，可用抽签法、机械抽样法、分层抽样法、随机数字表及计算机随机化抽样等方法。

可靠性（reliability）主要是指在总体范围内，样本含量要足够大。样本包含的个体数目称为样本含量（sample size）。由于个体之间存在差异，只有观察的样本含量达到一定数量才能体现出其客观规律性；样本量不足时，根据样本所下结论是不可靠的。一般情况下，样本含量增大，结论可靠性增强。但随着例数增加，需要的人力和物力也相应增加，所以应以"足够"为准，究竟需要多少例数，需要对样本含量提前进行估算。

1.3.2　同质与变异

同质是指根据研究目的确定的研究对象相同特征的条件组合。例如，观测 100 名某地 12 岁男孩身高，这 100 名研究对象具有同地域、同年龄、同性别的特征，则称这些研究对象具有同质性（homogeneity）。然而，每个个体的身高值间又存在差异，这种同质研究对象某指标值的波动性称为变异（variation）。

医学研究的对象是有机的生命体，其机能十分复杂，不同的个体在相同的条件下，对外界环境因素的影响可以发生不同反应。例如，给绝经期妇女补相同剂量的钙，测其骨密度值会各不相同；在相同条件下测同年龄、同性别的健康人的脉搏、呼吸、体温等生理指标也将存在差异；在临床治疗中，用同样的药物治疗病情相同的患者，疗效亦不尽相同。因此，同质生物个体间的变异是客观存在的，没有变异就无须统计。统计学的任务就是在变异的基础上描述同一总体的同质性，研究不同总体的异质性。

1.3.3　变量与资料

变量(variable)是描述研究对象某种特征的指标，按性质可分为数值变量和分类变量。变量的值构成资料(data)。例如，在补钙对绝经期妇女骨密度的影响研究中，获得了 280 名绝经期妇女的骨密度值，则骨密度为所研究变量，这 280 名绝经期妇女的骨密度测量值构成资料；在评价甲、乙两家医院肺结核治疗效果时，观测了甲医院 145 名患者与乙医院 130 名患者的年龄、性别、体重和痰涂片等指标(变量)，这些变量测量值构成资料。

统计分析中识别变量和资料的类型非常重要，决定了统计分析方法的选择，换句话说，不同类型的资料要用不同的统计方法去分析。按变量性质的不同，资料类型亦分为定量资料与定性资料。

1. 定量资料　　数值变量的取值，每个研究对象的变量值为一数值，表现出有量的大小，由这样的一组研究对象定量测量值所构成的资料即为定量资料，又称计量资料(measurement data)。定量资料可以是离散变量资料，也可以是连续变量资料。离散变量只能取整数值，如一年中的手术患者数、新生儿数；连续变量可以取实数轴上的任何数值，"连续"是指该变量可以在实数轴上连续变动，如年龄、身高、体重、骨密度等。

2. 定性资料　　分类变量的取值，每个研究对象的变量值为互不相容的属性(类别)之一，由这样的一组研究对象定性变量值组成的资料即为定性资料，分为无序定性资料，即计数资料(enumeration data)与有序定性资料，即等级资料(ranked data)。计数资料包括二分类资料与无序多分类资料。若变量值的属性(类别)为二分类，称为二分类资料，如性别(男或女)、疾病预后(生或死)等资料；若变量值的属性(类别)为无序多分类者，称为无序多分类资料，如血型(O 型、A 型、B 型、AB 型)资料。若变量值的属性(类别)间有程度的递进或递减关系，为有序多分类者，也是有序多分类资料或称为有序定性资料，又称为等级资料，如结核患者的痰涂片结果(阴性、可疑、阳性)、临床检验结果(−、±、+、++、+++)等资料。

为了研究需要或数据分析方便，有时要对资料进行转换。一般是将定量资料转为定性资料。例如，血红蛋白水平为定量资料，根据贫血判断标准，孕妇血红蛋白水平小于 110g/L 为异常，可将孕妇分为正常与贫血两类，定量资料转换为二分类资料。若按 110g/L、70g/L、40g/L 划分，可把血红蛋白水平转换为正常、轻中度贫血、重度贫血、极重度贫血四类，定量资料转换为等级资料。

1.3.4　误差与偏差

误差(error)是指观测值与真实值之差,以及样本统计量与总体参数之差,在没有真实值(总体参数)的情况下误差即偏差。误差主要有以下三类。

1. 过失误差　　由科研工作者的失误或过错造成的误差。这是科研工作中绝对不允许出现的误差,科研工作者对科研工作要有严谨的工作态度,以达到消除过失误差的目的。

2. 系统误差　　在收集资料过程中,由于研究者或被研究者、仪器设备、检测用材料、检测方法、环境条件等原因,造成观测结果的偏大或偏小,称作系统误差(systematic error)。系统误差影响原始资料的准确性,其原因是可以找到的,在医学科研中必须控制。统计设计中随机分组、设立对照等是控制系统误差的重要手段。在补钙对绝经期妇女骨密度的影响研究中,将 280 名绝经期妇女随机分为四组,设立一个对照组(食用未添加钙的奶粉)及三个食用不同剂量钙奶粉组,以控制系统误差对结论的影响。

3. 随机误差　　在没有过失误差和系统误差情况下,仍存在由大量偶然的、无法消除的不确定因素所引起的误差即随机误差。随机误差有多种表现形式,在收集原始资料过程中,即使仪器初始状态及标准试剂已经校正,但由于各种偶然因素的影响也会造成同一对象多次测定的结果不完全一致,这种误差往往没有固定的倾向,称为随机测量误差(random measurement error)。对于这种误差应采取措施,尽最大可能控制,至少应控制在一定的允许范围内;此外,科研中由抽样引起的样本统计量与总体参数之间的差异称为抽样误差(sampling error)。抽样误差由研究个体间存在变异以及抽样研究所致。

笔记栏

一般地，样本含量越大，抽样误差越小，样本统计量与总体的参数越接近；相反，样本含量越小，抽样误差越大。因此，我们不能仅仅凭观察指标大小得出结论，而应使用统计学方法进行推断，从而得出结论。

1.3.5　频率与概率

频率（frequency）是指在相同条件下，独立重复试验 n 次，其中事件 A 出现了 m 次，那么事件 A 发生的频率记为 $f(A) = m/n$，$0 \leqslant f(A) \leqslant 1$；概率（probability）是某一随机事件 A 发生可能性大小的度量，记为 $P(A)$，$0 \leqslant P(A) \leqslant 1$，其统计定义是指在相同条件下，独立重复试验 n 次，当 n 逐渐增大时，事件 A 发生的频率 $f(A)$ 将逐渐稳定在某一常数 $P(A)$ 左右，将这个稳定的频率值作为概率的估计值。

在一定条件下，$P(A) = 1$ 的事件称为必然事件；$P(A) = 0$ 的事件称为不可能事件；$0 < P(A) < 1$ 的事件称为随机事件。若事件 A 发生的概率小于等于 0.05 或小于等于 0.01，则称事件 A 为小概率事件，小概率事件在一次试验或观察中几乎不会发生。概率是统计学推断的基础，统计推断结论是具有概率意义的结论。

1.4　医学统计学新进展

21 世纪是信息爆炸的时代，随着云计算、人工智能、移动互联网等新一代信息技术在医疗卫生领域的广泛应用，数据的种类和规模正呈现出一种前所未有的增长趋势，这些数据符合规模大（volume）、快速化（velocity）、多样化（variety）、价值化（value）和真实性（veracity）的"5V"特征，属于大数据的概念范畴。如今，以健康医疗大数据为代表的医学大数据已成为当今医疗卫生领域的基础性战略资源，更多体现的是多样化、多类别、多模态数据的特点。在以健康医疗大数据为代表的大数据时代背景下，医学统计学呈现出新的发展态势。大数据带来的大量信息使得医学统计学的思维方式、作用领域都发生了一定变化，进入了一个新的发展阶段。

1.4.1　数据结构和数据性质的变化

随着科学技术发展和大数据时代的到来，现代数据的量与结构已经突破了传统统计数据的范畴，传统的数据形式基本上是数量有限的结构型数据，即定量数据加上少量专门设计的定性数据，可用统计指标或统计图表进行表示，而在计算机网络技术迅速发展的大数据时代背景下，我们所能获得的数据量更大，数据结构维度增加（如各种组学数据），并出现大量半结构化和非结构化的数据。

医学影像学的进展使数据趋向高维化，三维重建（3D reconstruction）及可视化技术可立体全面地展现病灶的解剖结构并提供器官组织的断层信息，影像融合技术（image fusion technology）将各种影像学检查所得数据进行数字化综合处理，可取长补短地提供更详细全面甚至动态化的 2D 透视信息和 3D 解剖信息。

以 DNA 测序技术、光电技术和计算机技术为基础的基因组学的发展带来了遗传学数据的大量积累，并由此促发大型生物数据库的建立和适于对遗传信息进行处理的统计分析方法的革新。如今借助分布式计算、并行化计算和云计算等方法建立的大型生物数据管理平台层见叠出，全基因组关联分析（genoma wide wssociation study，GWAS）成为研究复杂遗传疾病的新策略，医学统计学的现有方法和模型如稳健检验、随机游动模型、统计学习等亦被广泛地应用于基因组学及其他组学。与其相对应的，新的 DNA 测序技术及大量组学数据也为医学统计学提供了发展的新动力。

1.4.2　统计分析方法和统计思维的变化

传统的统计分析思路多基于分布理论，根据对有限样本进行分析所得特征来推断总体特征，重点关注暴露与结局之间存在的相关关系。而在大数据时代的背景下，我们能获取的样本量大大增加，甚至直接获得总体数据而无须再进行参数估计和假设检验；另外，因社会上学术研究量的大大增加，循证医学建议通过整合研究结果提炼出最佳结论以进行临床决策。

　　Meta 分析是目前医学领域最常用的整合数据方法，其功能是对同一研究问题的多个研究结果进行汇总，对研究效应进行定量合并，并进行综合分析和报告。目前认为多个随机临床对照试验结果的 Meta 分析结论是系统评价中最高级别的证据，Meta 分析也成为循证医学的重要支柱方法。

　　现代科学不仅要知道"是什么"，更要求以相关关系为线索深入探求因果联系，达到"知其所以然"的境地。流行病学研究中的孟德尔随机化方法可用于某些与遗传有关疾病的因果关系研究。该方法以个体的遗传变异作为工具变量进行分组，以判断与该遗传变异呈强相关关系的危险因素与结局变量发生率或强度之间的因果关系，相对于传统的流行病学而言，可大大降低混杂因素及反向因果关联的干扰。

　　另外，还要求对统计结论进行进一步分析，由于计算机算力的进步，较好地解决了贝叶斯统计方法后验分布求解的难题，贝叶斯决策理论得以在统计学领域重新兴起。相比传统的基于频率的线性回归分析方法只能得出没有理由拒绝 H_0 的结论，贝叶斯荟萃分析可进一步量化零假设，不仅提供了对统计学中没有显著性意义 P 值的真实含义的一种探究方法，还为统计结论提供了一种系统化和连续化的手段。

1.4.3　学科体系的延伸与作用领域的扩大

　　在大数据时代背景下，数据挖掘和数据处理作为统计方法能否顺利应用的前提，已是统计学不可分割的一部分；在统计分析方面，基于总体的统计分析方法能够减少抽样误差，在大数据时代有重要意义，样本统计与总体统计相结合的思想和方法丰富了医学统计学研究的基础理论框架。由此可见，医学统计学的学科体系在时代发展中不断得到延伸。

　　而随时代发展和技术进步，医学统计学的原理和方法逐渐应用于更多领域，其他学科与医学统计学的交叉研究已成为医学问题的常见研究方向。流行病学研究是统计学应用的传统领域，医学统计学技术和方法的进步为流行病学研究提供了新的思路。例如，在疾病监测上运用捕获-再捕获法（capture-recapture method），即在一定水平上对疾病率进行校正，可有效减少传统方法因存在漏诊病例致使疾病率偏低的情况。系统生物学是在多种组学的基础上发展起来的利用高通量的组学手段对分子网络及其相互关系进行大规模系统化研究的综合学科。医学统计学通过整合不同层次的信息，利用多种统计分析方法，构建尽可能接近真实生理的理论模型，以分析生物体的生理病理机制，是目前基础医学研究的热点。

1.4.4　统计或数据处理软件简介

　　医学统计分析离不开计算，并且很多分析方法尤其是多因素分析通常计算量都很大，必须借助软件实现。下面介绍几种常用软件。

　　1. SPSS　　SPSS 是软件英文名称的首字母缩写，原名为"Statistical Package for the Social Sciences"，即"社会科学统计软件包"，是世界上著名的统计分析软件之一。伴随 SPSS 产品服务领域的扩大和服务深度的增加，SPSS 公司现已将软件的英文全称更改为"Statistical Product and Service Solutions"，意为"统计产品与服务解决方案"。

　　20 世纪 60 年代末，美国斯坦福大学的三位研究生研制开发了最早的统计分析软件 SPSS，同时成立了 SPSS 公司，并于 1975 年在芝加哥组建了 SPSS 总部。20 世纪 80 年代以前，SPSS 统计软件主要应用于企事业单位。1984 年，SPSS 总部首先推出了世界第一个统计分析软件微机版本 SPSS/PC+，开创了 SPSS 微机系列产品的开发方向，从而确立了个人用户市场第一的地位。1992 年，Windows 版本推出，随后不断升级更新。2006 年 5 月 18 日，SPSS-China 成立，总部位于上海。SPSS-China 在北京和广州都设有分支机构。

　　SPSS 最突出的特点就是操作界面友好、输出结果美观。它使用 Windows 的窗口方式展示各种管理和分析数据方法的功能，使用对话框展示出各种功能选择项，只要掌握一定的 Windows 操作技能，粗通统计分析原理，就可以使用该软件为特定的科研工作服务。SPSS 的基本功能包括数据管理、统计分析、图表分析、输出管理等。SPSS 统计分析过程包括描述性统计、均值比较、一般线性模型、相关分析、回归分析、对数线性模型、聚类分析、数据简化、生存分析、时间序列分析、多重响应等。

笔记栏

2. SAS SAS 是"Statistical Analysis System"（统计分析系统）的缩写，是由美国北卡罗来纳州立大学 1966 年开发的统计分析软件。1976 年，SAS 软件研究所（SAS Institute Inc.）成立，开始进行 SAS 系统的维护、开发、销售和培训工作。经过多年来的完善和发展，经历了许多版本，SAS 系统已发展成为一套大型集成应用软件系统，在国际上被誉为统计分析的标准软件。目前，SAS 广泛应用于政府行政管理、科研、教育、生产和金融等不同领域，发挥着重要的作用。

3. R 语言 R 语言是一个用于统计计算和统计制图的优秀工具，是免费的自由软件。它有 UNIX、LINUX、Mac OS 和 Windows 版本。R 语言是 S 语言的一个分支。S 语言是由 AT&T 贝尔实验室开发的一种用来进行数据探索、统计分析、作图的解释型语言。后来奥克兰大学的 Robert Gentleman 和 Ross Ihaka 及其他志愿人员开发了 R 系统。类似于许多以编程方式为主要工作方式的软件，R 语言的界面简单而朴素，只有不多的几个菜单和快捷按钮。

从 R 语言的主要网站：http://www.r-project.org，可以下载到 R 语言的安装程序、各种外挂程序和文档。在 R 语言的安装程序中包含了 8 个基础模块，其他外在模块可以通过 CRAN 获得（http://cran.r-project.org）。

4. Python Python 是一门跨平台、开源、免费且应用十分广泛的计算机编程语言，在数据科学领域具有无可比拟的优势，而且正逐渐成为数据科学领域的主流语言。Python 和其他编程语言相比，具有语法清晰、开发效率高的特点，往往一行代码就可以实现其他语言多行代码的功能，对编程没有太多概念的初学者也可以轻松入门。其次，Python 对数据清洗、数据探索、变量筛选、建模、模型参数优化、模型输出等均有成熟的软件包进行支持，同时也在不断涌现出各种最前沿且实用的算法包供用户免费使用。在实际的数据挖掘项目中，当面临着需要计算几千甚至上万特征值的情况下，Python 能够从代码量和运算速度两方面极大地提高效率，甚至可以完成传统 SQL 数据库难以完成的工作，所以 Python 在大数据挖掘中的运用十分广泛。常用的 Python 开发环境包括 Python 官方安装包自带的集成学习和开发环境，还有 Anaconda 和 PyCharm 等。这些程序可以独立运行，也可以和其他程序并用。

Python 官方网址为 https://www.python.org。打开链接后，选择菜单"Downloads"即可进行下载和安装。根据不同的操作系统（Windows、Mac OS X 或其他平台及 32 位或 64 位），可以选择不同版本的安装包。每一个版本提供了三个下载链接，依次是基于网页的安装程序、可执行的安装程序及程序的压缩文件。

小 结

1. 医学统计学是医学科研过程中需要使用到的重要方法学。无论是课题申报、数据管理、数据分析、撰写总结报告或论文，都离不开医学统计学。

2. 医学统计学工作步骤包括统计设计、收集资料、整理资料和分析资料。

3. 统计资料类型主要分为计量资料、计数资料和等级资料；变量类型分为数值变量和分类变量。

4. 研究中要正确理解总体与样本、同质与变异、误差与偏差、概率与频率等概念。根据研究目的、资料特征及资料符合的前提条件，选择不同的统计分析方法。

5. 统计设计在科研过程中是非常重要的一个环节，设计过程中需要注意三要素及三原则。

6. 统计分析的计算通常利用统计分析软件来完成。常用的统计软件有：SPSS、SAS、R 语言、Python 等。

练 习 题

一、思考题

1. 医学统计学在医学研究中的作用是什么？

2. 医学统计工作的基本步骤是什么？

3. 为了研究某地区的铅污染情况，从当地常住成年居民中随机抽取 300 名检测其血铅含量。请问：

笔记栏

（1）在这个研究中研究的总体是什么？样本是什么？

（2）指出研究过程设计中的三个基本原则是什么？

（3）在检测血铅含量的过程中，以及在估计该地区总体血铅水平过程中会产生哪类误差？请说明。

（4）已知正常成年居民的正常血铅水平为<10μg/dL，抽取的 300 名居民中检测血铅水平结果有 54 名超过此标准，由此得到此 300 人铅中毒率为 18%。请问这个 18% 是概率还是频率？能不能由此断定该地区常住成年居民铅中毒率为 18%？

二、最佳选择题

1. 样本是总体中具有代表性的一部分，该部分指的是（　　）。

A. 挑选总体中的部分个体　　　　　B. 依照随机原则抽取总体中的部分个体

C. 在总体中随意抽取任意个体　　　D. 用配对方法抽取的部分个体

E. 总体中最容易获得的部分个体

2. 以下有关"同质与变异"的描述中，正确的是（　　）。

A. 同质与变异是对立的，具有同质性的一总体中各观察对象某指标值不具有波动性

B. 同质与变异是对立的，具有变异性的各观察对象某指标值不具有同质性

C. 同质是指所研究的同一总体的观察对象具有的相同性质或特征

D. 存在变异的个体一定不来自于同质总体

E. 生物个体存在着差异性，因而不具备同质性

3. 下面的变量中，属于数值变量的是（　　）。

A. 性别　　　　　B. 血型　　　　　C. 身高　　　　　D. 职业　　　　　E. 民族

4. 下面的变量中，属于分类变量的是（　　）。

A. 脉搏　　　　　B. 血型　　　　　C. 肺活量　　　　　D. 血压　　　　　E. 红细胞计数

5. 某医院用两种方案治疗急性肝炎，分别观察其疗效，结果分为：无效、好转、显效和痊愈。该资料的类型是（　　）。

A. 计量资料　　　　　　B. 计数资料　　　　　　C. 等级资料

D. 名义分类资料　　　　E. 离散变量资料

6. 身体体重指数（BMI）是国际上衡量人体胖瘦程度以及是否健康的一个常用指标。根据该指数判断标准，某单位 2021 年职工肥胖情况结果如下：过轻 28 人、正常 580 人、超重 321 人、肥胖 22 人。则该资料的类型是（　　）。

A. 计量资料　　　　　　B. 计数资料　　　　　　C. 连续变量资料

D. 等级资料　　　　　　E. 离散变量资料

7. 某医生检测了 10 名正常人 E 玫瑰花环形成细胞百分比（%），结果为：68，59，75，49，85，67，61，72，69，70。该资料的类型是（　　）。

A. 计数资料　　　　　　B. 计量资料　　　　　　C. 等级资料

D. 相对数资料　　　　　E. 百分比资料

8. 实验设计的基本要素是指（　　）。

A. 对照、随机、重复　　　　　B. 客观、灵敏、特异

C. 实验对象、仪器、评价指标　　D. 随机、双盲、对照

E. 实验因素、实验对象、实验效应

9. 统计工作的基本步骤依次包括（　　）。

A. 研究设计、收集资料、整理资料与分析资料

B. 研究设计、实验与调查、统计分析

C. 抽样研究、统计描述、统计推断

D. 研究设计、统计描述、统计推断

E. 研究设计、统计分析、统计报告

三、案例辨析

在一项针对 HIV 高风险人群（男男性行为者）暴露前抗病毒药物干预措施的有效性与安全性临床试验中，对筛选入组的研究对象随机分为 2 组。试验组每日口服拉米夫定 + 替诺福韦片（300mg + 300mg）+ 健康教育与行为干预，对照组仅施行健康教育与行为干预。每 12 周随访 1 次，随访至 96 周。96 周部分检测结果摘要见表 1-1。

表 1-1　暴露前抗病毒药物干预措施的有效性与安全性临床试验结果

CRF 号	分组*	体重(kg)	身高(cm)	血清尿素氮(mmol/L)	…	尿糖	HIV-1 抗体
001	1	62	170	7.9	…	−	−
002	0	61	165	6.0	…	−	−
003	0	72	175	5.7	…	+	+
⋮	⋮	⋮	⋮	⋮		⋮	⋮
237	1	70	168	4.7	…	−	−
238	1	60	167	4.0	…	++	−
239	0	81	180	7.1	…	−	−
240	0	73	169	5.8	…	+++	−

* 试验组为 1，对照组为 0。

请问：①体重、身高、血清尿素氮、尿糖、HIV-1 抗体分别属于何种类型的资料？②在资料分析中，研究者将尿糖结果 "−" "+" "++" "+++～++++" 分别记为 0，1，2，3，则资料类型转化为了计量资料。这个说法正确吗？为什么？

（郭秀花　钟晓妮）

第 1 章
练习题答案

笔记栏

第2章 数据管理与 SPSS 软件实现方法

在统计工作中，原始数据的采集、录入与质量控制及统计软件的熟练应用是进行现代统计分析的基础。数据管理和统计分析是医学研究整个过程的重要组成部分。医学科研中广泛使用的数据管理软件有 SPSS、EpiData、SAS、R 语言等。本章主要介绍医学科研数据管理的基本概念、基本内容、质量控制方法，以及 SPSS 软件中数据管理的基本模块。

2.1 数 据 管 理

数据管理是利用计算机硬件和软件技术对数据进行有效的收集、存储、处理和应用的过程，其目的在于充分有效地发挥数据的作用。统计数据管理是指将收集的统计信息用数据表示，并按数据类别组织保存，在需要的时候能够提供数据的过程。传统的、简单的数据组织、保存形式是文本形式的数据文件。现代调查研究中的调查数据一般具有数据量大、数据质量要求高、数据管理要求复杂多样等特点，调查数据的组织管理都采用数据库系统来完成。在数据库系统中所建立的数据结构，更充分地描述了数据间的内在联系，便于数据修改、更新与扩充，同时保证了数据的独立性、可靠性、安全性与完整性，减少了数据冗余，从而提高了数据共享程度及数据管理效率。

国家食品药品监督管理局 (China Food and Drug Administration，CFDA) (现国家药品监督管理局) 在《药品临床试验管理规范》第五十一条中明确规定：数据管理的目的在于把来自受试者的数据迅速、完整、无误地纳入报告，所有涉及数据管理的各种步骤均需记录在案，以便对数据质量及试验实施进行检查。用适当的标准操作规程保证数据库的保密性，应具有计算机数据库的维护和支持程序。开始试验前需设计可被计算机阅读与输入的临床报告表及相应的计算机程序。

2.1.1 数据管理的主要内容

数据管理就是根据研究目的将原始数据进行汇集、排序、分组、合并等工作，使分散的数据条理化、系统化。数据管理主要是为资料的进一步分析做准备，主要包括录入前的核对，录入计算机、建立数据库和录入后的核对等。

1. 录入前的核对 在资料的收集过程中，可能会出现漏项、记录差错等。将数据资料录入前，应先由调查员本人或专门人员进行数据审核，保证资料真实、准确、完整及标准。

2. 录入计算机、建立数据库 可以利用数据库软件或统计分析软件录入调查表信息，建立数据库。常用的软件有 EpiData、Excel 等。

数据录入前需制定统一的编码表。编码表确定了数据库的结构、数据输入的形式、输入数据值范围和含义。编码表中的编码值和取值范围规定了某个字段的合理取值，它们是数据核查的依据之一。针对不同问卷问题类型采用不同的编码方法。

1) 封闭型问卷中的问题编码

封闭型问卷中的问题预先确定了答案，应答者只能从众多答案中选择其中之一，以采用简单数字 0、1、2、3 等形式编码为多见。该类编码一般应该在开始问卷调查前完成编码表的制定。

2) 开放型问卷中的问题编码

开放型问卷问题预先没有限定回答问题的类别和答案，需要先整理研究资料，得到有关信息后再进行编码，编码表一般只能在问卷调查中以及调查完成后，根据对问卷问题的实际回答情况进行完善和编码。

笔记栏

3）缺失数据的编码（无回答问题的编码）

缺失数据的编码对应问题观测对象没有明确的回答，一般计算机中键入小数点符号"."，有时也键入编码数字的最大值，如键入"9"。

数据资料经编码分类后，由录入人员将其输入计算机，建立数据库。

3. 录入后的核对 录入后的核对主要包括逻辑核对、新变量的建立和变量转换等。可以利用数据库软件或统计分析软件对资料进行专业检查和逻辑关系检查。通过计算检查相关结果在计算上是否存在错误，结果是否合理、是否符合逻辑，或者检查问卷资料是否符合逻辑，是否符合有关常识和专业知识，检查问卷各问题项目的回答是否一致和有无矛盾。

在进行人工检查或计算机检查发现有可疑数据时，不要盲目更改，应该进行认真的核实，如入院年龄 35 岁，出院年龄 45 岁，要找到调查员和调查对象本人进行核实、确认，而不能凭自己的主观判断进行修改。

2.1.2 数据储存

数据储存是将数据以适当的形式保存，如原始数据、调查表、数据记录表、病历的集中保存，电子数据的保存形式常见的有硬盘、U 盘、光盘等，可以方便实现数据的备份，以备将来核对、查阅。同时，要考虑数据的安全性和保密工作。

2.2 质 量 控 制

质量控制是决定研究结果科学性的关键。对调查获得原始资料在审核过程中发现的问题，要及时进行查询更正。只有准确反映客观实际情况，并通过归纳整理获得的调查研究数据才具有科学性，否则就会产生系统误差。医学研究的质量控制就是要控制系统误差对结果科学性的影响。只有通过严格的质量控制，才能保证所获取资料的真实性、准确性、标准性和完整性。

2.2.1 质量控制的基本原则

1. 真实性 调查获得的数据是满足研究要求的观察对象的客观调查结果，而非虚假、伪造的数据结果。研究调查问卷中常常存在真假数据相互混杂、共同存在的情况，真实性审查就是要将问卷调查资料中的虚假、错误数据剔除，从而保证问卷资料的质量。要保证获得的信息全部为真实的观察结果，而不是人为伪造的虚假数据或者观察失真的数据，其中测量工具使用不当是观察失真的主要原因。部分失真或者虚假数据可以利用问卷问题的前后逻辑性进行审查。另外，问卷回答者没有仔细阅读或者理解问卷问题，胡乱作答，导致问卷表数据前后问题的逻辑背离。该类错误可以利用问卷问题的前后逻辑性进行审查。

2. 准确性 指问卷数据无前后矛盾，相关问题逻辑一致。准确性审查就是审查问卷资料的逻辑合理性。

3. 标准性 问卷资料中所涉及的计量、计数单位，分组和分级标准，数据观察方法、调查工具和时间，数据结果描述方法和含义等必须一致。

4. 完整性 每一研究对象的调查表中的所有必须填写项目按要求全部完成，没有遗漏，并且按照研究计划与要求完成所有研究人群的调查观察。

2.2.2 数据质量控制的技术

1. 调查过程中的质量控制 主要体现在两个阶段，即调查前条件控制和调查过程中状态监测。调查前条件控制是指在调查开始之前，要确保可能影响调查结果的各种调查条件符合要求，它是质量控制的基本要求。制定研究的组织计划，包括：组织领导、宣传动员、时间进度、人员培训、任务分工与联系、经费预算、质量控制方案及宣传资料的准备等。要组织专门的质量监察员、数据管理员、数据录入员，并对他们进行相应的培训，使他们能够掌握并应用统一的诊断标准、测量方法和调查操作技术，使不同操作者对同一个样品观察结果一致；在正式调查开始之前，要在小范围内做预调查，预调查的方式应与正式调查的方式相同，目的在于检验调查的实用性和可行性，并通过预调查反馈的信息做必要的修改。只有预调查成功后，才能进行正式调查。

调查过程中状态的控制是指在调查过程中，定期或随机地抽查样品，测量其观察数据，考察其真实性、准确性和可靠性，以及其变化是否超过允许的差异波动范围。要确保调查数据质量良好；调查记录表数据全部收集后，应由数据管理人员对观测记录表数据的一般情况、相关项目的一般逻辑关系和资料完整性进行检查，如有错漏，应及时与监察员或临床观察医生或数据收集者联系，返回修正或补填。

2. 数据处理中的质量控制　　数据录入前要经过数据审核、制定数据编码表、建立数据库等步骤。数据审核过程中如发现问题应查询填报的数据表并进行更正和澄清。录入的数据应进行复查以了解全面的录入质量，尽量防止录入错误。双份独立录入，编写程序对数据库中的数据进行一致性检查，生成核查表，校对、修改直至两个库完全相同；利用专业知识对各变量的可能取值范围及它们之间的逻辑关系进行核查；做简单的描述性统计，分析变量的频数分布表、最大值、最小值、百分位数、茎叶图、盒形图等以发现异常值；列出存在问题的观测记录表格清单，如属原始数据的问题应返回给临床医生或数据收集者进行查对；根据返回的核查表进行相应的修改，及时清理数据疑问。

2.3　数据库和数据管理软件

将收集到的各种信息转换成数据形式并输入计算机中进行保存和管理就形成了数据库（database）。数据库能实现对数据进行管理，如排序、检索、分组、计算、更新、合并与分解等功能，这正是数据库与用文字处理软件编辑的数据文件的区别所在。

数据管理的对象是数据，在医学研究中，我们可以获取到大量的数据，如疾病的各种生理指标、生化检验指标、病历、医院的各种报表等。大量的数据要转化为有用的信息，必须充分利用计算机数据库管理技术。数据库管理技术就是把所获取的数据及时、完整、无误地进行有效地收集、加工、整理和保存。

2.3.1　常用的数据形式

1. 数值型数据（numeric data）　　以数字表示观察结果及其数量大小关系，如身高、体重和肺活量等。

2. 字符型数据（string data）　　采用文字或者符号描述项目的性质或特征，如姓名、性别、学校等。

3. 日期型数据（date data）　　结果值是日期、时间的调查项目，如出生日期常用 "yyyy-mm-dd" 的形式录入数据。

4. 逻辑型数据（logic data）　　对事物属性的归属进行描述，如用 "是" <Y> 与 "否" <N> 来表示。

2.3.2　常用数据管理软件

将记录到的数据信息通过计算机软件建立数据库，可以实现对数据的管理和应用。目前在医学中最常用的数据库的创建和管理可以采用 EpiData、Access、Epi Info、Excel、CHISS、VFoxPro、FoxPro、FoxBase 等专用的数据库管理软件。另外，SPSS、SAS 和 STATA 等一些常用统计分析软件也具有数据库录入和管理的功能，同时，这些软件之间多数情况下对录入的数据可以相互读取。录入软件的选择，取决于数据量的大小和对录入效率的要求等，记录数和变量数较大时，建议采用 EpiData 或 Access 录入数据。

EpiData 是一个完全免费的针对医学统计学和流行病学研究的特点而设计的调查问卷数据输入和管理软件，全部程序和使用手册可以直接在 www.EpiData.dk 网站上免费下载，其主要功能包括调查表

笔记栏

文件的建立、数据录入、录入核对和数据导入及导出等。目前在医学统计学和流行病学领域该软件已获得广泛认同和应用。

1. 数据库建立　　采用 EpiData 进行数据录入的主要步骤是：定义数据库结构，设计用户录入界面→建立数据库文件→建立数据核查程序→数据录入→输入完成后数据再核查→数据归档备份。用 EpiData 软件进行数据录入和管理，将产生三种类型文件。

（1）调查表文件。EpiData 采用调查文件来进行数据库数据结构和用户输入界面定义，该类型的文件扩展名是"qes"，为标准文本文件形式（ASCII 文件）。调查表文件的基本结构和内容如图 2-1 所示。新建调查表文件操作顺序：文件→生成调查表文件→编写调查表文件内容→文件→存盘→文件命名→保存。

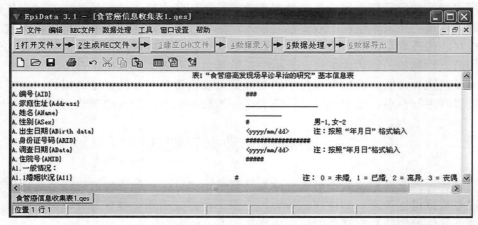

图 2-1　调查表文件的基本结构和内容例图

（2）数据库文件。调查表文件编写完成后，就可以利用该调查表文件来建立对应的数据库文件，后缀为"rec"。一个 rec 文件就是一个 EpiData 数据库。选择了 qes 文件后，程序会按同名命名的方法自动填写数据库文件名，即习惯上采用数据库文件名与调查表文件同名的方式。建立数据库文件操作顺序：数据导入/导出→根据 qes 文件生成 rec 文件→生成 rec 文件→选择调查表文件名→填写数据文件名→确定→填写文件标记（说明）→确定→确定。

（3）核查文件。当 EpiData 打开数据库文件时总是自动加载同名数据核查文件，按核查命令进行实时数据核查。核查文件的后缀为"chk"。

2. 数据录入　　数据库文件（rec）建立后，就可以用来进行数据录入。数据库输入界面如图 2-2 所示。查看数据输入视图可以发现除了字段定义位置被替换为数据输入位置外，其他内容及其格式与问卷文件相同。录入时只有输入位置（字段定义位置）能够输入、编辑数据。

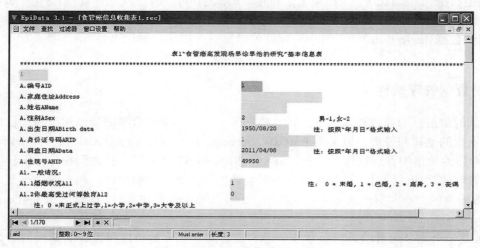

图 2-2　EpiData 数据库输入界面

笔记栏

输入界面不能控制鼠标操作，使用鼠标操作会破坏字段的输入顺序，建议在 EpiData 输入界面不使用鼠标。在仅输入数字型字段时，应尽量采用小键盘来进行操作，这样可以加快输入速度，减少输入错误。

目前在 EpiData 软件中可以轻松进行数据的双录入。对同一组问卷数据采用两人次重复输入数据库，然后利用计算机程序对输入的数据进行核查和比对，以消除和避免输入错误。

3. 数据核查　　EpiData 既能进行输入时输入数据值限制（实时核查），也能进行输入完成后的数据检查（可靠性检查）。它主要采用了下列方法来进行数据输入核查：字段强制输入限制、字段输入值限制、字段输入条件限制、逻辑检查和重复性检查。

4. 数据导入与导出　　为方便其他软件使用 EpiData 建立的数据库（rec 文件），可以使用数据导出菜单把 EpiData 数据库直接转换为相应程序能够读取的数据文件格式，如常用的统计软件 SPSS、SAS 等数据文件格式。

2.4　SPSS 数据库与数据管理

SPSS 软件具有强大的数据管理功能。数据管理包括数据文件的建立、存取、核对和数据整理。首先通过直接读取或者录入数据的功能，建立数据文件。然后，根据研究设计和统计分析需要，对数据进行整理，包括逻辑校对、修改、建立新变量、变量编码和数据转换等。SPSS 软件的数据管理功能主要借助主窗口的 File、Data、Transform 等菜单来完成。

操作视频

2.4.1　新建数据文件

SPSS 所处理的数据文件有两种来源：一是在 SPSS 环境下新建数据文件；二是使用外部软件已建立的数据文件，如 Excel、EpiData 等数据库。运行 SPSS 主程序进入数据窗口（Data View），如图 2-3 所示。用户可以在该窗口完成数据文件的建立和管理。

	id	group	sex	age	pickles	smoking	drinking
1	1	0	1	45	1	1	1
2	2	0	1	52	1	1	0
3	3	0	2	48	1	0	0
4	4	0	2	46	1	0	0
5	5	0	2	50	1	0	0
6	6	0	2	51	1	0	0
7	7	0	2	46	1	0	0
8	8	0	1	42	1	0	1
9	9	0	2	51	1	0	0
10	10	0	2	58	1	0	0
11	11	0	2	57	1		1

图 2-3　SPSS 数据编辑窗的数据窗口

例 2-1　为探讨食管癌发生发展相关危险因素，调查了研究人群的性别、年龄、是否食用腌制食品、吸烟和饮酒等情况。现随机抽取了 30 例样本，其中对照组和病例组各 15 例，原始数据如表 2-1 所示。请将调查数据建立 SPSS 文件"例 2-1 数据.sav"，以方便其后进行统计学处理、分析。

例 2-1 数据

表 2-1　食管癌发生发展相关危险因素研究的数据

编号	分组	性别	年龄	是否食用腌制食品	吸烟	饮酒	编号	分组	性别	年龄	是否食用腌制食品	吸烟	饮酒
1	对照组	男	45	是	是	是	3	对照组	女	48	否	否	否
2	对照组	男	52	否	是	否	4	对照组	女	46	否	否	否

笔记栏

续表

编号	分组	性别	年龄	是否食用腌制食品	吸烟	饮酒	编号	分组	性别	年龄	是否食用腌制食品	吸烟	饮酒
5	对照组	女	50	是	否	否	18	病例组	男	48	否	是	是
6	对照组	女	51	否	否	否	19	病例组	男	67	是	是	是
7	对照组	女	46	否	否	否	20	病例组	男	73	否	是	否
8	对照组	男	42	否	否	是	21	病例组	男	46	是	是	是
9	对照组	女	51	否	否	否	22	病例组	男	79	是	是	是
10	对照组	女	58	否	否	否	23	病例组	女	59	否	否	否
11	对照组	男	57	是	是	是	24	病例组	男	66	是	是	是
12	对照组	女	65	否	否	否	25	病例组	女	55	是	否	否
13	对照组	男	59	否	否	否	26	病例组	男	56	是	是	是
14	对照组	男	60	否	是	否	27	病例组	男	76	是	是	是
15	对照组	男	49	是	是	否	28	病例组	男	68	是	是	是
16	病例组	男	72	是	是	是	29	病例组	男	63	否	是	是
17	病例组	男	54	是	是	是	30	病例组	女	66	是	否	是

按例 2-1 数据情况编制编码表见表 2-2。

表 2-2 例 2-1 食管癌发生发展相关危险因素研究数据的编码表

变量名字	项目名(变量标签)	变量类型	编码或范围(值标签)
id	编号	数字型	1～30
group	分组	数字型	0 对照组，1 病例组
sex	性别	数字型	1 男，2 女
age	年龄	数字型	—— ——
pickles	是否食用腌制食品	数字型	0 否，1 是
smoking	吸烟	数字型	0 否，1 是
drinking	饮酒	数字型	0 否，1 是

在 SPSS 中建立数据文件的第一步是定义变量。在 SPSS 环境下进入数据编辑窗，把光标移到数据编辑窗下面的"Variable View"单击，进入"Variable View"定义变量，如图 2-4 所示。

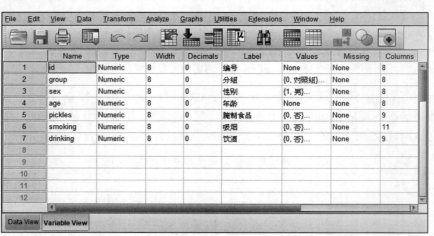

图 2-4 SPSS 数据编辑窗的变量窗口

变量窗口定义变量的内容见表 2-3，一个变量占一行。

表 2-3　SPSS 定义变量的内容

Name	变量名
Type	变量类型
Width	变量宽度
Decimals	保留小数位
Label	变量标签
Values	变量值标签
Missing	缺失值
Columns	数据显示列宽，系统默认 8 个字符宽
Align	数据显示对齐方式，有左、中、右 3 种
Measure	度量类型

1）变量名（Name）

在框中输入要定义的变量名称。若不定义，系统将依次默认为"VAR00001""VAR00002"等。为变量命名应该采用以下原则。

（1）变量名最长不超过 64 个字节（32 个汉字）。

（2）首字符必须是字母或汉字，不能用下划线"_"或点"."作为变量名的最后一个字符。

（3）变量名中不能有空格或某些特殊符号，如"？""！""*"等。

（4）变量名不能用 ALL、AND、BY、EQ、GE、GT、LE、LT、NE、NOT、OR、TO、WITH 等 SPSS 关键字。

（5）变量名中英文字母的大小写不作区分，如 ABC 和 abc 被认为是同一个变量。

在例 2-1 中，涉及编号、分组、性别、年龄、是否食用腌制食品、吸烟及饮酒共七个问题项目，对每一个问题项目确立一个变量名，并按顺序输入"Name"列中（图 2-4）。

2）变量类型（Type）与数据长度

将光标移至某个变量的"Type"单元格右方，单击图标 ... ，弹出定义变量类型的对话框，如图 2-5 所示。

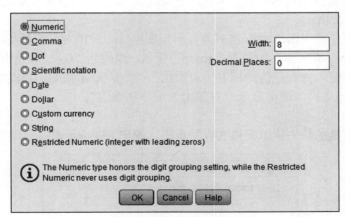

图 2-5　定义变量类型的对话框

变量类型有八种可供选择：

（1）Numeric：标准数值型。需定义数值宽度（Width），即整数部分＋小数点＋小数部分的位数，默认为 8 位；定义小数位数（Decimal Places），默认为 2 位。

（2）Comma：加逗号的数值型。即显示时整数部分每 3 位数加一逗号，其定义方式同数值型。

（3）Dot：圆点数值型。无论数值大小，均以整数形式显示，每 3 位加一小点（但不是小数点），可

笔记框

定义小数位置，但都显示 0，并且小数点用逗号表示，如 1.2345 显示为 12.345.00（实际是 12345E-4）。

（4）Scientific notation：科学记数型。需定义数值宽度（Width）和小数位数（Decimal），在数据管理窗口中以指数形式显示，如定义数值宽度为 9，小数位数为 2，则 345.678 显示为 3.46E + 02。

（5）Date：日期时间型。对话框中列出了 27 种日期时间型，既可表示季、月、周、日，也可表示时、分、秒及百分秒，用户可从系统提供的日期时间显示形式中选择自己需要的。如选择 mm/dd/yy 形式，则 1995 年 6 月 25 日显示为 06/25/95。

（6）Dollar：货币型。需定义数值宽度和小数位数，显示形式为数值前有 $，用户可从系统提供的数据显示形式中选择自己需要的。

（7）Custom currency：自定义型。用户可定义数值宽度和小数位数。

（8）String：字符型。用户需定义字符长度（Characters）。字符型变量不能参与运算。

常用的 SPSS 数据类型有标准数值型、字符型和日期型。系统默认为标准数值型变量。

例 2-1 中，所有变量均取系统默认的数值型（图 2-4）。

3）变量标签（Label）和变量值标签（Values）

变量标签是对变量名的进一步说明，可以是中文或英文。变量的含义较为复杂时，使用变量标签会方便很多。在统计分析输出时，在相应的位置显示该变量标签。

例 2-1 的变量标签如表 2-2 所示，在"Label"框中录入相应的变量值标签（图 2-6）。

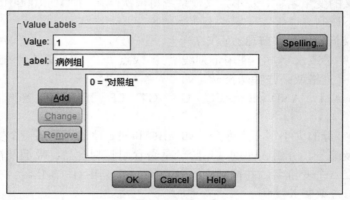

图 2-6　定义变量值标签的对话框

变量值标签是对变量的可能取值所附加的一种说明。对分类变量往往要定义其取值标签。例 2-1 中的变量值标签如表 2-2 所示。

当光标移至某个变量的 Values 单元格右方，单击图标 ...，弹出定义变量值标签 Value Labels（变量值标签）的对话框，如图 2-6 所示。如对于"group"变量，编码为"0 = '对照组'，1 = '病例组'"时，先键入变量值"0"，再键入该变量值的标签"对照组"，单击 Add 按钮，以此类推。定义变量值标签后，只需录入值"0"或"1"，即可显示"对照组"或"病例组"。

4）缺失值（Missing）

将光标移至某个变量的缺失值单元格右方并单击，弹出 Missing Values（缺失值）对话框（图 2-7）。

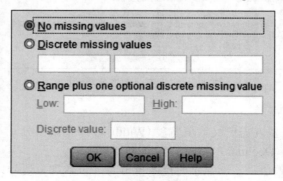

图 2-7　定义变量缺失值的对话框

在 SPSS 中对缺失值的定义可以是某一个数值（最多不超过 3 个定义的数值）或某个区间。例 2-1 不需定义缺失值，故可不操作此部分内容。

定义 SPSS 的变量内容至少应该定义变量名、变量类型，其他可采用默认形式。对所有的变量名及其属性定义完成后，便可以对例 2-1 的数据进行录入。

5）数据录入

单击 Data View 进入数据编辑窗，如图 2-3 所示。表格的顶部标有已定义的变量名，如"id""group" "sex"等；表格的左侧有观测对象（case）的序号。一个变量名和一个观测对象序号就对应了二维表格中的一个单元格。单击到要输入值的变量名的第一个单元格，输入该变量值，然后按回车键；如此下去，直到把所有变量的数值录完为止。

2.4.2　调用已建立的数据文件

从菜单选择 File→Open→Data 命令或直接单击快捷工具栏上的 ⬚ 按钮，可以直接调用 SPSS（*.sav）、Excel（*.xls）、dBASE（*.dbf）、ASCII（*.dat、*.txt）等已建立的各类数据文件。

2.4.3　数据存储

从菜单选择 File→Save/Save As 命令或直接单击快捷工具栏上的 ⬚ 按钮，可以对数据文件进行保存，可将数据存为 SPSS（*.sav）、Excel（*.xls）、dBASE（*.dbf）、ASCII（*.dat、*.txt）等数据文件形式。本例保存为"esophageal cancer.sav"文件，则最终建立了例 2-1 的数据文件。

2.4.4　统计分析过程简介

在建立了数据文件之后，就可以进行统计分析了。主菜单 Analyze 列出了统计分析的绝大部分内容（图 2-8）。

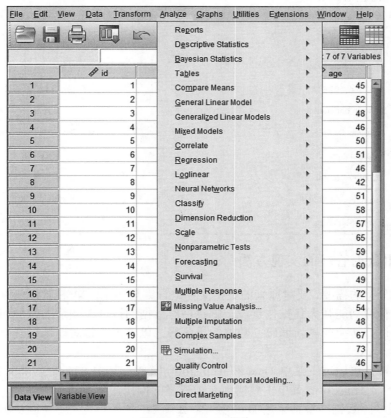

图 2-8　Analyze 菜单

笔记栏

为方便读者查找，其相应主要统计分析功能列于表 2-4 中。常用的统计分析过程的主要适用条件及操作步骤在本教材的相关章节中将进行详细介绍，请参阅。

表 2-4　Analyze 菜单的主要统计分析功能

子菜单名	主要完成的统计分析功能
Reports	数据汇总统计，可按操作者的要求及时报告描述统计量等
Descriptive Statistics	描述性统计分析和正态性检验、直方图、卡方检验等
Bayesian Statistics	贝叶斯统计，包括正态性检验、相关性分析和单因素方差分析等
Tables	自定义统计表、独立性检验及多选分类变量处理等
Compare Means	均数比较，包括单样本、两样本、配对 t 检验和方差分析
General Linear Model	区组设计、重复测量方差分析、多变量方差分析、方差分量分析等
Generalized Linear Models	广义线性模型分析
Mixed Models	混合线性模型分析
Correlate	直线相关与等级相关、偏相关、距离测度分析等
Regression	线性回归、Logistic 回归、非线性回归分析等
Loglinear	对数线性模型分析
Neural Networks	神经网络分析
Classify	聚类与判别分析
Dimension Reduction	因子和主成分分析、响应面分析等
Scale	量表分析
Nonparametric Tests	非参数检验，如各种秩和检验
Forecasting	预测分析
Survival	生存分析，包括寿命表法、Cox 回归等
Multiple Response	多项应答分析，包括汇总频数表等
Missing Value Analysis…	缺失数据分析，如 EM 算法和回归分析等
Multiple Imputation	多重插补分析
Complex Samples	复杂抽样研究的统计分析
Simulation…	模拟数据
Quality Control	质量控制分析
Spatial and Temporal Modeling…	空间和时间建模分析
Direct Marketing	了解联系人、改善市场营销和数据评分

2.4.5　SPSS 常用数据管理的实现方法

有时为了统计分析的需要，要对原来的数据文件进行编辑加工。SPSS 软件侧重于大型社会调查数据的统计，其数据管理功能强大且操作直观。它包括对数据的拆分、变量的增加和删减、观察值的增加和修改、对数据进行转换或重新编码、数据的排序等。以下内容将对现场调查中常用的数据管理功能进行详细介绍。

数据的整理与转换可通过主菜单 Data 和 Transform 实现，其中，Data 菜单主要完成数据文件（数据库）的有关操作，而 Transform 菜单主要实现有关变量的操作，现分述如下。

1. 数据的整理　　数据的整理采用 Data 菜单，如图 2-9 所示，其主要功能是满足各种数据管理的需要（表 2-5）。

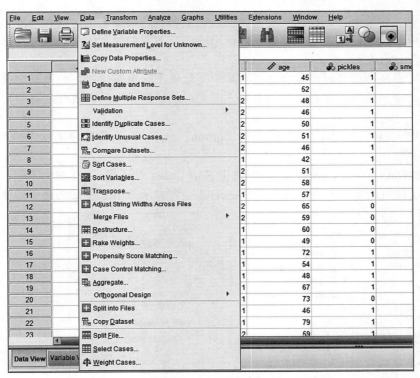

图 2-9　Data 菜单

表 2-5　Data 菜单的主要功能

子菜单名	主要功能
Define Variable Properties…	定义变量特征
Set Measurement Level for Unknown…	设置测量级别未知的字段的测量级别
Copy Data Properties…	复制数据特征
Define date and time…	定义时间，主要用于时间序列分析
Define Multiple Response Sets…	利用多个变量记录对问题的答复
Validation	数据验证
Identify Duplicate Cases…	识别重复观察单位
Identify Unusual Cases…	识别异常观察单位
Compare Datasets…	比较不同数据集
Sort Cases…	对所选变量的观测值排序
Sort Variables…	对变量进行排序
Transpose…	将原始数据的行和列互换
Restructure…	改变数据的排列格式
Merge Files	合并数据文件
Aggregate…	对数据进行分类汇总
Orthogonal Design	正交设计
Split File…	拆分文件
Select Cases…	选择观测对象
Weight Cases…	变量加权

该菜单中的所有项目可以分为数据编辑、数据结构和数据选择三组菜单。每一个子菜单的主要功

能总结于表 2-5 中。简单命令，如插入变量、插入记录和到达某条记录，这些功能实际上都可以采用鼠标直接操作完成，较少使用菜单。根据平时使用的情况，我们对常用的功能进行详细的介绍。

1）观测值排序（Sort Cases）

数据输入完毕后往往需要对观测对象按照某个变量值进行重新排序，如数据文件的合并与拆分。另外，缺失值在排序中往往排在最小值的前面，因此可以通过排序的方式发现哪些记录中该变量值为缺失值。

例 2-2 对数据文件"例 2-1 数据.sav"按"group"升序、"age"降序的次序排列。

SPSS 操作步骤：

（1）选择菜单 Data→Sort Cases…，系统弹出 Sort Cases 对话框（图 2-10），右下方 Sort Order 中"Ascending"表示按所选变量的升序排序，"Descending"表示按所选变量的降序排序。

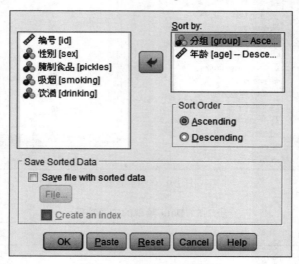

图 2-10　Sort Cases 对话框

（2）先选中"group"，再选择 Ascending 单选按钮，将"group"选入 Sort by 框中。

（3）先选中"age"，再选择 Descending 单选按钮，将"age"选入 Sort by 框中，单击 OK，则实现了先按"group"升序排序，然后在"group"相同时，再按"age"从大到小排序。

2）数据的行列转置（Transpose）

将原始数据的行和列互换，使新文件的行是原文件的列，新文件的列是原文件的行。

例 2-3 对数据文件"例 2-1 数据.sav"的行和列互换。

SPSS 操作步骤：

（1）选择菜单 Data→Transpose…，系统弹出 Transpose 对话框（图 2-11）。

（2）所有变量都选入 Variable(s)框，单击 OK。

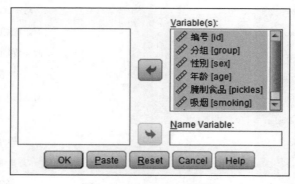

图 2-11　Transpose 对话框

（3）右下方 Name Variable 框用于指定转置后数据的新变量名。如果该变量为字符型，则新变量名为原字符；如果该变量为数值型，新的变量名可以缺失，系统会自动为新数据产生新变量名"var001"
"var002""var003"……。此外，系统还自动生成一个变量名为"CASE_LBL"的新字符变量，用于自
动保存原变量名（图 2-12，图 2-13）。

	id	group	sex	age	pickles	smoking	drinking
1	12	0	2	65	0	0	0
2	14	0	1	60	0	1	1
3	13	0	2	59	0	0	0
4	10	0	2	58	1	0	0
5	11	0	1	57	1	1	1
6	2	0	1	52	1	1	0
7	6	0	2	51	1	0	0
8	9	0	2	51	1	0	0
9	5	0	2	50	1	0	0
10	15	0	1	49	0	1	0
11	3	0	2	48	1	0	0

图 2-12　转置前的数据文件

	CASE_LBL	var001	var002	var003	var004	var005
1	id	12.00	14.00	13.00	10.00	11.00
2	group	.00	.00	.00	.00	.00
3	sex	2.00	1.00	2.00	2.00	1.00
4	age	65.00	60.00	59.00	58.00	57.00
5	pickles	.00	.00	.00	1.00	1.00
6	smoking	.00	1.00	.00	.00	1.00
7	drinking	.00	1.00	.00	.00	1.00

图 2-13　转置后的数据文件

3）数据文件的拆分选择（Split File/Select Cases）

（1）数据处理有时需要将某些分类变量进行分层分析。例如，对"例 2-1 数据.sav"的病例组和对
照组分别进行分析，此时要通过 Split File 来实现。

SPSS 操作步骤：

（a）选择菜单 Data→Split File…，系统弹出 Split File 对话框（图 2-14）。

对话框中各个选项的用途：

⊙Analyze all cases，do not create groups：分析所有观测对象，取消拆分命令。

⊙Compare groups：按所选变量拆分文件，各组分析结果放在一起便于比较。

⊙Organize output by groups：按所选变量拆分文件，各组分析结果单独放置。

⊙Sort the file by grouping variables：要求拆分时将数据按所用的拆分变量排序。

⊙File is already sorted：如果数据文件很大，而且已按分层变量将观察单位排过序了，可选此项以
减少运行时间。

（b）从变量表中，选择变量"group"调入 Groups Based on 下的矩形框，单击 OK，则完成了对数
据的拆分。

Split File 命令执行完成后，不会看到数据文件任何变化，只有进一步执行其他分析命令后才会按
"group"分组进行统计。

笔记栏

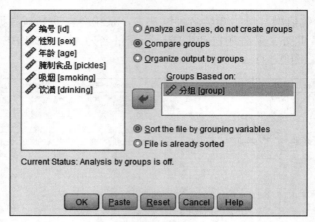

图 2-14　Split File 对话框

（2）数据分析中，有时可能只对某一分类变量中的一部分（如只对前 10 个数据）感兴趣；或者需要将原数据分成多部分加以利用，如在判别分析时，用其中 90% 的观测对象作为训练样本建立判别函数，用其余 10% 的观测对象作为考核样本评价判别函数，这时用 Select Cases 过程来实现。对话框界面如图 2-15 所示。

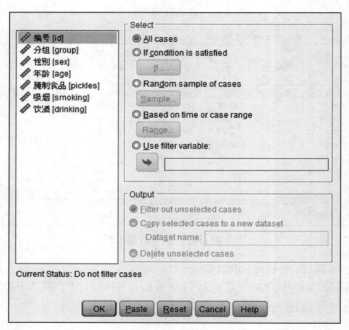

图 2-15　Select Cases 对话框

对话框中各个选项的用途：

（a）Select 单选框组：用于确定选择方式。

⊙All cases：分析所有的观测对象。

⊙If condition is satisfied：只分析满足条件的观测对象，单击下方的 If... 按钮后弹出 If 对话框，用于定义筛选条件。

⊙Random sample of cases：从原始数据中按照某种条件抽样，使用下方的 Sample... 按钮进行具体设定，可以按百分比抽取观测对象，或者精确设定从前若干个观测对象中抽取多少个。

⊙Based on time or case range：基于序号来选择观测对象，使用下方的 Range... 按钮设定观测对象序号范围。

笔记栏

⊙Use filter variable：使用筛选指示变量来选择观测对象，必须在下面选入一个指示变量，该变量取值为非 0 的观测对象将被选中，进入以后分析。

（b）Output 单选框组：用于选择对没有选中的观测对象的处理方式。

⊙Filter out unselected cases：表示未被选中的观测对象只是被隔离，这些观测对象的记录号上会被加上斜杠以示区别；同时系统会自动产生一个名为"filter_$"的筛选指示变量，被选中的观测对象该变量取值为 1，反之则为 0。

⊙Copy selected cases to a new dataset 选项下，Dataset name：将选定的观察对象复制到新的数据集，并定义数据集名称。

⊙Delete unselected cases：未被选中的观测对象将被删除，一般不要使用。

当对数据文件作出筛选后，所作的筛选在以后分析中一直有效，直到再次改变选择条件。

4）数据文件的合并（Merge Files）

数据文件的合并包括两种方式：

（1）增加观测对象（Add Cases）：从外部数据文件中增加观测对象到当前数据文件中，称为纵向合并，合并后新数据文件的观测对象数为两文件之和。这种合并要求相互合并的数据文件中有相同的变量。

例 2-4　将数据文件"例 2-4-2 数据.sav"中的记录添加到"例 2-4-1 数据.sav"中。

SPSS 操作步骤：

（a）首先打开文件"例 2-4-1 数据.sav"文件，然后选择菜单 Data→Merge Files→Add Cases，系统弹出打开数据文件对话框，选中需要添加的数据文件"例 2-4-2 数据.sav"并按 Continue，系统弹出 Add Cases 对话框（图 2-16）。

例 2-4 数据

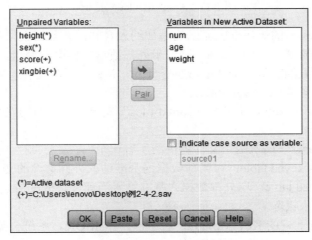

图 2-16　Add Cases 对话框

左侧 Unpaired Variables 下的矩形框中列出在两个数据文件中不匹配的变量名，星号"*"表示当前数据文件中的变量，加号"+"则表示可添加到当前数据文件中的变量；右侧 Variables in New Active Dataset 下的矩形框中显示的是已经匹配的变量名。

（b）在不匹配的变量中"sex"与"xingbie"都表示"性别"，只是变量名不同，属性相同，有可能配对。可以用 Rename…按钮对不匹配的变量改名再纳入，或者同时选择两个变量（Ctrl 键），单击 Pair 按钮，此时两个变量以"sex & xingbie"的形式加入右侧，单击 OK。

（2）增加变量（Add Variables）：从外部数据文件增加变量到当前数据文件，称为横向合并。横向合并对两个数据文件的要求较高，默认是按照相同记录号进行合并，如果使用进行一一对应的一个关键变量进行匹配合并，则应先对数据文件按关键变量作升序排序；如果关键变量无法一一对应，则无法进行横向匹配；如果记录数不等则会根据选择丢弃一部分观测对象。

例 2-5　将数据文件"例 2-5 数据.sav"文件与"例 2-4-1 数据.sav"文件横向合并。

SPSS 操作步骤：

（a）首先将两个数据文件分别按"num"号升序进行排序存盘，重新打开文件"例 2-4-1 数据.sav"文件，选择菜单 Data→Merge Files→Add Variables，系统弹出打开数据文件对话框，选中需要合并的数据文件"例 2-5 数据.sav"，系统弹出增加变量对话框（图 2-17）。

例 2-5 数据

笔记栏

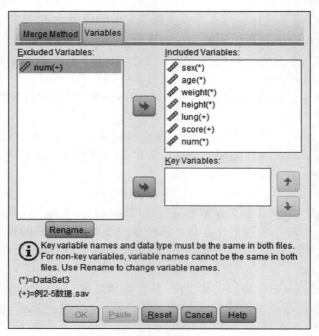

图 2-17　Add Variables 对话框

　　右侧 Included Variables 下的矩形框中显示的是被纳入合并后新数据文件的变量列表，同样，星号"*"表示当前数据文件中的变量，加号"+"则表示外部数据文件中的变量。左侧 Excluded Variables 下的矩形框中列出未被纳入的变量，即"num"变量。它是两个数据文件中重复的同名变量，只有这样的变量才可以作为关键变量（Key Variables）。

　　（b）选中"Match cases on key variables in sorted files"复选框，下面的三个单选框变黑可用，它们代表的含义如下：

　　⊙Both files provide cases：纳入两个文件提供的所有记录。

　　⊙Non-active dataset is keyed table：以当前数据为基准纳入外部文件的变量。

　　⊙Active dataset is keyed table：以外部数据为基准纳入当前文件的变量。

　　我们先选择第一个默认状态。

　　（c）将"num"调入右下方的 Key Variables 对话框，单击 OK。系统会弹出警告对话框，提醒如果两个数据文件没有按关键变量的升序排序，合并可能失败。再按一次 OK，合并后的新数据文件如图 2-18 所示。

例 2-4-1 与例 2-5 合并后的新数据

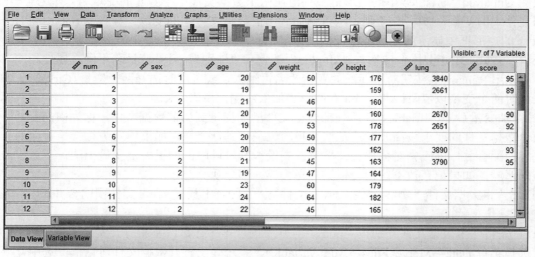

笔记栏

图 2-18　例 2-4-1 数据与例 2-5 数据合并后的新数据文件

(d) 如果选第二种 "Non-active dataset is keyed table"，合并后的新数据文件以外部数据文件为主文件。

(e) 如果选第三种 "Active dataset is keyed table"，合并后的新数据文件以当前活动文件为主文件。

2. 数据文件的转换（Transform）　　单击主菜单 Transform，弹出数据转换子菜单，如图 2-19 所示。Transform 菜单主要集中了对变量进行变换的操作，如对原始数据进行四则运算、对数据重新编码、求出变量秩次等。

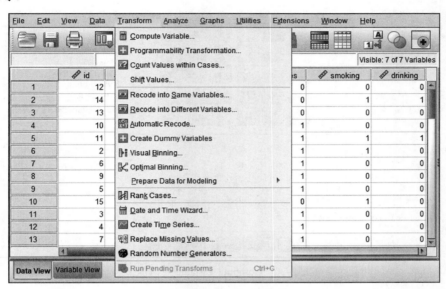

图 2-19　Transform 菜单

在许多情况下，原始数据难以满足数据分析的全部要求，此时，需要将原始数据进行适当的转换。每一个 Transform 子菜单的主要功能总结于表 2-6 中。以下内容将对常用的 Compute 和 Recode 两个子菜单的功能进行详细介绍。

表 2-6　Transform 菜单的主要功能

子菜单名	主要功能
Compute Variable…	变量变换
Recode into Different Variables…	重新赋值
Visual Binning…	可视化分组
Count Values within Cases…	计数统计
Rank Cases…	观测对象排秩
Automatic Recode…	自动重新赋值
Date and Time Wizard…	日期型变量的转换
Create Time Series…	产生时间序列变量
Replace Missing Values…	缺失值替代
Random Number Generators…	产生随机数

1）变量变换（Compute）

目标变量可以是新变量或已有的变量；赋给变量的值可以是一个常数（数值、日期或字符串），也可以是从已有变量值或系统函数计算的值。SPSS13.0 提供了约 180 种函数，列于 Compute Variable 对话框（图 2-20）中的 Functions and Special Variables 的矩形框内，中下方的方框内有每种函数的简要解释。Function group 矩形框内则显示的是函数类型，包括算术函数、统计函数、分布函数、日期函数、随机数函数、逻辑函数、缺失值函数和字符函数等，足以满足使用者的需要。操作的观测对象文件可以是所有观测对象，也可以单击 Compute Variable 对话框中的 If…按钮，设定逻辑条件，只对满足条件的观测对象加以赋值，其余观测对象的相应变量保持原状或被赋为缺失值。

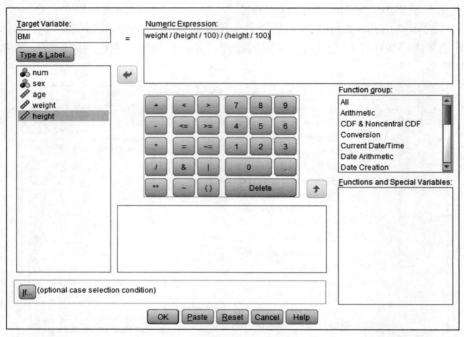

图 2-20　Compute Variable 对话框

例 2-6 数据

例 2-6　在数据文件"例 2-4-1 数据.sav"文件中建立新变量 BMI，计算公式如下：BMI = 体重/（身高/100）^{2}。

SPSS 操作步骤：

（1）选择菜单 Transform→Compute Variable…，弹出 Compute Variable 对话框，如图 2-20 所示。

（2）在左上角 Target Variable 下的矩形框中输入"BMI"，此时 Type & Lable…按钮被激活，可以定义也可以不定义。

（3）将左下方候选变量列表中的"weight"和"height"变量按照公式"weight/（height/100）/（height/100）"直接引入右上方的 Numeric Expression 下的矩形框中，单击 OK，则系统就会生成一个新的变量 BMI，结果如图 2-21 所示。

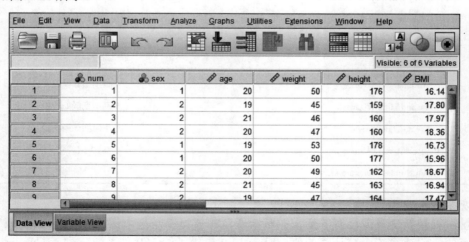

图 2-21　例 2-6 数据文件

其中，计算的数学符号和数字可以利用键盘或对话框中系统提供的类似计算器的软键盘输入，其中软键盘中的几个特殊符号的含义如表 2-7 所示。

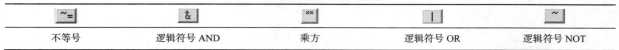

表 2-7　软键盘中特殊符号的含义

~=	&	**			~
不等号	逻辑符号 AND	乘方	逻辑符号 OR	逻辑符号 NOT

2）重新赋值（Recode）

有两种情况：可以用新赋值替代原观测值，不更改变量名；也可以根据原变量建立新的分类变量，数据处理中后一种情况较多见。

例 2-7　将数据文件"例 2-1 数据.sav"中根据年龄变量"age"建立变量名为"agegroup"的年龄组新变量，分组原则为：≤50 岁→1；51～60 岁→2；≥61 岁→3。

例 2-7 数据

SPSS 操作步骤：

（1）选择菜单 Transform→Recode into Different Variables…，弹出对话框（图 2-22）。

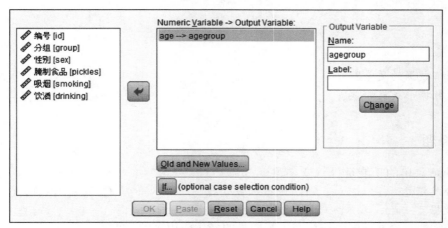

图 2-22　Recode into Different Variables 对话框

（2）将年龄"age"选入 Numeric Variable→Output Variable 下的矩形框，此时右上方的 Output Variable 被激活，在其下方 Name 框中输入"agegroup"新变量名并单击 Change 按钮。此时"age→?"变成了"age→agegroup"。

（3）单击 Old and New Values…按钮，弹出变量值定义框（图 2-23）。左侧的 Old Value 定义原观测值的范围，右侧的 New Value 为新赋值。本例题赋值过程如下：

⊙Range，LOWEST through value 输入 50→New Value 中⊙Value 输入 1→Add；

⊙Range：through 上下分别输入 51 和 60→New Value 中⊙Value 输入 2→Add；

⊙Range，value through HIGHEST 输入 61→New Value 中⊙Value 输入 3→Add。

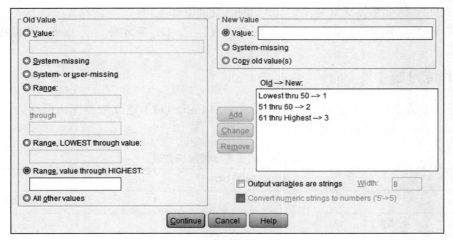

图 2-23　Old and New Values 对话框

笔记栏

（4）完成赋值后，单击 Continue 按钮，返回上级菜单，最后单击 OK。

小　　结

1. 医学科研工作中，通过专业的数据管理软件建立数据库，实现原始数据的系统管理，可以提高数据的利用和共享效率。

2. 记录数和变量数较大时，建议采用 EpiData 软件创建数据库，录入数据。

3. SPSS 软件可以借助于主窗口的 File、Data、Transform 等菜单来完成数据管理功能，包括数据文件的建立、存取、核对和管理。

练　习　题

一、思考题

1. 如何保证数据的质量？

2. 常用的数据形式有哪些？

二、最佳选择题

1. Transpose 菜单的功能是（　　）。

A. 进行分类汇总　　　　　　　B. 进行加权处理　　　　　　　C. 进行行列转置

D. 分割数据　　　　　　　　　E. 合并数据

2. 在原有变量上通过一定的计算产生新变量的操作所用到的菜单是（　　）。

A. Sort Cases　　　　　　　　B. Select Cases　　　　　　　C. Compute

D. Categorize Variables　　　　E. Weight Cases

三、选择题（多选）

1. SPSS 主要的字段类型有（　　）。

A. 数字型　　　B. 文本型　　　C. 日期型　　　D. 符号型　　　E. 以上都不是

2. SPSS 文件类型主要有（　　）。

A. sav 文件　　　B. spo 文件　　　C. chk 文件　　　D. qes 文件　　　E. exe 文件

3. SPSS 文件一般对哪类变量需要定义 Values（变量值标签）（　　）。

A. 定量变量　　　B. 定性变量　　　C. 等级变量　　　D. 不需要　　　E. 都需要

四、上机操作练习题

1. 请根据以下调查表及下面对应变量的要求，用 EpiData3.1 建立数据库，保存为"表 1.qes"，并产生相应的 chk 文件、rec 文件，见表 2-8。

表 2-8　居民基本情况调查表

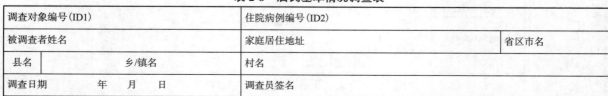

调查对象编号（ID1）		住院病例编号（ID2）	
被调查者姓名		家庭居住地址	省区市名
县名	乡/镇名	村名	
调查日期　　年　　月　　日		调查员签名	

笔记栏

续表

变量	调查内容	选项
1	您是什么时候出生的?（阳历） （在阴历月上加 1；如果只记得生肖可推算，以下同）	_____ 年，不记得(99) _____ 月，不记得(99)
2	性别	1. 男性　　2. 女性
3	您是什么民族?	1. 汉族　　2. 回族　　3. 藏族　　4. 维吾尔族　　5. 哈萨克族 6. 苗族　　7. 侗族　　8. 蒙古族　　9. 壮族　　10. 其他_____
4	婚姻	1. 已婚　　2. 未婚　　3. 离婚　　4. 丧偶
5	您吸烟吗?	1. 是 2. 否　⇨ 跳问饮酒史 7
6	通常您一天吸几支烟?	_____ 支/天
7	您饮酒吗?	1. 是 2. 否　⇨ 跳到结尾
8	通常您一天饮几两酒?	_____ 两/天

　　2. 将所建立的数据库转换为 SPSS 格式的文件，并增加一个新变量"年龄"（不要直接添加），保存数据文件为"表 2.sav"。

（刘　芬　宇传华）

第 2 章
练习题答案

笔记栏

统计描述是采用统计指标和统计图表对资料进行全面概括的描述。无论是通过普查还是抽样得到的资料，统计分析都是从统计描述(statistical description)开始的。不同之处在于，普查资料不存在抽样误差(sample error)，无需进行统计推断(statistical inference)，而抽样资料则是希望用样本信息说明总体规律，存在不可避免的抽样误差，因此还需进行统计推断。统计推断主要包括参数估计(parameter estimation)和假设检验(hypothesis test)，本章主要介绍定量资料的统计描述。

3.1 频数分布表与直方图

3.1.1 频数分布表

一般而言，对于所收集到的一组同质个体的定量资料，为了了解数据分布的区间范围、数据集中位置及分布形状等，需要首先编制频数分布表(frequency distribution table)和绘制直方图(histogram)。

频数(frequency)是指资料中相同数值或同类属性的观察单位个数。由于定量资料连续性的特点，因此在对定量资料编制频数分布表时需要分段计数。在对原始数据分段后，清点不同组段观察值个数就得到数据的频数分布，将频数分布用统计表格的形式呈现就是频数分布表，简称频数表(frequency table)。

例 3-1 试对 140 例疑诊冠心病患者平板运动后 4 分钟的心率(次/分)编制频数表，数据见表 3-1。

例 3-1 数据

表 3-1　140 例疑诊冠心病患者平板运动后 4 分钟的心率　　　　　　(单位：次/分)

行号	心率														
1	**56**	61	62	64	65	66	69	70	72	72	72	73	73	75	76
2	78	78	78	78	80	80	80	82	82	83	83	83	83	83	83
3	84	84	85	85	86	86	87	88	88	88	88	89	89	89	89
4	90	90	90	91	92	92	92	92	93	93	93	93	93	95	95
5	96	96	96	96	96	96	96	96	97	97	97	97	97	97	97
6	98	98	98	99	99	99	99	100	100	100	100	100	100	100	101
7	101	101	102	102	103	103	104	104	104	104	104	104	105	105	105
8	105	105	106	107	108	109	110	110	110	110	110	110	111	112	112
9	112	113	114	114	114	115	117	117	117	118	119	119	120	121	124
10	125	127	128	131	**136**										

编制频数表的步骤：

(1)计算极差(range, R)。极差也称全距，是所有数据的范围，定义为一组观察值中最大值与最小值之差。本例中最大值与最小值分别为 56(次/分)和 136(次/分)，见表 3-1 中的黑体所示，极差为

$$R = 136-56 = 80(次/分)$$

(2)确定组距和组段。将极差分成若干组段，相邻组段之间的区间长度称为组距，这里主要考虑等组距的情形。根据总例数确定组段数，组段数过多或过少均不能很好地反映资料的分布特征，一般建议分 8~15 组。组距 = 全距/组段数，用 i 表示，本例中，$i = 80/10 = 8$。确定各组段的界限，每一组段的起点称为该组段的下限，终点称为上限。需要注意的是，第一组段下限必须包括最小值，一般取小于或等于最小值的某个数值，本例最小值为 56，取 53 作为第一组段的下限。后一个组段的下限为上一个组段的下限加组距，如第二组段下限为 53 + 8 = 61。各组段需要覆盖整个数据范围，但不能重叠，

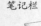

不能重叠的意义在于使得每个观察单位能够唯一分到其中一个组段去，所以每一组段均为半闭半开区间，后一组的下限就是前一组的上限。例如，61 也同时是第一个组段的上限，第一个组段为[53，61)，则大于等于 53 小于 61 的观察单位落入该组段；第二个组段为[61，69)，以此类推，见表 3-2 的第(1)栏，最后一组段应包括最大值。此外，处于组段中间的数值称为组中值(midpoint)，在数据分析时可用来近似代替处于该组段的原始观察值，见表 3-2 的第(2)栏。

（3）汇总各组段的频数和计算累计频数。频数是指落入该组段的观察单位个数，累计频数(cumulative frequency)为各组段频数的累加之和，见表 3-2 的第(3)和(4)栏。

（4）计算频率与累计频率。各组段频数之和等于总例数($n = 140$)，各组段的频数除以 n 得到频率，频率反映了各组频数占总例数的权重，各组段频率之和应为 100%，当例数很大时频率可看作观察值落入该区间的概率；用累计频数除以 n 或由频率累加得到累计频率，见表 3-2 的第(5)和(6)栏。

表 3-2　140 例疑诊冠心病患者平板运动后 4 分钟的心率(次/分)的频数表

组段 (1)	组中值 (2)	频数 f (3)	累计频数 (4)	频率(%) (5)	累计频率(%) (6)
53~	57	1	1	0.7	0.7
61~	65	5	6	3.6	4.3
69~	73	9	15	6.4	10.7
77~	81	17	32	12.1	22.9
85~	89	21	53	15.0	37.9
93~	97	36	89	25.7	63.6
101~	105	21	110	15.0	78.6
109~	113	16	126	11.4	90.0
117~	121	9	135	6.4	96.4
125~	129	4	139	2.9	99.3
133~141	137	1	140	0.7	100.0
合计	—	140	—	100.0	—

3.1.2　直方图

除了用频数表描述定量资料外，还可以对数据绘制频数分布的直方图。直方图的组段为横坐标，频数或频率为纵坐标，用矩形面积大小表示频数多少，如图 3-1 所示。直方图与频数表的用途是一致的，只是直方图比频数表更直观形象，它也是描述定量资料分布的常用图形，其他图形还包括箱式图(box plot)和茎叶图(stem-leaf plot)，可参见其他医学统计学书籍。

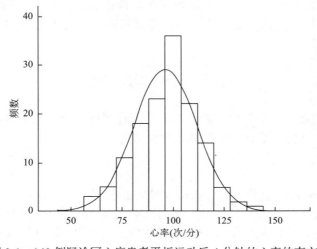

图 3-1　140 例疑诊冠心病患者平板运动后 4 分钟的心率的直方图

3.1.3　频数表和直方图的用途

（1）了解资料分布类型。资料分布类型按照是否对称可分为对称分布（symmetrical distribution）和偏态分布（skewed distribution），其中偏态分布又可分为正偏态和负偏态分布两种。若频数最多的组段居中，各组段的频数在左右基本对称，称为对称分布；各组段的频数分布不对称，称为偏态分布。若频数最多的组段在左侧，频数尾部偏向数轴右侧，称为正偏态分布（positive skewness distribution），或称右偏态分布（skewed-to-the-right distribution）；频数最多的组段在右侧，频数尾部偏向数轴左侧，称为负偏态分布（negative skewness distribution），或称左偏态分布（skewed-to-the-left distribution）。图 3-2 给出了偏态分布的示意图：图 3-2（a）描述了 220 名正常成年人血铅含量（μmol/L），呈正偏态分布；由于人体所暴露的环境因素等原因，体内会存在一定含量的铅元素，对大多数正常人而言，体内铅的含量应该较少；图 3-2（b）展示了某城市 1233 名护士与患者沟通能力的调查得分情况，呈负偏态分布，表明大部分护士具有较好的沟通能力。了解资料分布类型的重要性在于，分布类型不同所选择的统计描述指标及统计分析方法也不同。

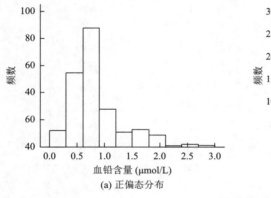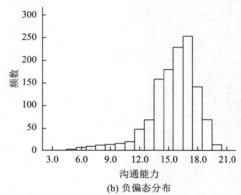

图 3-2　偏态分布示意图

（2）描述频数分布特征。频数分布包括两个重要特征，集中趋势（central tendency）和离散趋势（tendency of dispersion），集中趋势是指大多数观察值所在的中心位置，离散趋势反映的是各观察值远离中心值的程度，即观察值围绕中心位置的分布情况。从表 3-2 和图 3-1 可见，大多数疑诊冠心病患者平板运动后 4 分钟的心率集中在 77～117 次/分这个范围，共 111 人，约占总比例的 79.3%；同时，还有一部分人的心率偏小或偏大，处于两侧的位置。

（3）频数表可作为原始数据的一个概括，也可作为进一步统计分析的基础材料，如 3.2 节中被用来计算加权均数和百分位数。

（4）利用频数表和直方图可发现数据中是否存在离群值（outlier），以及直观地判断数据的正态性（normality）。在图 3-1 中同时添加了心率数据的正态概率密度函数曲线（见 3.4.1），两者大致吻合，可直观地判断该数据为正态分布。

3.2　平　均　数

平均数（average）是描述定量资料集中趋势的一类统计指标，用来说明该组资料的平均水平。常用的平均数包括算术均数、几何均数、中位数和百分位数等。

3.2.1　算术均数

算术均数（arithmetic mean），简称均数（mean），用来描述一组满足对称分布，特别是正态分布（normal distribution）或近似正态分布资料的平均水平，如同性别、同年龄正常人的身高、体重和血压值等。总体均数用希腊字母 μ 表示，总体例数用 N 表示，样本均数用 $\bar{X}$ 表示，样本例数用 n 表示。

1. 直接法　均数的直接计算法是对原始数据 $X_1,\cdots,X_n$ 求和后除以总例数 n：

$$\overline{X} = (X_1 + \cdots + X_n) / n = \left(\sum_{i=1}^{n} X_i \right) \bigg/ n \tag{3-1}$$

希腊字母 $\sum$ 为求和符号，读作 sigma。

例 3-2　对例 3-1 的心率数据求均数。

$$\overline{X} = (56 + \cdots + 136) / 140 = 96.1 \, (次/分)$$

140 例疑诊冠心病患者在平板运动试验后 4 分钟的平均心率为 96.1 次/分。

2. 加权法　　当资料中相同观察值较多或者是以频数分布表形式呈现时，可用加权法计算均数：

$$\overline{X} = \frac{f_1 X_1 + \cdots + f_K X_K}{f_1 + \cdots + f_K} = \frac{\sum_{k=1}^{K} f_k X_k}{\sum_{k=1}^{K} f_k} \tag{3-2}$$

X_k 表示相同的观察值，在频数表中为组中值，f_k 为频数，K 表示组段数，$\sum_{k=1}^{K} f_k = n$。可将式 (3-2) 重新写为如下形式：

$$\overline{X} = \frac{f_1}{n} X_1 + \cdots + \frac{f_K}{n} X_K = p_1 X_1 + \cdots + p_K X_K \tag{3-3}$$

$p_k = f_k / n$ 反映了观察值 X_k 在计算均数时的权重 (weight)。如果某一观察值在资料中出现的次数越多则权重越大，这意味着在研究中这些观察值被随机抽到的概率更大，对均数的影响也就越大，故称加权法。

例 3-3　利用加权法对表 3-2 的数据计算均数。

$$\begin{aligned}
\overline{X} &= \frac{f_1}{n} X_1 + \cdots + \frac{f_K}{n} X_K = p_1 X_1 + \cdots + p_K X_K \\
&= \frac{1}{140} \times 57 + \cdots + \frac{1}{140} \times 137 \\
&= 0.7\% \times 57 + \cdots + 0.7\% \times 137 \\
&= 96.6 (次 / 分)
\end{aligned}$$

加权法计算均数只在例数较多时使用，直接法和加权法计算原理是相同的，直接法是精确计算，加权法是近似计算。因此，采用统计软件对定量资料计算均数时，一般采用直接法。

3.2.2　几何均数

几何均数 (geometric mean，G) 多用于对数正态分布 (log-normal distribution) 的资料，或观测值之间存在倍数关系的资料。所谓对数正态分布是指原始变量经对数变换后服从或近似服从正态分布，常用于血清学和微生物学指标，如平均抗体滴度等计算。

$$G = \sqrt[n]{X_1 X_2 \cdots X_n} \tag{3-4}$$

X 为抗体滴度的倒数。

1. 直接法　　几何均数的直接法，常常先对原始数据进行对数转换，式 (3-4) 可重新表达为

$$G = \ln^{-1}((\ln X_1 + \cdots + \ln X_n) / n) = \ln^{-1} \left(\sum_{i=1}^{n} \ln X_i \bigg/ n \right) \tag{3-5}$$

e 为自然底数，约为 2.718，$\ln^{-1}$ 表示自然对数的反函数，如 $e^2 = 7.4$，则 $\ln^{-1}(2) = 7.4$。

例 3-2 数据

笔记栏

例 3-4　8 个人的血清抗体滴度为 1：2，1：4，1：4，1：6，1：6，1：6，1：8，1：10，求其平均抗体滴度。

$$G = \ln^{-1}((\ln X_1 + \cdots + \ln X_n)/n) = \ln^{-1}\left(\sum_{i=1}^{n}\ln X_i \middle/ n\right)$$
$$= \ln^{-1}((\ln 2 + \cdots + \ln 10)/8)$$
$$= 5.2$$

则 8 个人血清的平均抗体滴度约为 1：5.2。

2. 加权法　几何均数的加权法计算原理和算术均数一致，公式为

$$G = \ln^{-1}\left(\frac{(f_1 \ln X_1 + \cdots + f_K \ln X_K)}{\left(\sum_{k=1}^{K} f_k\right)}\right) \tag{3-6}$$
$$= \ln^{-1}\left(\left(\sum_{k=1}^{K} f_k \ln X_k\right)\middle/ n\right)$$

例 3-5　表 3-3 给出了 65 个人的血清抗体滴度值，求平均抗体滴度。

例 3-5 数据

表 3-3　65 个人血清抗体滴度的频数表

抗体滴度	1：2	1：4	1：6	1：8	1：10	1：12	合计
频数	4	12	13	19	9	8	65

平均抗体滴度计算为

$$G = \ln^{-1}\left((f_1 \ln X_1 + \cdots + f_K \ln X_K)\middle/\left(\sum_{k=1}^{K} f_k\right)\right)$$
$$= \ln^{-1}((4 \times \ln 2 + \cdots + 8 \times \ln 12)/65)$$
$$= \ln^{-1}\left(\frac{122.8129}{65}\right)$$
$$= 6.6$$

65 个人血清的平均抗体滴度约为 1：6.6。

应该注意的是计算几何均数的资料中不能同时有正有负，也不能有零，如果观察值全部为负，则先按正值计算几何均数，结果加上负号。

3.2.3　中位数和百分位数

中位数(median，M)指一组观察值按大小顺序排列后，位置居中的数值。因此，在一个数列中，大于和小于中位数的观察值个数是相等的。百分位数(percentile)简记为 P_X，读作第 X 百分位数，是将一组观察值从小到大排列后，第 X 位的观察值即为 P_X，实际上 P_X 将全部观察值分成了两部分，理论上有 $X\%$ 的观察值比 P_X 小，有 $(100-X)\%$ 观察值比 P_X 大。例如，P_{25} 表示理论上有 25% 的观察值比它小，有 75% 的观察值比它大。中位数是指一个特殊的百分位数，即第 50 百分位数(P_{50})，表示在全部观察值中，有 50% 的值比它小，有 50% 的值比它大。

1. 直接法　n 为奇数时，资料按从小到大排序，中位数排在第 $(n+1)/2$ 位；n 为偶数时，中位数排在第 $n/2$ 位和 $n/2+1$ 位之间，一般取这两个数的算术均数值：

$$n \text{ 为奇数：} M = X_{(n+1)/2} \tag{3-7}$$

$$n \text{ 为偶数：} M = (X_{(n/2)} + X_{(n/2+1)})/2 \tag{3-8}$$

$X_{(i)}$ 为原始数据排序后的数值，下标 (i) 为所在位次。

例 3-6　12 名晚期肺癌患者的生存时间（月）分别为：1，1，2，2，2，**2.6**，**3**，3.4，4，4，5，5，计算生存时间的中位数。

本例 $n=12$，中位数是中间的两个生存时间 2.6 月和 3 月的均数，按照式（3-8）计算：

$$M = (X_{(12/2)} + X_{(12/2+1)}) / 2 = (2.6 + 3) / 2 = 2.8 （月）$$

则 12 名晚期肺癌患者的中位生存时间为 2.8 个月。

2. 频数表法　　利用频数表资料计算百分位数公式如下

$$P_X = L_X + \frac{i_X}{f_X}(nX\% - \sum f_L) \tag{3-9}$$

L_X 表示第 X 百分位数所在组段下限，f_X 表示第 X 百分位数所在组段频数，i_X 表示该组段的组距，$\sum f_L$ 为小于 P_X 所在组段的累计频数。当 $X=50$ 时，$P_{50}=M$。因此，计算中位数或百分位数时关键是找出中位数或百分位数所在的组段，可由频数表计算累计频数或累计频率，累计频数略大于 $n/2$ 或累计频率略大于 50% 的组段即中位数所在组段；累计频数略大于 $nX\%$ 或累计频率略大于 $X\%$ 的组段即为百分位数 P_X 所在的组段。

例 3-7　704 名 60 岁以上的居民体内稀有元素硒含量（μmol/L）的频数分布见表 3-4，计算 P_{25}，P_{50} 和 P_{75}。

例 3-7 数据

表 3-4　704 名 60 岁以上的居民体内稀有元素硒含量（μmol/L）的频数分布

组段 （1）	组中值 （2）	频数 （3）	频率% （4）	累计频数 （5）	累计频率% （6）
2～	14.5	17	2.4	17	2.4
27～	39.5	54	7.7	71	10.1
52～	64.5	83	11.8	154	21.9
77～	89.5	147	20.9	301	**42.8**
102～	114.5	137	19.5	438	**62.2**
127～	139.5	105	14.9	543	**77.1**
152～	164.5	52	7.4	595	84.5
177～	189.5	40	5.7	635	90.2
202～	214.5	41	5.8	676	96.0
227～	239.5	9	1.3	685	97.3
252～	264.5	9	1.3	694	98.6
277～	289.5	3	0.4	697	99.0
302～370	336.0	7	1.0	704	100.0
合计	—	704	100.0	—	—

$704 \times 25\% = 176$，$704 \times 50\% = 352$，$704 \times 75\% = 528$，根据表 3-4 第（5）栏的累计频数，P_{25}，P_{50} 和 P_{75} 应分别在 "77～"，"102～" 和 "127～" 这三个组段。$L_{25}=77$，$f_{25}=147$，$i_{25}=25$，$\sum f_L = 154$，应用式（3-9）计算 P_{25}：

$$P_{25} = L_{25} + \frac{i_{25}}{f_{25}}(n \times 25\% - \sum f_L)$$

$$= 77 + \frac{25}{147}(704 \times 25\% - 154)$$

$$= 80.7 (\mu mol / L)$$

笔记栏

同理算得

$$P_{50} = 111.3\,(\mu mol/L)$$

$$P_{75} = 148.4\,(\mu mol/L)$$

计算中位数对资料没有特殊要求，可以用于任何分布类型的资料，尤其适合于偏态分布、分布类型未知和数据中不确定值的情形。不确定值是指存在诸如生存天数大于 60 天或浓度小于 0.001mol/L 这类观察值。当例数较多时，位于中间位置的观察值比较稳定，所以中位数具有较好的代表性，位于两端的百分位数只有在样本含量足够大时，才比较稳定。由于中位数和两端极大极小的观察值无关，因此相对于算术均数，中位数具有更好的稳健性，不易受极端值的影响。

3.3　变　异　指　标

平均数描述了定量资料的集中趋势，变异指标是描述离散趋势，两者结合才能全面反映一组定量资料的分布特征。

例 3-8　有三组同性别、同年龄儿童的体重(kg)：

甲组	26	28	30	32	34	$\bar{X}_{甲} = 30(kg)$
乙组	24	27	30	33	36	$\bar{X}_{乙} = 30(kg)$
丙组	26	29	30	31	34	$\bar{X}_{丙} = 30(kg)$

从集中趋势来分析，因三组均数相同，故三组儿童的体重没有差别，然而这三组数据的分布特征却各不相同，就是说各组的 5 个数据参差不齐的程度（即变异）是不一样的。因而仅用均数来描述这组资料显然不够全面，而必须考虑变量之间的离散程度。常用的离散程度指标有：极差、四分位数间距、方差、标准差及变异系数。

3.3.1　极差

极差(range)亦称全距，简记为 R，是一组变量值中最大值与最小值之差。反映变量分布的范围，极差越大，说明变量间的变异程度越大；反之，说明变异程度越小。如例 3-8 中：

$$R_{甲} = 34-26 = 8\,(kg)$$

$$R_{乙} = 36-24 = 12\,(kg)$$

$$R_{丙} = 34-26 = 8\,(kg)$$

甲组、丙组的极差小，乙组的极差大，说明甲组、丙组的体重比乙组集中。但甲组与丙组的极差相同，而变量的分布却不同，这反映了用极差表示变异的缺点：①不灵敏，仅反映最大值与最小值之间的差异，当组内其他数据变动时，极差仍然不变；②不稳定，当样本例数增加时，获得过大或过小变量值的可能性增大，因而极差可能变大。故极差虽然简单明了，但不是一个描述变异的理想指标。

3.3.2　四分位数间距

四分位数间距(inter-quartile range, Q)定义为第 75 百分位数 P_{75} 和第 25 百分位数 P_{25} 之差，其中 P_{75} 又称为上四分位数，P_{25} 为下四分位数：

$$Q = P_{75} - P_{25} \tag{3-10}$$

百分位数的计算见式(3-9)和例 3-7。

例 3-9　根据表 3-4 计算居民体内稀有元素硒含量的四分位数间距。

前面已经计算得到 $P_{75} = 148.4\,(\mu mol/L)$，$P_{25} = 80.7\,(\mu mol/L)$，四分位数间距为

$$148.4-80.7 = 67.7\,(\mu mol/L)$$

四分位数间距是中间一半数观测值的极差，其值越大，变异程度越大；反之，变异程度越小。四分位数间距去掉了两段极大或极小的观察值，比极差稳定，实际应用时常和中位数一起描述非正态分布资料的集中趋势和离散趋势。

3.3.3　方差和标准差

1. 方差　　极差和四分位数间距都是距离指标，计算中没有应用到所有观测单位的实际值。还有一类是基于离均差的、考虑了所有观测值的变异指标。观察值 X 与总体均数 μ 之差 $(X-\mu)$ 称为离均差（deviation from mean），反映一组资料的变异程度，但 $X-\mu$ 有正有负，离均差总和为 0，即 $\sum(X-\mu)=0$，因此离均差和也无法用来反映资料的变异程度。而离均差平方和（sum of squares of deviations from mean，SS）$\sum(X-\mu)^2$ 反映了全部观察值的变异程度，其值越大，个体观测值之间的变异程度越大。但是它的大小除与个体变异有关外，还与例数有关，因此用离均差平方和除以例数以消除其影响，此值称为方差（variance）。方差反映了每个观察值的平均变异程度。总体方差用 σ^2 表示，计算公式为

$$\sigma^2 = \frac{\sum(X-\mu)^2}{N} \tag{3-11}$$

实际工作中常常得到的是样本资料，总体均数 μ 往往未知，只能用样本均数 $\bar{X}$ 作为 μ 的估计值，因此用 $(X-\bar{X})^2$ 代替 $(X-\mu)^2$，用样本例数 n 代替 N。但直接代入式（3-11）算得的结果总是比总体方差 σ^2 低（为有偏估计），英国统计学家 W. S. Gosset 提出用 $n-1$ 代替 n 代入式（3-11）即得样本方差，用 S^2 表示：

$$S^2 = \frac{\sum_{i=1}^{n}(X_i-\bar{X})^2}{n-1} \tag{3-12}$$

式中 $n-1$ 称为自由度（degree of freedom，df），记为 v。自由度是指随机样本中能够独立取值的观测值个数，可以考虑为在 n 个观测值中由于均数 $\bar{X}$ 的限制只能有 $n-1$ 个观察单位可以自由取值。除以 $n-1$ 的实质在于使得 S^2 是 σ^2 的无偏估计量（unbiased estimator）。

例 3-8 中，三组资料的方差为

$$S_{甲}^2 = \frac{4540 - \dfrac{150^2}{5}}{5-1} = 10(\mathrm{kg}^2)$$

同理得

$$S_{乙}^2 = 22.5(\mathrm{kg}^2)$$

$$S_{丙}^2 = 8.5(\mathrm{kg}^2)$$

$S_{甲}^2 > S_{丙}^2$，即甲组的变异大于丙组，从而克服了极差的缺点，精确地区分出三组变异的大小。

2. 标准差　　方差越大，表示观测值之间的变异程度越大，方差越小，变异程度越小。方差的单位是原始单位的平方，在实际应用中会出现一些问题，比如 (kg^2) 就没有实际意义，因此，更加合适的是将方差开平方获得和原始数据一样单位的统计指标，称为标准差（standard deviation）。标准差是方差的平方根：

$$\sigma = \sqrt{\frac{\sum_{i=1}^{N}(X_i-\mu)^2}{N}} \tag{3-13}$$

笔记栏

$$S = \sqrt{\dfrac{\sum\limits_{i=1}^{n}(X_i - \bar{X})^2}{n-1}}$$

(3-14)

σ 和 S 分别是总体和样本的标准差。标准差具有和原始数据一样的单位，不存在解释上的困难，而且利用全部观察值的信息，得到了广泛的应用。其计算可采用直接法和加权法。

1）直接法

离均差平方和 $\sum\limits_{i=1}^{n}(X_i - \bar{X})^2$ 可化简为 $\sum\limits_{i=1}^{n}(X_i - \bar{X})^2 = \sum\limits_{i=1}^{n} X_i^2 - \left(\sum\limits_{i=1}^{n} X_i\right)^2 \Big/ n$，因此式(3-14)可表示为

$$S = \sqrt{\dfrac{\sum\limits_{i=1}^{n} X_i^2 - \left(\sum\limits_{i=1}^{n} X_i\right)^2 \Big/ n}{n-1}}$$

(3-15)

仍以例 3-8 为资料，计算三组数据的标准差为

$$S_{甲} = \sqrt{\dfrac{4540 - \dfrac{150^2}{5}}{5-1}} = 3.2\,(\mathrm{kg})$$

同理得

$$S_{乙} = 4.7\,(\mathrm{kg})$$

$$S_{丙} = 2.9\,(\mathrm{kg})$$

2）加权法

在资料相同数值较多或资料以频数分布表形式呈现时，可采用加权法计算标准差：

$$S = \sqrt{\dfrac{\sum\limits_{k=1}^{K} f_k X_k^2 - \left(\sum\limits_{k=1}^{K} f_k X_k\right)^2 \Big/ n}{n-1}}, \quad n = \sum\limits_{k=1}^{K} f_k$$

(3-16)

式中，f_k 为频数，X_k 为组中值或相同观察值。根据表 3-2 中 140 例疑诊冠心病患者平板运动后 4 分钟的心率的标准差计算为

$$\sum\limits_{k=1}^{K} f_k X_k^2 = 1341868, \quad \left(\sum\limits_{k=1}^{K} f_k X_k\right)^2 = 183115024, \quad \left(\sum\limits_{k=1}^{K} f_k X_k\right)^2 \Big/ n = 1307964.457$$

$$S = \sqrt{\dfrac{\sum\limits_{k=1}^{K} f_k X_k^2 - \left(\sum\limits_{k=1}^{K} f_k X_k\right)^2 \Big/ n}{n-1}} = \sqrt{\dfrac{1341868 - 183115024/140}{140-1}} = 15.6\,(\text{次/分})$$

方差和标准差的意义都是用以说明正态分布或近似正态分布资料的变异程度，数值越大，说明变异程度越大，反之亦然。

标准差有以下用途：①表示变量的离散程度，在均数相近和度量单位相同的条件下，标准差越大表示变量值的离散程度越大，均数对这组变量的代表性越差；反之标准差越小，表示变量值的离散程度越小，均数的代表性也越好。②结合均数可以描述服从正态或近似正态分布资料的分布特征，计算参考值范围（见 3.4 节）。③用于计算变异系数和标准误。

应用标准差需要注意：①标准差受每一个观测值的影响，个体变异越大，标准差越大；②各观测值加（或减）一个不为零的常数时，标准差仍保持不变；每一观测值乘（或除）以一个不为零的常数，其标准差等于原标准差乘（或除）以该常数的绝对值。

3.3.4　变异系数

变异系数（coefficient of variation，CV）主要用于比较两个或多个度量衡单位不同的指标的变异程度，或者虽然单位相同但均数相差悬殊的情形。变异系数定义为标准差与均数之比，用百分数表示

$$CV = \frac{S}{\bar{X}} \times 100\% \tag{3-17}$$

变异系数没有度量衡单位，因此不同资料的变异系数可以直接比较，变异系数越大，表示变异程度越大；变异系数越小，表示各观测值之间的变异程度越小。

例 3-10　例 3-1 中 140 例疑诊冠心病患者的平均身高 $\bar{X}_1 = 167.1\text{cm}$，$S_1 = 7.8\text{cm}$，体重 $\bar{X}_2 = 54.9\text{kg}$，$S_2 = 6.9\text{kg}$。比较身高和体重变异程度的大小。

身高和体重的度量衡单位不同，不能直接比较标准差的大小，可计算变异系数后再对比。根据式（3-17）：

$$CV_{身高} = \frac{7.8}{167.1} \times 100\% = 4.7\%, \quad CV_{体重} = \frac{6.9}{54.9} \times 100\% = 12.6\%$$

即 140 例疑诊冠心病患者体重变异程度大于身高变异程度。

例 3-11　测得某地成年人平均舒张压为 78.6mmHg，标准差为 11.0mmHg，平均收缩压为 125.5mmHg，标准差为 17.4mmHg。试比较舒张压和收缩压的变异程度。

虽然舒张压和收缩压的单位一致，但是两者的均数相差悬殊，比较两者的变异程度应采用变异系数：

$$CV_{舒张压} = \frac{11.0}{78.6} \times 100\% = 14.0\%, \quad CV_{收缩压} = \frac{17.4}{125.5} \times 100\% = 13.9\%$$

即该地成年人舒张压和收缩压的变异程度基本一致。

3.4　正态分布及其应用

正态分布是一种最常见和重要的数据分布类型，主要表现在：①很多医学数据服从或近似服从正态分布；②正态分布是其他许多分布和统计方法的基础；③中心极限定理认为在大样本条件下，无论原始数据的分布类型如何，其统计量的抽样分布越来越接近正态分布。

3.4.1　正态分布的概念

正态分布（normal distribution）在统计学中的广泛应用应归功于德国数学家高斯（Carl Friedrich Gauss），因此，正态分布又称为高斯分布（Gaussian distribution），但对正态分布的研究至少可以追溯到德国数学家和天文学家德·莫阿弗尔（A.de Moiver）。

从图 3-1 的直方图可见，许多医学资料的频数分布以均数为中心左右两侧基本对称，表现为越接近均数频数分布越多，离均数越远频数分布越少。若图 3-1 的纵坐标为频率，可得到 140 例疑诊冠心病患者心率的频率分布图，如果调查人数不断增加、组段不断分细，则图 3-1 中的直条将逐渐变窄，那么直条将越来越接近一条光滑曲线，如图 3-3 所示。

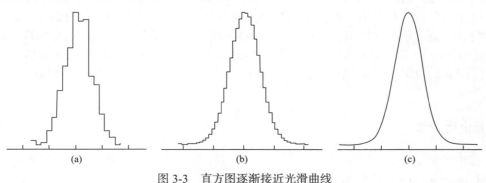

(a)　　　　　　　　　　(b)　　　　　　　　　　(c)

图 3-3　直方图逐渐接近光滑曲线

其中图 3-3（c）为概率密度函数（probability density function，PDF）曲线，横轴是随机变量 X，纵轴表示概率密度 $f(X)$，正态分布的概率密度函数为

$$f(X) = \frac{1}{\sigma\sqrt{2\pi}} e^{-(X-\mu)^2/(2\sigma^2)}, \quad -\infty < X < +\infty \tag{3-18}$$

累计分布函数（cumulative distribution function，CDF）为概率密度函数积分运算：

$$F(X) = \frac{1}{\sigma\sqrt{2\pi}} \int_{-\infty}^{X} e^{-(x-\mu)^2/(2\sigma^2)} \mathrm{d}x \tag{3-19}$$

记为 $X \sim N(\mu, \sigma^2)$，式中 π 为圆周率，e 为自然底数，μ 和 σ 是正态分布的两个参数，μ 为随机变量 X 的总体均数，σ^2 为 X 的总体方差。

3.4.2　正态分布的特征

正态分布具有以下几个特征。

（1）正态分布是单峰分布，以 $X = \mu$ 为中心，左右对称，呈钟型分布曲线。

（2）正态曲线在 $X = \mu$ 处 $f(X)$ 有最大值 $1/\sqrt{2\pi\sigma^2}$，X 越远离 μ，$f(X)$ 值越小。

（3）正态分布有两个参数 μ 和 σ：μ 为总体均数，描述正态分布的集中位置，称为位置参数（location parameter），决定了曲线在 X 轴上的位置；σ 为总体标准差，描述正态分布的离散程度，称为尺度参数（scale parameter），决定了正态曲线的形状。σ 固定，改变 μ 的取值会导致曲线左右移动，但形状不变，如图 3-4（a）所示；μ 固定，改变 σ 会导致曲线形状改变，σ 越大意味着数据越分散，变异越大，曲线变得越"矮胖"，反之，σ 越小意味着数据越集中，变异越小，曲线变得越"瘦高"，如图 3-4（b）所示。需要说明的是，正态分布的两个参数 μ 和 σ 之间是独立的，μ 的取值不影响 σ，这意味着一个很小的 μ 可能伴随一个很大的 σ，反之也有可能。

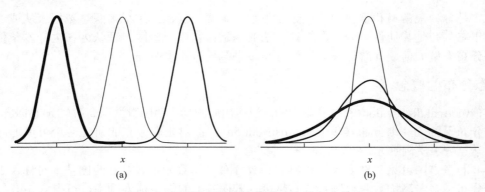

图 3-4　不同位置和尺度参数对应的正态曲线

（4）正态曲线下的面积分布是有规律的。正态分布曲线与横轴之间的整个面积为 1 或 100%，则以 μ 为中心，以 σ 为单位，在横轴均数 μ 左右两侧分别截取不同倍数的标准差，得到正态曲线与横轴上一定区间所夹的面积占总面积的比例，用以估计该区间的变量值例数占总例数的百分数，或变量值落在此区间内的概率。根据正态分布的原理得到不同的面积分布规律：在区间 $\mu \pm \sigma$ 范围内的面积约为 68.27%，在区间 $\mu \pm 1.96\sigma$ 范围内的面积约为 95.00%，在区间 $\mu \pm 2.58\sigma$ 范围内的面积约为 99.00%，如图 3-5 所示。

3.4.3　标准正态分布

正态分布由参数 μ 和 σ 确定，对任意一个正态随机变量 $X \sim N(\mu, \sigma^2)$，都能够通过标准化变换（standardized transformation）转化为一个唯一的正态分布：

笔记栏

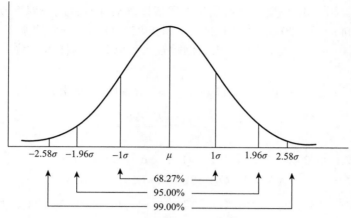

图 3-5　正态曲线下面积的分布规律

$$Z = \frac{X - \mu}{\sigma} \tag{3-20}$$

式(3-20)又称 Z 变换，随机变量经过标准化变换后总体参数 $\mu = 0$，$\sigma^2 = 1$，称为标准正态分布(standard normal distribution)，记作 $Z \sim N(0,1)$，其概率密度函数为

$$\varphi(Z) = \frac{1}{\sqrt{2\pi}} e^{-Z^2/2}, \quad -\infty < Z < \infty \tag{3-21}$$

分布函数为

$$\Phi(Z) = \frac{1}{\sqrt{2\pi}} \int_{-\infty}^{Z} e^{-\frac{z^2}{2}} dz \tag{3-22}$$

　　任意一个正态分布曲线下面积的计算都可转化为求标准正态分布曲线下面积的问题，正因为这种关系，可以统一制定正态曲线下面积的表格以方便实际应用，见附表 2-1。标准正态分布曲线以 0 为中心，左右两侧完全对称，因此表中只列出了 Z 值的负数部分。例如，标准正态随机变量 $Z \sim N(0,1)$ 在区间 $(-\infty, -2.5]$ 上的面积约为 0.0062，利用对称性在区间 $[2.5, \infty)$ 上的面积也为 0.0062。图 3-6 展示了几个常用的标准正态分布曲线下面积。

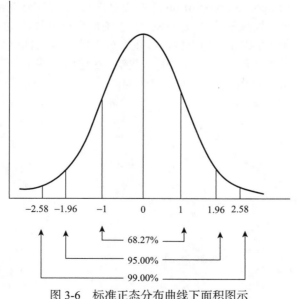

图 3-6　标准正态分布曲线下面积图示

笔记栏

例 3-12　假设例 3-1 中 140 例疑诊冠心病患者平板运动后 4 分钟的心率近似服从正态分布，请分别计算运动后 4 分钟的心率在 120 次/分以上的概率和在 85～115 次/分内的概率。

分析　在心率数据中 μ 和 σ 是未知的，由于例数较大可以分别用样本均数 $\bar{X}$ 和样本标准差 S 来估计 μ 和 σ：

$$\mu = \bar{X} = 96.1（次/分），\quad \sigma = S = 15.4（次/分）$$

$$Z = \frac{X - \bar{X}}{S} = \frac{X - 96.1}{15.4}$$

事件 A　心率在 120 次/分以上的概率，$Z = (120 - 96.1) / 15.4 = 1.55$，

$$P(A) = 1 - \Phi(1.55) = \Phi(-1.55) = 0.0606$$

事件 B　心率在 85～115 次/分内的概率，同理，$R = [a, b] = [-0.72, 1.23]$。根据正态分布原理，查附表 2-1：

$$\begin{aligned} P(B) &= \Phi(1.23) - \Phi(-0.72) = 1 - \Phi(-1.23) - \Phi(-0.72) \\ &= 1 - 0.1093 - 0.2358 \\ &= 0.6549 \end{aligned}$$

疑诊冠心病患者平板运动后 4 分钟的心率大于 120 次/分的概率约为 6.06%，在 85～115 次/分之间的概率约为 65.49%。即约有 6.06% 的疑诊冠心病患者平板运动后 4 分钟的心率大于 120 次/分；约有 65.49% 的疑诊冠心病患者平板运动后 4 分钟的心率在 85～115 次/分内。

3.4.4　正态分布的判定

许多统计方法都要求数据服从正态分布或近似正态分布，在进行指标选择和应用这些统计方法之前对数据进行正态分布的判定是很有必要的。正态分布判定的方法可分为两类：一是图示法，二是正态性假设检验。

1. 图示法　图示法是一种简单易行的正态分布判定方法，可直观地了解数据和正态分布的吻合程度，一些常用的图示法包括直方图、P-P 图和 Q-Q 图。

1）直方图

在样本比较大时，可根据直方图和对应正态概率密度曲线的形状大致判断资料是否服从正态分布，如图 3-1 所示。

2）P-P 图和 Q-Q 图

P-P 图是指频率-频率图（proportion-proportion plot，P-P 图），是以实际观测值的累计频率为横轴，以正态分布的理论或期望累计概率为纵轴绘制散点图；Q-Q 图是指分位数-分位数图（quantile-quantile plot，Q-Q 图），是以实际观测值的分位数（P_X）为横轴，以正态分布的理论或期望分位数为纵轴绘制散点图，采用样本均数和标准差估计正态分布的总体均数和标准差。在这两个图中，若散点沿 45° 的对角线分布，则可基本认为数据服从正态分布；若偏离直线，则认为数据可能不服从正态分布。图 3-7 和图 3-8 分

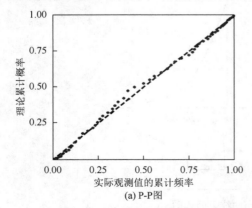
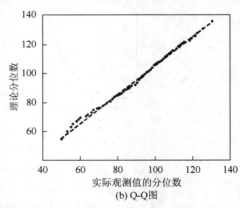

(a) P-P图　　　　　　　　　　(b) Q-Q图

图 3-7　140 例疑诊冠心病患者平板运动后 4 分钟的心率的 P-P 图和 Q-Q 图

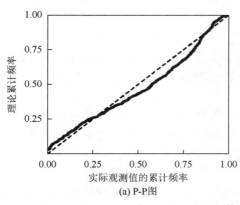
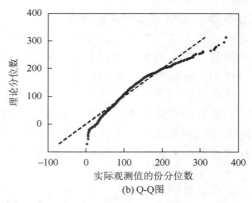

(a) P-P图　　　　　　　　　　　　(b) Q-Q图

图 3-8　704 名 60 岁以上居民体内稀有元素硒含量的 P-P 图和 Q-Q 图

别展示了例 3-1 中 140 例疑诊冠心病患者平板运动后 4 分钟的心率，以及例 3-7 中 704 名 60 岁以上居民体内稀有元素硒含量的 P-P 图和 Q-Q 图。

从图 3-7 和图 3-8 能够大致判断 140 例疑诊冠心病患者平板运动后 4 分钟的心率服从正态分布，而 704 名 60 岁以上居民体内稀有元素硒含量则偏离正态分布。

2. 检验法　　通过正态分布指标检验来推断观察资料是否服从正态分布。正态分布有两个特征：对称性和正态峰。可以根据偏度系数(coefficient of skewness)和峰度系数(coefficient of kurtosis)对资料的对称性和正态峰进行检验，理论上，总体偏度系数等于 0 为对称，大于 0 为正偏态，小于 0 为负偏态；总体峰度系数等于 0 为正态峰，大于 0 为尖峭峰，小于 0 为平阔峰，见图 3-9 和图 3-10。当同时满足对称和正态峰两个条件时，才能认为资料服从正态分布。

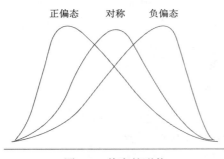
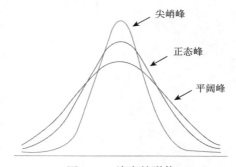

图 3-9　偏度的形状　　　　　　　　　　图 3-10　峰度的形状

正态分布常用的检验方法包括 Kolmogorov-Smirnov 法和 Shapiro-Wilk 法，前者多用于大样本数据，后者多用于小样本数据，具体的检验公式参考其他文献。对 140 例疑诊冠心病患者平板运动后 4 分钟的心率数据，Kolmogorov-Smirnov 检验和 Shapiro-Wilk 检验表明心率服从正态分布。Kolmogorov-Smirnov 检验和 Shapiro-Wilk 检验都表明 704 名 60 岁以上居民体内稀有元素硒含量不服从正态分布（具体见 3.5 节的 SPSS 操作）。需要注意的是，图示法只是直观地判断数据是否服从正态分布，最终判定数据是否服从正态分布应由正态性检验决定。

3.4.5　医学参考值范围

医学参考值范围(medical reference range)是指绝大多数"正常"人的解剖、生理、生化指标及组织代谢产物含量等数据的波动范围。这里的"正常"人不是指机体任何器官、组织形态和机能都正常的人，而是排除了对研究指标有影响的疾病或有关因素的同质人群。医学参考值范围可作为临床上判定正常与异常的参考标准(非金标准)，亦可作为某种指标动态变化分析的依据。由于生物变异是普遍存在的，即使都是所谓的"正常"人，某项指标的测量值也会有所不同，或者随环境、时间等变化而改变。所以，指标是否正常不能以单个测量数据作为标准，而是一个范围，某项正常医学指标应该是在一个范围内变化的。

笔记栏

1. 制定医学参考值范围的注意事项

1）制定医学参考值范围时需要有足够多的研究对象

足够多的研究对象是为了保证制定的参考值范围稳定和具有代表性，例数过少，代表性差。一般认为每组应在 100 例以上。如果有性别、地区和民族等因素的影响应适当增大例数。

2）控制检测误差

正常值的变异是正常生理变异与检测误差的总和。若检测误差过大，将使正常值范围过宽，影响临床诊断的准确性和精密性。因此在检测过程中对一些测定方法、仪器、试剂、操作等要尽可能做到标准化，在此之前的人员培训和核查环境等措施是很有必要的。

3）单、双侧界值问题

选择单、双侧界值应依据专业知识确定。例如，BMI 无论过高或过低均属异常，参考值范围应是双侧；有些指标只有在过大或过小时为异常，如肺活量过低异常，发汞过高异常，只需确定下限或上限，因此参考值范围应是单侧界值。

4）选择百分界值

百分界值是指在制定参考值范围时应包含多少的"正常人"。根据研究目的、研究指标的性质、数据分布特征等情况综合考虑百分界值的选择，可以取 80%、90%、95% 或 99% 等，以 95% 最为常用。实际中正常和异常之间并非是截然分开的，而是相互重叠的，如图 3-11 所示。如以参考范围的上限为临界值，那么小于上限的异常者会被认为是正常人，称为假阴性；大于上限的正常者会被认为"异常人"，称为假阳性。百分界值越大，上限就越大，如 99%，则会增大假阴性率；百分界值越小，上限就越小，如 80%，则会增大假阳性率。因此需要权衡假阴性率和假阳性率后作出决定。

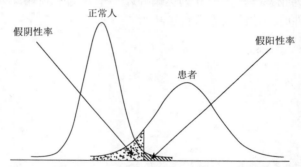

图 3-11　"正常人"和"异常人"数据分布重叠的示意图

5）选择估计参考值范围的方法

根据资料的分布类型、样本含量的多少和研究目的等，选用适当的方法确定参考值范围。近似服从正态分布或数据经转换后服从正态分布的资料，选用正态近似法；不服从正态分布的资料，选用百分位数法或曲线拟合法等进行估计。

2. 医学参考值范围的估计方法

1）正态分布法

正态分布法适合服从或近似服从正态分布的指标，优点是结果较稳定，在样本含量不是很大的情况下仍然能够进行处理，缺点是适用范围较窄。如偏态分布资料经变量变换(取对数、倒数等)能够转换为正态分布或近似正态分布，可用正态分布法估计参考值范围。计算公式如下

$$双侧：\bar{X} \pm Z_{\alpha/2}S$$
$$单侧：< \bar{X} - Z_{\alpha}S \text{ 或 } > \bar{X} + Z_{\alpha}S \tag{3-23}$$

$Z_{\alpha/2}$ 和 Z_{α} 分别表示标准正态分布双侧和单侧面积为 $\alpha/2$ 和 $\alpha/2$ 的分位数，S 为标准差。

2）百分位数法

当资料为非正态分布时，可用百分位数法估计参考值范围。公式如下

$$双侧：P_{100\alpha/2} \sim P_{100-100\alpha/2}$$
$$单侧：< P_{100\alpha} \text{ 或 } > P_{100-100\alpha} \tag{3-24}$$

表 3-5 给出了正态分布法和百分位数法两种方法分别计算 90%、95% 和 99% 参考值范围的公式。

表 3-5　正态分布法和百分位数法参考值范围计算公式

概率(%)	正态分布法			百分位数法		
	双侧	单侧		双侧	单侧	
		下限	上限		下限	上限
90	$\bar{X} \pm 1.645S$	$\bar{X} - 1.28S$	$\bar{X} + 1.28S$	$P_5 \sim P_{95}$	P_{10}	P_{90}
95	$\bar{X} \pm 1.96S$	$\bar{X} - 1.645S$	$\bar{X} + 1.645S$	$P_{2.5} \sim P_{97.5}$	P_5	P_{95}
99	$\bar{X} \pm 2.58S$	$\bar{X} - 2.33S$	$\bar{X} + 2.33S$	$P_{0.5} \sim P_{99.5}$	P_1	P_{99}

例 3-13　随机抽取了某地 110 名正常成年男子的红细胞计数值（$\times 10^{12}$/L），计算得到均数 $\bar{X} = 4.72$（$\times 10^{12}$/L），$S = 0.57$（$\times 10^{12}$/L），计算红细胞计数的 95% 参考值范围。

分析　①红细胞计数近似服从正态；②红细胞计数过高过低都属于异常。因此选择正态分布法计算双侧 95% 参考值范围，采用式(3-23)中的双侧公式，

$$下限：\bar{X} - Z_{\alpha/2}S = 4.72 - 1.96 \times 0.57 = 3.60 \ (\times 10^{12}/L)$$

$$上限：\bar{X} + Z_{\alpha/2}S = 4.72 + 1.96 \times 0.57 = 5.84 \ (\times 10^{12}/L)$$

该地 95% 的正常成年男子的红细胞计数在 3.60（$\times 10^{12}$/L）～5.84（$\times 10^{12}$/L）范围。

例 3-14　随机抽取某地 240 名正常居民的发汞值（μmol/kg），如表 3-6 所示。计算 95% 参考值范围。

表 3-6　某地 240 名正常居民的发汞值（μmol/kg）

组段	频数	累计频数
1～	22	22
3～	65	87
5～	60	147
7～	48	195
9～	18	213
11～	16	229
13～	6	235
15～	2	237
17～	1	238
19～21	2	240

分析：①汞为有毒有害的重金属，头发中汞含量过多属于异常，选择单侧的 95% 参考值范围；②由表 3-6 可见，240 名正常居民发汞值的频数呈偏态分布。故按式(3-24)计算单侧参考值范围。

$$P_{95} = 11 + \frac{2}{16}(240 \times 0.95 - 213)$$
$$= 12.9(\mu mol / kg)$$

正常居民发汞值的 95% 参考值范围为小于 12.9μmol/kg。

3.5　SPSS 软件实现定量资料的统计描述方法

3.5.1　频数分布表的 SPSS 软件实现

例 3-1 资料的 SPSS 软件实现方法如下。

1. SPSS 数据文件格式　原始心率数据的 SPSS 文件中只有一个数值变量，命名为"心率"，为

单列 140 行的数据排列方式。SPSS 在制作频数分布表时不会自动分组，而是将任意不同的数值当成一类，然后计算该数值的频数，因此对于连续性的定量变量，如果直接应用 SPSS 制作频数分布表就有可能得到一个长并且无用的表格。所以，一般需要先对定量变量重新分段编码，将其转换为分组变量后再制作频数表。按照心率数据的组段，将"53～"编码为 1，"61～"编码为 2，"69～"编码为 3，余下的以此类推，并命名为"心率分段"，具体实现过程可由 Transform 菜单下 Recode into Different Variables…过程来完成。编码后的数据见图 3-12，数据见"例 3-1 example of frequency table.sav"。

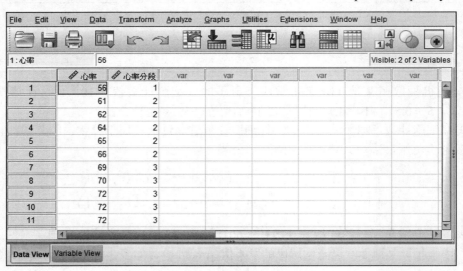

图 3-12　心率数据文件

2. SPSS 软件实现方法

（1）通过上述操作，事实上已经将连续的定量变量"心率"转化为多分类定性变量，然后采用 SPSS 的 Frequencies 过程制作频数表。单击菜单栏上的 Analyze，选择 Descriptive Statistics 子菜单下的 Frequencies…过程，如图 3-13 所示，弹出 Frequencies 对话框，见图 3-14。

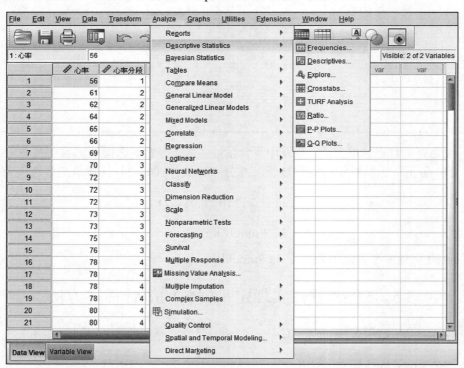

图 3-13　Analyze→Descriptive Statistics→Frequencies…操作

笔记栏

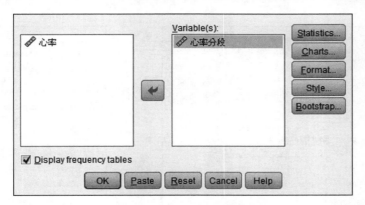

图 3-14　Frequencies 对话框

（2）Frequencies 过程左边框是数据中的所有变量，将需要进行频数表制作的变量选入右边的 Variable（s）框，一次可以选择多个变量，本例选择"心率分段"变量放入，单击 OK 按钮得到心率的频数表结果，如图 3-15 所示。

心率分段

		Frequency	Percent	Valid Percent	Cumulative Percent
Valid	53~	1	0.7	0.7	0.7
	61~	5	3.6	3.6	4.3
	69~	9	6.4	6.4	10.7
	77~	17	12.1	12.1	22.9
	85~	21	15.0	15.0	37.9
	93~	36	25.7	25.7	63.6
	101~	21	15.0	15.0	78.6
	109~	16	11.4	11.4	90.0
	117~	9	6.4	6.4	96.4
	125~	4	2.9	2.9	99.3
	133~141	1	0.7	0.7	100.0
	Total	140	100.0	100.0	

图 3-15　140 例疑诊冠心病患者平板运动 4 分钟后心率的频数分布表

3. 输出结果　　图 3-15 中 Frequency 表示频数，Percent 表示频率，Valid Percent 表示有效频率，是针对数据中有缺失值（missing value）而言的，本例中无缺失数据，因此两者一致，Cumulative Percent 指累计频率。

3.5.2　直方图的 SPSS 软件实现

（1）SPSS 至少有三个模块包含绘制直方图的功能：Frequencies 对话框中的 Charts 选项（图 3-16）；通过 Analyze→Descriptive Statistics→Explore…过程，Plots 选项中的 Descriptive（图 3-17，图 3-18）；Graphs→Legacy Dialogs→Histogram…（图 3-19，图 3-20）。以下主要讲解第三种方式。

（2）将变量"心率"选到右边的 Variable 中，同时选上 Display normal curve，后者表示在直方图中添加对应的正态概率密度曲线，正态曲线的均数为样本均数，标准差为样本标准差，单击 OK 得到心率直方图，如图 3-21 所示。

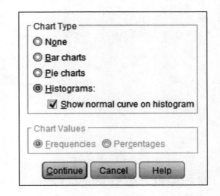

图 3-16　Frequencies：Chart 对话框

笔记栏

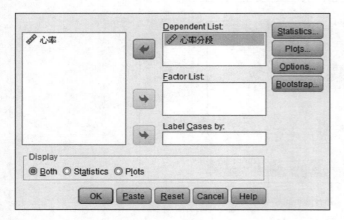

图 3-17　Explore 对话框

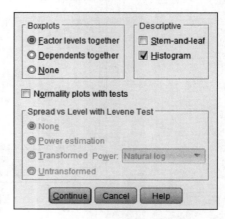

图 3-18　Explore：Plots 对话框

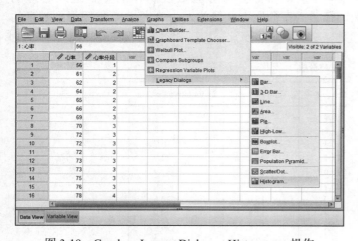

图 3-19　Graphs→Legacy Dialogs→Histogram…操作

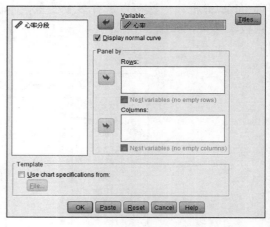

图 3-20　Histogram 对话框

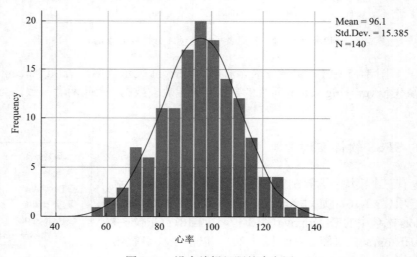

图 3-21　没有编辑组距的直方图

（3）图 3-21 是按照 SPSS 默认分组绘制的直方图，要获得和图 3-1 一致的图形，还需要对图 3-21 进行编辑。在 SPSS 的 Output 窗口中双击直方图进入图形编辑窗口，如图 3-22 所示，然后选中直方图中的直条，再次双击出现 Properties 对话框，选中 Binning→X Axis→Custom→Interval width，在框中输入 8，表示自定义的组距为 8，如图 3-23 所示，最后单击 Apply 得到图 3-24。图形编辑窗口还有其他更多的选项，可以编辑颜色、线条和图案等。

笔记栏

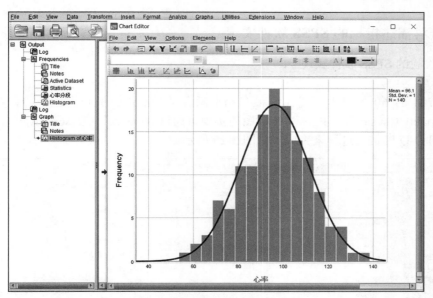

图 3-22 SPSS 图形编辑窗口

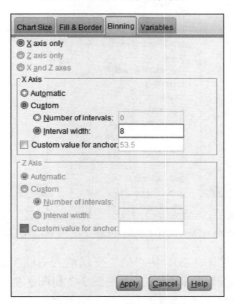

图 3-23 Properties 对话框

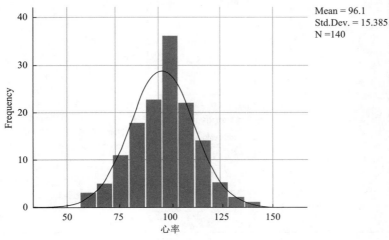

图 3-24 经过组距编辑后的直方图

笔记栏

3.5.3　定量资料描述指标的 SPSS 软件实现

1. 正态性检验的 SPSS 软件实现

1）图示法

例 3-7 中 704 名 60 岁以上居民体内稀有元素硒含量（μmol/L）的正态性检验，数据见"例 3-7 example of normality test.sav"，P-P 图和 Q-Q 图的实现可通过 Analyze 中 Descriptive Statistics 子菜单下的 P-P Plots…和 Q-Q Plots…过程来完成，如图 3-25 所示。

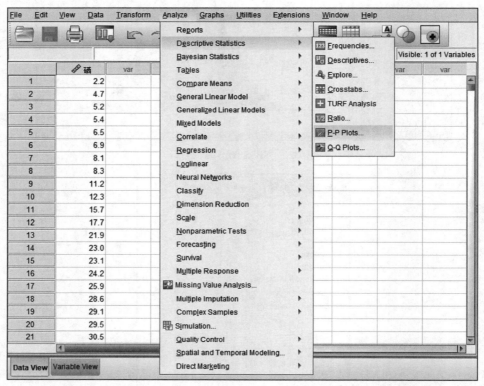

图 3-25　Analyze→Descriptive Statistics→P-P Plots…或 Q-Q Plots…操作

本例以 P-P 图为例，对话框见图 3-26，将"硒"变量放入右侧 Variables 框中，然后单击 OK 即可得到 P-P 图，Q-Q 图类似，经过编辑后得到上文中的图 3-7 和图 3-8。

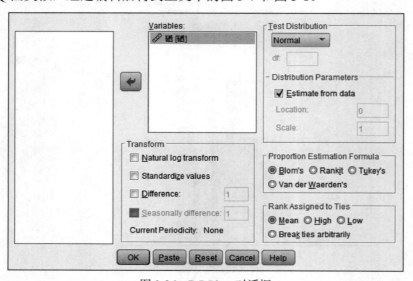

图 3-26　P-P Plots 对话框

笔记栏

2）正态性检验

正态性检验的 Kolmogorov-Smirnov 法和 Shapiro-Wilk 法可通过 Analyze 菜单下 Descriptive Statistics 子菜单中的 Explore…过程实现。

在 Explore 对话框中，将要分析变量放入右侧 Dependent List 框内；在此对话框的右上角单击 Plots 按钮，弹出 Explore：Plots 子对话框，选择 Plots 选项下的 Normality plots with tests，单击 Continue 返回主对话框后单击 OK，输出结果如图 3-27 所示。

Tests of Normality

	Kolmogorov-Smirnov[a]			Shapiro-Wilk		
	Statistic	df	Sig.	Statistic	df	Sig.
硒	0.090	704	0.000	0.941	704	0.000

a. Lilliefors Significance Correction

图 3-27　硒含量的正态性检验结果

图 3-27 中同时给出了正态性的 Kolmogorov-Smirnov 法和 Shapiro-Wilk 法检验结果，"Statistic"为正态性检验的统计量，"df"表示自由度，"Sig."表示对应的 P 值，两种检验的 P 值都显示为 0.000，在这种情况下不能认为 P 值就是 0，只是 P 值很小以致到小数点后第三位上仍没有有效数值，此时认为 P 值小于 0.001，表明不能认为硒含量服从正态分布。

除此之外，Kolmogorov-Smirnov 法在非参数检验下的 1-Sample K-S 对话框中也能实现，如图 3-28 和图 3-29 所示。1-Sample K-S 对话框中默认的检验分布即为正态分布，见图 3-29 中的 Test Distribution 选项，将变量选入右边的 Test Variable List，单击"OK"后得到结果。

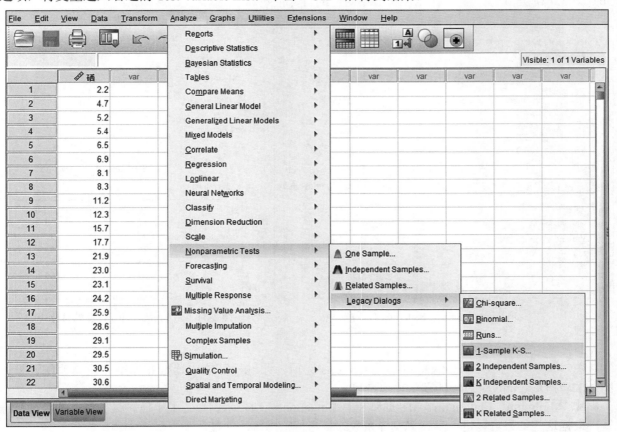

图 3-28　Analyze→Nonparametric Tests→Legacy Dialogs→1-Sample K-S 操作

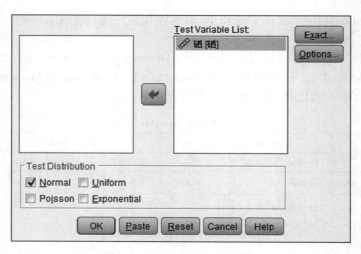

图 3-29　1-Sample K-S 对话框

2. 百分位数、均数与标准差的 SPSS 软件实现

1）百分位数

仍以心率数据为例，数据见"例 3-2 example of central tendency and tendency of dispersion.sav"，百分位数计算可在 Analyze→Descriptive Statistics 下的 Frequencies… 中得到。Frequencies 过程中的 Percentile(s) 可用来输出任意的百分位数，如图 3-30 所示，只需在对话框中输入对应的数值即可，如 2.5，25.0，50.0，75.0 和 95.0 等，图 3-31 给出了心率对应的百分位数。

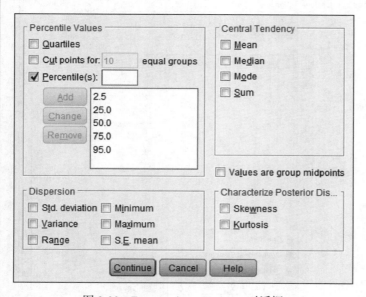

图 3-30　Frequencies：Statistics 对话框

Statistics

心率（次/分）

N	Vaild	140
	Missing	0
Percentiles	2.5	97.00
	25	63.05
	75	86.00
	95	105.00
		120.95

图 3-31　由 Frequencies 计算的百分位数

2）均数与标准差

图 3-32 展示了 Descriptives 过程的 Options 选项，此过程可输出均数和标准差及其他统计量。图 3-33 为 Descriptives 过程的默认输出结果。

N、Minimum、Maximum、Mean 和 Std. Deviation 分别表示例数、最小值、最大值、均数和标准差，根据这些结果可以进一步计算变异系数或参考值范围等统计量。

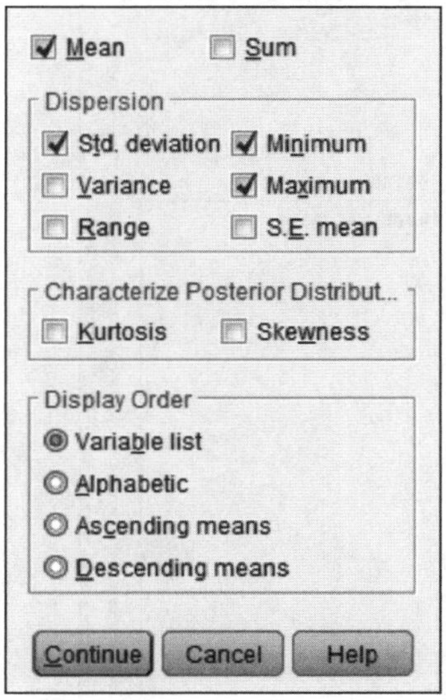

图 3-32　Descriptives：Options 对话框

Descriptive Statistics

	N	Minimum	Maximum	Mean	Std.Deviation
心率（次/分）	140	56	136	96.10	15.385
Valid N (listwise)	140				

图 3-33　Descriptives 过程的默认输出结果

3. 几何均数的 SPSS 软件实现　　几何均数的 SPSS 软件实现可先对原始数据取对数，然后通过 Descriptives 过程计算均数，最后对均数计算反对数获得，见前文，或者通过 Analyze→Reports→Cases Summaries 过程计算。

（1）加权。以表 3-3 中 65 个人的血清抗体滴度值为例，数据见"例 3-5 example of geometric mean.sav"，数据中包含两个变量，分别为抗体滴度和频数，由于为频数表的形式，因此在分析数据之前首先需要加权，通过 Data→Weight Cases 实现，如图 3-34 所示，将变量"频数"选入右边 Frequency Variable 的框中，单击 OK 即实现数据的加权。

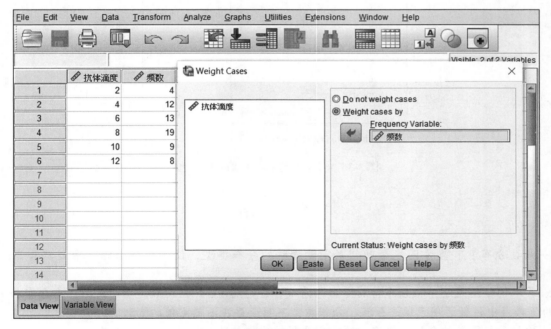

图 3-34　频数表资料的加权操作

（2）加权后在 Summarize Cases 过程中选择 Statistics 选项下的 Geometric Mean，如图 3-35 所示，结果见图 3-36。

笔记栏

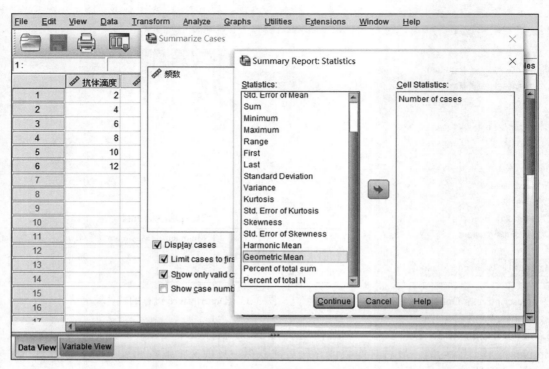

图 3-35　Summarize Cases 过程计算几何均数

Case Summaries [a]

		抗体滴度
1		2
2		4
3		6
4		8
5		10
6		12
Total	N	65
	Geometric Mean	6.62

a. Limited to first 100 cases

图 3-36　65 个人的平均血清抗体滴度值

小　结

1. 频数分布表和直方图能帮助判断定量资料的分布类型，便于正确选择集中趋势和离散趋势指标。

2. 算术均数适用于对称分布特别是正态分布资料的描述；几何均数适用于对数正态分布和呈倍数关系的资料；中位数适用于偏态分布、分布类型不明或存在不确定值的资料。

3. 均数和标准差结合用来描述对称分布资料的集中趋势和离散趋势，中位数和四分位数间距结合用来描述偏态分布资料的集中趋势和离散趋势。

4. 参考值范围的计算需要根据具体的背景和资料类型确定是单侧还是双侧，根据资料的分布类型选择正态法还是百分位数法。

练　习　题

一、思考题

1. 集中趋势与离散趋势指标的应用条件是什么？
2. 频数表有哪些用途？
3. 变异系数主要用在哪些情况？
4. 制定医学参考值范围的注意事项有哪些？
5. 如何判断一组定量资料的正态性？

二、最佳选择题

1. 正态曲线下，从 μ 到 $\mu+1.96\sigma$ 的面积为（　　）。
A. 47.5%　　　　B. 25%　　　　C. 40%　　　　D. 50%　　　　E. 30%

2. 随机变量 X 同时增加或减少一个大于零的常数，均数、标准差（　　）。
A. 改变、改变　　　　　　B. 不变、改变　　　　　　C. 改变、不变
D. 不变、不变　　　　　　E. 不能确定、不能确定

3. 正态随机变量 $X \sim N(\mu, \sigma^2)$ ，当 μ 恒定时，σ 越小（　　）。
A. 曲线沿横轴向左移动　　　　B. 曲线沿横轴向右移动　　　　C. 曲线越"瘦高"
D. 曲线越"矮胖"　　　　　　E. 曲线形状和位置不变

4. 计算正常成年人尿铅含量的 95% 参考值范围，应采用的公式为（　　）。
A. $\bar{X} \pm 1.96S$　　　B. $\bar{X}+1.645S$　　　C. $>P_5$　　　D. $<P_{95}$　　　E. $P_{2.5} \sim P_{97.5}$

5. 已知正常成年男子的红细胞计数近似服从正态分布，$\bar{X}=4.78\times10^{12}/\text{L}$，$s=0.38\times10^{12}/\text{L}$，已知 $u=(4.00-4.78)/0.38=-2.05$，$1-\Phi(u)=1-\Phi(-2.05)=0.9798$，下列说法中正确的是（　　）。
A. 理论上红细胞计数低于 $4.00\times10^{12}/\text{L}$ 的成年男子占 97.98%
B. 理论上红细胞计数高于 $4.00\times10^{12}/\text{L}$ 的成年男子占 97.98%
C. 理论上红细胞计数低于 $4.78\times10^{12}/\text{L}$ 的成年男子占 97.98%
D. 理论上红细胞计数高于 $4.78\times10^{12}/\text{L}$ 的成年男子占 97.98%
E. 理论上红细胞计数在 $4.00\times10^{12}/\text{L}$ 至 $4.78\times10^{12}/\text{L}$ 的成年男子占 97.98%

6. 以下哪项均为描述资料离散趋势的指标（　　）。
A. 中位数、方差、变异系数　　　　B. 方差、百分位数、四分位数间距
C. 极差、四分位数间距、标准差　　D. 百分位数、极差、四分位数间距
E. 变异系数、几何均数、标准差

7. 用均数和标准差可全面描述下列哪种资料的特征（　　）。
A. 正偏态分布　　　　　　B. 负偏态分布　　　　　　C. 正态分布和近似正态分布
D. 有不确定数值　　　　　E. 以上都对

8. 正态曲线下，从 $\mu+1.96\sigma$ 到 $\mu+2.58\sigma$ 的面积为（　　）。
A. 2%　　　　B. 2.5%　　　　C. 5%　　　　D. 10%　　　　E. 15%

9. 描述一组偏态分布资料的平均水平，一般宜选择（　　）。
A. 算术均数　　　B. 几何均数　　　C. 中位数　　　D. 四分位数间距　　E. 变异系数

10. 用频数表法计算均数时，组中值应为（　　）。
A. (本组段下限值 + 本组段上限值)/2
B. (本组段下限值 + 下组段下限值)/2
C. (本组段下限值 + 下组段上限值)/2
D. 本组段上限值

笔记栏

E. 本组段下限值

11. 正态分布中，要使曲线形状越高瘦，应当（　　）。

A. μ 变小　　　　　B. σ 变大　　　　　C. σ 变小　　　　　D. μ 变大　　　　　E. 与 μ 和 σ 无关

分析计算题1
数据

三、分析计算题

1. 某地随机抽取 110 名正常成年男子的红细胞计数值如表 3-7。

表 3-7　某地 110 名正常成年男子的红细胞计数值（10^{12}/L）

5.12	4.87	4.31	5.13	5.12	5.28	4.89	5.04	4.66	4.97	4.68
4.91	4.28	4.89	5.03	4.33	4.17	4.68	4.45	4.94	5.22	4.52
4.21	4.13	5.79	4.78	5.09	4.56	5.45	3.95	6.10	4.53	5.19
4.68	4.58	4.91	5.86	4.85	5.27	5.46	4.40	4.86	4.83	3.70
4.92	5.25	4.46	4.41	3.84	3.86	4.32	4.31	4.13	4.11	5.51
4.44	5.17	5.33	4.90	5.25	4.24	3.52	3.77	5.31	3.29	4.64
5.13	4.68	4.02	4.49	5.39	5.14	4.58	4.16	4.84	4.18	4.92
5.14	4.28	4.09	5.26	5.36	4.78	6.18	4.58	4.20	4.13	4.93
3.73	4.37	4.79	5.69	4.58	4.56	5.48	5.35	5.21	4.06	4.90
5.09	4.43	5.46	4.75	4.64	5.53	4.32	5.27	4.05	3.42	3.92

（1）编制频数分布表和直方图。

（2）计算均数、标准差及变异系数。

（3）计算 95% 参考值范围。

2. 16 名某疾病患者相关抗体滴度为 1 : 1 的 3 例，1 : 2 的 4 例，1 : 4 的 2 例，1 : 8 的 1 例，1 : 16 的 3 例，1 : 32 的 3 例，试计算其平均抗体滴度。

3. 10 名严重急性呼吸综合征（SARS）患者的潜伏期(天)分别是 2、14、3、5、7、10、2、16、10、9，计算该 10 名患者的平均潜伏期。

四、案例辨析

某医生得到某地 220 例正常成年人血铅含量(μmol/L)的频数分布如表 3-8，试描述该数据并估计该地正常成年人血铅含量的 95% 参考值范围。

表 3-8　220 例正常成年人血铅含量(μmol/L)的频数分布

血铅含量（μmol/L）	组中值	频数	累计频数
0～	0.12	12	12
0.24～	0.36	55	67
0.48～	0.60	52	119
0.72～	0.84	36	155
0.96～	1.08	28	183
1.20～	1.32	11	194
1.44～	1.56	13	207
1.68～	1.80	4	211
1.92～	2.04	5	216
2.16～	2.28	1	217
2.40～	2.52	2	219
2.64～2.88	2.86	1	220

笔记栏

该医生采用均数和标准差描述数据：

$$\bar{X} = \left(\sum fX_0 \right) / 220 = 0.80 \ (\mu mol/L), \quad S = 0.50 \ (\mu mol/L), \quad X_0 \ 为组中值$$

采用正态分布法计算双侧参考值范围：

$$下限：\bar{X} - 1.96S = 0.80 - 1.96 \times 0.50 = -0.18 \ (\mu mol/L)$$

$$上限：\bar{X} + 1.96S = 0.80 + 1.96 \times 0.50 = 1.78 \ (\mu mol/L)$$

由于血铅含量不能小于零，因此该医生认为该地正常成年人血铅含量的 95% 参考值范围为 0～1.78μmol/L。该医生的做法是否正确？

（黄水平　曾　平）

第 3 章
练习题答案

笔记栏

统计分析包括统计描述和统计推断两个方面。第3章已经介绍了定量资料的统计描述，可以用样本统计量(如样本均数$\bar{X}$、样本标准差S等)、统计表与统计图来描述资料的分布规律及其数量特征。统计推断是利用现有样本信息推断总体特征的过程，包括参数估计和假设检验两部分。本章主要介绍参数估计和假设检验基础。

4.1 抽样与抽样误差

绪论中已述及，总体是根据研究目的确定的所有同质研究对象某一变量值的集合，有无限总体和有限总体之分。在医学研究中，由于人力、物力、财力和可操作性等方面的限制，研究者难以对总体中所有研究对象都进行详细的调查和研究，而只能对总体中有代表性的部分观察单位(即样本)进行研究，进而推断总体特征。这种从总体中随机抽取一定数量的观察单位进行抽样研究，进而利用样本信息(即样本统计量)推断总体特征(即总体参数)的过程，称为统计推断(statistical inference)。

样本均数的抽样分布与抽样误差

抽样研究中，为保证样本的代表性，需遵循随机化原则并要有足够的样本含量，但即便如此，由于存在个体变异，抽得的样本均数不太可能恰好等于总体均数，多次抽样得到的样本均数之间一般也存在差异。这种由于个体变异的存在，抽样研究所造成的样本统计量之间以及样本统计量与总体参数之间的差异，称为抽样误差(sampling error)。医学统计学中，常把由抽样研究造成的样本均数之间及样本均数与总体均数之间的差异称为均数的抽样误差。

抽样误差是由个体变异和抽样引起的，由于个体变异的客观存在，抽样误差是不可避免的，但只要严格遵循随机化抽样原则就可对其大小进行估计。下面以随机抽样模拟试验说明样本均数的分布规律。

例4-1 假设某年某地健康成年男性的血红蛋白含量服从均数为140.20g/L，标准差为10.20g/L的正态分布。现作抽样模拟试验，从该正态分布总体中，随机抽取样本含量$n=20$的样本，重复抽样100次，并求得相应的100个样本的样本均数和标准差，结果见表4-1。将100个样本均数看作新变量值，绘制其频数分布图(图4-1)。

例4-1 数据

表4-1 从正态分布总体$N(140.20, 10.20^2)$抽取100个随机样本的计算结果 $\qquad (n_i=20)$

序号	均数	标准差	序号	均数	标准差	序号	均数	标准差
1	141.24	10.48	12	141.28	8.43	23	140.00	13.45
2	138.18	11.71	13	140.14	9.52	24	142.99	11.09
3	138.88	10.52	14	141.69	8.25	25	137.21	8.80
4	145.20	10.82	15	142.46	9.37	26	135.72	11.08
5	138.82	8.19	16	137.25	9.42	27	139.26	9.05
6	144.90	10.72	17	142.50	12.61	28	140.90	10.24
7	142.07	8.40	18	137.88	11.14	29	146.75	9.03
8	139.33	11.58	19	143.71	10.16	30	139.25	10.69
9	140.57	6.02	20	139.02	9.80	31	140.03	10.51
10	138.40	10.65	21	142.72	9.46	32	139.31	9.52
11	143.66	9.53	22	138.81	8.96	33	137.51	9.00

笔记栏

续表

序号	均数	标准差	序号	均数	标准差	序号	均数	标准差
34	141.36	9.37	57	140.62	10.54	80	139.52	11.29
35	135.82	9.46	58	143.50	11.24	81	140.47	9.36
36	139.72	10.95	59	135.30	10.57	82	138.42	8.66
37	139.59	9.74	60	142.21	8.39	83	138.78	9.88
38	142.09	9.67	61	137.89	9.61	84	138.66	10.11
39	138.85	11.81	62	139.28	6.35	85	139.52	10.96
40	136.90	10.77	63	136.13	11.09	86	146.94	10.94
41	134.58	7.50	64	136.34	10.08	87	141.61	8.88
42	142.13	10.77	65	141.00	7.89	88	140.43	10.67
43	142.24	9.59	66	139.52	9.55	89	143.58	13.16
44	139.63	7.55	67	140.31	10.15	90	137.55	10.16
45	137.82	11.03	68	143.05	9.97	91	140.50	10.42
46	135.68	13.03	69	140.85	12.17	92	140.17	8.57
47	142.87	7.05	70	142.48	9.60	93	138.15	10.57
48	139.58	8.97	71	140.09	13.39	94	140.80	14.07
49	143.03	10.77	72	146.02	9.62	95	142.59	8.81
50	140.16	8.85	73	141.49	7.72	96	140.81	10.64
51	138.16	8.84	74	140.16	10.76	97	141.48	7.13
52	143.09	11.71	75	143.54	7.89	98	139.93	9.35
53	142.11	9.84	76	142.17	10.62	99	141.09	11.64
54	142.03	12.17	77	141.72	11.03	100	141.49	7.94
55	136.58	4.88	78	138.17	12.84			
56	139.30	8.74	79	140.06	12.68			

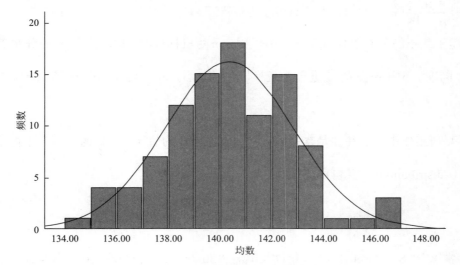

图 4-1　100 个样本均数的直方图

　　由表 4-1 和图 4-1 可见，从正态分布总体中以固定 n 进行随机抽样，所得样本统计量（样本均数）的分布（抽样分布）具有如下特征：①各样本均数间存在差异；②各样本均数与总体均数未必相等；③样本均数的分布以总体均数（140.20g/L）为中心，左右基本对称，呈现近似正态分布；④样本均数间差异较小，其变异程度明显小于原个体变量值间的变异。

　　中心极限定理（central limit theorem）表明：①从正态分布总体 $N(\mu, \sigma^2)$ 中随机抽取例数为 n 的样

笔记栏

本，样本均数 $\bar{X}$ 的分布仍服从正态分布；②从非正态分布总体中随机抽样，当样本量足够大时（如，$n > 50$），$\bar{X}$ 的分布也近似正态分布。

由上可见，样本均数 $\bar{X}$ 的总体均数仍为 μ，而样本均数的总体标准差比原个体变量值的标准差要小，为区别二者，样本均数的标准差用 $\sigma_{\bar{X}}$ 表示。通常，将样本统计量的标准差称为标准误（standard error，SE）；样本均数的标准差也称均数的标准误（standard error of mean，SEM），它反映样本均数间的离散程度，也反映样本均数与总体均数间的差异，因而说明了均数抽样误差的大小。理论上可证明均数的标准误为

$$\sigma_{\bar{X}} = \frac{\sigma}{\sqrt{n}} \tag{4-1}$$

在实际工作中，由于总体标准差 σ 往往是未知的，可用样本标准差 S 来估计。因此均数标准误的估计值 $S_{\bar{X}}$ 为

$$S_{\bar{X}} = \frac{S}{\sqrt{n}} \tag{4-2}$$

由式（4-1）和式（4-2）可知，均数标准误的大小与标准差成正比，与样本含量 n 的平方根成反比。即实际研究中，若标准差固定不变，可通过增加样本含量 n 来减少均数的标准误，从而降低抽样误差。均数的标准误小，说明抽样误差小，反之，均数的标准误大，说明抽样误差大。因此，均数标准误是反映均数抽样误差大小的指标。

4.2　t 分布

4.2.1　t 分布的概念

由第 3 章可知：当某一随机变量 X 服从总体均数为 μ，总体标准差为 σ 的正态分布 $N(\mu, \sigma^2)$ 时，通过 Z 变换 $\left(\dfrac{X - \mu}{\sigma}\right)$ 可将一般的正态分布转化为标准正态分布 $N(0, 1^2)$，即 Z 分布。

4.1 节阐述了从正态分布总体 $N(\mu, \sigma^2)$ 中以固定 n 随机抽样时，样本均数 $\bar{X}$ 的分布仍服从正态分布 $N(\mu, \sigma_{\bar{X}}^2)$。同理，对正态变量 $\bar{X}$ 进行 Z 变换 $\left(\dfrac{\bar{X} - \mu}{\sigma_{\bar{X}}}\right)$ 后，也可将正态分布 $N(\mu, \sigma_{\bar{X}}^2)$ 转化为标准正态分布 $N(0, 1^2)$。

由于实际科研工作中，σ 往往是未知的，常用 S 作为 σ 的估计值，此时 $\dfrac{\bar{X} - \mu}{S_{\bar{X}}}$ 不再服从 Z 分布，而服从 t 分布（t-distribution），其自由度 ν 为 $n-1$，如式（4-3）所示。

$$t = \frac{\bar{X} - \mu}{S_{\bar{X}}} = \frac{\bar{X} - \mu}{S / \sqrt{n}}, \quad \nu = n - 1 \tag{4-3}$$

英国统计学家 W. S. Gosset 在 1908 年以其笔名"Student"发表的论文中，最早证明了 $\dfrac{\bar{X} - \mu}{S_{\bar{X}}}$ 服从自由度 $\nu = n-1$ 的 t 分布，故 t 分布亦称 Student t 分布（Student's t-distribution），记作 $t \sim t(\nu)$。t 分布主要用于总体均数的区间估计和 t 检验等。

4.2.2　t 分布的特征

t 分布只有一个参数，即自由度 ν。t 分布曲线不是一条曲线，而是一簇曲线，当自由度 ν 不同时，曲线的形状不同，即 t 分布与自由度 ν 有关（图 4-2）。

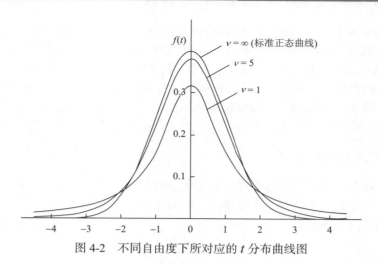

图 4-2　不同自由度下所对应的 t 分布曲线图

由图 4-2 可见，t 分布具有如下特征：①单峰分布，以 0 为中心，左右对称。②t 分布曲线形态与自由度的大小有关。自由度 ν 越小，t 值越分散，曲线的峰部越矮而尾部翘得越高（矮胖型），自由度 ν 越大，t 值越集中，曲线的峰部越高而尾部越低（瘦高型）。③当 $\nu \to \infty$ 时，$S_{\bar{X}} \to \sigma_{\bar{X}}$，$t$ 分布逐渐逼近于标准正态分布。当自由度 ν 为 ∞ 时，t 分布就是标准正态分布，故标准正态分布是 t 分布的极限形式。

4.2.3　t 分布的尾部面积

同标准正态分布曲线一样，统计应用中最关心的是 t 分布曲线下的尾部面积（即概率 P 或 α）与横轴 t 值之间的关系。由于 t 分布曲线形状与自由度有关，故 t 分布曲线下面积相应的界值亦与自由度有关。为便于应用，统计学家编制了不同自由度下 t 值与相应概率间关系的 t 界值表（附表 2-2）。

t 界值表中，横标目为自由度 ν，纵标目为尾部概率 P 或 α，表中数字表示当自由度 ν 和 α 确定时，所对应的 t 界值（也称 t 分布的分位数）。一侧尾部面积称为单尾概率（one-tailed probability），其对应的 t 界值用 $t_{\alpha,\nu}$ 表示；双侧尾部面积之和称为双尾概率（two-tailed probability），其对应的 t 界值用 $t_{\alpha/2,\nu}$ 表示。由于 t 分布以 0 为中心左右对称，故 t 界值表中只列出了正值，若计算的 t 值为负值则用其绝对值查表。t 界值表右上附图的阴影部分表示 $|t| \geqslant t_{\alpha/2,\nu}$ 的概率。例如，当自由度 $\nu = 19$、双侧概率 $\alpha = 0.05$ 时，查表得双侧 $t_{0.05/2,19} = 2.093$，即 $P(|t| \geqslant t_{\alpha/2,\nu}) = P(t \leqslant -2.093) + P(t \geqslant 2.093) = 0.05$。由 t 界值表可查得，$t_{0.05,19} = 1.729$，其表示自由度 $\nu = 19$、单侧概率 $\alpha = 0.05$ 时的单侧 t 界值，即 $P(t \geqslant 1.729) = 0.05$ 或 $P(t \leqslant -1.729) = 0.05$。

由 t 界值表可见：①相同自由度时，$|t|$ 值越大，概率 P 越小；②相同 $|t|$ 值时，同一自由度的双尾概率 P 为单尾概率 P 的两倍，如 $t_{0.10/2,19} = t_{0.05,19} = 1.729$；③当自由度 $\nu = \infty$ 时，$t_{\alpha/2,\infty} = Z_{\alpha/2}$。

4.3　均数的参数估计

4.3.1　置信区间的概念

参数估计（parameter estimation）是指用样本统计量估计总体参数的大小。参数估计是统计推断的一个重要方面，有点（值）估计（point estimation）和区间估计（interval estimation）两种方法。

1. 点估计　　点估计是指用相应样本统计量直接作为其总体参数的估计值。如用 $\bar{X}$ 估计 μ、用 S 估计 σ 等。该方法简单、易于理解，但并未考虑抽样误差的大小，估计往往不准确。

例 4-2　由例 4-1 所述总体中，随机抽取 20 名健康成年男性，测得其血红蛋白含量，计算得样本均数 $\bar{X} = 141.24 \text{g/L}$，样本标准差 $S = 10.48 \text{g/L}$（例 4-1 中第 1 号样本），试估计该地健康成年男性血红蛋白的总体均数。

本例中 20 名健康成年男性的血红蛋白均数 $\bar{X} = 141.24 \text{g/L}$，按照点值估计，可认为该地健康成年男性血红蛋白的总体均数 μ 为 141.24g/L。

例 4-2、
例 4-3 数据

笔记栏

2. 区间估计 区间估计是按照预先给定的概率 $(1-\alpha)$ 估计总体参数所在的范围，该范围被称为总体参数的置信区间或可信区间(confidence interval，CI)。预先给定的概率 $(1-\alpha)$ 称为置信度或可信度，常取 95% 或 99%，即 95% 置信度或 99% 置信度；若无特别说明，一般取双侧 95% 置信度。

置信区间通常是由置信限或可信限(confidence limit，CL)构成的一个范围，其中较小的值称为下限(lower limit，L)，较大的值称为上限(upper limit，U)，一般表示为 (L, U)。严格而言，置信区间并不包含上、下限的两个值，即置信区间为开区间，因此用小括号"( )"表示。

4.3.2 总体均数置信区间的计算

总体均数置信区间估计的理论基础是样本均数的抽样分布规律。实际应用中，根据总体标准差 σ 是否已知以及样本含量 n 的大小，总体均数置信区间的估计方法有所不同。

1. σ 未知 根据 t 分布原理，可知 $P(-t_{\alpha/2,v} < t < t_{\alpha/2,v}) = 1 - \alpha$，因此总体均数的双侧 $(1-\alpha)$ 置信区间为

$$-t_{\alpha/2,v} < \frac{\bar{X}-\mu}{S/\sqrt{n}} < t_{\alpha/2,v}, \quad \text{即} \quad \bar{X} - t_{\alpha/2,v}\frac{S}{\sqrt{n}} < \mu < \bar{X} + t_{\alpha/2,v}\frac{S}{\sqrt{n}}$$

即

$$\left(\bar{X} - t_{\alpha/2,v}\frac{S}{\sqrt{n}}, \bar{X} + t_{\alpha/2,v}\frac{S}{\sqrt{n}}\right) \quad \text{或} \quad (\bar{X} - t_{\alpha/2,v}S_{\bar{X}}, \bar{X} + t_{\alpha/2,v}S_{\bar{X}}) \tag{4-4}$$

同理，总体均数的单侧 $(1-\alpha)$ 置信区间为

$$\mu > \bar{X} - t_{\alpha,v}S_{\bar{X}} \tag{4-5}$$

或

$$\mu < \bar{X} + t_{\alpha,v}S_{\bar{X}} \tag{4-6}$$

例 4-3 根据例 4-2 中 20 名健康成年男性血红蛋白含量的均数 $\bar{X} = 141.24\text{g/L}$，标准差 $S = 10.48\text{g/L}$，试估计该地健康成年男性血红蛋白总体均数的 95% 置信区间。

本例 $n = 20$，$S = 10.48$，按照式(4-2)算得样本均数的标准误为

$$S_{\bar{X}} = \frac{S}{\sqrt{n}} = \frac{10.48}{\sqrt{20}} = 2.34$$

$v = n-1 = 20-1 = 19$，α 取双侧 0.05，查 t 界值表得 $t_{0.05/2,19} = 2.093$，按照式(4-4)，其 95% 置信区间为

$$\left(\bar{X} - t_{\alpha/2,v}\frac{S}{\sqrt{n}}, \bar{X} + t_{\alpha/2,v}\frac{S}{\sqrt{n}}\right) = (141.24 - 2.093 \times 2.34, \quad 141.24 + 2.093 \times 2.34) = (136.34, 146.14) \text{ (g/L)}$$

即该地健康成年男性血红蛋白总体均数的 95% 置信区间为 $(136.34, 146.14)$ g/L。

例 4-4 从某高校随机抽取并测量了 40 名男大学生的肺活量，测得其肺活量的均数为 3901mL，标准差为 457mL，试估计该校男大学生肺活量均数的 95% 置信区间。

由于肺活量不应低于某一数值，故取单侧(下侧)置信区间，按照式(4-5)计算。本例 $n = 40$，$v = n-1 = 40-1 = 39$，α 取单侧 0.05，查 t 界值表得 $t_{0.05,39} = 1.685$，故

$$\mu > \bar{X} - t_{\alpha,v}S_{\bar{X}} = 3901 - 1.685 \times 457/\sqrt{40} = 3779.25 \text{ (mL)}$$

即该高校男大学生肺活量均数的 95% 置信区间为高于 3779.25mL。

由此可见，单侧置信区间用于估计总体参数至多或者至少的范围。下侧置信区间用于估计总体参数 μ 至少是多大，而上侧置信区间则用于估计总体参数 μ 至多是多大。

例 4-4 数据

笔记栏

2. σ 未知但 n 足够大（$n > 50$）　　t 分布近似 Z 分布，此时可用 $Z_{\alpha/2}$ 代替式 (4-4) 中的 $t_{\alpha/2,\nu}$、用 Z_α 代替式 (4-5) 和式 (4-6) 中的 $t_{\alpha,\nu}$ 估计总体均数的置信区间。

总体均数的双侧 $(1-\alpha)$ 置信区间为

$$-Z_{\alpha/2} < \frac{\overline{X} - \mu}{S/\sqrt{n}} < Z_{\alpha/2}, \quad 即 \ \overline{X} - Z_{\alpha/2}\frac{S}{\sqrt{n}} < \mu < \overline{X} + Z_{\alpha/2}\frac{S}{\sqrt{n}}$$

即

$$\left(\overline{X} - Z_{\alpha/2}\frac{S}{\sqrt{n}}, \overline{X} + Z_{\alpha/2}\frac{S}{\sqrt{n}}\right) \quad 或 \quad (\overline{X} - Z_{\alpha/2}S_{\overline{X}}, \overline{X} + Z_{\alpha/2}S_{\overline{X}}) \tag{4-7}$$

总体均数的单侧 $(1-\alpha)$ 置信区间为

$$\mu > \overline{X} - Z_\alpha\frac{S}{\sqrt{n}} \tag{4-8}$$

或

$$\mu < \overline{X} + Z_\alpha\frac{S}{\sqrt{n}} \tag{4-9}$$

例 4-5　　由例 4-1 所述总体中，随机抽取了 87 名健康成年男性，并测得其血红蛋白含量，计算得其均数为 140.60g/L，标准差为 9.16g/L，试估计该地健康成年男性血红蛋白总体均数的 95% 置信区间。

本例中总体标准差 σ 未知，但样本量 n 为 87（>50），故按照式 (4-7) 来估计：

$$\left(\overline{X} - Z_{\alpha/2}\frac{S}{\sqrt{n}}, \overline{X} + Z_{\alpha/2}\frac{S}{\sqrt{n}}\right) = \left(140.60 - 1.96 \times \frac{9.16}{\sqrt{87}}, 140.60 + 1.96 \times \frac{9.16}{\sqrt{87}}\right) = (138.68, 142.52) \ (g/L)$$

即根据 87 名健康成年男性的血红蛋白数据估计得到，该地健康成年男性血红蛋白总体均数的 95% 置信区间为 (138.68, 142.52) g/L。

3. σ 已知　　根据 Z 分布原理可得，总体均数的双侧 $(1-\alpha)$ 置信区间为

$$-Z_{\alpha/2} < \frac{\overline{X} - \mu}{\sigma/\sqrt{n}} < Z_{\alpha/2}, \quad 即 \ \overline{X} - Z_{\alpha/2}\frac{\sigma}{\sqrt{n}} < \mu < \overline{X} + Z_{\alpha/2}\frac{\sigma}{\sqrt{n}}$$

即

$$\left(\overline{X} - Z_{\alpha/2}\frac{\sigma}{\sqrt{n}}, \overline{X} + Z_{\alpha/2}\frac{\sigma}{\sqrt{n}}\right) \quad 或 \quad (\overline{X} - Z_{\alpha/2}\sigma_{\overline{X}}, \overline{X} + Z_{\alpha/2}\sigma_{\overline{X}}) \tag{4-10}$$

总体均数的单侧 $(1-\alpha)$ 置信区间为

$$\mu > \overline{X} - Z_\alpha\frac{\sigma}{\sqrt{n}} \tag{4-11}$$

或

$$\mu < \overline{X} + Z_\alpha\frac{\sigma}{\sqrt{n}} \tag{4-12}$$

4.3.3　置信区间的含义

置信区间的确切含义是从已知总体中以固定 n 重复随机抽样，根据每个样本可算得一个置信区间，则平均有 $(1-\alpha)$（如，95%）的置信区间包含了总体参数，而不是总体参数落在该范围的可能性是

例 4-5 数据

笔记栏

$(1-\alpha)$。例如，以相同的样本含量在同一总体中重复抽样 100 次，可算得 100 个置信区间，理论上平均有 95 个置信区间包含总体均数，仅有 5 个置信区间不包含总体均数。但实际工作中，通常只能根据一次试验结果估计置信区间，如例 4-3，总体均数的 95% 置信区间为 $(136.34, 146.14)$ g/L，就认为该区间包含了总体均数 μ。因为 $\alpha=0.05$ 是小概率，根据小概率事件在一次随机试验中不太可能发生的原理，可认为结论"该置信区间包含了总体均数 μ"发生错误的概率小于或等于 0.05。

置信区间估计的优劣取决于两个方面：一是置信度 $(1-\alpha)$ 的大小，即置信区间包含总体参数的理论概率，反映估计的准确性。显然置信度越接近 1 越好，如 99% 的置信度比 95% 的置信度要好。置信度 $(1-\alpha)$ 通常由研究者根据研究目的和实际问题的背景确定，常取 90%、95% 和 99%。二是置信区间的宽度，反映估计的精确性。当样本含量确定时，上述两者是此消彼长的关系。若要提高置信度，即减小 α，则置信区间会变宽，势必降低精确性。因此不能笼统地认为 99% 置信区间比 95% 置信区间好。实际工作中常用 95% 置信区间，其能较好地兼顾准确性和精确性。

4.4　假设检验基础

4.4.1　假设检验的基本原理

在抽样研究中，抽样误差是不可避免的。例如，例 4-1 中，从 $\mu=140.20$ g/L，$\sigma=10.20$ g/L 的正态分布总体中，以固定 $n=20$ 随机抽取 100 个样本时，各样本均数基本不等，也与总体均数 140.20 间存在差异（表 4-1）。因此，在实际工作中，当遇到样本统计量（如样本均数 $\overline{X}$）与某总体参数（如已知总体均数 μ_0）不等或两个样本统计量（如样本均数 $\overline{X}_1$ 和 $\overline{X}_2$）不等时，应考虑两种情形。第一种情形：样本是从该总体中随机抽取的，或两个样本来自同一总体或两个相同的总体，$\overline{X} \neq \mu_0$ 或 $\overline{X}_1 \neq \overline{X}_2$ 仅仅是由抽样误差造成的；第二种情形：样本不是从该总体中随机抽取的（$\mu \neq \mu_0$），或两个样本分别来自两个不同的总体（$\mu_1 \neq \mu_2$），即存在本质上的不同。判断均数间的差异仅仅是由抽样误差造成的还是其总体存在本质上的差异，需要通过假设检验来回答。

假设检验（hypothesis testing）也称显著性检验（significance test），其基本思想是小概率事件原理加反证法思想。

1. 小概率事件原理　　根据"小概率事件在一次随机试验（抽样）中不（大）可能发生"的原理，用概率的思想决定是否拒绝原假设。在假设检验中，样本信息"远离"假设的衡量标准是概率（P 值），如果 P 值很小（如 $P<0.05$），说明样本来自假设总体的概率很小，而"小概率事件在一次随机试验（抽样）中不（大）可能发生"，所以，从统计学的角度有理由认为当前样本不是来自事先假定的总体，因而拒绝原假设。假设检验中 P 值的计算通常是在原假设成立的条件下通过确定特定概率分布的尾部面积来实现的，如 t 分布、Z 分布等。

2. 反证法　　事先对总体分布（通常是该分布的某个参数）作出某种假设，如果得到的样本信息不支持该假设，则认为原假设不成立。例如，关于不同蛋白含量的饲料对于小白鼠体重增加的研究中，首先假设不同蛋白含量的饲料对于小白鼠体重增加作用相同（原假设），然后使用不同蛋白含量的饲料对两组相同种属、相同年龄、相同体重的小白鼠进行喂养，2 周后测小鼠体重增加量。如果两组小鼠的体重增加量相差较大，则有理由怀疑原假设是不成立的。

比如，当从正态分布总体中以固定 n 随机抽样时，理论上，有 95% 的 $|Z|=|(\overline{X}-\mu)/\sigma_{\overline{x}}|<1.96$，有 5% 的 $|Z| \geqslant 1.96$；若进行一次抽样时，$|Z|<1.96$ 的可能为 95%，$|Z| \geqslant 1.96$ 的可能只有 5%。假设在一次抽样研究中就得出了 $|Z| \geqslant 1.96$，则 $P \leqslant 0.05$，此为小概率事件。依据"小概率事件在一次随机试验中不可能发生"的原理，可认为此样本不是来自该总体。

4.4.2　假设检验的基本步骤

通过下例（样本均数与总体均数比较）说明假设检验的基本步骤，该步骤适用于任何类型变量资料的假设检验。

例 4-6　假设已知某年某地健康成年男性的血红蛋白均数 $\mu_0=140.20$ g/L；由该地健康体检中心体

例 4-6 数据

笔记栏

检人群中随机抽取 30 名成年男性，测得其血红蛋白的均数 $\overline{X} = 157.23\,\text{g/L}$，标准差 $S = 10.25\,\text{g/L}$，请问该地健康体检中心体检人群中成年男性的血红蛋白均数是否与该地健康成年男性的血红蛋白均数不同？

显然，这里 $\overline{X} \neq \mu_0$ 的可能原因有两个：①抽样误差；②本质差异。其中，抽样误差是不可避免的，如何判断，可通过假设检验予以推断。

1. 建立假设，确定检验水准　　假设有两种：一种是检验假设，也称原假设、无效假设或零假设（null hypothesis），记为 H_0，假设样本所代表的未知总体参数（如未知总体均数 μ）与已知总体参数（如总体均数 μ_0）相等；另一种是备择假设（alternative hypothesis），也称对立假设，记为 H_1，是与 H_0 相联系且对立的假设，是在 H_0 成立证据不足的情况下而被接受的假设，如假设样本所代表的未知总体参数与已知总体参数不等（如 $\mu \neq \mu_0$）。本例中，$H_0 : \mu = \mu_0 = 140.20\,\text{g/L}$，即假设该地健康体检中心体检人群中成年男性血红蛋白的总体均数 μ 与该地健康成年男性的血红蛋白总体均数 μ_0 相等；$H_1 : \mu \neq \mu_0$，即该地健康体检中心体检人群中成年男性血红蛋白的总体均数 μ 与该地健康成年男性的血红蛋白总体均数 μ_0 不等。

建立假设时，需注意以下问题：①检验假设是针对总体进行的假设，而非样本；②H_0 和 H_1 是相互联系、对立的假设；③H_1 假设直接体现了所进行的假设检验是双侧检验（two-sided test）还是单侧检验（one-sided test）。若 H_1 为 $\mu > \mu_0$，或 $\mu < \mu_0$，或 $\mu_1 > \mu_2$，或 $\mu_1 < \mu_2$，则此检验为单侧检验，其不仅考虑是否有差别，还考虑差别的方向；若 H_1 为 $\mu \neq \mu_0$ 或 $\mu_1 \neq \mu_2$，则此检验为双侧检验，其仅考虑是否有差异。单、双侧检验是根据专业知识和研究目的确定的。如高海拔地区健康成人的血红蛋白含量 μ 一般不会低于平原地区，即不会出现 $\mu < \mu_0$ 的情况，因此，在比较高海拔地区健康成人与平原地区健康成人的血红蛋白时应采用单侧检验。一般认为，双侧检验较为稳妥，在探索性研究中更为多用；而单侧检验时备择假设的设定有更严格的专业要求，多用于证实性研究。需要强调的是，实际研究中单、双侧检验的确定要在设计阶段作出，而绝不可以在算得检验统计量后进行更改。

在建立假设的同时，要设定检验水准。检验水准（level of a test）也称显著性水准，是预先规定的判断小概率事件的概率尺度，记为 α。在实际工作中，α 通常取 0.05 或 0.01，即若某个事件发生的概率小于 0.05 或 0.01，认为其是小概率事件。事实上，小概率事件的概率尺度并非仅限于 0.05 或 0.01，研究者可根据研究目的设定 α 值，如 0.20、0.10 等，但不能根据试验结果事后设定。本例设 $\alpha = 0.05$。

2. 计算检验统计量　　应根据研究目的、研究设计方案、变量或资料类型及其分布特征、假设检验方法的适用条件等选择检验统计量（test statistic）。如成组设计两样本均数比较，可根据资料特点选用检验统计量 t、t'、Z 等。需注意的是，所有检验统计量都是在 H_0 成立的前提条件下计算出来的，也就是采用的假设检验方法是基于 H_0 假设的。本例中，要比较某个样本均数与已知总体均数有无差异，根据资料特点，可选用单样本 t 检验，然后在 H_0 成立的条件下计算检验统计量 t（单样本 t 检验的具体检验过程见第 5 章）。本例，$t = 9.10$。

3. 确定 P 值，作出推断结论　　求出检验统计量后，查附表中相应的统计界值表（如 t 界值表、Z 界值表等），即可确定 P 值，从而作出统计推断。从假设检验的整个逻辑推理过程可以看出，P 值是指从 H_0 规定的总体中做重复随机抽样时，获得等于及大于或（和）等于及小于现有样本获得的检验统计量（如 t、Z 等）值的概率。虽然 P 值的概念是建立在相同条件下大量重复性试验的基础上，但实际工作中只能根据一次试验得出结论，其是基于检验统计量在 H_0 成立情况下的概率分布计算得到的，并基于 P 值与 α 的比较进行统计推断。若 $P > \alpha$，按 α 检验水准不拒绝 H_0，认为差异无统计学意义（no statistical significant）；若 $P \leqslant \alpha$，依据"小概率事件在一次随机试验中不可能发生"的原理，拒绝 H_0，接受 H_1，认为差异有统计学意义（statistical significant）。

以单样本 t 检验为例，检验统计量 t 值、P 值及统计学结论间的关系如表 4-2。若根据样本计算得到的检验统计量 $|t|$ 比 $t_{0.05/2, \nu}$ 小，则表明在 H_0 成立的前提下，由已知总体中随机抽样获得等于及大于现有样本统计量 $|t|$ 的可能性 > 0.05，不是小概率事件，即没有理由拒绝原假设 H_0，尚不能认为差异有统计学意义；反之，若 $|t| \geqslant t_{0.05/2, \nu}$，则表明在 H_0 成立的前提下，由已知总体中随机抽样获得等于及大于现有样本统计量 $|t|$ 的可能性 $\leqslant 0.05$，是小概率事件，故拒绝 H_0，认为差异有统计学意义。上述

结论为统计结论，仅说明差异有无统计学意义，而不能说明专业上差异的大小。因此，还需结合专业知识作出专业结论，二者有机结合，才能作出符合客观实际的最终推断结论。

表 4-2　t 值、P 值及统计学结论间的关系

$|t|$ 值	P 值	统计学结论
$|t| < t_{0.05/2,\nu}$	$P > 0.05$	差异无统计学意义
$|t| \geqslant t_{0.05/2,\nu}$	$P \leqslant 0.05$	差异有统计学意义

本例，$t = 9.10$，以 $\nu = 30 - 1 = 29$ 查 t 界值表，双侧 $t_{0.05/2,29} = 2.045$，$t > t_{0.05/2,29}$，得 $P < 0.05$；按 $\alpha = 0.05$ 检验水准，拒绝 H_0，接受 H_1，差异有统计学意义（统计结论），可认为该地健康体检中心体检人群中成年男性的血红蛋白均数高于该地健康成年男性的血红蛋白平均水平（统计结论）。

4.5　区间估计的 SPSS 软件实现方法

4.5.1　例 4-3 资料的 SPSS 软件实现方法

1. SPSS 数据文件格式　　将血红蛋白命名为"Hb"，SPSS 数据文件格式如图 4-3 所示。

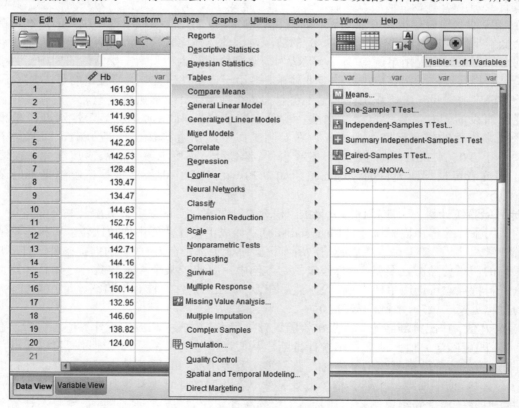

图 4-3　One-Sample T Test 操作路径

2. SPSS 软件实现方法

（1）单击 Analyze 菜单中的 Compare Means 子菜单，选择 One-Sample T Test...项（图 4-3），系统弹出 One-Sample T Test 对话框（图 4-4）。

（2）单击"血红蛋白[Hb]"进入 Test Variable(s) 对话框，系统默认 Test Value 为 0（图 4-4）。

（3）单击 Options 选项框，进入 Options 对话框，系统默认均数置信区间的 $(1 - \alpha)$ 为 95%（图 4-5），如果想计算 99% 置信区间，则将 95 改为 99 即可。单击 Continue 按钮，返回到 One-Sample T Test 对话框（图 4-4）。

笔记栏

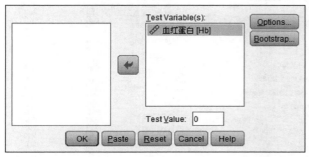

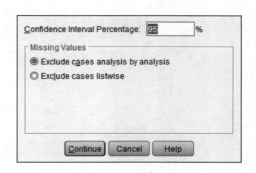

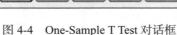

图 4-4　One-Sample T Test 对话框　　　　　　　图 4-5　Options 对话框

（4）其他项选择系统默认方式，单击图 4-4 中的 OK 按钮提交系统运行。

3. 输出结果　　图 4-6 给出该样本的几个基本统计量：样本例数（N）、样本均数（Mean）、标准差（Std.Deviation）和标准误（Std.Error Mean）。图 4-7 给出的是单个样本均数 t 检验的结果：t 值（t）、自由度（df）、双尾概率 P 值[Sig.（2-tailed）]、样本均数和已知总体均数的差值（Mean Difference）及该差值的 95%置信区间（95% Confidence Interval of the Difference）。

One-Sample Statistics

	N	Mean	Std. Deviation	Std. Error Mean
血红蛋白	20	141.2450	10.48146	2.34373

图 4-6　One-Sample Statistics 结果

One-Sample Test

	Test Value = 0					
	t	df	Sig.（2-tailed）	Mean Difference	95% Confidence Interval of the Difference	
					Lower	Upper
血红蛋白	60.265	19	0.000	141.24500	136.3395	146.1505

图 4-7　One-Sample Test 结果

通过 SPSS 计算，例 4-3 中该地健康成年男性血红蛋白总体均数的 95%置信区间为（136.3395，146.1505）g/L，手工计算的 95%置信区间为（136.34，146.14）g/L，两者结果基本吻合，其差异为数据进行四舍五入时造成的。

4.5.2　例 4-4 资料的 SPSS 软件实现方法

1. SPSS 数据文件格式　　将肺活量值命名为"lung"，SPSS 数据文件格式见图 4-8。

2. SPSS 软件实现方法

（1）单击 Analyze 菜单中的 Descriptive Statistics 子菜单，选择 Explore…选项（图 4-8），系统弹出 Explore 对话框（图 4-9）。

（2）单击"肺活量[lung]"进入 Dependent List 对话框，系统默认 Display 为"Both"（图 4-9）。

（3）单击 Statistics…选项框，进入 Statistics 对话框，系统默认均数置信区间的 $(1-\alpha)$ 为 95%，由于肺活量不应低于某一数值，故应取单侧（下侧）置信区间，即 α 取单侧 0.05，但 SPSS 所提供的置信区间均为双侧，因此 α 应该取双侧 0.10（等同于两个单侧 0.05），因此，图 4-10 中"Confidence Interval for Mean:"后面应该填入 90，单击 Continue 按钮，返回到 Explore 对话框（图 4-9）。

笔记栏

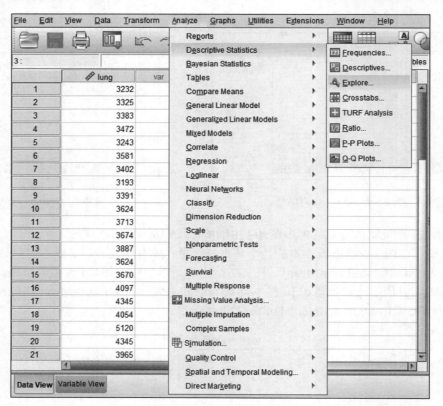

图 4-8　Explore 操作路径

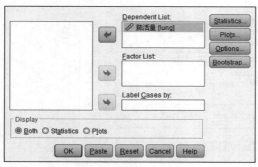

图 4-9　Explore 对话框

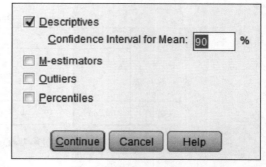

图 4-10　Statistics 对话框

（4）其他项选择系统默认方式，单击图 4-9 中的 OK 按钮提交系统运行。

3. 输出结果　　图 4-11 给出处理记录缺失值情况，共有 40 个记录纳入分析，无缺失值。

Case Processing Summary

	Cases					
	Valid		Missing		Total	
	N	Percent	N	Percent	N	Percent
肺活量	40	100.0%	0	0.0%	40	100.0%

图 4-11　处理记录缺失值情况

　　图 4-12 给出该样本的几个基本统计量：样本均数（Mean）及标准误（Std.Error）、90% 置信区间（90% Confidence Interval for Mean）、去除 5% 极端值后的均数（5% Trimmed Mean）、中位数（Median）、方差（Variance）、标准差（Std.Deviation）、最小值（Minimum）、最大值（Maximum）、极差（Range）、四分位数间距（Interquartile Range）、偏度系数（Skewness）及标准误（Std.Error）、峰度系数（Kurtosis）及标准误（Std.Error）。

Descriptives

		Statistic	Std. Error
肺活量	Mean	3901.55	72.301
	90% Confidence Interval for Mean　Lower Bound	3779.73	
	Upper Bound	4023.37	
	5% Trimmed Mean	3880.42	
	Median	3846.50	
	Variance	209100.151	
	Std. Deviation	457.275	
	Minimum	3193	
	Maximum	5120	
	Range	1927	
	Interquartile Range	592	
	Skewness	0.645	0.374
	Kurtosis	0.166	0.733

图 4-12　常用描述统计量结果

通过 SPSS 计算，例 4-4 中某高校男大学生肺活量均值的 95%置信区间为：高于 3779.73mL，而手工计算的 95%置信区间高于 3779.25mL，两者结果基本吻合。

4.5.3　例 4-5 资料的 SPSS 软件实现方法

1. SPSS 数据文件格式　将血红蛋白命名为"Hb"，SPSS 数据文件格式同图 4-3。

2. SPSS 软件实现方法

（1）单击 Analyze 菜单中的 Compare Means 子菜单，选择 One-Sample T Test…项，系统弹出 One-Sample T Test 对话框（图 4-13）。

（2）单击"血红蛋白[Hb]"进入 Test Variable(s)对话框，系统默认 Test Value 为 0（图 4-13）。

（3）单击 Options…选项框，进入 Options 对话框，系统默认均数置信区间的 $(1-\alpha)$ 为 95%（图 4-14）。单击 Continue 按钮，返回到 One-Sample T Test 对话框（图 4-13）。

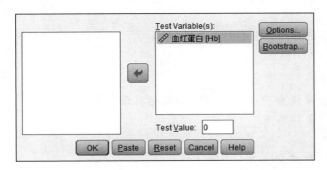

图 4-13　One-Sample T Test 对话框

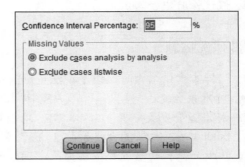

图 4-14　Options 对话框

（4）其他项选择系统默认方式，单击图 4-13 中的 OK 按钮提交系统运行。

3. 输出结果　图 4-15 给出该样本的几个基本统计量，图 4-16 给出单个样本均数 t 检验的结果。

One-Sample Statistics

	N	Mean	Std. Deviation	Std. Error Mean
血红蛋白	87	140.5999	9.16059	0.98212

图 4-15　One-Sample Statistics 结果

笔记栏

One-Sample Test

				Test Value = 0		
	t	df	Sig. (2-tailed)	Mean Difference	95% Confidence Interval of the Difference	
					Lower	Upper
血红蛋白	143.160	86	0.000	140.59989	138.6475	142.5523

图 4-16　One-Sample Test 结果

通过 SPSS 计算，例 4-5 中该地健康成年男性血红蛋白总体均数的 95% 置信区间为（138.6475，142.5523）g/L，手工计算的 95% 置信区间为（138.68, 142.52）g/L，两者结果基本吻合。

小　结

1. 由于个体变异的存在，抽样研究造成的各样本统计量之间及样本统计量与总体参数之间的差异，称为抽样误差；标准误是衡量抽样误差大小的指标。

2. 参数估计的方法有点（值）估计和区间估计两种方法，区间估计时应考虑置信区间是单侧还是双侧。

3. 假设检验的基本思想是反证法和小概率事件原理；假设检验时，应根据专业知识和研究目的来选择是双侧检验还是单侧检验；假设检验的结论包括统计学结论和专业结论两部分。

4. 假设检验的基本步骤：①建立假设，确定检验水准；②计算检验统计量；③确定 P 值，作出推断结论。

练　习　题

一、思考题

1. 标准差与标准误的区别和联系是什么？
2. 针对同一份资料，计算其总体参数的 99% 置信区间是否比 95% 置信区间好。
3. 假设检验中 α 与 P 的区别是什么？

二、最佳选择题

1. 当样本含量增大时，以下说法正确的是（　　）。

A. 标准差会变小　　　　　　　B. 样本均数标准误会变小　　　C. 均数标准误会变大

D. 标准差会变大　　　　　　　E. 均数和标准差均不变

2. 区间 $\bar{X} \pm 2.58 S_{\bar{X}}$ 的含义是（　　）。

A. 99% 的总体均数在此范围内　　B. 样本均数的 99% 置信区间

C. 99% 的样本均数在此范围内　　D. 总体均数的 99% 置信区间

E. 95% 的总体均数在此范围内

3. 以下关于参数估计的说法正确的是（　　）。

A. 区间估计优于点估计　　　　　B. 样本含量越大，参数估计准确的可能性越大

C. 样本含量越大，参数估计越精确　D. 对于一个参数只能有一个估计值

E. 点估计优于区间估计

4. 统计推断的内容包括（　　）。

A. 用样本统计量估计总体参数　B. 假设检验　　　　　　　　C. 区间估计

D. A，B 均不是　　　　　　　E. A，B 均是

5. 已知某市小学 7 岁男生身高（cm）服从正态分布 $N(\mu, \sigma^2)$，现随机抽取 100 名 7 岁男生，其身高均数 $\bar{X}$ 服从的分布为（　　）。

A. $N(\mu, \sigma^2)$　　　　　　　B. $N(\mu, \sigma^2/10)$　　　　　　C. $N(\mu, \sigma/100)$

D. $N(\mu, \sigma^2/100)$　　　　　E. $N(\mu, \sigma/10)$

6. 以下关于参数点估计的说法正确的是（　　）。

A. CV 越小，表示用该样本估计总体均数越可靠

B. $S_{\bar{X}}$ 越大，表示用样本均数估计总体均数的可靠性越大

C. $S_{\bar{X}}$ 越大，表示用样本均数估计总体均数的可靠性越差

D. S 越小，表示用该样本估计总体均数越可靠

E. 点估计优于区间估计

7. 均数的标准误反映了（　　）。

A. 个体变异程度的大小　　　　　B. 样本均数与总体均数间的变异

C. 个体集中趋势的位置　　　　　D. 频数的分布特征　　　　　E. 指标的分布特征

8. 假设检验的基本思想包括（　　）。

A. 反证法　　　　　　　　　　　B. 小概率事件　　　　　　　　　C. 中心极限定理

D. A，B 均是　　　　　　　　　E. A，C 均是

9. 以下关于 t 分布的说法不正确的是（　　）。

A. t 分布曲线是一条曲线

B. t 分布曲线形态与自由度 ν 的大小有关

C. t 分布具有单峰分布，以 0 中心，左右对称的特征

D. 当自由度为 ∞ 时，t 分布即标准正态分布

E. t 分布只有一个参数，即自由度 ν

10. 零假设（　　）。

A. 与备择假设相互对立，没有联系

B. 受检验水准的影响

C. 是假设检验中被用来检验的假设

D. 是针对样本进行的假设

E. 可体现假设检验是单侧检验还是双侧检验

三、分析计算题

1. 为了解某地 13 岁女中学生的身体发育状况，随机抽取了 400 名 13 岁女中学生，测量其身高（cm）和体重（kg）值，计算其均数和标准差如表 4-3 所示，试估计该地 13 岁女中学生的身高及体重均数的 95% 置信区间。

表 4-3　某地 13 岁女中学生身高与体重测量值

指标	人数	均数	标准差
身高（cm）	400	152.4	18.52
体重（kg）	400	54.6	8.3

2. 为了解某一种降压新药的效果，从某社区随机抽取了 16 名高血压患者免费试用该药物，记录他们服药前后各两周的平均舒张压，结果见表 4-4，请分别估计该批患者服药前后舒张压的 95% 置信区间。

表 4-4　16 名高血压患者服药前后舒张压的测量值　　　　　　　　　（单位：mmHg）

状态	患者编号															
	1	2	3	4	5	6	7	8	9	10	11	12	13	14	15	16
服药前	102	104	106	97	102	114	123	109	105	98	104	117	99	97	108	109
服药后	101	99	96	99	97	108	119	105	96	95	102	112	90	97	95	102

第 4 章
练习题答案

3. 随机抽取并测量了某品牌牛奶制品某批次的三聚氰胺含量，共 20 个样品，得到样品中三聚氰胺含量的均数为 3.4mg/kg，标准差为 0.6mg/kg，试估计该品牌牛奶制品中三聚氰胺含量的 95%置信区间。

（刘云霞　薛付忠）

笔记栏

第 5 章 定量资料的 t 检验

第 4 章已经介绍了 t 分布。t 分布的发现使得小样本统计推断成为可能。因而，它被认为是统计学发展史中的里程碑之一。以 t 分布为基础的检验称为 t 检验。在医学统计学中，t 检验是应用较多的一类假设检验方法。

t 检验的应用条件：①各样本均是来自其总体的随机样本；②各样本均来自正态分布总体；③两独立样本均数比较时，要求两总体方差相等[方差齐性(homogeneity of variance)]。t 检验的以上应用条件的考察方法将在本章后面的章节中叙述。

5.1 单样本定量资料的 t 检验

样本均数与总体均数比较的 t 检验又称单样本资料的 t 检验，实际上是推断该样本来自的总体均数 μ 与已知的某一总体均数 μ_0(常为理论值或标准值)有无差别。

例 5-1 新生儿健康的最好指标之一是出生时体重，如果新生儿的体重过低，则出生第一周内生存的概率也较低。据美国国家健康统计中心报告，虽然出生体重小于等于 0.23kg(约 0.5 磅或 88 盎司)的新生儿只有 7%，但是却占新生儿死亡总数的 2/3。美国贫困女性所生新生儿的平均出生体重为 2.80kg，新生儿低体重往往是妈妈生活贫困、营养不良造成的。为了给贫困孕妇增加营养，合理膳食，减少低体重新生儿的数量，某地一家医院推出了一个创新的产前保健计划，有 25 名生活贫困的孕妇参与了该计划，接受了医院提供的膳食干预措施，分娩时医院记录其新生儿出生时的体重(kg)数据为 2.80，3.74，3.43，1.95，2.92，4.44，2.82，2.57，4.29，4.05，4.30，2.67，4.40，4.49，3.70，2.59，1.94，4.53，2.18，2.48，2.98，2.83，3.25，3.33，3.26，据此算得经膳食干预后的 25 名孕妇所生婴儿的平均体重为 3.28kg，标准偏差 0.82kg，请判断经膳食干预后的贫困妇女与未经膳食干预的贫困妇女所生新生儿的体重有无差别(即该膳食干预计划对提高贫困妇女的新生儿体重是否有效)？

例 5-1 数据

本例 25 名贫困孕妇接受了营养膳食服务，她们的新生儿体重即为一个样本，而所有未经膳食干预的贫困孕妇所生新生儿体重为总体，此处即是样本均数与总体均数的比较，新生儿体重服从正态分布，可以采用单样本资料 t 检验进行推断。

单样本资料 t 检验的统计量计算公式为

$$t = \frac{\overline{X} - \mu_0}{S / \sqrt{n}} \tag{5-1}$$

式(5-1)中的分子是样本均数 $\overline{X}$ 与总体均数 μ_0 的差距，分母是样本均数的标准误，t 统计量实为用标准误来度量的样本均数与 μ_0 的差距，没有量纲。差距越小，越有利于零假设；差距越大，越不利于零假设。

怎样才算"差距小"？怎样才算"差距大"？根据前面 t 分布的理论可以证明，H_0 成立时，t 统计量服从自由度为 $\nu = n-1$ 的 t 分布。因此，根据统计量 t 值，来确定相对应的 P 值，进而作出统计推断的结论。事先规定一个"小"的概率 α 作为检验水准，如果 P 值小于等于 α，拒绝 H_0；如果 P 值大于 α，则不拒绝 H_0。

1. 建立检验假设，确定检验水准

$H_0: \mu = \mu_0$，即经膳食干预的贫困妇女与未经膳食干预的贫困妇女所生新生儿的体重无差别

$H_1: \mu \neq \mu_0$，即经膳食干预的贫困妇女与未经膳食干预的贫困妇女所生新生儿的体重有差别

检验水准 $\alpha = 0.05$

2. 计算检验统计量 对 25 名新生儿体重进行描述性统计分析，得 $\overline{X} = 3.28$，$S = 0.82$，

笔记栏

· 75 ·

$$t = \frac{\overline{X} - \mu}{S_{\overline{X}}} = \frac{3.28 - 2.80}{0.82 / \sqrt{25}} = 2.93$$

相应的自由度为：$\nu = n - 1 = 25 - 1 = 24$。

3. 确定 P 值，作出推断结论　查 t 界值表，$t_{0.05/2,24} = 2.064$，由于 $|t| > t_{0.05/2,24}$，故 $P < 0.05$，在 $\alpha = 0.05$ 的水准上拒绝 H_0，接受 H_1，差异有统计学意义，经膳食干预的贫困妇女与未经膳食干预的贫困妇女所生新生儿的体重有差别。即可认为经合理膳食后的贫困妇女所生新生儿体重有所增加。

5.2　配对设计定量资料的 t 检验

5.2.1　配对设计概念

配对设计（paired design）是一种比较特殊的设计形式，这种设计能够较好地控制非实验因素对研究结果的影响，在医学科学研究中的配对设计主要有以下情况。

1. 异体配对　为消除混杂因素的影响，将某些重要特征相似的每两个受试对象配成一对，将每对受试对象进行随机分配后，分别给予两种不同的处理。

2. 自身配对　同一受试对象的两个部位分别接受两种处理，可视为自己和自己配对。

配对设计资料的分析着眼于每一对中两个观察值之差，这些差值构成一组资料，用 t 检验推断差值的总体均数是否为零。检验假设为

$H_0: \mu_d = 0$，即差值的总体均数为零

$H_1: \mu_d \neq 0$，即差值的总体均数不为零

当 H_0 成立时，检验统计量

$$t = \frac{\overline{d} - 0}{S_d / \sqrt{n}} \sim t(\nu), \quad \nu = n - 1 \tag{5-2}$$

其中 $\overline{d}$ 为差值的均数，S_d 为差值的标准差，n 是对子数。同样，给定一个小概率 α 作为检验水准，如果与 t 值相应的 P 值小于等于给定的检验水准 α，则拒绝 H_0；否则，不拒绝 H_0。

5.2.2　配对设计 t 检验的计算

例 5-2 数据

例 5-2　为了测试某减肥药的效果，某医院进行了临床试验，其中 15 位身体偏胖的人在知情同意的前提下服用了该药，服药前和服药后的体重如表 5-1 所示。试问该减肥药是否有效？

表 5-1　15 位身体偏胖者服用减肥药前后的体重　　　　　　　　（单位：kg）

编号	服药前体重	服药后体重	差值 d
1	95	89	6
2	93	88	5
3	88	87	1
4	83	79	4
5	117	107	10
6	108	103	5
7	74	71	3
8	89	89	0
9	101	91	10
10	96	89	7
11	85	82	3
12	79	74	5
13	84	82	2
14	110	104	6
15	112	105	7

笔记栏

该资料为自身前后对照的配对设计。因为服药前后体重的差值服从正态分布，进行 t 检验如下。

1. 建立检验假设，确定检验水准

$H_0 : \mu_d = 0$，该减肥药无效，即服药前后体重差值的总体均数为零

$H_1 : \mu_d \neq 0$，该减肥药有效，即服药前后体重差值的总体均数不为零

检验水准 $\alpha = 0.05$

2. 计算检验统计量 这里 $n = 15$，$\bar{d} = 4.93$，$S_d = 2.91$，

$$t = \frac{\bar{d} - 0}{S_d / \sqrt{n}} = \frac{4.93 - 0}{2.91 / \sqrt{15}} = 6.56$$

$$\nu = n - 1 = 15 - 1 = 14$$

3. 确定 P 值，作出推断结论 查 t 界值表，$t_{0.05/2,14} = 2.145$，由于 $|t| > t_{0.05/2,14}$，故 $P < 0.05$，在 $\alpha = 0.05$ 的水准上拒绝 H_0，接受 H_1，差异有统计学意义，该减肥药有效，即服药前后体重差值的总体均数不为零，根据实际数据，服药前体重均数为 94.27kg，服药后体重均数为 89.33kg，可认为服用减肥药物后体重减轻。

例 5-3 用两种方法测定 12 份血清样品中 Mg^{2+} 含量（mmol/L）的结果见表 5-2。试问两种方法测定结果有无差异？

例 5-3 数据

表 5-2 两种方法测定血清 Mg^{2+} 的结果 （单位：mmol/L）

试样号	甲基百里酚蓝法	葡萄糖激酶两点法	差值 d
1	0.94	0.92	0.02
2	1.02	1.01	0.01
3	1.14	1.11	0.03
4	1.23	1.22	0.01
5	1.31	1.32	−0.01
6	1.41	1.42	−0.01
7	1.53	1.51	0.02
8	1.61	1.61	0.00
9	1.72	1.72	0.00
10	1.81	1.82	−0.01
11	1.93	1.93	0.00
12	2.02	2.04	−0.02

该资料为比较两种方法测定结果有无差异，为同体配对设计；因为甲基百里酚蓝法和葡萄糖激酶两点法的差值服从正态分布，t 检验按照详细步骤进行计算的过程同例 5-2，采用 SPSS 软件实现方法见 5.5 节。

5.3 两独立样本均数比较的 t 检验

将受试对象随机分配成两个处理组，两组分别接受不同的处理。一般把这样获得的两组资料视为代表两个不同总体的两个独立样本，据以推断它们的总体均数是否相等。另外，从两个人群（如某年龄组男性与女性）分别随机抽取一定数量的观察对象，测量某项指标进行比较，这也属于两独立样本的资料，也要检验两个总体均数是否相等。此类检验也基于 t 分布，故要求两个总体均服从正态分布。

5.3.1 两样本所属总体方差相等

两样本所属总体方差相等，即具有方差齐性。将两个正态分布总体分别记为 $N(\mu_1, \sigma^2)$ 和 $N(\mu_2, \sigma^2)$，检验假设为

笔记栏

$H_0: \mu_1 = \mu_2$，两样本所属的两个总体均数相等

$H_1: \mu_1 \neq \mu_2$，两样本所属的两个总体均数不相等

检验水准 $\alpha = 0.05$

检验统计量为

$$t = \frac{\bar{X}_1 - \bar{X}_2}{\sqrt{S_c^2\left(\dfrac{1}{n_1} + \dfrac{1}{n_2}\right)}} \tag{5-3}$$

$$S_c^2 = \frac{(n_1-1)S_1^2 + (n_2-1)S_2^2}{n_1 + n_2 - 2} = \frac{\sum(X_1 - \bar{X}_1)^2 + \sum(X_2 - \bar{X}_2)^2}{n_1 + n_2 - 2} \tag{5-4}$$

式(5-3)的分子是两个样本均数之差，分母是样本均数之差的标准误，S_c^2 是利用两个样本联合估计的方差，检验统计量 t 实为用标准误度量的均数之差。

可以证明，当 H_0 成立时，这个统计量服从自由度为 $\nu = n_1 + n_2 - 2$ 的 t 分布。

根据式(5-3)算得统计量的数值后，利用 t 分布可以得到相应的 P 值。同样，给定一个小概率 α 作为检验水准，如果与 t 值相应的 P 值小于等于给定的 α，则拒绝 H_0；否则不拒绝 H_0。

例 5-4　分别测得 15 名健康人和 13 名Ⅲ度肺气肿患者痰中 α_1 抗胰蛋白酶含量(g/L)见表 5-3，问健康人与Ⅲ度肺气肿患者痰中 α_1 抗胰蛋白酶含量是否不同？

例 5-4 数据

表 5-3　健康人与Ⅲ度肺气肿患者痰中 α_1 抗胰蛋白酶含量　　　　　　　　　　(单位：g/L)

组别	例数	抗胰蛋白酶含量													
健康人	15	2.7	2.2	4.1	2.3	2.6	1.9	1.7	0.6	1.9	1.3	1.5	1.7	1.3	1.3	1.9
Ⅲ度肺气肿患者	13	3.6	3.4	3.7	5.4	3.6	6.8	4.7	2.9	4.8	5.6	4.1	3.3	4.3		

经检验两组人群痰中的 α_1 抗胰蛋白酶含量均服从正态分布，并且具有方差齐性(检验方法请见本章后续内容)，以下进行两独立样本资料的 t 检验。

1. 建立检验假设，确定检验水准

$H_0: \mu_1 = \mu_2$，健康人与Ⅲ度肺气肿患者痰中的 α_1 抗胰蛋白酶含量的总体均数相等

$H_1: \mu_1 \neq \mu_2$，健康人与Ⅲ度肺气肿患者痰中的 α_1 抗胰蛋白酶含量的总体均数不相等

检验水准 $\alpha = 0.05$

2. 计算检验统计量　　这里 $\bar{X}_1 = 1.93$，$S_1 = 0.81$；$\bar{X}_2 = 4.32$，$S_2 = 1.11$；$n_1 = 15$，$n_2 = 13$，

$$S_c^2 = \frac{(n_1-1)S_1^2 + (n_2-1)S_2^2}{n_1 + n_2 - 2} = \frac{(15-1)\times 0.81^2 + (13-1)\times 1.11^2}{15+13-2} = 0.92$$

$$t = \frac{\bar{X}_1 - \bar{X}_2}{\sqrt{S_c^2\left(\dfrac{1}{n_1} + \dfrac{1}{n_2}\right)}} = \frac{1.93 - 4.32}{\sqrt{0.92 \times \left(\dfrac{1}{15} + \dfrac{1}{13}\right)}} = -6.575$$

3. 确定 P 值，作出推断结论　　自由度 $\nu = 15 + 13 - 2 = 26$，查 t 界值表，$t_{0.001/2,26} = 3.707$，由于 $|t| > t_{0.001/2,26}$，故 $P < 0.001$。在 $\alpha = 0.05$ 的水准上拒绝 H_0，接受 H_1，差异有统计学意义，可以认为两组人群痰中的 α_1 抗胰蛋白酶含量不同，Ⅲ度肺气肿患者痰中 α_1 抗胰蛋白酶含量高于健康人。

5.3.2　两样本所属总体方差不等

两正态总体分别记为 $N(\mu_1, \sigma_1^2)$ 和 $N(\mu_2, \sigma_2^2)$，$\sigma_1^2 \neq \sigma_2^2$，检验假设同前。

$H_0: \mu_1 = \mu_2$，两样本所属的两个总体均数相等

$H_1: \mu_1 \neq \mu_2$，两样本所属的两个总体均数不相等

这时可采用式(5-5)的 t' 作为统计量，

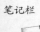

笔记栏

$$t' = \frac{\overline{X}_1 - \overline{X}_2}{\sqrt{\dfrac{S_1^2}{n_1} + \dfrac{S_2^2}{n_2}}} \tag{5-5}$$

t' 的分子仍是两样本均数之差，分母是均数之差的标准误，t' 仍是用标准误度量的均数之差。

H_0 成立时，t' 的分布比较复杂，Satterthwaite 于 1946 年提出，可用自由度为式(5-6)的 *t* 分布来近似 t' 的分布。

$$\nu = \frac{\left(\dfrac{S_1^2}{n_1} + \dfrac{S_2^2}{n_2}\right)^2}{\dfrac{\left(\dfrac{S_1^2}{n_1}\right)^2}{n_1 - 1} + \dfrac{\left(\dfrac{S_2^2}{n_2}\right)^2}{n_2 - 1}} \tag{5-6}$$

利用式(5-5)算得统计量 t' 的数值后，据此近似的 *t* 分布可以得到相应的 *P* 值。

同样，给定一个小概率 α 作为检验水准，如果与 *t* 值相应的 *P* 值小于等于给定的 α，拒绝 H_0；否则不拒绝 H_0。

5.3.3　两独立样本资料的方差齐性检验

设有两个随机样本分别独立地取自两个正态总体，欲判断其总体方差 σ_1^2 和 σ_2^2 是否相等，即是否方差齐性(homogeneity of variance)，可以作如下的检验。

$H_0: \sigma_1^2 = \sigma_2^2$，两独立样本资料的总体方差相等

$H_1: \sigma_1^2 \neq \sigma_2^2$，两独立样本资料的总体方差不相等

统计量为

$$F = \frac{S_1^2}{S_2^2}, \quad \nu_1 = n_1 - 1, \quad \nu_2 = n_2 - 1 \tag{5-7}$$

其中，S_1^2 与 S_2^2 为两个样本方差。为了减少统计用表的篇幅，S_1^2 表示数值较大的那个方差。不难看出，F 统计量是方差之比，反映较大方差是较小方差的多少倍。

可以证明，H_0 成立时，F 统计量服从 F 分布。F 分布有两个自由度，分子的自由度 ν_1 和分母的自由度 ν_2。根据两个自由度和 F 统计量的值可以在本教材的总体方差"附表 2-3"（方差齐性检验用）中查到相应双侧检验的 *P* 值，F 值越大，对应的 *P* 值越小。同样，给定一个小概率 α 作为检验水准，如果与 F 值相应的 *P* 值小于等于给定的 α，拒绝 H_0；否则不拒绝 H_0。

例 5-5　某地区口腔医院选择 40～50 岁慢性牙周炎患者 36 例，测得吸烟组(18 人)菌斑指数(PLI)均值为 84.71，标准差为 8.14；非吸烟组(18 人)菌斑指数的均值为 82.20，标准差为 6.18，试检验两总体方差是否相等？

1. 建立检验假设，确定检验水准

$H_0: \sigma_1^2 = \sigma_2^2$，两总体方差相等

$H_1: \sigma_1^2 \neq \sigma_2^2$，两总体方差不相等

检验水准 $\alpha = 0.05$

2. 计算检验统计量

$$F = \frac{S_1^2}{S_2^2} = \frac{8.14^2}{6.18^2} = 1.735$$

$$\nu_1 = n_1 - 1 = 18 - 1 = 17, \quad \nu_2 = n_2 - 1 = 18 - 1 = 17$$

3. 确定 *P* 值，作出推断结论　　*P* 值等于两个自由度 $\nu_1 = 17$，$\nu_2 = 17$ 的 F 分布曲线下、大于或等于 $F = 1.735$ 右侧面积的 2 倍（双侧尾部的面积之和），见图 5-1。若查 F 分布的双侧临界值表（F 界值表方差齐性检验用），$F_{0.05/2,(17,17)} = 2.673$，由于 $F < F_{0.05/2,(17,17)}$，故 $P > 0.05$，在 $\alpha = 0.05$ 的水准上不拒绝 H_0，即两总体方差相等。

笔记栏

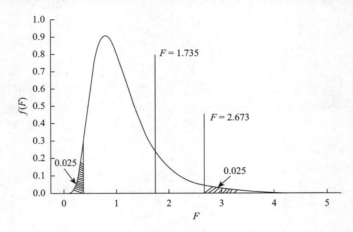

图 5-1　自由度 $\nu_1 = 17$，$\nu_2 = 17$ 的 *F* 分布曲线及 *P* 值

5.4　*t* 检验注意事项

5.4.1　第一类错误和第二类错误

假设检验采用小概率反证法的思想，根据 *P* 值作出的推断结论具有概率性，因此其结论不可能完全正确，不论作出哪一种推断结论，都有可能发生错误。

如果实际情况与 H_0 不一致，检验结论为拒绝 H_0；或者实际情况与 H_0 一致，检验结论为不拒绝 H_0，这两种推断结论都是正确的。如果实际情况与 H_0 一致，仅由于抽样的原因，使得统计量的观察值落到拒绝域，拒绝原本正确的 H_0，导致推断结论错误，这样的错误称为第一类错误。如果实际情况与 H_0 不一致，也仅仅是抽样的原因使得统计量的观察值落到接受域，不能拒绝原本错误的 H_0，则导致了另一种推断错误，这样的错误称为第二类错误。

犯第一类错误的概率用 α 来控制，其大小与检验水准相同。根据研究者的需要 α 常取为 0.05 或 0.01 等。当 α 取为 0.05 时，其意义是：如果原假设 H_0 成立，按照相同的方法在原假设 H_0 规定的总体中重复抽样，那么在每 100 次检验结论中平均可以有 5 次拒绝 H_0（假阳性，犯第一类错误）。犯第二类错误的概率用 β 来控制。因为 H_0 不成立时检验统计量的精确分布往往难以确定，所以在多数情况下准确估计 β 的数值比较困难。β 的意义是：如果 H_0 并不成立，即所研究的总体与 H_0 有实质差异（如 $\mu_1 \neq \mu_2$），按照同样的方法在总体中重复抽样，那么在每 100 次检验结论中平均可以有 $100 \times \beta$ 次接受 H_0（假阴性，犯第二类错误）。从图 5-2 可以看出，对某一具体的检验来说，当样本含量 *n* 一定时，α

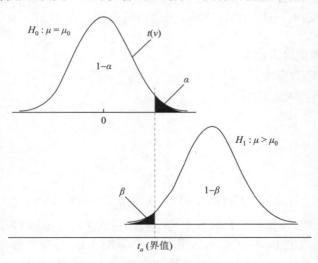

图 5-2　假设检验的两类错误

笔记栏

越小，β 越大；α 越大，β 越小。在实际应用中，往往通过 α 去控制 β。在样本量确定时，如果要减小 β，就把 α 取大一些。

在假设检验可能出现的两类错误之中，往往会有一种错误危害较大。要权衡两类错误的危害来确定 α 的大小。例如，在一种新药与某常规药物疗效比较的假设检验中，如果犯第一类错误，意味着可能过高评价疗效一般的新药，淘汰比较成熟的常规药物，为了不轻易淘汰比较成熟的常规药物，应控制第一类错误的概率，将 α 取得小一些。

5.4.2　假设检验应注意的问题

1. 要有严密的研究设计　　严密的研究设计是假设检验的前提。组间应均衡，具有可比性，也就是除对比的主要因素（如临床试验用新药和对照药）外，其他可能影响结果的因素（如年龄、性别、病程、病情轻重等）在对比组间应相同或相近。保证均衡性的方法主要是从同质总体中随机抽取样本，或随机分配样本。

2. 选择检验方法必须符合资料的适用条件　　每一种假设检验方法都有相应的适用条件。在实际应用中，应根据设计类型、变量类型、样本大小等因素选择合适的检验方法。例如，一般的 t 检验要求样本取自正态分布总体，而且各总体方差齐性；完全随机设计的两总体均数比较的资料如果方差不齐，宜用 t' 检验。另外，属于配对设计的资料不宜应用两独立样本的 t 检验。如果资料与所用检验方法的条件不符，得出的结论就不可靠。

3. 单侧检验和双侧检验的选择　　单侧检验和双侧检验的选择需根据研究目的和专业知识而定。例如，比较两种降血脂药物的疗效，因无法判断两种药物的优劣，应选用双侧检验；如果是检验一种药物的降血脂作用，因为药物一般总能降低血脂而不是升高血脂，这时可以采用单侧检验。由于双侧检验将拒绝域的概率等分在 t 分布两侧的尾部，因此单侧检验的 t 界值总是小于双侧检验的界值。对同一样本，双侧检验得出有统计学意义的结论，单侧检验也一定是有统计学意义的，因而在实际中使用较多的是双侧检验。

4. 正确理解 P 值的意义　　P 值小于 α 时"拒绝 H_0，接受 H_1"，但是不要把很小的 P 值误解为总体参数间差异很大。拒绝 H_0 只是说差异不为零，P 值小只是说犯第一类错误的机会小于 α。所以在报告检验结论时，如果 $P < \alpha$，宜说差异"有统计学意义"（statistically significance），同时写明 P 的数值或相应的不等式。将 $P < 0.05$ 说成"差异显著"，将 $P < 0.01$ 说成"差异非常显著"都是不对的。英文"significance"并不含有"显著"之意。

5. 结论不能绝对化　　因统计结论具有概率性质，故不要使用"肯定""一定""必定"等词。在报告结论时，最好列出检验统计量的值，尽量写出具体的 P 值或 P 值的确切范围，以便读者与同类研究进行比较。

6. 置信区间与假设检验的区别和联系　　前面已经初步介绍了置信区间与假设检验两种统计推断的方法。进行 t 检验的资料，可以计算相应的置信区间。

结合例 5-1 的资料，经膳食干预的贫困妇女所生新生儿的体重总体均数的 95% 置信区间为

$$\bar{X} \pm t_{0.05/2,24} \frac{S}{\sqrt{n}} = 3.28 \pm (2.064) \frac{0.82}{\sqrt{25}} = (2.94, 3.62)(\mathrm{kg})$$

显然，$H_0: \mu = \mu_0 = 2.80$ 不在此区间之内。这与按照 $\alpha = 0.05$ 水准拒绝 H_0 的推断结论是等价的。

此外，置信区间在回答差别有无统计学意义的同时，还可以提示差别是否具有实际意义。在图 5-3 中，置信区间（1）～（3）均不包含 H_0，意味着相应的差异具有统计学意义，并且（1）提示差异具有实际意义；（2）提示可能具有实际意义；（3）提示无实际意义；图中的（4）与（5）均无统计学意义，但（4）因置信区间较宽，提示样本量不足，抽样误差太大，难于作出结论。（5）属于尚不能拒绝 H_0 的情况。

综上所述，置信区间与相应的假设检验既能提供相互等价的信息，又有各自不同的功能。把置信区间与假设检验结合起来，可以提供更为全面、完整的信息。因此国际上规定，在报告假设检验结论的同时，必须报告相应置信区间的结果。

笔记栏

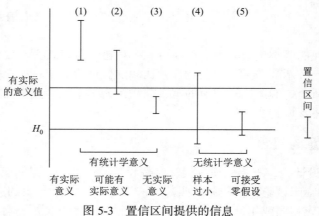

图 5-3　置信区间提供的信息

5.5　t 检验的 SPSS 软件实现方法

5.5.1　单样本定量资料 t 检验的 SPSS 软件实现方法

例 5-1 资料的 SPSS 软件实现方法如下。

1. SPSS 数据文件格式　将新生儿体重命名为"x"，在 Label（变量名标签）框中输入"新生儿体重"，选择菜单 File→Save 或 Save as，以"例 5-1".sav 文件名保存数据。SPSS 数据文件格式如图 5-4 所示。

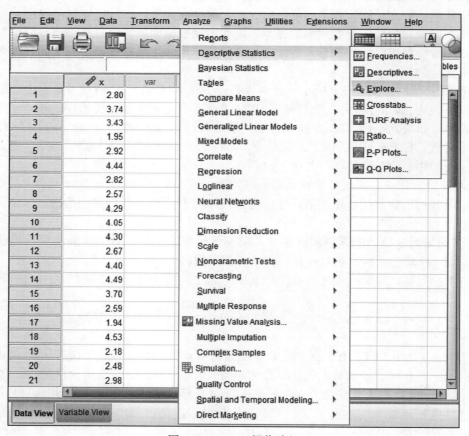

图 5-4　Explore 操作路径

2. SPSS 软件实现方法

（1）单击 Analyze 菜单中的 Descriptive Statistics 子菜单，选择 Explore…项，系统弹出 Explore 对话框（图 5-4，图 5-5）。

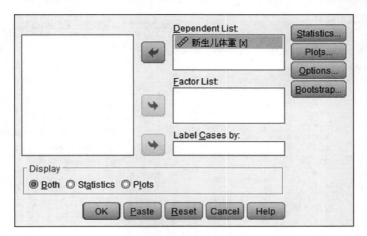

图 5-5　Explore 对话框

(2)单击分析变量"新生儿体重[X]"进入 Dependent List 框内，单击对话框右上角的 Plots…按钮，弹出 Explore：Plots 子对话框，选择 Plots 选项下的 Normality plots with tests（图 5-6），单击 Continue 返回主对话框，单击 OK 按钮。

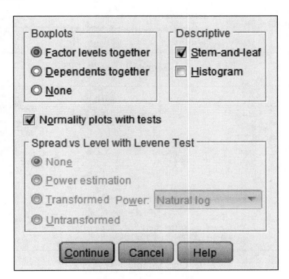

图 5-6　Explore：Plots 子对话框

(3)正态性检验输出结果见图 5-7，Shapiro-Wilk 法检验结果 $P = 0.114$，$P > 0.05$，在 $\alpha = 0.05$ 的检验水准上，认为该样本资料服从正态分布，满足 *t* 检验的条件。

Tests of Normality

	Kolmogorov-Smirnov[a]			Shapiro-Wilk		
	Statistic	df	Sig.	Statistic	df	Sig.
新生儿体重	0.130	25	0.200[*]	0.935	25	0.114

*. This is a lower bound of the true significance

a. Lilliefors Significance Correction

图 5-7　Test of Normality 输出结果

(4)单击 Analyze 菜单中的 Compare Means 子菜单，选择 One-Sample T Test…项（图 5-8），系统弹出 One-Sample T Test 对话框（图 5-9）。

笔记栏

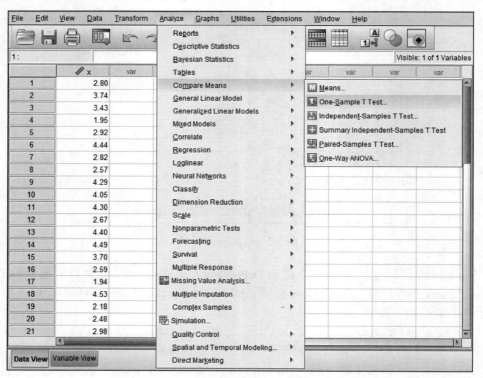

图 5-8　One-Sample T Test 操作路径

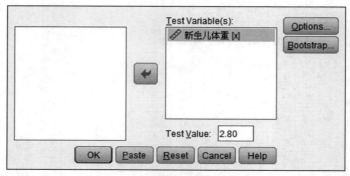

图 5-9　One-Sample T Test 对话框

(5) 单击"新生儿体重[X]"变量进入 Test Variable(s) 框内；在 Test Value 框中输入"2.80"。系统默认为 95% 置信区间，如要计算 99% 置信区间，则单击 Options... 按钮，弹出 Options 对话框，将 Confidence Interval Percentage 框中的"95%"改成"99%"（图 5-10），单击 Continue 返回。

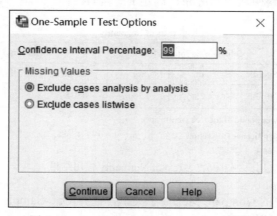

图 5-10　One-Sample T Test Options 对话框

笔记栏

（6）其他项选择系统默认方式，单击 OK 按钮提交系统运行。

3. 输出结果 图 5-11 给出该样本的几个基本统计量：样本例数（N）、样本均数（Mean）、标准差（Std.Deviation）和标准误（Std.Error Mean）。图 5-12 是单样本均数 t 检验的结果：t 值（t）、自由度（df）、双侧概率 P 值[Sig.（2-tailed）]、已知总体均数和样本均数的差值（Mean Difference）及该差值的 99% 置信区间（99% Confidence Interval of the Difference）。

One-Sample Statistics

	N	Mean	Std. Deviation	Std. Error Mean
新生儿体重	25	3.2776	0.82475	0.16495

图 5-11 One-Sample Statistics 结果

One-Sample Test

	Test Value = 2.80					
	t	df	Sig. (2-tailed)	Mean Difference	99% Confidence Interval of the Difference	
					Lower	Upper
新生儿体重	2.895	24	0.008	0.47760	0.0162	0.9390

图 5-12 One-Sample Test 结果

推断结论：本例 $t = 2.895$，$P = 0.008$，在 $\alpha = 0.05$ 的检验水准下，差异有统计学意义，可以认为经膳食干预后的贫困妇女所生新生儿体重有所增加，干预有效，结论同前。

5.5.2 配对设计定量资料的 t 检验 SPSS 软件实现方法

例 5-2 资料的 SPSS 软件实现方法如下。

1. SPSS 数据文件格式 将服药前体重结果命名为"X1"，在 Label 框中输入"服药前体重"，将服药后体重结果命名为"X2"，在 Label 框中输入"服药后体重"，选择菜单 File→Save 或 Save as，以"例 5-2".sav 文件名保存数据。SPSS 数据文件格式见图 5-13。

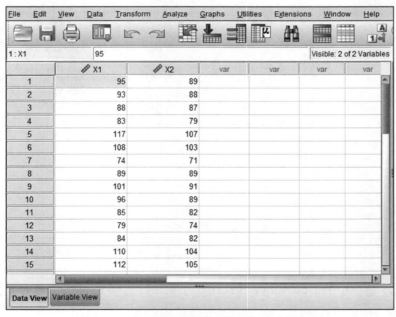

图 5-13 配对设计资料的 t 检验资料录入格式

2. SPSS 软件实现方法

（1）单击 Transform 菜单中的 Compute Variable…子菜单（图 5-14），系统弹出 Compute Variable 对话

笔记栏

框（图 5-15）。在 Target Variable 对话框中输入由计算生成的变量名"d"，将变量导入右侧 Numeric Expression 对话框中，写成表达式"X1–X2"的形式，单击 OK 按钮，在 Data View 界面系统自动计算出差值 d。

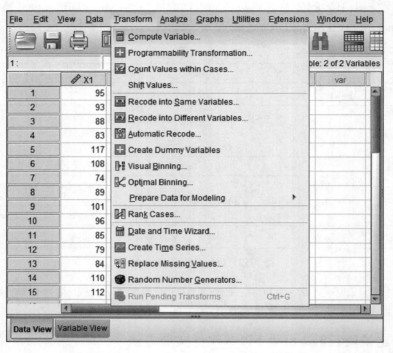

图 5-14　Transform→Compute Variable 操作过程

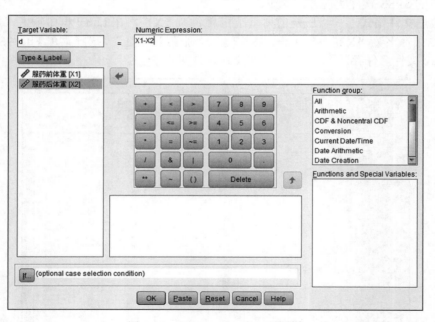

图 5-15　Compute Variable 对话框

（2）单击 Analyze 菜单中的 Descriptive Statistics 子菜单，选择 Explore…项对差值 d 进行正态性检验（见 5.5.1）。

（3）差值 d 的正态性检验输出结果见图 5-16，Shapiro-Wilk 法检验结果 $P=0.760$，$P>0.05$，在 $\alpha=0.05$ 的检验水准上，认为差值服从正态分布，满足 t 检验的条件。

Tests of Normality

	Kolmogorov-Smirnov[a]			Shapiro-Wilk		
	Statistic	df	Sig.	Statistic	df	Sig.
d	0.109	15	0.200[*]	0.964	15	0.760

*. This is a lower bound of the true significance.

a. Lilliefors Significance Correction

图 5-16　Test of Normality 输出结果

(4) 单击 Analyze 菜单中的 Compare Means 子菜单，选择 Paired-Samples T Test…项（图 5-17），系统弹出 Paired-Samples T Test 对话框（图 5-18）。

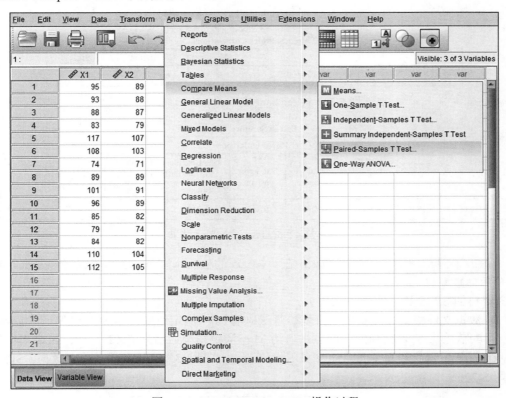

图 5-17　Paired-Samples T Test 操作过程

(5) 同时单击"服药前体重[X1]"和"服药后体重[X2]"进入 Paired Variables 框内（图 5-18）。其他项选择系统默认方式，单击 OK 按钮提交系统运行。

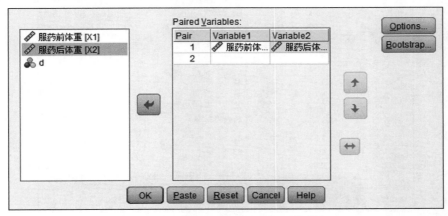

图 5-18　Paired-Samples T Test 对话框

笔记栏

3. 输出结果 图 5-19 给出配对样本的几个基本统计量：样本均数（Mean）、样本例数（N）、标准差（Std.Deviation）和标准误（Std.Error Mean）。图 5-20 是配对样本的关联性分析。配对样本相关系数 $r = 0.981$，$P < 0.05$，说明服药前后体重存在正相关。图 5-21 给出配对样本 t 检验的结果：配对样本差值的均数（Mean）、差值的标准差（Std.Deviation）、差值的标准误（Std.Error Mean）和差值的 95% 置信区间（95% Confidence Interval of the Difference）及 t 值（t）、自由度（df）和双侧概率 P 值[Sig.（2-tailed）]。

Paired Samples Statistics

		Mean	N	Std. Deviation	Std. Error Mean
Pair 1	服药前体重	94.27	15	12.948	3.343
	服药后体重	89.33	15	11.197	2.891

图 5-19 Paired Samples Statistics 结果

Paired Samples Correlations

		N	Correlation	Sig.
Pair 1	服药前体重 & 服药后体重	15	0.981	0.000

图 5-20 Paired Samples Correlations 结果

Paired Samples Test

		Paired Differences					t	df	Sig. (2-tailed)
		Mean	Std. Deviation	Std. Error Mean	95% Confidence Interval of the Difference				
					Lower	Upper			
Pair 1	服药前体重-服药后体重	4.933	2.915	0.753	3.319	6.547	6.555	14	0.000

图 5-21 Paired Samples Test 结果

推断结论：本例 $t = 6.555$，$P < 0.001$，在 $\alpha = 0.05$ 的检验水准下，差异有统计学意义，故可认为服用减肥药后体重减轻，结论同前。

例 5-3 资料的 SPSS 软件实现方法如下。

1. SPSS 数据文件格式 将甲基百里酚蓝法血清 Mg^{2+} 测定结果命名为 "X1"，在 Label 框中输入 "甲基百里酚蓝法"；将葡萄糖激酶两点法血清 Mg^{2+} 测定结果命名为 "X2"，在 Label 框中输入 "葡萄糖激酶两点法"，选择菜单 File→Save 或 Save as，以 "例 5-3".sav 文件名保存数据。SPSS 数据文件格式见图 5-22。

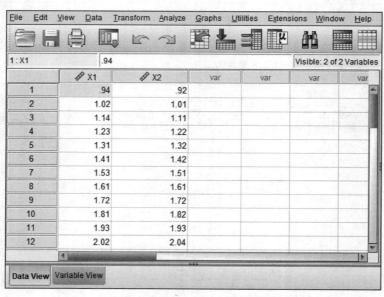

图 5-22 配对设计资料的 t 检验资料录入格式

2. SPSS 软件实现方法

（1）单击 Transform 菜单中的 Compute Variable…子菜单（图 5-23），系统弹出 Compute Variable 对话框（图 5-24）。在 Target Variable 对话框中输入由计算生成的变量名"d"，将变量导入右侧 Numeric Expression 对话框中，写成表达式"X1–X2"的形式，单击 OK 按钮，在 Data View 界面系统自动计算出差值 *d*。

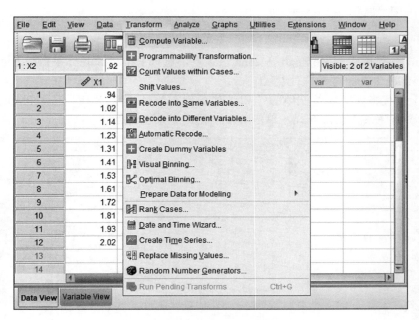

图 5-23　Compute Variable 操作路径

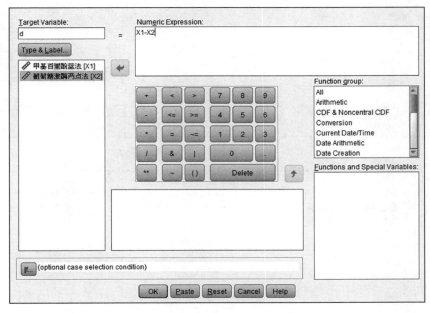

图 5-24　Compute Variable 对话框

（2）单击 Analyze 菜单中的 Descriptive Statistics 子菜单，选择 Explore…项对差值 *d* 进行正态性检验（见 5.5.1）。

（3）差值 *d* 的正态性检验输出结果见图 5-25，Shapiro-Wilk 法检验结果 $P = 0.682$，$P > 0.05$，在 $\alpha = 0.05$ 的检验水准上，认为差值服从正态分布，满足 *t* 检验的条件。

Tests of Normality

	Kolmogorov-Smirnov[a]			Shapiro-Wilk		
	Statistic	df	Sig.	Statistic	df	Sig.
d	0.171	12	0.200*	0.953	12	0.682

∗. This is a lower bound of the true significance

a. Lilliefors Significance Correction

图 5-25　Test of Normality 输出结果

（4）单击 Analyze 菜单中的 Compare Means 子菜单，选择 Paired-Samples T Test…项（图 5-26），系统弹出 Paired-Samples T Test 对话框（图 5-27）。

（5）同时单击"甲基百里酚蓝法[X1]"和"葡萄糖激酶两点法[X2]"进入 Paired Variables 框内（图 5-27）。其他项选择系统默认方式，单击 OK 按钮提交系统运行。

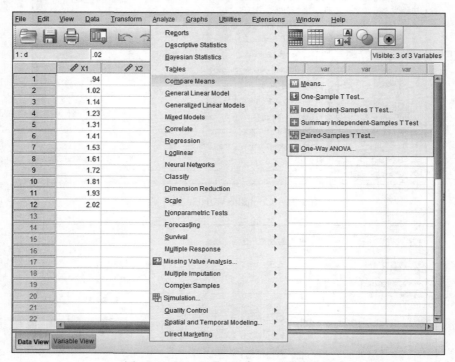

图 5-26　Paired-Samples T Test 操作路径

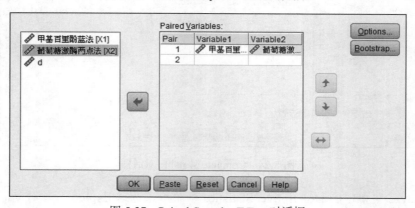

图 5-27　Paired-Samples T Test 对话框

3. 输出结果　图 5-28 给出配对样本的几个基本统计量：样本均数（Mean）、样本例数（N）、标准差（Std.Deviation）和标准误（Std.Error Mean）。图 5-29 是配对样本的关联性分析。配对样本相关系数 $r=1$，$P<0.05$，说明两种测量方法存在正相关（具体内容详见第 11 章）。图 5-30 给出配对样本 t 检验

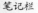

的结果：配对样本差值的均数（Mean）、差值的标准差（Std.Deviation）、差值的标准误（Std.Error Mean）和差值的 95% 置信区间（95% Confidence Interval of the Difference）以及 t 值（t）、自由度（df）和双侧概率 P 值[Sig.（2-tailed）]。

Paired Samples Statistics

		Mean	N	Std. Deviation	Std. Error Mean
Pair 1	甲基百里酚蓝法	1.4725	12	0.35604	0.10278
	葡萄糖激酶两点法	1.4692	12	0.36605	0.10567

图 5-28　Paired Samples Statistics 结果

Paired Samples Correlations

		N	Correlation	Sig.
Pair 1	甲基百里酚蓝法&葡萄糖激酶两点法	12	1.000	0.000

图 5-29　Paired Samples Correlations 结果

Paired Samples Test

		Paired Differences					t	df	Sig. (2-tailed)
		Mean	Std. Deviation	Std. Error Mean	95% Confidence Interval of the Difference				
					Lower	Upper			
Pair 1	甲基百里酚蓝法-葡萄糖激酶两点法	0.00333	0.01497	0.00432	−0.00618	0.01285	0.771	11	0.457

图 5-30　Paired Samples Test 结果

推断结论：本例 $t = 0.771$，$P = 0.457$，在 $\alpha = 0.05$ 的检验水准下，差异无统计学意义，尚不能认为两种方法测定结果不同。

5.5.3　两独立样本均数比较的 t 检验的 SPSS 软件实现方法

例 5-4 资料的 SPSS 软件实现方法如下。

1. SPSS 数据文件格式　将 α_1 抗胰蛋白酶含量命名为 "x"；在 Label 框中输入 "α_1 抗胰蛋白酶含量"，将健康人和Ⅲ度肺气肿患者建立组变量，命名为 "group"，健康人组取值为 1，Ⅲ度肺气肿患者组取值为 2，并在 Values 框中赋值，1 为健康人组、2 为肺气肿患者组，选择菜单 File→Save 或 Save as，以 "例 5-4".sav 文件名保存数据。SPSS 数据文件格式见图 5-31。

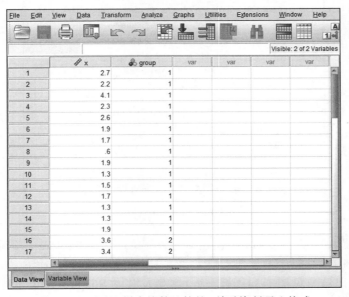

图 5-31　两独立样本均数比较的 t 检验资料录入格式

笔记栏

2. SPSS 软件实现方法

（1）单击 Data 菜单中的 Split File…子菜单（图 5-32），系统弹出 Split File 对话框（图 5-33），选择 Compare groups 选项，将"组别[group]"导入右侧框，单击 OK 按钮，系统自动按照组变量的取值进行了文件拆分。

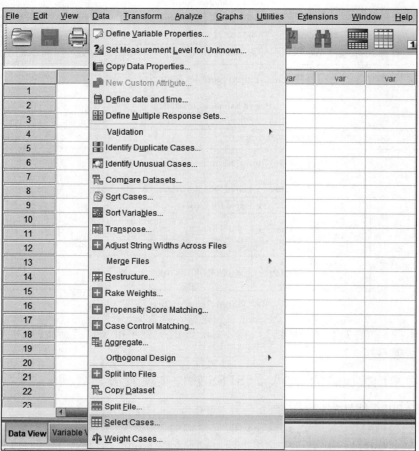

图 5-32　Split File 操作路径

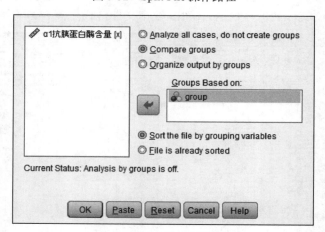

图 5-33　Split File 对话框

（2）单击 Analyze 菜单中的 Descriptive Statistics 子菜单，选择 Explore…项对 α_1 抗胰蛋白酶含量[x] 进行正态性检验（见 5.5.1）。

（3）正态性检验输出结果见图 5-34，第一组（健康人组）：Shapiro-Wilk 法检验结果 $P = 0.327$；第二组（Ⅲ度肺气肿患者组）：$P = 0.200$，在 $\alpha = 0.05$ 的检验水准上，认为两样本均服从正态分布。

笔记栏

Tests of Normality

group		Kolmogorov-Smirnov[a]			Shapiro-Wilk		
		Statistic	df	Sig.	Statistic	df	Sig.
健康人组	α1 抗胰蛋白酶含量	0.183	15	0.189	0.912	15	0.144
肺气肿患者组	α1 抗胰蛋白酶含量	0.175	13	0.200[*]	0.929	13	0.327

*. This is a lower bound of the true significance

a. Lilliefors Significance Correction

图 5-34　两组 Tests of Normality 输出结果

（4）再次单击 Data 菜单中的 Split File…子菜单，系统弹出 Split File 对话框，选择 Analyze all cases，do not creat groups 选项，单击 OK 按钮（图 5-35）。

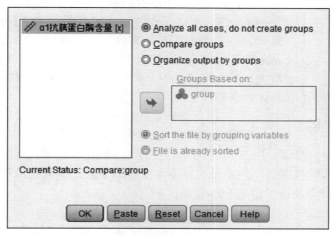

图 5-35　Split File 对话框

（5）单击 Analyze 菜单中的 Compare Means 子菜单，选择 Independent-Samples T Test…项（图 5-36），系统弹出 Independent-Samples T Test 对话框（图 5-37）。

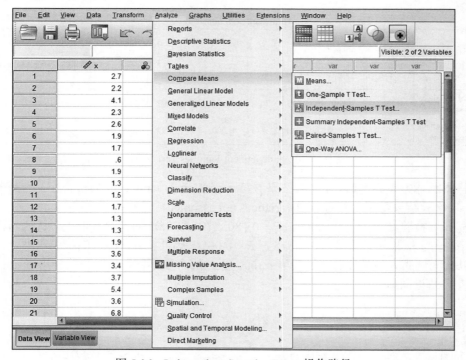

图 5-36　Independent-Samples T Test 操作路径

笔记栏

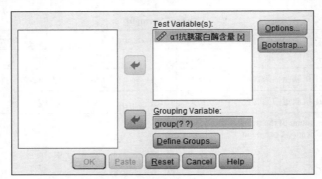

图 5-37   Independent-Samples T Test 对话框

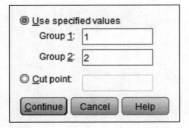

图 5-38   Define Groups 对话框

（6）单击"α1 抗胰蛋白酶含量[x]"进入 Test Variable（s）框内，单击"group"进入 Grouping Variable 框内，这时 Define Groups（定义分组变量）按钮被激活。单击该按钮后，弹出 Define Groups 对话框。Use specified values 即分组变量值，输入 Group 1 的值为"1"，Group 2 的值为"2"（图 5-38）。单击 Continue 按钮回到 Independent-Samples T Test 对话框。

（7）其他项选择系统默认方式，单击 OK 按钮，提交系统运行。

3. 输出结果　　图 5-39 给出两组样本的几个基本统计量：样本例数、样本均数、标准差和标准误。图 5-40 是两组独立样本 t 检验的结果：两独立样本 Levene's 方差齐性检验的统计量值和相应的概率值；两组独立样本 t 检验的 t 值、自由度、双侧概率 P 值、两样本均数的差值、该差值的标准误及该差值的 95% 置信区间。

Group Statistics

	group	N	Mean	Std. Deviation	Std. Error Mean
α1 抗胰蛋白酶含量	健康人组	15	1.933	0.8112	0.2095
	肺气肿患者组	13	4.323	1.1069	0.3070

图 5-39   Group Statistics 结果

Independent Samples Test

		Levene's Test for Equality of Variances		t-test for Equality of Means						
		F	Sig.	t	df	Sig. (2-tailed)	Mean Difference	Std. Error Difference	95% Confidence Interval of the Difference	
									Lower	Upper
α1 抗胰蛋白酶含量	Equal variances assumed	1.894	0.180	−6.575	26	0.000	−2.3897	0.3634	−3.1368	−1.6427
	Equal variances not assumed			−6.430	21.735	0.000	−2.3897	0.3716	−3.1610	−1.6184

图 5-40   Independent Samples Test 结果

当两个样本总体方差相等时，t 检验结果看第一行（Equal variances assumed）；当两个样本总体方差不相等时，t 检验结果看第二行（Equal variances not assumed）。

本例方差齐性检验结果为 $F = 1.894$，$P = 0.180$，在 $\alpha = 0.05$ 的检验水准上，认为两样本总体方差相等，故看第一行 t 检验的结果。$t = -6.575$，$P < 0.001$，因此在 $\alpha = 0.05$ 的检验水准上，差异有统计学意义，可以认为健康人与Ⅲ度肺气肿患者 α_1 抗胰蛋白酶含量不同，Ⅲ度肺气肿患者 α_1 抗胰蛋白酶含量高于健康人，结论同前。

小　　结

1. 定量资料的 t 检验可用于单样本资料、配对设计资料及两独立样本资料均数的比较。根据研究设计的不同，每种方法均有相应的适用条件，在进行资料分析时，需要综合考虑研究目的、设计类型、变量类型、样本含量等因素，选择合适的假设检验方法。

2. 假设检验有两类错误：第一类错误和第二类错误，第一类错误是拒绝了实际上成立的原假设，为"弃真"的错误，其概率通常用 α 表示。第二类错误是指不拒绝实际上不成立的原假设，为"存伪"的错误，其概率通常用 β 表示。在实际应用中，要权衡两类错误。

3. 假设检验与置信区间估计既能提供等价的结果，又有各自不同的功能。

练　习　题

一、思考题

1. t 检验的应用条件有哪些？
2. 假设检验两类错误之间的区别与联系有哪些？
3. 假设检验与置信区间的区别和联系有哪些？

二、最佳选择题

1. 两样本均数比较，检验结果 $P > 0.05$ ，说明（　　）。
 A. 两总体均数的差别较小　　　　B. 两总体均数的差别较大
 C. 支持两总体无差别的结论　　　D. 不支持两总体有差别的结论
 E. 可以确认两总体无差别

2. 由两样本均数的差别推断两总体均数的差别，其差别有统计学意义是指（　　）。
 A. 两样本均数的差别具有实际意义
 B. 两总体均数的差别具有实际意义
 C. 两样本和两总体均数的差别都具有实际意义
 D. 有理由认为两样本均数有差别
 E. 有理由认为两总体均数有差别

3. 减少假设检验的第二类错误，应该使用的方法是（　　）。
 A. 减少第一类错误　　　　　　　B. 减少测量的系统误差
 C. 减少测量的随机误差　　　　　D. 提高检验界值
 E. 增加样本含量

4. $|t| < t_{0.05/2, \nu}$ 统计上认为（　　）。
 A. 两总体均数差别无统计学意义　　B. 两样本均数差别无统计学意义
 C. 两总体均数差别有统计学意义　　D. 两样本均数差别有统计学意义
 E. 两总体均数差别较大

5. 两样本均数比较时，分别取以下检验水准，所对应的第二类错误最小的是（　　）。
 A. $\alpha = 0.01$　　　B. $\alpha = 0.05$　　　C. $\alpha = 0.10$　　　D. $\alpha = 0.20$　　　E. $\alpha = 0.30$

6. 若总例数相同，则成组资料的 t 检验与配对资料的 t 检验相比（　　）。
 A. 成组 t 检验的效率高些　　　　B. 配对 t 检验的效率高些
 C. 两者效率相等　　　　　　　　D. 两者效率相差不大
 E. 两者效率不可比

7. 两样本均数比较的 t 检验的应用条件是（　　）。
 A. 可比性、正态性　　　　　　　B. 正态性、方差齐性
 C. 小样本、可比性　　　　　　　D. 小样本、可比性、正态性
 E. 小样本、可比性、正态性、方差齐性

8. 下列哪个说法是统计推断的内容（　　）。
 A. 区间估计和点估计　　　　　　B. 参数估计与假设检验

C. 统计预测和统计控制　　　　　　D. 统计描述和统计图表

E. 参数估计和统计预测

9. 两样本均数比较的 t 检验，差别有统计学意义时，P 越小（　　）。

A. 说明两总体均数差别越大　　　　B. 说明两样本均数差别越大

C. 越有理由认为两总体均数不同　　D. 越有理由认为两样本均数不同

E. 犯第一类错误的可能性越大

10. 假设检验时，应该使用单侧检验却误用了双侧检验，可导致（　　）。

A. 增大了第一类错误　　　　　　　B. 增大了第二类错误

C. 减小了置信度　　　　　　　　　D. 增大了把握度

E. 统计结论更准确

11. 定量资料配对 t 检验的无效假设（双侧检验）可写为（　　）。

A. $\mu_d = 0$　　　　B. $\mu_d \neq 0$　　　　C. $\mu_1 = \mu_2$　　　　D. $\mu_1 \neq \mu_2$　　　　E. $\mu = \mu_0$

12. 下列关于第一类错误和第二类错误说法不正确的是（　　）。

A. 第一类错误的概率用 α 表示

B. 第二类错误的概率用 β 表示

C. 样本量固定时，第一类错误的概率越大，第二类错误的概率也越大

D. 样本量固定时，第一类错误的概率越大，第二类错误的概率越小

E. 要同时减小第一类错误和第二类错误的概率，需增大样本量

13. 在假设检验中，P 值与 α 的关系是（　　）。

A. P 值越大，α 值就越大

B. P 值越大，α 值就越小

C. P 值和 α 值均可由研究者事先设定

D. P 值和 α 值均不可由研究者事先设定

E. P 值的大小与 α 值的大小无关

14. 作假设检验时，若取 $\alpha = 0.05$，$P > 0.05$，不拒绝 H_0，可认为（　　）。

A. 两总体绝对没有差别　　　B. 两总体绝对有差别　　　　　C. 可能犯第一类错误

D. 可能犯第二类错误　　　　E. 同时犯第一类错误和第二类错误

15. 以下不能用配对 t 检验方法的是（　　）。

A. 比较 20 名胃癌患者癌组织与癌旁组织中 ras 基因的表达量

B. 比较早期和晚期胃癌患者各 20 名胃癌患者癌组织中 ras 基因的表达量

C. 比较两种检测方法测量 20 名胃癌患者癌组织中 ras 基因的表达量

D. 比较 20 名慢性阻塞性肺疾病急性加重期患者给予肠内微生态营养前后免疫球蛋白的变化

E. 比较 20 名受试者针刺膻中穴前后的痛阈值

三、分析计算题

1. 经普查，某市 1980 年男婴平均出生体重为 3.00kg，2010 年随机观察该市 100 名男婴，测得其出生体重均数为 3.45kg，标准差为 0.45kg。试分析该市 2010 年男婴出生体重均数与 1980 年是否不同？

2. 某医院病理科研究人体两肾的重量，20 例男性尸解时的左、右肾的称重记录见表 5-4，试分析左、右肾重量有无不同？

分析计算题 2
数据

笔记栏

表 5-4　20 例男性左、右肾的重量　　　　　（单位：g）

编号	左肾	右肾	编号	左肾	右肾
1	170	150	4	115	100
2	155	145	5	235	222
3	140	105	6	125	115

续表

编号	左肾	右肾	编号	左肾	右肾
7	130	120	14	145	140
8	145	105	15	120	90
9	105	125	16	130	120
10	145	135	17	105	100
11	155	150	18	95	100
12	110	125	19	100	90
13	140	150	20	105	125

3. 研究者为比较垂体催乳素微腺瘤经蝶手术前后的血催乳素浓度，测量了 10 例患者手术前后的血催乳素浓度（mg/mL），见表 5-5。试比较手术前后血催乳素浓度有无不同？

分析计算题 3
数据

表 5-5　手术前后患者血催乳素浓度　　　　　　（单位：mg/mL）

例号	1	2	3	4	5	6	7	8	9	10
术前	276	880	1600	324	398	266	500	1700	500	220
术后	41	110	280	61	105	43	25	300	215	92

4. 分别对 8 名未患妊娠合并症的孕妇和 9 名患有妊娠合并症的孕妇进行葡萄糖耐受水平的测试，结果见表 5-6。试分析两组孕妇的葡萄糖耐受能力是否不同？

分析计算题 4
数据

表 5-6　两组孕妇糖耐量测试结果　　　　　　（单位：mg/dL）

组别	例数				糖耐量				
未患妊娠合并症组	8	110	119	133	127	141	117	135	122	
患有妊娠合并症组	9	120	140	162	184	132	128	177	143	181

5. 随机将 20 只雌体中年大鼠均分为甲、乙两组，乙组中的每只大鼠接受 3mg/kg 的内毒素，甲组作为对照组，分别测得两组大鼠的肌酐（mg/L），见表 5-7，试比较两组大鼠肌酐含量有无差别？

分析计算题 5
数据

表 5-7　实验组和对照组大鼠的肌酐　　　　　　（单位：mg/L）

组别	例数				肌酐					
乙组（实验组）	10	6.2	3.7	5.8	2.7	3.9	6.1	6.7	7.8	3.8	6.9
甲组（对照组）	10	8.5	6.8	11.3	9.4	9.3	7.3	5.6	7.9	7.2	8.2

6. 某医生为了评价某安眠药的疗效，随机选取 20 名失眠患者，将其随机分成两组，每组 10 人。分别给予安眠药和安慰剂，观察睡眠时间长度，结果见表 5-8，试评价该药的催眠作用是否与安慰剂不同？

分析计算题 6
数据

表 5-8　患者服药前后的睡眠时间　　　　　　（单位：h）

	安眠药组			安慰剂组	
受试者	治疗前	治疗后	受试者	治疗前	治疗后
1	3.5	4.7	1	4.0	5.4
2	3.3	4.4	2	3.5	4.7
3	3.2	4.0	3	3.2	5.2
4	4.5	5.2	4	3.2	4.8
5	4.3	5.0	5	3.3	4.6
6	3.2	4.3	6	3.4	4.9
7	4.2	5.1	7	2.7	3.8

笔记栏

续表

	安眠药组			安慰剂组	
受试者	治疗前	治疗后	受试者	治疗前	治疗后
8	5.0	6.5	8	4.8	6.1
9	4.3	4.0	9	4.5	5.9
10	3.6	4.7	10	3.8	4.9

案例辨析 1
数据

四、案例辨析

1. 为了研究直肠癌患者手术前后血清癌胚抗原（CEA）含量有无差异，某研究者随机测量了术前、术后各 24 例患者的血清 CEA 含量，资料见表 5-9。

表 5-9　24 例患者血清 CEA 含量　　　　　　　　　　　　　　　　　　（单位：μg/L）

组别	例数	CEA 含量											
术前	24	31.5	30.0	28.6	39.7	45.2	20.3	37.3	24.0	36.2	20.5	23.1	29.0
		33.1	35.2	28.9	26.4	25.9	23.8	30.4	31.6	27.9	33.0	34.0	32.7
术后	24	2.0	3.2	2.3	3.1	1.9	2.2	5.5	1.8	3.2	3.0	2.8	2.1
		2.6	2.9	3.6	4.8	2.9	3.7	2.8	4.1	2.5	2.9	3.4	2.9

研究者采用了两独立样本的 t 检验，结果 $t = 22.023$，$\nu = 46$，$P < 0.05$。从而得出结论：手术前后血清 CEA 含量有差异，术前 CEA 含量高于术后。

试分析：该研究者的统计分析方法是否正确？如果你进行该项研究应该如何设计？

2. 为研究不同药物对肥胖患者的疗效，将 BMI≥28 的肥胖患者随机分成两组，每组 10 人，测得服药前及服药 2 个月后体重的变化，结果见表 5-10。试分析：①A、B 两种药物对肥胖患者是否均有效？②A、B 两种药物的疗效有无差别？

案例辨析 2
数据

表 5-10　两组肥胖患者服药前后体重　　　　　　　　　　　　　　　　（单位：kg）

药物		1	2	3	4	5	6	7	8	9	10
A	服药前	75.6	61.2	67.8	77.2	73.2	65.4	80.0	74.4	82.6	68.6
	服药后	73.0	60.2	63.6	72.0	74.6	60.8	69.4	77.4	79.6	63.4
B	服药前	69.4	89.9	66.8	63.4	70.0	86.6	90.4	74.8	67.4	84.4
	服药后	60.8	95.5	61.6	62.0	69.4	78.0	71.0	76.6	58.2	75.4

（1）首先判断数据的正态性和方差齐性。对 A 组服药前后数据做正态性检验得，服药前 $W = 0.977$，$P = 0.950$；服药后 $W = 0.936$，$P = 0.406$，均服从正态分布；对服药前后数据进行方差齐性检验表明 $F = 1.080$，$P = 0.908$，方差齐性，符合两独立样本 t 检验的条件，研究者因此对 A 组患者采用了两独立样本的 t 检验，结果：A 组患者服药前后比较 $t = 1.040$，$P = 0.312$；从而得出 A 药物无效。

对 B 组数据采用与 A 组同样的分析方法，表明患者服药前后比较 $t = 1.125$，$P = 0.275$。从而得出结论，B 药物无效。

研究者从而得出结论，两种药物均无效。

（2）有研究者认为（1）中的方法有问题，他采用两独立样本的 t 检验，首先比较服药前两组基线水平，结果 $t = 1.533$，$P = 0.160$，表明差异没有统计学意义，两组有可比性。进而比较治疗后两组体重的差异，结果 $t = 0.346$，$P = 0.734$，从而得出结论：A、B 两种药物的疗效差异无统计学意义。

试分析：该研究属于哪种设计类型？上述的两种统计分析方法是否正确？你认为问题①和②分别应采用何种统计分析方法？是否需要做正态性和方差齐性检验？

第 5 章
练习题答案

笔记栏

（王素珍　侯瑞丽）

第6章 定量资料的方差分析

方差分析（analysis of variance，ANOVA）是 20 世纪 20 年代发展起来的一种统计方法，由英国著名统计学家 R.A.Fisher 提出，又称 F 检验。该方法是通过对数据变异的分析，推断两个或多个样本均数所代表总体均数是否有差别的一种统计学分析方法，主要用于比较多个总体均数间的差别。

6.1 方差分析的基本思想和应用条件

6.1.1 方差分析的基本思想

方差分析的基本思想就是把全部观察值的不同（即总变异）按设计和需要分解成两个或多个部分，不同的设计，总变异分解各有不同，但其中一定包括随机误差部分。将各部分的变异分别与随机误差进行比较，判断各变异与随机误差的差别是否具有统计学意义。下面用例 6-1 和例 6-2 说明方差分析的基本思想。

例 6-1 研究大豆对缺铁性贫血的作用，某研究者进行了如下实验：选取已做成贫血模型的大鼠 36 只，随机等分为 3 组，每组 12 只，分别用三种不同的饲料喂养：不含大豆的普通饲料、含 10%大豆饲料和含 15%大豆饲料。喂养一周后，测定大鼠红细胞数（$\times 10^{12}$/L），试分析三种不同饲料对贫血大鼠红细胞数的影响有无差别？

例 6-1 数据

表 6-1 三种不同喂养方式下大鼠红细胞数（$\times 10^{12}$/L）

	普通饲料	10%大豆饲料	15%大豆饲料	合计
	4.78	4.65	6.80	
	4.65	6.92	5.91	
	3.98	4.44	7.28	
	4.04	6.16	7.51	
	3.44	5.99	7.51	
X	3.77	6.67	7.74	
	3.65	5.29	8.19	
	4.91	4.70	7.15	
	4.79	5.05	8.18	
	5.31	6.01	5.53	
	4.05	5.67	7.79	
	5.16	4.68	8.03	
n_i	12	12	12	36（n）
$\bar{X}_i$	4.3775	5.5192	7.3017	5.7328（$\bar{X}$）

表 6-1 按完全随机设计获得 36 个数据 X 可以看到以下三种变异。

（1）总变异。36 只大鼠喂养一周后测定红细胞数 X 各不相同，即 X 与总均数 $\bar{X}$ 不同，这种变异称为总变异（total variation）。总变异反映所有观察值的变异，量化值用所有数据的均方（mean square）$\mathrm{MS}_{总}$ 表示。

$$\mathrm{SS}_{总} = \sum (X - \bar{X})^2 \tag{6-1}$$

$$\mathrm{MS}_{总} = \frac{\mathrm{SS}_{总}}{\nu_{总}} \tag{6-2}$$

笔记栏

$$\nu_{总} = N - 1 \tag{6-3}$$

（2）组间变异。三种（$k = 3$）不同的饲料喂养后，大鼠红细胞数的均数 $\overline{X}_i$ 各不相同，即 $\overline{X}_i$ 与总均数 $\overline{X}$ 不同，这种变异称为组间变异（variation between groups）。该变异既包括三组不同饲料的影响，同时也包括了随机误差。组间变异的量化值用组间均方 $MS_{组间}$ 表示。

$$SS_{组间} = \sum n_i (\overline{X}_i - \overline{X})^2 \tag{6-4}$$

$$MS_{组间} = \frac{SS_{组间}}{\nu_{组间}} \tag{6-5}$$

$$\nu_{组间} = k - 1 \tag{6-6}$$

（3）组内变异。每组内大鼠红细胞数 X 大小各不相同，即每组观察值 X 与本组的样本均数 $\overline{X}_i$ 不同，这种变异称为组内变异（variation within groups）。组内变异仅反映了随机误差，又称误差变异。组内变异的量化值用组内均方 $MS_{组内}$ 表示。

$$SS_{组内} = \sum (X - \overline{X}_i)^2 \quad 或 \quad SS_{组内} = SS_{总} - SS_{组间} \tag{6-7}$$

$$MS_{组内} = \frac{SS_{组内}}{\nu_{组内}} \tag{6-8}$$

$$\nu_{组内} = N - k \tag{6-9}$$

若各样本所代表的总体均数相等，即各样本来自同一总体。本例就是指三种不同饲料的处理效应相同，各组均值相等，组间变异和组内变异一样，只反映随机误差作用大小，即无抽样误差，$MS_{组间} = MS_{组内}$。可以证明，此时比值 $MS_{组间} / MS_{组内}$ 服从自由度为 ν_1 和 ν_2 的 F 分布，可构建以下 F 统计量。

$$F = \frac{MS_{组间}}{MS_{组内}} \tag{6-10}$$

从理论上讲，如果处理效应相同，则 $F = 1$，但由于抽样误差的影响 $F \approx 1$。相反，各处理效应不同，即三个总体均数不全相同时，$MS_{组间} > MS_{组内}$，$F > 1$。但 F 值大到什么程度才有统计学意义？这就需要根据自由度查 F 界值表或直接用 SPSS 软件得到相应的 P 值，然后与已选取的检验水准 α 比较，进而作出推断结论。

例 6-2 数据

例 6-2   研究补钙对绝经期妇女骨密度的影响：绝经期妇女按年龄相同分为 7 个区组，每个区组 4 名分别进行四个补钙剂量观察，A 组、B 组、C 组、D 组（对照组）。经一年补钙测其骨密度值见表 6-2，假定一年内影响骨密度的其他因素均相同，试分析不同补钙剂量对绝经期妇女骨密度值的影响是否不同？

表 6-2   绝经期妇女四个补钙剂量后的骨密度值

区组	A 组	B 组	C 组	D 组	$\overline{X}_j$
1	−2.42	−1.65	−2.75	−3.35	−2.5425
2	−1.99	−1.76	−2.58	−3.12	−2.3625
3	−2.03	−1.64	−2.91	−2.99	−2.3925
4	−1.87	−0.85	−2.26	−1.43	−1.6025
5	−1.35	−1.28	−2.14	−2.68	−1.8625
6	−2.12	−1.90	−2.35	−0.52	−1.7225
7	−0.38	−0.09	−0.25	−0.63	−0.3375
b	7	7	7	7	28（N）
$\overline{X}_i$	−1.7371	−1.3100	−2.1771	−2.1029	−1.8318（$\overline{X}$）
S_i^2	0.4620	0.4127	0.7966	1.4729	0.8216（S^2）

笔记栏

表 6-2 按随机区组设计获得的 28 个数据 X 可以看到以下四种变异。

（1）总变异为 28 个骨密度值 X 大小各不相同，即 X 与总均数 $\bar{X}$ 的不同。该变异包括处理因素的不同水平（四个补钙剂量）、不同区组作用（七个年龄组）和随机误差，总变异的量化值用 $MS_{总}$ 来表示。

（2）处理组变异（variation between treatments）为四个补钙剂量骨密度值的样本均数 $\bar{X}_i$ 各不相同，即 $\bar{X}_i$ 之间及 $\bar{X}_i$ 与总均数 $\bar{X}$ 的不同。它反映了四个补钙剂量（$k=4$）对骨密度值的影响，还包括随机误差，其大小可用处理组均方 $MS_{处理}$ 表示。

$$SS_{处理} = \sum n_i (\bar{X}_i - \bar{X})^2 \tag{6-11}$$

$$MS_{处理} = \frac{SS_{处理}}{\nu_{处理}} \tag{6-12}$$

$$\nu_{处理} = k - 1 \tag{6-13}$$

（3）区组变异（variation between blocks）为七个年龄组骨密度值的样本均数 $\bar{X}_j$ 各不相同，即 $\bar{X}_j$ 与总均数 $\bar{X}$ 不同。反映了七个年龄组（$b=7$）对骨密度值的影响，还包括随机误差，其大小可用区组均方 $MS_{区组}$ 表示。

$$SS_{区组} = \sum n_j (\bar{X}_j - \bar{X})^2 \tag{6-14}$$

$$MS_{区组} = \frac{SS_{区组}}{\nu_{区组}} \tag{6-15}$$

$$\nu_{区组} = b - 1 \tag{6-16}$$

（4）随机区组设计的总变异中扣除处理组变异和区组变异后剩余的变异为误差变异，可以认为单纯由随机误差造成，其大小用误差均方 $MS_{误差}$ 表示。

$$SS_{误差} = SS_{总} - SS_{处理} - SS_{区组} \tag{6-17}$$

$$MS_{误差} = \frac{SS_{误差}}{\nu_{误差}} \tag{6-18}$$

$$\nu_{误差} = \nu_{总} - \nu_{处理} - \nu_{区组} \tag{6-19}$$

式（6-1）、式（6-14）中 n_i、n_j 分别等于区组数 b 和处理数 k。在例 6-2 资料中，若 $\bar{X}_i$ 所代表的总体均数相等，也就是四个补钙剂量骨密度值相同，处理组变异和误差变异一样，只反映随机误差作用大小，则 $MS_{处理} = MS_{误差}$，由于抽样误差的影响，$F \approx 1$。若 $\bar{X}_j$ 所代表的总体均数相等，也就是七个年龄组骨密度值相同，区组变异和误差变异一样，只反映随机误差作用大小，则 $MS_{区组} = MS_{误差}$，由于抽样误差的影响，$F \approx 1$。相反，不同补钙剂量对骨密度值的作用不同，即四个总体均数不全相同时，$MS_{处理} > MS_{误差}$，$F > 1$；不同年龄组对骨密度值的作用不同，即七个区组总体均数不全相同时，$MS_{处理} > MS_{误差}$，$F > 1$。根据假设检验的思想，用 SPSS 软件或查 F 界值表得到相应的 P 值，然后根据所取的检验水准 α 作出推断结论。

6.1.2　方差分析的应用条件

进行方差分析的数据应满足如下两个条件。

（1）各样本是相互独立的随机样本，均服从正态分布。当样本含量较小时，资料是否来自正态分布的总体难以进行直观判断和检验，常常需根据过去经验或正态性检验；当样本含量较大时，无论资料是否来自正态分布总体，数理统计的中心极限定理均保证了样本均数的抽样分布仍然服从或近似服从正态分布，此时方差分析是稳健（robust）的。如果总体极度偏离正态，需作数据转换，改善其正态性或选用其他的统计分析方法。

（2）各样本的总体方差相等，即方差齐性。方差齐性的判断通常采用方差齐性检验（homogeneity of variance test）的方法，常有 Bartlett χ^2 检验和 Levene 检验方法比较多个样本所代表的总体方差是否不等。实际上只要各组样本含量足够大且相等或相近，即使方差不齐，方差分析仍然稳健且检验效能较高。

6.2　完全随机设计资料的方差分析

完全随机设计（completely randomized design）是将同质的受试对象随机分配到各处理组，再观察其实验效应，是研究单因素多水平的实验设计方法。此设计只考察一个处理因素，统计分析处理因素各个水平组间均数有无差别，又称为单向方差分析（one-way ANOVA）。

6.2.1　离均差平方和与自由度的分解

完全随机设计方差分析的总变异分为组间变异和组内变异两部分：

$$SS_{总} = SS_{组间} + SS_{组内}$$

$$\nu_{总} = \nu_{组间} + \nu_{组内}$$

总变异、组间变异和组内变异的离均差平方和 SS、自由度 ν、均方 MS 和 F 计算公式见表 6-3 完全随机设计方差分析表。

表 6-3　完全随机设计方差分析表

变异来源	SS	ν	MS	F
总变异	$\sum(X-\bar{X})^2$	$N-1$		
组间变异	$\sum n_i(\bar{X}_i-\bar{X})^2$	$k-1$	$SS_{组间} / \nu_{组间}$	$MS_{组间} / MS_{组内}$
组内变异	$SS_{组内} = SS_{总} - SS_{组间}$	$N-k$	$SS_{组内} / \nu_{组内}$	

6.2.2　完全随机设计资料方差分析的基本步骤

以例 6-1 资料说明完全随机设计资料的方差分析检验的基本步骤。

(1) 建立检验假设，确定检验水准。

H_0：三个总体均数相等，即三种不同饲料的大鼠红细胞数相同

H_1：三个总体均数不全相等，即三种不同饲料的大鼠红细胞数不全相同

$\alpha = 0.05$

(2) 计算检验统计量。

$$SS_{总} = \sum(X-\bar{X})^2 = 72.1639$$

$$
\begin{aligned}
SS_{组间} &= \sum n_i(\bar{X}_i-\bar{X})^2 \\
&= 12 \times (4.3775 - 5.7328)^2 + 12 \times (5.5192 - 5.7328)^2 + 12 \times (7.3017 - 5.7328)^2 \\
&= 52.1269
\end{aligned}
$$

$$\nu_{组间} = k - 1 = 3 - 1 = 2$$

$$MS_{组间} = \frac{SS_{组间}}{\nu_{组间}} = \frac{52.1269}{2} = 26.0635$$

$$SS_{组内} = SS_{总} - SS_{组间} = 72.1639 - 52.1269 = 20.0370$$

$$\nu_{组内} = N - k = 33$$

$$MS_{组内} = \frac{SS_{组内}}{\nu_{组内}} = \frac{20.0370}{33} = 0.6072$$

$$F = \frac{\text{MS}_{\text{组间}}}{\text{MS}_{\text{组内}}} = \frac{26.0635}{0.6072} = 42.9241$$

计算结果列入表 6-4。

表 6-4　例 6-1 资料的方差分析表

变异来源	SS	ν	MS	F	P
总变异	72.1639	35			
组间变异	52.1269	2	26.0635	42.9241	<0.01
组内变异	20.0370	33	0.6072		

注：手动计算过程中由于保留小数位数问题与软件计算结果可能稍有不同。

（3）确定 P 值并作出推断结论。

根据分子自由度 ν_1、分母自由度 ν_2 查 F 界值表得 P 值或利用统计软件获得 P 值。本例 $\nu_1 = 2$，$\nu_2 = 33$；因 F 界值表中 ν_2 无 33，在保守的原则下取不大于 33 且与其最接近者 $\nu_2 = 32$ 得：$F_{0.05(2,32)} = 3.29$，$F_{0.01(2,32)} = 5.34$，$P<0.01$。按 $\alpha = 0.05$ 水准，拒绝 H_0，差别有统计学意义，可以认为 3 种不同饲料喂养大鼠红细胞数的总体均值不全相同，即 3 个中至少有 2 个（最大和最小）的样本均数所代表的总体均数不同。至于多个总体均数中两两均数之间的差别，需要利用多个均数间的两两比较方法进一步分析。

6.3　随机区组设计资料的方差分析

随机区组设计（randomized block design）又称配伍组设计，通常是将受试对象按性质（如动物的窝别、体重，人的年龄、性别等非实验因素）相同或相近者组成 b 个区组（配伍组），每个区组中的受试对象分别随机分配到 k 个处理组中。此设计既要分析处理因素的作用，还要分析区组因素的作用，统计分析处理因素和区组因素各个水平组间均数有无差别，又称为双向方差分析（two-way ANOVA）。

6.3.1　离均差平方和与自由度的分解

随机区组设计方差分析的总变异分为处理组变异、区组变异和误差三部分：

$$\text{SS}_{\text{总}} = \text{SS}_{\text{处理}} + \text{SS}_{\text{区组}} + \text{SS}_{\text{误差}}$$

$$\nu_{\text{总}} = \nu_{\text{处理}} + \nu_{\text{区组}} + \nu_{\text{误差}}$$

总变异、处理组变异、区组变异和误差的离均差平方和 SS、自由度 ν、均方 MS 和 F 计算公式见表 6-5 随机区组设计方差分析表。

表 6-5　随机区组设计方差分析表

变异来源	SS	ν	MS	F
总变异	$\sum(X - \bar{X})^2$	$N-1$		
处理组	$\sum n_i(\bar{X}_i - \bar{X})^2$	$k-1$	$\text{SS}_{\text{处理}} / \nu_{\text{处理}}$	$\text{MS}_{\text{处理}} / \text{MS}_{\text{误差}}$
区组	$\sum n_j(\bar{X}_j - \bar{X})^2$	$b-1$	$\text{SS}_{\text{区组}} / \nu_{\text{区组}}$	$\text{MS}_{\text{区组}} / \text{MS}_{\text{误差}}$
误差	$\text{SS}_{\text{总}} - \text{SS}_{\text{处理}} - \text{SS}_{\text{区组}}$	$\nu_{\text{总}} - \nu_{\text{处理}} - \nu_{\text{区组}}$	$\text{SS}_{\text{误差}} / \nu_{\text{误差}}$	

注：k 为处理组的组数，b 为区组的组数。

6.3.2　随机区组设计资料方差分析的基本步骤

以例 6-2 资料说明随机区组设计方差分析的步骤。

笔记栏

（1）建立检验假设，确定检验水准。

处理组：

H_0：四个总体均数全相等，即四个补钙剂量骨密度值相同

H_1：四个总体均数不全相等，即四个补钙剂量骨密度值不全相同

区组：

H_0：七个总体均数全相等，即不同年龄组骨密度值相同

H_1：七个总体均数不全相等，即不同年龄组骨密度值不全相同

$\alpha = 0.05$

（2）计算检验统计量。

$$SS_{总} = \sum (X - \bar{X})^2 = 22.1828$$

$$SS_{处理} = \sum n_i (\bar{X}_i - \bar{X})^2 = 3.3178$$

$$\nu_{处理} = k - 1 = 3$$

$$MS_{处理} = \frac{SS_{处理}}{\nu_{处理}} = \frac{3.3178}{3} = 1.1059$$

$$SS_{区组} = \sum n_j (\bar{X}_j - \bar{X})^2 = 13.5981$$

$$\nu_{区组} = b - 1 = 6$$

$$MS_{区组} = \frac{SS_{区组}}{\nu_{区组}} = \frac{13.5981}{6} = 2.2664$$

$$SS_{误差} = SS_{总} - SS_{处理} - SS_{区组} = 5.2669$$

$$\nu_{误差} = \nu_{总} - \nu_{处理} - \nu_{区组} = 18$$

$$MS_{误差} = \frac{SS_{误差}}{\nu_{误差}} = \frac{5.2669}{18} = 0.2926$$

计算结果列入表 6-6。

表 6-6 例 6-2 资料的方差分析表

变异来源	SS	ν	MS	F	P
总变异	22.1828	27			
处理组	3.3178	3	1.1059	3.7796	0.029
区组	13.5981	6	2.2664	7.7457	<0.001
误差	5.2669	18	0.2926		

注：手动计算过程中由于保留小数位数问题与软件计算结果可能稍有不同。

（3）确定 P 值并作出推断结论。

根据处理组 F 值分子自由度 $\nu_{处理}$、分母自由度 $\nu_{误差}$，区组 F 值分子自由度 $\nu_{区组}$、分母自由度 $\nu_{误差}$ 查 F 界值表，得到处理组和区组的 P 值或利用统计软件获得 P 值。根据表 6-6，按 $\alpha = 0.05$ 水准，处理组和区组均拒绝 H_0，可以认为 4 个补钙剂量和不同年龄组骨密度值不同，即处理组和区组的总体均数中至少有 2 个不同。总体均数中具体哪些不同，需要用多个均数间的两两比较方法进一步分析。

6.4 多个样本均数的两两比较

例 6-1 和例 6-2，经方差分析后均得到处理组组间的 $P < 0.05$，拒绝 H_0，说明各处理组总体均数不全相等，若要说明具体哪两个总体均数不等需进一步作两两比较。

方差分析后均数的两两比较是否能用 t 检验，现在通过一个计算机实验回答该问题：从已知正态总体 $N(12, 6^2)$ 中随机抽样，共抽取了 10 组（$k = 10$）样本，每组样本的样本含量 $n_i = 15$，每组样本均可算出其均数和标准差，得表 6-7 的结果。

表 6-7　随机抽取 10 个样本（$n_i = 15$）的均数和标准差

样本编号 k	1	2	3	4	5	6	7	8	9	10
$\bar{X}$	14.44	10.05	13.98	10.36	10.45	13.58	11.18	13.00	10.21	9.97
S	5.86	7.28	4.55	5.40	5.51	7.32	6.15	5.12	4.68	5.32

10 个样本每两组进行 t 检验，比较次数为：$m = \binom{k}{2} = \dfrac{k(k-1)}{2} = \dfrac{10(10-1)}{2} = 45$。实验结果表明：若 $\alpha = 0.05$，则在 45 次 t 检验中，发现 4 次有统计学意义，结果见表 6-8。

表 6-8　45 次比较中 4 次有统计学意义的结果

比较组	1 与 9	1 与 10	3 与 9	1 与 9
t	2.19	2.19	2.24	2.22
P	0.037	0.037	0.033	0.035

理论上讲 10 个样本均来自同一正态总体 $N(12, 6^2)$，差异应无统计学意义。两样本均数 t 检验时，规定允许犯第一类错误的概率为 $\alpha = 0.05$。本实验犯第一类错误的概率为：$4/45 \approx 0.09$，大于 0.05，因此多个样本均数两两比较不能直接用前面学过的 t 检验。本章介绍方差分析基础之上的两两比较的常用方法：SNK 法和 Dunnett 法。

6.4.1　SNK 法

在探索性研究中，研究设计时未考虑均数多重比较问题，经方差分析得出有统计学意义的结论后，才决定对每两个均数都进行比较，可采用 SNK（Students Newman Keuls）法。目的是比较每两个样本均数所代表的总体均数是否不同，其检验统计量为 q，又称 q 检验。

$$q = \frac{\bar{X}_A - \bar{X}_B}{S_{\bar{X}_A - \bar{X}_B}} = \frac{\bar{X}_A - \bar{X}_B}{\sqrt{\dfrac{MS_e}{2}\left(\dfrac{1}{n_A} + \dfrac{1}{n_B}\right)}}, \quad \nu = \nu_e \tag{6-20}$$

式中分子为任意两个对比组 A、B 的样本均数之差，分母是差值的标准误，式中 n_A 和 n_B 分别为 A 和 B 两个样本的例数，MS_e 为前述方差分析中算得 $MS_{组内}$ 或误差均方 $MS_{误差}$。

例 6-3　对例 6-1 资料三组总体均数进行两两比较。

(1)建立检验假设，确定检验水准。

H_0：任意两对比组的总体均数相等

H_1：任意两对比组的总体均数不等

$\alpha = 0.05$

(2)计算检验统计量。

首先将三个样本均数由大到小排列，并编组次：

组别	15%饲料	10%饲料	普通饲料
$\bar{X}_i$	7.3017	5.5192	4.3775
组次	1	2	3

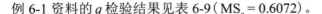

例 6-1 资料的 q 检验结果见表 6-9（$MS_e = 0.6072$）。

笔记栏

表 6-9　例 6-1 资料的 SNK 法检验（q 检验）计算表

对比组 A 与 B (1)	两均数之差 $\overline{X}_A - \overline{X}_B$ (2)	两均数之差标准误 $S_{\overline{X}_A - \overline{X}_B}$ (3)	q (4)=$\dfrac{(2)}{(3)}$	对比组内包含组数 a	q 界值 0.05	q 界值 0.01	P
1 与 3	2.9242	0.2249	13.0022	3	3.49	4.45	<0.01
1 与 2	1.7825	0.2249	7.9257	2	2.89	3.89	<0.01
2 与 3	1.1417	0.2249	5.0765	2	2.89	3.89	<0.01

（3）确定 P 值并作出推断结论。

以计算 MS_e 的自由度 $\nu_e = 33$（取 30）和对比组内包含组数 a 查 q 界值表得 $q_{(0.05,30)}$ 和 $q_{(0.01,30)}$ 的界值，列于表 6-9 中，将第（4）栏算得的 q 值与相应 q 界值进行比较得各组的 P 值。可以看出 $\alpha = 0.05$ 水准下，三组含大豆不同饲料喂养下的大鼠红细胞数之间的差别均有统计学意义，总体均数不同。

6.4.2　Dunnett 法

在设计阶段就根据研究目的或专业知识而计划好的某些均数间的两两比较，它常用于事先有明确假设的证实性研究，如多个处理组与对照组的比较，某一对或某几对在专业上有特殊意义的均数间的比较等，可采用 Dunnett 法检验。Dunnett 法检验统计量为 t_D，又称 Dunnett-t 检验。

$$t_D = \frac{\overline{X}_T - \overline{X}_C}{S_{\overline{X}_T - \overline{X}_C}} = \frac{\overline{X}_T - \overline{X}_C}{\sqrt{MS_e \left(\dfrac{1}{n_T} + \dfrac{1}{n_C} \right)}}, \quad \nu = \nu_e \tag{6-21}$$

式中 T 代表多个处理组，C 为对照组；分子为任意处理组与对照组样本均数的差值；分母是差值的标准误；n_T 和 n_C 分别为处理组与对照组的例数。

例 6-4　对例 6-2 资料，问 A 组、B 组和 C 组（实验组）分别与 D 组（对照组）的总体均数是否不同？

（1）建立检验假设，确定检验水准。

H_0：实验组与对照组的总体均数相同

H_1：实验组与对照组的总体均数不同

$\alpha = 0.05$

（2）计算检验统计量。

$$MS_e = 0.2926, \quad n_1 = n_2 = n_3 = n_4 = 7$$

$$S_{\overline{X}_T - \overline{X}_C} = \sqrt{MS_e \left(\frac{1}{n_T} + \frac{1}{n_C} \right)} = 0.2891$$

表 6-10　例 6-2 资料的 Dunnett-t 检验计算表

对比组 T 与 C (1)	两均数之差 $\overline{X}_T - \overline{X}_C$ (2)	$|t_D|$ (3)=$\dfrac{(2)}{0.2891}$	t_D 临界值 0.05	t_D 临界值 0.01	P
A 与 D	0.3658	1.2653	2.56	3.33	>0.05
B 与 D	0.7929	2.7426	2.56	3.33	<0.05
C 与 D	−0.0742	0.2567	2.56	3.33	>0.05

（3）确定 P 值并作出推断结论。

将表 6-10 中 t_D 取绝对值，并以计算 MS_e 时的自由度 $\nu_e = 18$ 和实验组数 $a = k-1 = 2$（不含对照组）查 Dunnett-t 界值表得 P 值，列于表中。按 $\alpha = 0.05$ 水准，A 组、B 组、C 组三个实验组分别与 D 组对照组相比，只有 B 与 D 对比组所对应 P 值小于 0.05，差别有统计学意义，剩余两组与 D 组相比 P 值均大于 0.05，差别没有统计学意义。

6.5　析因设计资料的方差分析

析因设计（factorial design）是将两个或多个实验因素的各水平进行全面组合，对各种组合都进行实验，探讨各实验因素的单独效应（simple effect）、主效应（main effect）及各因素间的交互效应（interaction）。利用下面的例子解释析因设计。

例 6-5　研究者欲研究煤焦油（因素 A）以及作用时间（因素 B）对细胞毒性的作用，煤焦油含量分为 3μg/mL（a_1）和 75μg/mL（a_2）两个水平，作用时间分别为 6 小时（b_1）和 8 小时（b_2）。将统一制备的 16 盒已培养好的细胞随机分为四组，分别接受 A、B 不同组合情况下的四种处理（a_1b_1、a_1b_2、a_2b_1、a_2b_2），分别测得四种不同处理情况下吸光度的值（%），结果如表 6-11，试对该资料进行分析。

例 6-5 数据

表 6-11　四种不同处理情况下吸光度的值　　　　（单位：%）

	煤焦油（3μg/mL）a_1		煤焦油（75μg/mL）a_2		合计
	时间（6 小时）b_1	时间（8 小时）b_2	时间（6 小时）b_1	时间（8 小时）b_2	
X	0.163	0.127	0.124	0.101	
	0.199	0.168	0.151	0.192	
	0.184	0.152	0.127	0.079	
	0.198	0.150	0.101	0.086	
n_i	4	4	4	4	$N = 16$
$\bar{X}_i$	0.1860	0.1493	0.1258	0.1145	
n_A	8	8　n_B	8	8	$\bar{X} = 0.1439$
$\bar{X}_A$	0.1676	0.1201　$\bar{X}_B$	0.1559	0.1319	

本例是最简单的 2×2 析因设计，第一个 2 为第一个因素有两个水平，第二个 2 为第二个因素有两个水平。本例有 A、B 两个实验因素，A 因素有两个水平，a_1、a_2；B 因素有两个水平，b_1、b_2。进行全面组合为 a_1b_1、a_1b_2、a_2b_1 和 a_2b_2 四种处理，每个组合均进行 4 次实验。

6.5.1　单独效应、主效应和交互效应

为说明单独效应、主效应和交互效应，将表 6-11 数据的均数整理成表 6-12。

表 6-12　例 6-5 吸光度均数的差别

B 因素	A 因素		平均	$a_1 - a_2$
	3μg/mL（a_1）	75μg/mL（a_2）		
6 小时（b_1）	0.1860	0.1258	0.1559	0.0602
8 小时（b_2）	0.1493	0.1145	0.1319	0.0348
平均	0.1676*	0.1202#	0.1439	0.0475
$b_1 - b_2$	0.0367	0.0113	0.0240	

*该数据在计算过程中为保证逻辑性未四舍五入，舍去了第五位的 5。
\#该数据与表 6-11 的 0.1201 不同是因为一个使用原始数据计算，一个使用均值计算。

（1）单独效应是指其他因素水平固定时，同一因素不同水平的效应差。如表 6-12 所示，A 因素固定在 1 水平时，B 因素的单独效应为 0.1860−0.1493＝0.0367；A 因素固定在 2 水平时，B 因素的单独效应为 0.1258−0.1145＝0.0113。同理，B 因素固定在 1 水平时，A 因素的单独效应为 0.1860−0.1258＝0.0602；B 因素固定在 2 水平时，A 因素的单独效应为 0.1493−0.1145＝0.0348。

笔记栏

（2）主效应是指某一因素单独效应的平均值。B 因素为 1 水平和 2 水平时，A 的单独效应分别为 0.0602 和 0.0348，两者的平均 0.0475 即为 A 因素的主效应；同理 B 因素的主效应为 0.0367 和 0.0113 的平均值 0.0240。

（3）交互效应是指两个或多个受试因素间的效应互不独立，当某一因素在各水平间变化时，另一个或多个因素各水平的效应也相应地发生变化。如果 A 因素的水平变化时，B 因素的单独效应也发生变化，A、B 两个因素存在交互效应；如果 A 因素的水平变化时，B 因素和 C 因素间的交互效应也发生变化，A、B、C 三个因素间存在交互效应。通常，两因素间的交互效应称为一阶交互效应，三因素间交互效应称为二阶交互效应，以此类推。

A、B 两因素的交互效应的计算公式为

$$\text{AB交互效应} = \text{BA交互效应}$$

$$= \frac{1}{2}(a_1\text{时B的单独效应} - a_2\text{时B的单独效应})$$

$$= \frac{1}{2}(b_1\text{时A的单独效应} - b_2\text{时A的单独效应})$$

例 6-5 中，

$$\text{AB交互效应} = \text{BA交互效应} = \frac{1}{2}(0.0367 - 0.0113) = \frac{1}{2}(0.0602 - 0.0348) = 0.0127$$

图 6-1 是 2×2 析因设计交互效应示意图。如果 a_1 时 B 因素的单独效应 $b_1 - b_2$ 等于 a_2 时 B 因素的单独效应 $b_1 - b_2$，图中两条直线（线段）平行；a_1 时 B 因素的单独效应 $b_1 - b_2$ 不等于 a_2 时 B 因素的单独效应 $b_1 - b_2$，图中两条直线相交。实践中，如果图中两条直线几乎平行，可以认为 A、B 两个因素不存在交互效应。相反，如果图中两条直线相交叉，则说明 A、B 两因素可能存在交互效应。是否确实存在交互效应，需要通过假设检验进行判断。

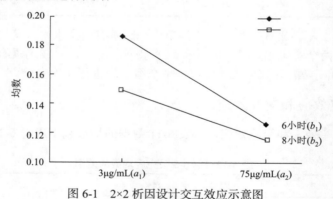

图 6-1　2×2 析因设计交互效应示意图

6.5.2　离均差平方和与自由度的分解

析因设计方差分析的总变异分为处理和误差两部分。2×2 析因设计的处理变异包含了 A 因素、B 因素的主效应以及 A、B 的交互效应；同样，自由度也可作相应的分解。

$$\text{SS}_\text{总} = \text{SS}_\text{处理} + \text{SS}_\text{误差} = (\text{SS}_\text{A} + \text{SS}_\text{B} + \text{SS}_\text{AB}) + \text{SS}_\text{误差}$$

$$\nu_\text{总} = \nu_\text{处理} + \nu_\text{误差} = (\nu_\text{A} + \nu_\text{B} + \nu_\text{AB}) + \nu_\text{误差}$$

表 6-11 按 2×2 析因设计获得的 16 个数据 X 可以看到以下变异。

（1）总变异为 16 个吸光度值 X 大小各不相同，即 X 与总均数 $\overline{X}$ 不同。总变异来自两部分：一部分为处理因素的作用，另一部分为误差。

（2）处理间的变异为 a_1b_1、a_1b_2、a_2b_1 和 a_2b_2 四种处理吸光度值的样本均数 $\overline{X}_i$ 各不相同，即 $\overline{X}_i$ 与总

均数 $\bar{X}$ 不同。处理变异包含了 A 因素、B 因素的主效应以及 A、B 的交互效应。其大小可用均方 MS_A，MS_B 和 MS_{AB} 表示。

2×2 析因设计的方差分析计算公式见表 6-13。

表 6-13　2×2 析因设计方差分析计算表

变异来源	SS	v	MS	F
总变异	$\sum(X-\bar{X})^2$	$N-1$		
处理	$\sum_i n_i(\bar{X}_i-\bar{X})^2$	$k-1$		
A	$\sum n_A(\bar{X}_A-\bar{X})^2$	1	SS_A/v_A	$MS_A/MS_{误差}$
B	$\sum n_B(\bar{X}_B-\bar{X})^2$	1	SS_B/v_B	$MS_B/MS_{误差}$
A×B	$SS_{处理}-SS_A-SS_B$	1	SS_{AB}/v_{AB}	$MS_{AB}/MS_{误差}$
误差	$SS_{总}-SS_{处理}$	$N-k$	$SS_{误差}/v_{误差}$	

6.5.3　析因设计资料方差分析的基本步骤

析因设计资料的方差分析步骤：

(1) 建立检验假设，确定检验水准。

因素 A

H_0：煤焦油含量为 $3\mu g/mL$ 和 $75\mu g/mL$ 吸光度的总体均数相等

H_1：煤焦油含量为 $3\mu g/mL$ 和 $75\mu g/mL$ 吸光度的总体均数不等

$\alpha = 0.05$

因素 B

H_0：作用时间 6 小时和 8 小时吸光度的总体均数相等

H_1：作用时间 6 小时和 8 小时吸光度的总体均数不等

$\alpha = 0.05$

交互作用 A×B

H_0：不同煤焦油含量对作用时间长短吸光度的测得值无影响，即因素 A 和 B 无交互效应

H_1：不同煤焦油含量对作用时间长短吸光度的测得值有影响，即因素 A 和 B 有交互效应

$\alpha = 0.05$

(2) 计算检验统计量。

利用 SPSS 软件计算得到的方差分析结果见表 6-14。

表 6-14　例 6-5 资料方差分析表

变异来源	SS	df	MS	F	P
总变异	0.0232	15			
（处理）	(0.0120)	(3)	(0.0040)		
A	0.0090	1	0.0090	10.0000	0.009
B	0.0023	1	0.0023	2.5556	0.142
A×B	0.0007	1	0.0007	0.7778	0.421
误差	0.0112	12	0.0009		

注：手动计算过程中由于保留小数位数问题与软件计算结果可能稍有不同。

(3) 确定 P 值并作出推断结论。

以计算 F 值时分子自由度 v_1、分母自由度 v_2 查 F 界值表得相应 P 值。首先看 A 因素和 B 因素交互效应 A×B 的 P 值：本例交互效应 A×B 的 $P > 0.05$，按 $\alpha = 0.05$ 水准，不拒绝 H_0，即不能认为两个因

素间存在交互效应。A、B 两因素的主效应：A 因素主效应 $P <0.01$，拒绝 H_0，有统计学意义；B 因素主效应 $P >0.05$，不拒绝 H_0，无统计学意义。结论为煤焦油含量对吸光度有影响，作用时间长短对吸光度无影响。

6.6　重复测量设计资料的方差分析

重复测量设计资料（repeated measurement data）是同一受试对象的同一观察指标在不同时间点上进行多次测量所得到的资料，常用来分析该观察指标在不同时间点上的变化特点。由于这种设计符合许多医学实验本身的特点，故在医学研究中应用的频率较高。重复测量资料的多次测量数据之间往往存在相关性，因此，这类资料的方差分析有其特殊性。

例 6-6　临床为指导脑梗死患者的治疗和预后，某医师对不同类型脑梗死患者酸性磷脂（AP）在不同时间点的变化，进行了如下观察：随机选取三种不同类型的脑梗死（短暂性脑缺血发作即 TIA、脑血栓形成、腔隙性脑梗死）患者各 8 例，分别于脑梗死发生的第 24 小时、48 小时、72 小时、7 天分别给患者抽血，测量血中的 AP 值，结果见表 6-15，试对该资料进行分析。

例 6-6 数据

表 6-15　不同类型脑梗死患者的 AP 值　　　　　　　　　　（单位：μmol/L）

患者类型	病例编号	测量时间（$p=4$）				n_j	$\bar{X}_j$
		24 小时	48 小时	72 小时	7 天		
TIA	1	4.84	22.44	19.38	4.04	4	12.68
	2	7.26	15.84	21.82	6.07	4	12.75
	3	12.10	14.52	9.68	5.28	4	10.40
	4	11.37	17.16	11.79	2.34	4	10.67
	5	32.30	38.00	26.40	8.21	4	26.23
	6	5.88	7.92	6.39	3.59	4	5.95
	7	4.75	18.48	9.90	4.10	4	9.31
	8	5.28	7.49	6.49	2.40	4	5.42
	$n_{处理×时间}$	8	8	8	8	32（$n_{处理}$）	
	$\bar{X}_{处理×时间}$	10.47	17.73	13.98	4.50	11.67（$\bar{X}_{处理}$）	
脑血栓形成	9	5.83	13.53	15.43	11.88	4	11.67
	10	6.34	11.97	26.40	23.23	4	16.99
	11	23.39	33.26	29.75	14.78	4	25.30
	12	9.73	18.58	12.07	8.74	4	12.28
	13	10.56	19.96	18.48	7.92	4	14.23
	14	23.76	26.09	26.40	10.98	4	21.81
	15	22.67	29.97	33.56	19.69	4	26.47
	16	17.16	22.44	25.86	3.17	4	17.16
	$n_{处理×时间}$	8	8	8	8	32（$n_{处理}$）	
	$\bar{X}_{处理×时间}$	14.93	21.98	23.49	12.55	18.24（$\bar{X}_{处理}$）	
腔隙性脑梗死	17	40.13	12.32	10.89	19.71	4	20.76
	18	59.38	51.74	13.34	17.95	4	35.60
	19	27.64	24.10	32.21	56.33	4	35.07
	20	10.19	8.82	5.72	10.03	4	8.69
	21	31.48	29.04	27.53	12.17	4	25.06

笔记栏

续表

| 患者类型 | 病例编号 | 测量时间（$p=4$） | | | | n_j | $\bar{X}_j$ |
		24 小时	48 小时	72 小时	7 天		
	22	25.90	7.20	34.60	7.10	4	18.70
	23	42.80	31.00	8.40	20.10	4	25.58
腔隙性脑梗死	24	23.96	16.39	20.34	15.87	4	19.14
	$n_{\text{处理×时间}}$	8	8	8	8	32（$n_{\text{处理}}$）	
	$\bar{X}_{\text{处理×时间}}$	32.69	22.58	19.13	19.91	23.57（$\bar{X}_{\text{处理}}$）	
（$n_{\text{时间}}$）		24	24	24	24	96（N）	
（$\bar{X}_{\text{时间}}$）		19.36	20.76	18.87	12.32	17.83（$\bar{X}$）	

6.6.1　离均差平方和与自由度的分解

重复测量资料的总变异包括两部分，一部分为受试对象间的变异，另一部分为受试对象内的变异。其中受试对象间的变异又分为处理因素的变异和个体间误差两部分；受试对象内的变异则可分为时间因素的变异、处理因素和时间因素的交互作用及个体内误差三部分：

$$\text{SS}_{\text{总}}=\text{SS}_{\text{受试对象间}}+\text{SS}_{\text{受试对象内}}=(\text{SS}_{\text{处理}}+\text{SS}_{\text{个体间误差}})+(\text{SS}_{\text{时间}}+\text{SS}_{\text{处理×时间}}+\text{SS}_{\text{个体内误差}})$$

$$\nu_{\text{总}}=\nu_{\text{受试对象间}}+\nu_{\text{受试对象内}}=(\nu_{\text{处理}}+\nu_{\text{个体间误差}})+(\nu_{\text{时间}}+\nu_{\text{处理×时间}}+\nu_{\text{个体内误差}})$$

表 6-15 按重复测量设计获得的 96 个数据 X 可以看到的变异如下。

（1）总变异为 96 个 AP 值 X 大小各不相同，即 X 与总均数 $\bar{X}$ 不同。总变异包括两部分，一部分为受试对象间的变异，另一部分为受试对象内的变异。

（2）受试对象间的变异为 24 名（$k=24$）脑梗死患者 AP 值的样本均数 $\bar{X}_j$ 各不相同，及 $\bar{X}_j$ 与总均数 $\bar{X}$ 不同。它包括了处理的不同即三种类型脑梗死（$g=3$）患者 AP 值的差别和受试对象个体间的误差，其大小可用均方 $\text{MS}_{\text{处理}}$ 和 $\text{MS}_{\text{误差1}}$ 表示。

（3）受试对象内的变异为总变异中扣除受试对象间的变异后剩下的变异，它包括了不同时间的差别即 24 小时、48 小时、72 小时、7 天（$p=4$）血中 AP 值的差别、处理和时间的交互作用，也即三种不同类型的脑梗死患者的 AP 值在不同时间点上变化的差别、受试对象内的误差，其大小可用均方 $\text{MS}_{\text{时间}}$、$\text{MS}_{\text{处理×时间}}$ 和 $\text{MS}_{\text{误差2}}$ 表示。

重复测量设计资料的方差分析计算公式见表 6-16。

表 6-16　重复测量设计方差分析的计算表

变异来源	SS	ν	MS	F
总变异	$\sum(X-\bar{X})^2$	$N-1$		
（受试对象间）	$\sum n_j(\bar{X}_j-\bar{X})^2$	$k-1$		
处理	$\sum n_{\text{处理}}(\bar{X}_{\text{处理}}-\bar{X})^2$	$g-1$	$\dfrac{\text{SS}_{\text{处理}}}{\nu_{\text{处理}}}$	$\dfrac{\text{MS}_{\text{处理}}}{\text{MS}_{\text{误差1}}}$
个体间误差	$\text{SS}_{\text{对象间}}-\text{SS}_{\text{处理}}$	$k-g$	$\dfrac{\text{SS}_{\text{误差1}}}{\nu_{\text{误差1}}}$	
（受试对象内）	$\text{SS}_{\text{总}}-\text{SS}_{\text{对象间}}$	$N-k$		
时间	$\sum n_{\text{时间}}(\bar{X}_{\text{时间}}-\bar{X})^2$	$p-1$	$\dfrac{\text{SS}_{\text{时间}}}{\nu_{\text{时间}}}$	$\dfrac{\text{MS}_{\text{时间}}}{\text{MS}_{\text{误差2}}}$

笔记栏

续表

变异来源	SS	ν	MS	F
处理×时间	$\sum n_{处理×时间}(\bar{X}_{处理×时间} - \bar{X})^2$	$(g-1)(p-1)$	$\dfrac{SS_{处理×时间}}{\nu_{处理×时间}}$	$\dfrac{MS_{处理×时间}}{MS_{误差2}}$
个体内误差	$SS_{对象内} - SS_{时间} - SS_{处理×时间}$	$N-k-g(p-1)$	$\dfrac{SS_{误差2}}{\nu_{误差2}}$	

注：$N=96$，$k=24$，$p=4$，$g=3$。

6.6.2 重复测量资料方差分析的基本步骤

以例 6-6 资料说明重复测量资料的方差分析步骤。

（1）建立检验假设，确定检验水准。

处理因素 K

H_0：不同类型脑梗死患者血中的 AP 值相同

H_1：不同类型脑梗死患者血中的 AP 值不同

时间因素 I

H_0：不同时间(24 小时、48 小时、72 小时、7 天)血中的 AP 值相同

H_1：不同时间(24 小时、48 小时、72 小时、7 天)血中的 AP 值不同

交互作用 K×I

H_0：不同类型脑梗死患者 K 和时间 I 无交互效应

H_1：不同类型脑梗死患者 K 和时间 I 有交互效应

$\alpha = 0.05$

（2）计算检验统计量。

利用 SPSS 软件计算得到的方差分析结果见表 6-17

表 6-17 三组患者在不同时间点上 AP 值比较的方差分析表

变异来源	SS	ν	MS	F	P
总变异	13428.06	95	141.35		
处理	2274.63	2	1137.31	5.54	0.012
个体间误差	4311.70	21	205.32		
时间	1017.02	3	339.01	4.78	0.005
时间×处理	1358.80	6	226.47	3.20	0.008
个体内误差	4465.92	63	70.89		

注：因重复测量部分计算量大，不适宜手动计算，此部分结果均为软件计算结果。

（3）确定 P 值并作出推断结论。

根据表 6-17 的 P 值得出结论：测量时间与处理因素存在交互作用 $P=0.008$（$P<0.05$），说明三种不同类型的脑梗死患者的 AP 值在不同时间点上的变化是不同的；处理因素 $P=0.012$（$P<0.05$），说明三种不同类型的脑梗死患者的 AP 值之间有差别；测量时间 $P=0.005$（$P<0.05$），说明脑梗死发生后的第 24 小时、48 小时、72 小时、7 天患者体内 AP 值不相同。若想进一步说明三种不同类型的脑梗死患者和四个时间之间的差别，可进一步作多个样本均数间的两两比较。

6.6.3 重复测量资料方差分析的前提条件

进行重复测量资料的方差分析，除需满足一般方差分析的条件外，还需特别满足协方差矩阵 (covariance matrix)的球对称性(sphericity/circularity)或复合对称性(compound symmetry)。Box 于 1954 年

笔记栏

指出，若球对称性不能满足，方差分析的结果会增大第一类错误的概率。球对称性通常采用 Mauchly 检验（Mauchly's test）来判断，由于 Mauchly 检验的统计量的表达式较复杂，计算烦琐，通常是利用统计软件完成。本例利用 SPSS 统计软件得到的结果见表 6-18 所示。

表 6-18　Mauchly 检验和球对称系数 ε

Mauchly's W	χ^2	ν	P	球对称系数 ε		
				G-G	H-F	L-B
0.438	16.281	5	0.006	0.686	0.834	0.333

如果假设检验的概率小于规定的检验水准 $\alpha = 0.10$，从理论上讲应对受试对象内所有变异的自由度进行校正，包括时间效应、处理和时间的交互效应，以及个体内误差三者的自由度均进行校正。表 6-18 中，球对称 Mauchly 检验的 P 值为 0.006，故该资料不满足球对称性，应对自由度进行校正，即用 Greenhouse Geisser（G-G）法、Huynh Feldt（H-F）法或 Lower-Bound（L-B）的"球对称"系数 ε 乘以受试对象内各变异的自由度后再查 F 界值表获得 P 值。表 6-19 为两种方法自由度的调整值；表 6-20 为例 6-6 资料校正后的结果。

表 6-19　自由度调整值

变异来源	ν	G-G 校正的 ν	H-F 校正的 ν	L-B 校正的 ν
时间	3	2.06	2.50	1.00
处理×时间	6	4.11	5.00	2.00
组内误差	63	43.20	52.52	21.00

表 6-20　三组患者在不同时间点上 AP 值比较的方差分析表（G-G 校正）

变异来源	SS	ν	MS	F	P
总变异	13428.06	72.37	185.54		
处理	2274.63	2	1137.31	5.54	0.012
组间误差	4311.70	21	205.32		
时间	1017.02	2.06	494.37	4.78	0.013
时间×处理	1358.80	4.11	330.26	3.20	0.021
组内误差	4465.92	43.20	103.38		

可以看出，校正前后的结果虽有不同，但结论未变。在球对称性不满足时，也可采用多变量方差分析（multivariate analysis of variance，MANOVA）的方法。

6.7　方差分析的 SPSS 软件实现方法

6.7.1　完全随机设计资料方差分析的 SPSS 实现方法

例 6-1 资料 SPSS 软件实现方法如下。

1. SPSS 数据文件格式　将三种不同的饲料即分组因素命名为"Group"，将大鼠红细胞数命名为"X"（图 6-2）。

笔记栏

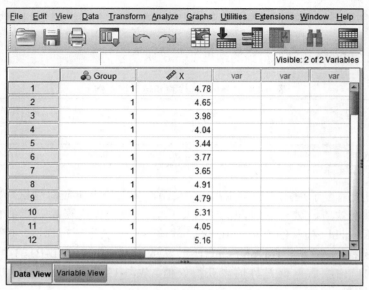

图 6-2　例 6-1 完全随机设计资料数据文件

2. SPSS 软件实现方法

（1）正态性检验：单击 Analyze 菜单中 Descriptive Statistics 子菜单，选择 Explore…项，弹出 Explore 对话框（图 6-3）。

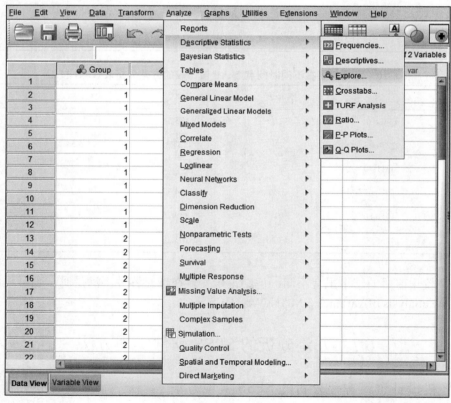

图 6-3　Analyze→Explore 操作

（2）单击"大鼠红细胞数(*1012)[X]"变量进入 Dependent List 栏内，单击"分组[Group]"进入 Factor List 栏内；单击右上角 Plots…选项，弹出 Plots 选项对话框，勾选 Normality plots with tests 选项，其余系统默认即可，完成后单击 Continue 按钮返回（图 6-4）。

（3）步骤（1）（2）操作完成后返回 Explore 对话框，单击 OK 按钮即可输出正态性检验结果。

笔记栏

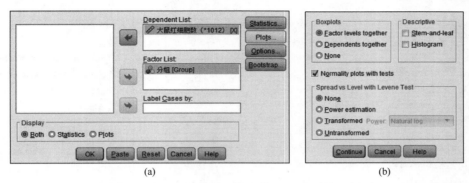

(a)　　　　　　　　　　　(b)

图 6-4　Explore 对话框（a）及其 Plots 选项设置（b）

（4）单击 Analyze 菜单中 Compare Means 子菜单，选择 One-Way ANOVA…，弹出 One-Way ANOVA 对话框（图 6-5，图 6-6）。

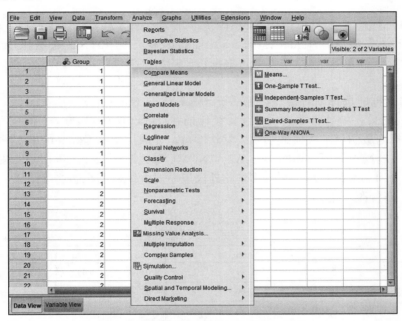

图 6-5　Analyze→One-Way ANOVA 操作

（5）单击"大鼠红细胞数（*1012）[X]"变量进入 Dependent List 栏内，单击"分组[Group]"进入 Factor 栏内（图 6-6）。

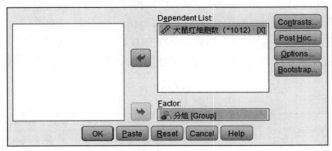

图 6-6　One-Way ANOVA 对话框

（6）One-Way ANOVA 对话框中右上方有四个按钮，分别是"Contrasts…""Post Hoc…" "Options…""Bootstrap…"（图 6-6），即参照值按钮、均数两两比较按钮、选择项按钮、自助抽样按钮，其中参照值的选取和自助抽样在一般分析中不需要选择，分别单击"Post Hoc…""Options…" 后弹出两个对话框（图 6-7，图 6-8）。

笔记栏

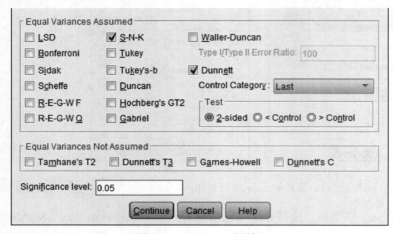

| 图 6-7　Post Hoc 对话框 | 图 6-8　Options 对话框 |

（7）Post Hoc 对话框，此对话框供均数两两比较时使用，有多种方法可供选择。本例为了和教材内容保持一致，选假设方差齐性时（Equal Variances Assumed）多选项中的 S-N-K 法和 Dunnett 法两种方法，其中 Dunnett 法以第一组为参照组，研究者可根据自己的情况尝试使用其他方法，完成后单击 Continue 按钮返回（图 6-7）。

（8）Options 对话框即选择项对话框，包括统计量多选项（Statistics）、均数图（Means plot）、缺失值单选项（Missing Values），统计量多选项中选择统计描述（Descriptive）和方差齐性检验（Homogeneity of variance test），选择均数图，缺失值选项系统默认即可，完成后单击 Continue 按钮返回（图 6-8）。

（9）步骤（4）～（8）操作完成后返回 One-Way ANOVA 对话框（图 6-6），单击 OK 按钮即可输出结果。

3. 输出结果　　Explore 过程结果较多，此处仅展示三个组数据正态检验结果，如图 6-9 所示。三个组数据均服从正态分布。

Tests of Normality

分组		Kolmogorov-Smirnov[a]			Shapiro-Wilk		
		Statistic	df	Sig.	Statistic	df	Sig.
大鼠红细胞数 (*1012/L)	普通饲料	0.199	12	0.200*	0.932	12	0.403
	10%大豆饲料	0.169	12	0.200*	0.929	12	0.368
	15%大豆饲料	0.180	12	0.200*	0.878	12	0.083

*. This is a lower bound of the true significance
a. Lilliefors Significance Correction

图 6-9　正态性检验结果

图 6-10 和图 6-11 的内容是以上 Options 选择项对话框中选出的内容，图 6-10 是统计描述的结果，即基本统计量的计算结果，包括每个处理组的例数、算术均值、标准差、标准误、均数95%置信区间、最小值和最大值；图 6-11 是方差齐性检验结果，结果显示 $F = 0.494$，$P = 0.615$，大于检验水准 α，不拒绝 H_0，认为两总体方差齐，满足方差分析时方差齐性这一前提条件，可以进行完全随机设计的方差分析。

Descriptives

大鼠红细胞数(*1012/L)

	N	Mean	Std. Deviation	Std. Error	95% Confidence Interval for Mean		Minimum	Maximum
					Lower Bound	Upper Bound		
普通饲料	12	4.3775	0.62728	0.18108	3.9789	4.7761	3.44	5.31
10%大豆饲料	12	5.5192	0.83941	0.24232	4.9858	6.0525	4.44	6.92
15%大豆饲料	12	7.3017	0.85062	0.24555	6.7612	7.8421	5.53	8.19
Total	36	5.7328	1.43591	0.23932	5.2469	6.2186	3.44	8.19

图 6-10　描述性统计结果

笔记栏

Test of Homogeneity of Variances

		Levene Statistic	df1	df2	Sig.
大鼠红细胞数 (*1012/L)	Based on Mean	0.494	2	33	0.615
	Based on Median	0.431	2	33	0.653
	Based on Median and with adjusted df	0.431	2	22.295	0.655
	Based on trimmed mean	0.480	2	33	0.623

图 6-11　方差齐性检验结果

图 6-12 是方差分析表，表中各列依次是变异来源、离均差平方和（Sum of Squares）、自由度（df）、均方（Mean Square）、方差分析的 F 值和 P 值。结果显示：$F = 42.922$，$P < 0.001$，远小于检验水准 0.05，因此拒绝 H_0，不能认为三个总体间均数相同，进而应结合专业意义进行解释。

ANOVA

大鼠红细胞数(*1012/L)

	Sum of Squares	df	Mean Square	F	Sig.
Between Groups	52.126	2	26.063	42.922	0.000
Within Groups	20.038	33	0.607		
Total	72.164	35			

图 6-12　方差分析表

图 6-13 和图 6-14 显示分别用 Dunnett-t 和 SNK-q 两种检验方法各处理组两两比较结果，是 Post Hoc 对话框中所选出的内容结果：Dunnett-t 检验是 10%大豆饲料组、15%大豆饲料组分别和普通饲料组进行比较，P 值均小于 0.05，差别有统计学意义；SNK-q 检验是三个处理组之间互相两两比较，结果显示三个处理组的均值均处于不同的子集（subset）中，表示三组互相两两之间进行比较 P 值均小于 0.05，差别均有统计学意义，再进一步结合专业意义进行解释。

Multiple Comparisons

Dependent Variable：大鼠红细胞数(*1012/L)

	(I) 分组	(J) 分组	Mean Difference (I-J)	Std. Error	Sig.	95% Confidence Interval	
						Lower Bound	Upper Bound
Dunnett t (2-sided)[a]	10%大豆饲料	普通饲料	1.14167*	0.31812	0.002	0.4066	1.8767
	15%大豆饲料	普通饲料	2.92417*	0.31812	0.000	2.1891	3.6592

*. The mean difference is significant at the 0.05 level.

a. Dunnett t-tests treat one group as a control，and compare all other groups against it.

图 6-13　Dunnett-t 检验两两比较的结果

Homogeneous Subsets

大鼠红细胞数(*1012/L)

	分组	N	Subset for alpha = 0.05		
			1	2	3
Student-Newman-Keuls[a]	普通饲料	12	4.3775		
	10%大豆饲料	12		5.5192	
	15%大豆饲料	12			7.3017
	Sig.		1.000	1.000	1.000

Means for groups in homogeneous subsets are displayed.

a. Uses Harmonic Mean Sample Size = 12.000.

图 6-14　SNK-q 检验两两比较结果

笔记栏

图 6-15 是不同处理组与其对应均值的二维图，图中显示各组大鼠红细胞数随饲料不同而增高，并呈线性趋势。

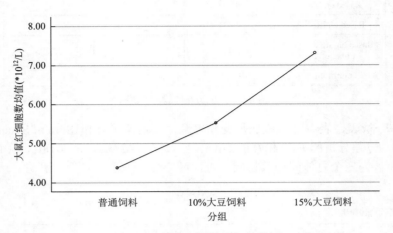

图 6-15　三个不同处理组均数图

6.7.2　随机区组设计资料方差分析 SPSS 实现方法

例 6-2 资料 SPSS 软件实现方法如下。

1. SPSS 数据文件格式　将四个不同剂量钙即处理组命名为“Group”，区组因素即年龄组命名为“Block”，将骨密度值命名为“X”（图 6-16）。

	Group	Block	X	var	var
1	1	1	-2.42		
2	1	2	-1.99		
3	1	3	-2.03		
4	1	4	-1.87		
5	1	5	-1.35		
6	1	6	-2.12		
7	1	7	-.38		
8	2	1	-1.65		
9	2	2	-1.76		
10	2	3	-1.64		
11	2	4	-.85		
12	2	5	-1.28		

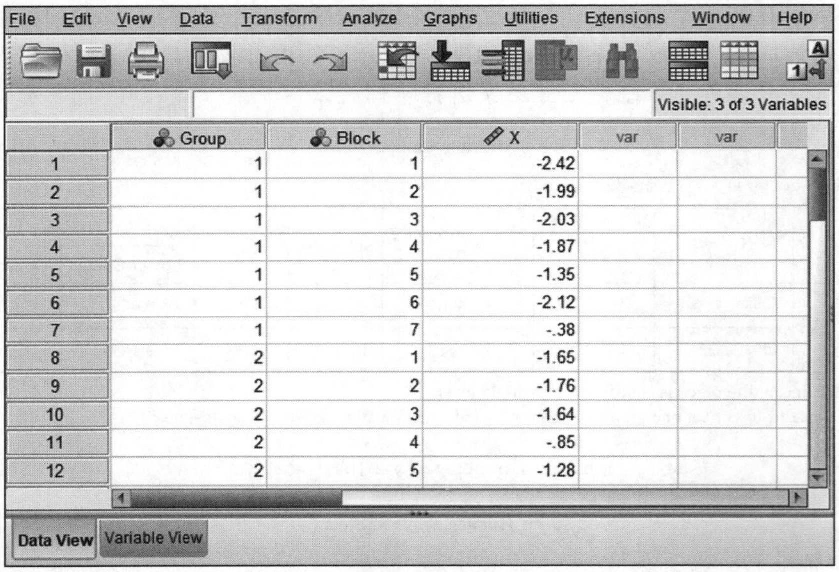

图 6-16　例 6-2 随机区组设计资料 SPSS 数据文件

2. SPSS 软件实现方法

(1) 单击 Analyze 菜单中 General Linear Model 子菜单，选择 Univariate…，弹出 Univariate 对话框（图 6-17）。

(2) 在 Univariate 对话框中，单击“骨密度值[X]”变量进入 Dependent Variable 栏内，单击“处理组[Group]”进入 Fixed Factor(s) 栏内，单击“区组[Block]”进入 Random Factor(s) 栏内（图 6-18）。

笔记栏

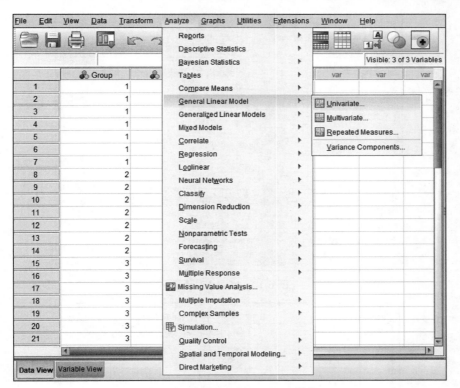

图 6-17 Analyze→Univariate 操作

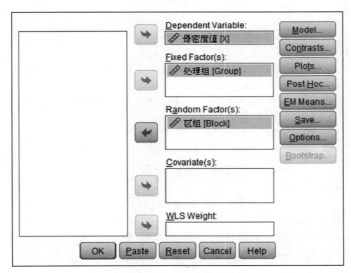

图 6-18 Univariate 对话框

（3）Univariate 对话框中右上方有八个按钮，分别是 "Model…" "Contrasts…" "Plots…" "Post Hoc…" "EM Means…" "Save…" "Options…" "Bootstrap…"（图 6-18），即设定模型按钮、参照值按钮、绘图按钮、因素各水平两两比较按钮、边缘均数估计按钮、变量储存按钮、选择项按钮和自助抽样按钮，本例分别单击 "Model…" "Post Hoc…" "EM Means…" 后弹出三个对话框（图 6-19～图 6-21），其余按钮研究者可根据实际情况进行选择。

（4）Model 对话框，此对话框供设置模型使用，系统默认设置是 Full factorial，在随机区组设计中并不研究交互作用，不使用全模型，因此选择 Build terms 自定义模式，激活 Factors & Covariates 栏和 Model 栏。在 Build Term(s) 下拉菜单中选择 Main effects，在 Factors & Covariates 栏中选择处理组 "Group" 和区组 "Block"，并单击 ➡ 按钮，把 "Group" 和 "Block" 放入 Model 栏；完成后单击 Continue 按钮返回（图 6-19）。

笔记栏

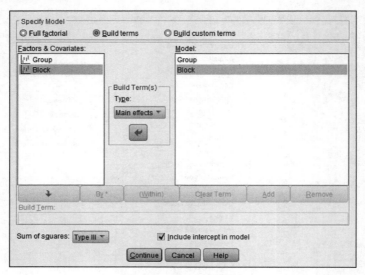

图 6-19　Model 对话框

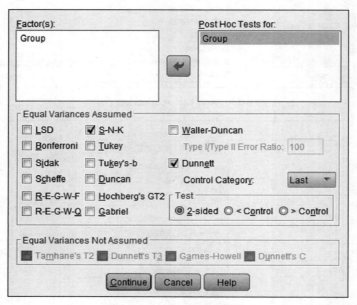

图 6-20　Post Hoc 对话框

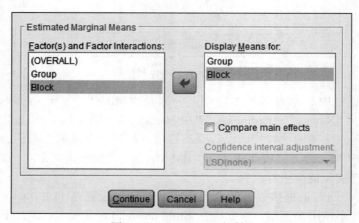

图 6-21　EM Means 对话框

（5）Post Hoc 对话框，本例仅对处理因素进行均数间两两比较，将左侧 Factor(s) 栏中的"Group"放入右侧 Post Hoc Tests for 栏中；然后在假设方差齐性时（Equal Variances Assumed）多选项中选择

S-N-K 法和 Dunnett 法两种方法，其中 Dunnett 法以第四组为参照组，完成后单击 Continue 按钮返回（图 6-20）。

（6）EM Means 对话框即边缘均数估计选项，将左侧 Factor(s) and Factor Interactions 栏中的"Group"和"Block"放入右侧 Display Means for 栏中；完成后单击 Continue 按钮返回（图 6-21）。

（7）以上操作完成后返回 Univariate 对话框（图 6-18），单击 OK 按钮即可输出结果。

3. 输出结果

图 6-22 显示的是处理组和区组的基本情况，如组数、值标签、例数等。值标签指的是变量取值的含义，如本例处理组用 1、2、3、4 表示，分别代表 A 组、B 组、C 组、D 组。

图 6-23 是随机区组设计资料方差分析表，此处需要注意的是由于设定的区组因素是随机因素，而处理因素是固定因素，当模型中有随机因素时，不再进行总模型的检验，而是分别进行每个因素的单独检验，并且所用的误差项也分别单独设置。表中各列依次是变异来源、离均差平方和（Type Ⅲ sum of Squares，SS）、自由度（df）、均方（Mean Square，MS）、方差分析的 F 值和 P 值。结果显示，$SS_{处理} = 3.318$，$SS_{区组} = 13.598$，$SS_{误差} = 5.267$；$MS_{处理} = 1.106$，$MS_{区组} = 2.266$，$MS_{误差} = 0.293$；$F_{处理} = 3.780$，$F_{区组} = 7.745$；$P_{处理} = 0.029$，$P_{区组} < 0.001$，均小于 0.05，差别均有统计学意义，进而可根据专业情况判定专业意义；Intercept 是截距，因为 GLM 过程是线性模型，因此会有截距这一项。

Between-Subjects Factors

		Value Label	N
处理组	1	A 组	7
	2	B 组	7
	3	C 组	7
	4	D 组	7
区组	1		4
	2		4
	3		4
	4		4
	5		4
	6		4
	7		4

图 6-22　处理组和区组的基本情况

Tests of Between-Subjects Effects

Dependent Variable：骨密度值

Source		Type Ⅲ Sum of Squares	df	Mean Square	F	Sig.
Intercept	Hypothesis	93.952	1	93.952	41.455	0.001
	Error	13.598	6	2.266[a]		
Group	Hypothesis	3.318	3	1.106	3.780	0.029
	Error	5.267	18	0.293[b]		
Block	Hypothesis	13.598	6	2.266	7.745	0.000
	Error	5.267	18	0.293[b]		

a. MS（Block）

b. MS（Error）

图 6-23　随机区组设计资料方差分析图

Expected Mean Squares[a, b]

Source	Variance Component		
	Var（Block）	Var（Error）	Quadratic Term
Intercept	4.000	1.000	Intercept, Group
Group	0.000	1.000	Group
Block	4.000	1.000	
Error	0.000	1.000	

a. For each source, the expected mean square equals the sum of the coefficients in the cells times the variance components, plus a quadratic term involving effects in the Quadratic Term cell

b. Expected Mean Squares are based on the Type Ⅲ Sums of Squares

图 6-24　各因素的期望均方

图 6-24 是期望均方表，各列依次是：变异来源（Source）、区组因素方差分量系数[Var（Block）]、残差方差分量系数[Var（Error）]、某因素的二次项（Quadratic Term）。本结果主要是告诉研究者如何计算每个变异的均方，从表 6-24 中和表下面注释 a 可得计算每个变异来源的期望均方公式，依据公式便可获得对应的均方值。本结果不作为主要结果，实际意义不大。

图 6-25 和图 6-26 是 Options 按钮所选出的关于均数估计结果，图 6-25 是不同处理组骨密度值的均值、标准误及均值 95%置信区间；图 6-26 是每个区组的均值、标准误及均值 95%置信区间。

笔记栏

1. 处理组

Dependent Variable：骨密度值

处理组	Mean	Std. Error	95% Confidence Interval	
			Lower Bound	Upper Bound
A 组	−1.737	0.204	−2.167	−1.308
B 组	−1.310	0.204	−1.740	−0.880
C 组	−2.177	0.204	−2.607	−1.748
D 组	−2.103	0.204	−2.532	−1.673

图 6-25　各处理组均数估计结果

2. 区组

Dependent Variable：骨密度值

区组	Mean	Std. Error	95% Confidence Interval	
			Lower Bound	Upper Bound
1	−2.542	0.270	−3.111	−1.974
2	−2.362	0.270	−2.931	−1.794
3	−2.392	0.270	−2.961	−1.824
4	−1.603	0.270	−2.171	−1.034
5	−1.863	0.270	−2.431	−1.294
6	−1.722	0.270	−2.291	−1.154
7	−0.338	0.270	−0.906	0.231

图 6-26　各区组均数估计结果

图 6-27 和图 6-28 分别显示用 Dunnett-t 和 SNK-q 两种检验方法对各处理组两两比较的结果，Dunnett-t 检验结果是 A、B、C 各组均与 D 组比，只有 B 组和 D 组间 P 值等于 0.035，小于检验水准 α，差别有统计学差异，A 组、C 组与 D 组比较 P 值均大于 0.05，差别没有统计学意义；SNK-q 检验显示的是 A、B、C、D 四组互相两两比较的结果，结果显示，A 组、C 组、D 组三个组的均值处于同一子集中，表示三个组之间均数两两互相比较 P 值均大于 0.05，差别没有统计学意义。同时，A 组与 B 组也处于同一子集中，表示两组均数比较差别也没有统计学意义，但 B 组与 C 组、B 组与 D 组比，处于不同的子集中，表示差别有统计学意义。此结果与 Dunnett-t 所得结论一致。

Multiple Comparisons

Dependent Variable：骨密度值

	(I) 处理组	(J) 处理组	Mean Difference (I-J)	Std. Error	Sig.	95% Confidence Interval	
						Lower Bound	Upper Bound
Dunnett t (2-sided)[a]	A 组	D 组	0.3657	0.28914	0.463	−0.3754	1.1069
	B 组	D 组	0.7929*	0.28914	0.035	0.0517	1.5340
	C 组	D 组	−0.0743	0.28914	0.988	−0.8154	0.6669

Based on observed means.

The error term is Mean Square (Error) = 0.293.

　*. The mean difference is significant at the 0.05 level.

　a. Dunnett t-tests treat one group as a control，and compare all other groups against it.

图 6-27　Dunnett-t 两两比较结果

骨密度值

	处理组	N	Subset	
			1	2
Student-Newman-Keuls[a, b]	C 组	7	−2.1771	
	D 组	7	−2.1029	
	A 组	7	−1.7371	−1.7371
	B 组	7		−1.3100
	Sig.		0.305	0.157

Means for groups in homogeneous subsets are displayed.

Based on observed means.

The error term is Mean Square (Error) = 0.293.

　a. Uses Harmonic Mean Sample Size = 7.000.

　b. Alpha = 0.05.

图 6-28　SNK-q 检验两两比较结果

6.7.3　析因设计资料方差分析 SPSS 实现方法

例 6-5 资料 SPSS 软件实现方法如下。

1. SPSS 数据文件格式　　将 A 因素煤焦油命名为 "A"，将 B 因素作用时间命名为 "B"，将吸光度值命名为 "X"，SPSS 数据文件见图 6-29。

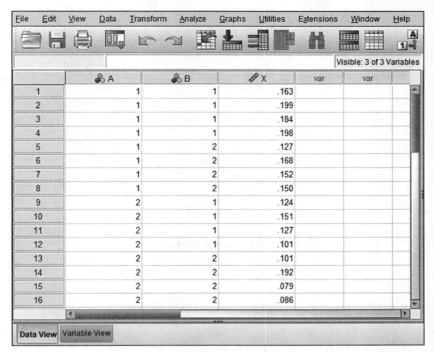

图 6-29　例 6-5 资料 SPSS 数据文件格式

2. SPSS 软件实现方法

（1）单击 Analyze 菜单中 General Linear Model 子菜单，选择 Univariate…，弹出 Univariate 对话框（图 6-30）。

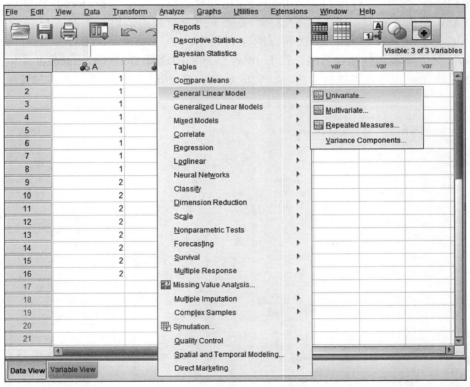

图 6-30　Analyze→Univariate 操作

（2）单击"吸光度的值[X]"变量进入 Dependent Variable 栏内，单击"A 因素煤焦油[A]"和"B 因素作用时间[B]"进入 Fixed Factor(s)栏内（图 6-31）。

笔记栏

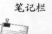

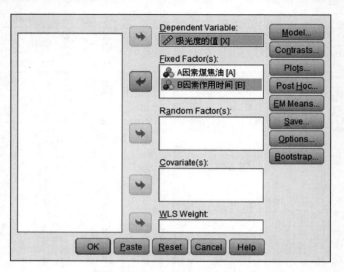

图 6-31　Univariate 对话框

（3）Univariate 对话框中右上方有八个按钮，分别是"Model…""Contrasts…""Plots…""Post Hoc…""EM Means…""Save…""Options…""Bootstrap…"，分别单击"Model…""Plots…""Options…"后弹出三个对话框（图 6-32～图 6-34）。关于"Post Hoc…"按钮，由于本例 A 因素、B 因素都是两个水平，无需做两两比较，因此不用单击，若实际问题中多于两个水平，分析各水平之间是否有差别时可以单击此按钮进行多重比较。

（4）Model 对话框，析因设计采用的是各因素各水平的完全组合模式，因此模型应该选择系统默认设置的 Full factorial，即全模型，实际操作中不用单击此按钮（图 6-32）。

（5）Profile Plots 对话框，单击 Plots…按钮后弹出此对话框，将左侧 Factors 栏内变量"A"放入右侧 Horizontal Axis 栏内，将变量"B"放入右侧 Separate Lines 栏内，然后单击 Add 按钮，将"A*B"放入 Plots 栏内，完成后单击 Continue 按钮返回（图 6-33）。

（6）Options 对话框即选择项对话框，在 Display 多选项中选择 Descriptive statistics 和 Homogeneity tests，即描述性统计量和方差齐性检验两项，完成后单击 Continue 按钮返回（图 6-34）。

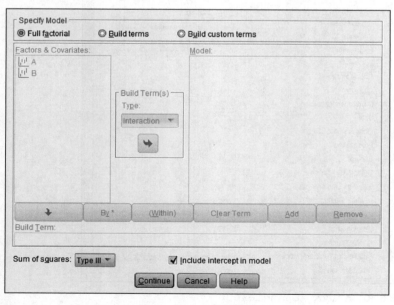

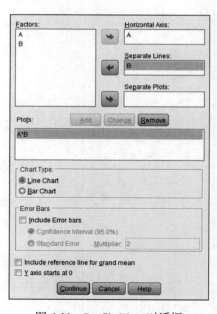

图 6-32　Model 对话框

图 6-33　Profile Plots 对话框

笔记栏

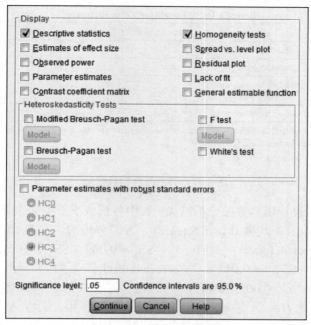

图 6-34　Options 对话框

（7）以上操作完成后返回 Univariate 对话框（图 6-31），单击 OK 按钮即可输出结果。

3. 输出结果

图 6-35 显示的是两处理因素的基本情况，如 A 因素和 B 因素的水平数、值标签、例数等；图 6-36 显示的是 A 因素和 B 因素统计描述结果，由 Options 按钮选出的结果，包括 A、B 两因素交叉组合的各种情况下的均值、标准差和例数等。

Between-Subjects Factors

		Value Label	N
A 因素煤焦油	1	3μg/mL	8
	2	75μg/mL	8
B 因素作用时间	1	6 小时	8
	2	8 小时	8

图 6-35　两处理因素的基本情况

Descriptive Statistics

Dependent Variable：吸光度的值

A 因素煤焦油	B 因素作用时间	Mean	Std. Deviation	N
3μg/mL	6 小时	0.18600	0.016793	4
	8 小时	0.14925	0.016879	4
	Total	0.16762	0.025077	8
75μg/mL	6 小时	0.12575	0.020451	4
	8 小时	0.11450	0.052475	4
	Total	0.12013	0.037357	8
Total	6 小时	0.15588	0.036569	8
	8 小时	0.13188	0.040587	8
	Total	0.14388	0.039324	16

图 6-36　A 和 B 两因素统计描述结果

图 6-37 是方差齐性检验的结果，结果显示方差齐性检验的 $F = 2.491$，$P = 0.110$，大于 0.05，方差齐，可以进行方差分析。

笔记栏

Levene's Test of Equality of Error Variances[a, b]

		Levene Statistic	df1	df2	Sig.
吸光度的值	Based on Mean	2.491	3	12	0.110
	Based on Median	0.662	3	12	0.591
	Based on Median and with adjusted df	0.662	3	4.362	0.614
	Based on trimmed mean	2.049	3	12	0.161

Tests the null hypothesis that the error variance of the dependent variable is equal across groups.

　　a. Dependent variable：吸光度的值

　　b. Design：Intercept + A + B + A * B

图 6-37　方差齐性检验结果

　　图 6-38 显示的是析因设计资料方差分析结果，表中各列依次是变异来源、离均差平方和（Type Ⅲ sum of Squares）、自由度（df）、均方（Mean Square）、方差分析的 F 值（F）和 P 值（Sig.）。结果显示，$SS_{总} = 0.023$ 是表中"Corrected Total"所对应一行，$SS_A = 0.009$，$SS_B = 0.002$，$SS_{A*B} = 0.001$，$SS_{误差} = 0.011$，$SS_{处理} = SS_A + SS_B + SS_{A*B} = 0.012$ 是"Corrected Model"所对应一行；$F_A = 9.655$，$F_B = 2.465$，$F_{A*B} = 0.696$，对应 P 值分别是 0.009、0.142、0.421，首先看 A 因素和 B 因素交互作用对应的 P 值，大于 0.05，根据假设不拒绝 H_0，不能认为 A、B 之间有交互作用，再看 A 因素和 B 因素的主效应所对应的 P 值，A 因素 P 值小于 0.05，而 B 因素大于 0.05，因此结论为煤焦油含量对吸光度有影响，作用时间长短对吸光度无影响。

Tests of Between-Subjects Effects

Dependent Variable：吸光度的值

Source	Type Ⅲ Sum of Squares	df	Mean Square	F	Sig.
Corrected Model	0.012[a]	3	0.004	4.272	0.029
Intercept	0.331	1	0.331	354.335	0.000
A	0.009	1	0.009	9.655	0.009
B	0.002	1	0.002	2.465	0.142
A * B	0.001	1	0.001	0.696	0.421
Error	0.011	12	0.001		
Total	0.354	16			
Corrected Total	0.023	15			

　　a. R Squared = 0.516（Adjusted R Squared = 0.396）

图 6-38　析因设计资料方差分析结果

　　图 6-39 是 A 因素和 B 因素交互作用示意图，图中显示两条直线在现有实验中没有交点，说明 A、B 两因素之间不存在交互作用。

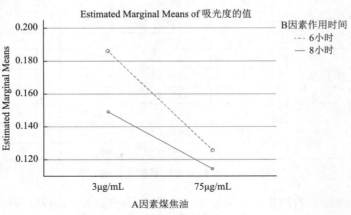

图 6-39　交互作用的轮廓图

6.7.4　重复测量设计资料方差分析 SPSS 实现方法

例 6-6 资料 SPSS 软件实现方法如下。

1. SPSS 数据文件格式　　将三种不同类型的脑梗死即处理组命名为"Group"，分别用 1、2、3 来代表 TIA、脑血栓形成、腔隙性脑梗死三个处理组，将个体编号命名为"Case"，将 24 小时、48 小时、72 小时、7 天四个时间点的酸性磷脂（AP）的值分别命名为"t1""t2""t3""t4"，SPSS 数据文件见图 6-40。

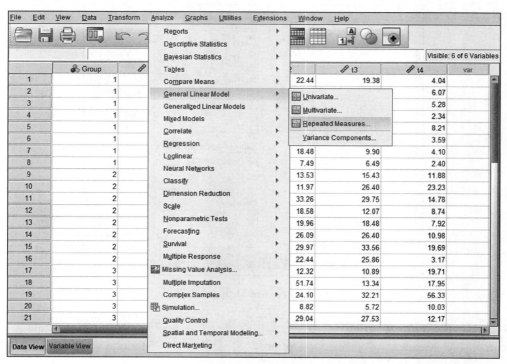

图 6-40　例 6-6 资料 SPSS 数据文件格式

2. SPSS 软件实现方法

（1）单击 Analyze 菜单中 General Linear Model 子菜单，选择 Repeated Measures…，弹出 Repeated Measures Define Factors 对话框（图 6-41）。

图 6-41　Analyze→Repeated Measures 操作

（2）在 Repeated Measures Define Factors 对话框中，Within-Subject Factor Name 栏是个体内因素名称，默认是 factor1，在重复测量设计中个体内因素是时间，因此将 factor1 改为 time（也可以不改，依据个人习惯），Number of Levels 栏是个体内因素的水平数，本例有 4 个时间点，输入 4，然后单击 Add 按钮添加；Measure Name 一栏是测定指标的名称（此部分也可以不选择，不影响后面分析和结果），本例测定指标是酸性磷脂（AP），输入"AP"，然后单击 Add 按钮添加，完成后单击 Define 按钮，激活 Repeated Measures 对话框（图 6-42）。

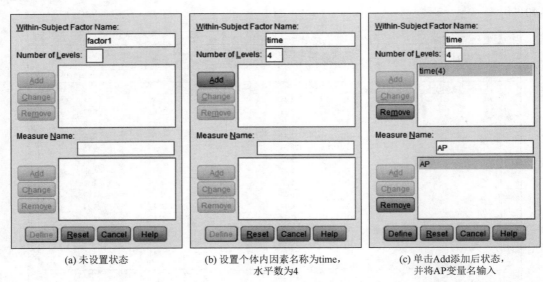

(a) 未设置状态　　　(b) 设置个体内因素名称为time，　　(c) 单击Add添加后状态，
　　　　　　　　　　　　　水平数为4　　　　　　　　并将AP变量名输入

图 6-42　Repeated Measures Define Factors 对话框

（3）Repeated Measures 对话框，将对话框左侧的 4 个时间点变量，即 t1（1）、t2（2）、t3（3）、t4（4）分别单击放入右侧的 Within-Subjects Variables（time）栏内，将分组[Group]放入右侧 Between-Subjects Factor(s)栏内，个体编号[Case]不参与分析（图 6-43）。

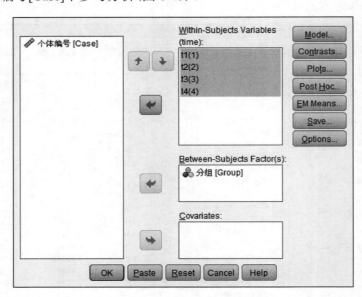

图 6-43　Repeated Measures 对话框

（4）Repeated Measures 对话框中右上方有七个按钮，分别是"Model…""Contrasts…""Plots…""Post Hoc…""EM Means…""Save…""Options…"，分别单击"Model…""Plots…""Post Hoc…""Options…"后弹出四个对话框（图 6-44～图 6-47）。

笔记栏

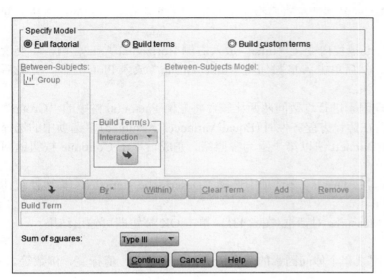

图 6-44　Model 对话框

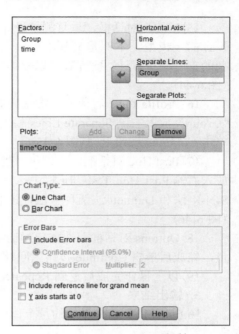

图 6-45　Profile Plots 对话框

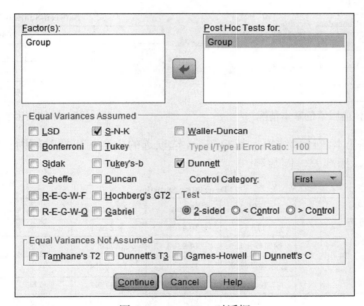

图 6-46　Post Hoc 对话框

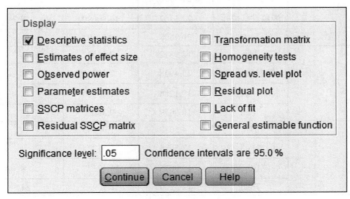

图 6-47　Options 对话框

笔记栏

（5）Model 对话框，重复测量设计模型设置有很多种，系统默认设置是 Full factorial，即重复测量设计的全模型，本例是最基本最典型的重复测量设计，因此可以选用默认的全模型。如果是高级复杂的重复测量设计，研究者可以根据本人的具体情况对模型做出修正，完成后单击 Continue 按钮返回（图 6-44）。

（6）Profile Plots 对话框，将左侧 Factors 栏内变量"time"放入右侧 Horizontal Axis 栏内，将变量"Group"放入右侧 Separate Lines 栏内，然后单击 Add 按钮将"time*Group"放入 Plots 栏内，完成后单击 Continue 按钮返回（图 6-45）。

（7）Post Hoc 对话框，本例仅对处理因素进行均数间两两比较，将左侧 Factor(s) 栏中的"Group"放入右侧 Post Hoc Tests for 栏中；然后在假设方差齐性时（Equal Variances Assumed）多选项中的选择 S-N-K 法和 Dunnett 法两种方法，其中 Dunnett 法以第一组为参照组，完成后单击 Continue 按钮返回（图 6-46）。

（8）Options 对话框即选择项对话框，在 Display 多选项中选择"Descriptive statistics"描述性统计量，完成后单击 Continue 按钮返回（图 6-47）。

（9）以上操作完成后返回 Repeated Measures 对话框（图 6-43），单击 OK 按钮即可输出结果。

3. 输出结果

图 6-48 和图 6-49 显示的是个体内因素和个体间因素的基本情况，如变量名、值标签、例数等。

Within-Subjects Factors

Measure：AP

time	Dependent Variable
1	t1
2	t2
3	t3
4	t4

图 6-48　个体内因素的基本情况

Between-Subjects Factors

		Value Label	N
分组	1	TIA	8
	2	脑血栓形成	8
	3	腔隙性脑梗死	8

图 6-49　个体间因素的基本情况

图 6-50 显示的是基本统计量结果，是 Options 选项选的内容，包括时间因素和处理组因素交叉组合的各种情况的均值、标准差、例数等。

Descriptive Statistics

	分组	Mean	Std. Deviation	N
24 小时	TIA	10.4725	9.27931	8
	脑血栓形成	14.9300	7.71970	8
	腔隙性脑梗死	32.6850	14.76219	8
	Total	19.3625	14.37797	24
48 小时	TIA	17.7313	9.62819	8
	脑血栓形成	21.9750	7.51594	8
	腔隙性脑梗死	22.5762	14.80690	8
	Total	20.7608	10.81592	24
72 小时	TIA	13.9812	7.54532	8
	脑血栓形成	23.4938	7.40295	8
	腔隙性脑梗死	19.1288	11.20468	8
	Total	18.8679	9.38020	24
7 天	TIA	4.5038	1.96805	8
	脑血栓形成	12.5488	6.51225	8
	腔隙性脑梗死	19.9075	15.43777	8
	Total	12.3200	11.30983	24

图 6-50　各因素的基本统计量

笔记栏

图 6-51 显示的是多变量假设检验结果（重复测量设计资料既可以使用单变量方差分析，也可以使用多变量方差分析），各列依次为：效应（Effect）、各种统计量的值（Value）、F 值（F）、假设的离均差平方和自由度（Hypothesis df）、残差的离均差平方和自由度（Error df）、P 值；时间因素（time）效应的各种统计量（Pillai's Trace，Wilks' Lambda，Hotelling's Trace，Roy's Largest Root）的 P 值均等于 0.025，按照 $\alpha = 0.05$ 的检验水准，拒绝 H_0，认为各时间因素对患者体内 AP 值水平变化有影响；时间因素（time）和分组因素（Group）的交互作用效应的各种统计量 P 值均小于检验水准 0.05，拒绝 H_0，说明时间因素和分组因素即疾病类型之间存在交互作用。

Multivariate Tests[a]

Effect		Value	F	Hypothesis df	Error df	Sig.
time	Pillai's Trace	0.382	3.918[b]	3.000	19.000	0.025
	Wilks' Lambda	0.618	3.918[b]	3.000	19.000	0.025
	Hotelling's Trace	0.619	3.918[b]	3.000	19.000	0.025
	Roy's Largest Root	0.619	3.918[b]	3.000	19.000	0.025
time * Group	Pillai's Trace	0.721	3.760	6.000	40.000	0.005
	Wilks' Lambda	0.301	5.202[b]	6.000	38.000	0.001
	Hotelling's Trace	2.242	6.725	6.000	36.000	0.000
	Roy's Largest Root	2.208	14.717[c]	3.000	20.000	0.000

a. Design：Intercept + Group

　Within Subjects Design：time

b. Exact statistic

c. The statistic is an upper bound on F that yields a lower bound on the significance level.

图 6-51　多变量假设检验结果

图 6-52 显示的是球形性对称假设检验结果，此检验是对重复测量资料使用单变量方法进行分析时所需要的假设检验，各列依次是个体内效应名称、统计量 Mauchly's W 值，统计量卡方、自由度、P 值及三种校正方法（Greenhouse-Geisser、Huynh-Feldt、Lower-bound）对应的校正系数，本例 $P = 0.006$，小于检验水准 α，因此拒绝 H_0，不符合球形性对称假设，因此需要对自由度进行校正，通常情况下选择 Greenhouse-Geisser 方法进行校正。

Mauchly's Test of Sphericity[a]

Measure：AP

Within Subjects Effect	Mauchly's W	Approx. Chi-Square	df	Sig.	Epsilon[b]		
					Greenhouse-Geisser	Huynh-Feldt	Lower-bound
time	0.438	16.281	5	0.006	0.686	0.834	0.333

Tests the null hypothesis that the error covariance matrix of the orthonormalized transformed dependent variables is proportional to an identity matrix.

a. Design：Intercept + Group

　Within Subjects Design：time

b. May be used to adjust the degrees of freedom for the averaged tests of significance. Corrected tests are displayed in the Tests of Within-Subjects Effects table

图 6-52　球对称性假设检验结果

图 6-53 显示的是使用单变量方法对组内因素效应进行检验的结果，首先看时间因素（time）和分组因素（Group）的交互作用效应，此处由于不符合球形性对称假设检验，因此需要看 Greenhouse-Geisser 方法校正结果，$P = 0.021$，小于 0.05，说明时间因素和疾病类型之间有交互作用；再看时间因素效应，同理看 Greenhouse-Geisser 方法校正结果，$P = 0.013$，小于 0.05，说明时间因素对体内 AP 值有影响。

图 6-54 是组内因素参照检验结果，即将时间因素与观察值之间做了多项式检验，主要目的是看随着时间水平的变化观察值和时间之间呈现何种变化趋势，如线性、二次项趋势（Quadratic）或三次项趋势（Cubic）。结果显示，时间因素以及时间和分组交互效应各组均呈现二次项趋势，而非线性趋势（Linear）。此部分不作为主要结果。

笔记栏

Tests of Within-Subjects Effects

Measure：AP

Source		Type Ⅲ Sum of Squares	df	Mean Square	F	Sig.
time	Sphericity Assumed	1017.017	3	339.006	4.782	0.005
	Greenhouse-Geisser	1017.017	2.057	494.368	4.782	0.013
	Huynh-Feldt	1017.017	2.501	406.670	4.782	0.008
	Lower-bound	1017.017	1.000	1017.017	4.782	0.040
time * Group	Sphericity Assumed	1358.804	6	226.467	3.195	0.008
	Greenhouse-Geisser	1358.804	4.114	330.255	3.195	0.021
	Huynh-Feldt	1358.804	5.002	271.669	3.195	0.014
	Lower-bound	1358.804	2.000	679.402	3.195	0.061
Error（time）	Sphericity Assumed	4465.917	63	70.888		
	Greenhouse-Geisser	4465.917	43.201	103.375		
	Huynh-Feldt	4465.917	52.518	85.037		
	Lower-bound	4465.917	21.000	212.663		

图 6-53　组内因素效应检验结果

Tests of Within-Subjects Contrasts

Measure：AP

Source	time	Type Ⅲ Sum of Squares	df	Mean Square	F	Sig.
time	Linear	635.928	1	635.928	5.136	0.034
	Quadratic	378.857	1	378.857	9.940	0.005
	Cubic	2.232	1	2.232	0.044	0.836
time * Group	Linear	262.553	2	131.277	1.060	0.364
	Quadratic	1065.702	2	532.851	13.981	0.000
	Cubic	30.548	2	15.274	0.301	0.743
Error（time）	Linear	2600.132	21	123.816		
	Quadratic	800.378	21	38.113		
	Cubic	1065.407	21	50.734		

图 6-54　组内因素参照检验结果

图 6-55 显示的是组间因素，即处理因素效应检验结果，分组因素对应的 F 值和 P 值分别是 5.539 和 0.012，P 值小于检验水准 α，因此拒绝 H_0，还不能认为不同类型疾病对 AP 值没有影响。

Tests of Between-Subjects Effects

Measure：AP
Transformed Variable：Average

Source	Type Ⅲ Sum of Squares	df	Mean Square	F	Sig.
Intercept	30511.766	1	30511.766	148.607	0.000
Group	2274.625	2	1137.313	5.539	0.012
Error	4311.697	21	205.319		

图 6-55　组间因素检验结果

图 6-56 和图 6-57 分别显示用 Dunnett-*t* 和 SNK-*q* 两种检验方法对各处理组进行两两比较结果，阅读结果可参照前面介绍的两两比较结果进行解释。

Multiple Comparisons

Measure：AP

	（I）分组	（J）分组	Mean Difference（I-J）	Std. Error	Sig.	95% Confidence Interval	
						Lower Bound	Upper Bound
Dunnett t (2-sided) [a]	脑血栓形成	TIA	6.5647	3.58224	0.142	−1.9261	15.0555
	腔隙性脑梗死	TIA	11.9022*	3.58224	0.006	3.4114	20.3930

Based on observed means.
The error term is Mean Square（Error）= 51.330
　　*. The mean difference is significant at the 0.05 level.
　　a. Dunnett t-tests treat one group as a control，and compare all other groups against it.

图 6-56　Dunnett-*t* 法两两比较结果

AP

分组		N	Subset	
			1	2
Student-Newman-Keuls[a, b]	TIA	8	11.6722	
	脑血栓形成	8	18.2369	18.2369
	腔隙性脑梗死	8		23.5744
	Sig.		0.081	0.151

Means for groups in homogeneous subsets are displayed.
Based on observed means.
The error term is Mean Square (Error) = 51.330.
　a. Uses Harmonic Mean Sample Size = 8.000.
　b. Alpha = 0.05.

图 6-57　SNK-q 法两两比较结果

图 **6-58** 是分组因素和时间因素交互作用示意图，图中显示在现有试验条件下，线段之间有交叉现象，说明分组因素和时间因素之间存在交互作用。

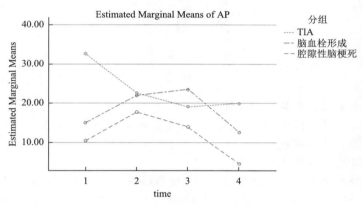

图 6-58　分组因素和时间因素交互作用示意图

小　　结

1. 方差分析常用于两个或两个以上独立样本均数的比较，当用于两个均数的比较时，同一资料所得结果与 t 检验等价，即有 $t^2 = F$。

2. 方差分析的基本思想是把全部数据的总离均差平方和（$SS_总$）分解成若干部分，其总自由度（$\nu_总$）也作相应的分解。总离均差平方和及相应自由度的分解往往与特定的设计方案有关，即不同设计方案 $SS_总$ 和 $\nu_总$ 的分解不同。表 6-21 为本章涉及的几种设计方案中 $SS_总$ 和 $\nu_总$ 的分解。

表 **6-21**　几种设计方案中 $SS_总$ 和 $\nu_总$ 的分解

设计方案	$SS_总$ 的分解	$\nu_总$ 的分解
完全随机设计	$SS_总 = SS_{组间} + SS_{组内}$	$\nu_总 = \nu_{组间} + \nu_{组内}$
随机区组设计	$SS_总 = SS_{处理} + SS_{区组} + SS_{误差}$	$\nu_总 = \nu_{处理} + \nu_{区组} + \nu_{误差}$
析因设计（2×2）	$SS_总 = SS_{处理} + SS_{误差}$ $= (SS_A + SS_B + SS_{AB}) + SS_E$	$\nu_总 = \nu_{处理} + \nu_{误差}$ $= (\nu_A + \nu_B + \nu_{AB}) + \nu_E$
重复测量设计（两因素）	$SS_总 = SS_{受试对象间} + SS_{受试对象内}$ $= (SS_{处理} + SS_{个体间误差}) +$ $(SS_{时间} + SS_{处理与时间交互} + SS_{个体内误差})$	$\nu_总 = \nu_{受试对象间} + \nu_{受试对象内}$ $= (\nu_{处理} + \nu_{个体间误差}) +$ $(\nu_{时间} + \nu_{处理与时间交互} + \nu_{个体内误差})$

3. 随机区组设计与完全随机设计相比，因为利用区组控制了可能的混杂因素，并在进行方差分析时将区组的变异从原组内变异中分解出来，所以，当区组因素有统计学意义时，减少了误差，提高了实验效率。

笔记栏

4. 随机区组设计和 2×2 析因设计的资料虽然均为两因素，但随机区组设计通常为研究单因素而设计，区组因素只是一个控制因素，不能分析其交互效应；2×2 析因设计为两因素设计，可以分析两因素间的交互效应。对析因设计资料，应先分析交互效应。若交互效应有统计学意义，须固定其他因素的水平，逐一分析各因素的单独效应；反之，若交互效应无统计学意义，则因素间的作用相互独立，分析某一因素的作用只需考察该因素的主效应。

5. 重复测量资料是同一受试对象的同一观察指标在不同时间点上进行多次测量所得的资料。两因素重复测量资料方差分析既可分析两因素（处理和时间）各水平均数间是否不同，又可分析处理因素和时间因素的交互效应。当资料满足球对称性时，采用重复测量资料的单变量方差分析法，否则应采用球对称系数 ε 对自由度进行校正。

6. 多个样本均数经方差分析后，若有统计学意义，需用两两比较的方法进一步确定哪两个均数不等。常用 SNK-q 检验和 Dunnett-t 检验。前者为两两都作比较，后者为各实验组均和对照组比较。

7. 方差分析对数据有两个假定：正态性和方差齐性。对假定条件最为简单和直观的判断可以采用残差图，也可用检验的方法，如用 Bartlett 法和 Levene 检验来判断方差齐性。

练 习 题

一、简答题

1. 方差分析最基本的思想及其应用条件是什么？
2. 在完全随机设计方差分析中 $SS_总$、$SS_{组间}$、$SS_{组内}$ 各表示什么含义？
3. 什么是交互效应？请举例说明。
4. 重复测量数据具有何种特点？
5. 为什么在方差分析的结果为拒绝原假设、接受备择假设后，若想知道两两之间的差别需要进行多重比较？

二、最佳选择题

1. 方差分析的基本思想为（　　）。
A. 组间均方大于组内均方
B. 误差均方必然小于组间均方
C. 组间方差显著大于组内方差时，该因素对所考察指标的影响显著
D. 组内方差显著大于组间方差时，该因素对所考察指标的影响显著
E. 总离均差平方和及其自由度按设计可以分解成几种不同的来源

2. 在方差分析过程中，统计量 F 在理论上取值应为（　　）。
A. 任意值　　　　　B. 1　　　　　　　C. ∞　　　　　　　D. –1　　　　　E. 0

3. 只有两个处理组的同一资料，方差分析的结果与 t 检验的结果是（　　）。
A. 方差分析的结果更可靠　　　　　B. t 检验的结果更可靠
C. 两者等价 $t^2 = F$　　　　　　　D. 完全等价 $\sqrt{t} = F$
E. 理论上不同

4. 完全随机设计的方差分析中，总变异可以分解为（　　）。
A. $SS_总 = SS_{组间} + SS_{组内}$　　　　　B. $MS_总 = MS_{组间} + MS_{组内}$
C. $SS_{组间} > SS_{组内}$　　　　　　　　　D. $MS_{组间} < MS_{组内}$
E. $\nu_{组间} < \nu_{组内}$

5. 经过方差分析后，若 $P < 0.05$，则结论应为（　　）。
A. 各样本均数全相等　　　　　　　B. 各样本均数不全相等
C. 各总体均数全相等　　　　　　　D. 各总体均数全不相等

笔记栏

E. 至少有两个总体均数不等

6. 对 k 个处理组，b 个随机区组资料的方差分析，其误差的自由度为（　　）。

A. $kb-k-b$　　　　　　　B. $kb-k-b-1$　　　　　　　C. $kb-k-b-2$

D. $kb-k-b+1$　　　　　　E. $kb-k-b+2$

7. 2×2 析因设计资料的方差分析中，方差分解正确的是（　　）。

A. $SS_T = SS_B + SS_E$　　　　　B. $MS_T = MS_B + MS_E$　　　　C. $SS_T = SS_B + SS_A + SS_E$

D. $MS_T = MS_B + MS_A$　　　　E. $SS_T = SS_B + SS_A + SS_{AB} + SS_E$

8. 现观察六只狗服药后不同时间点（2 小时、4 小时、8 小时和 24 小时）上血药浓度的变化，本试验设计的统计分析方法是（　　）。

A. 完全随机设计的方差分析　　　　B. 随机区组设计的方差分析

C. 两阶段交叉设计的方差分析　　　　D. 析因设计的方差分析

E. 重复测量设计的方差分析

9. 某研究者在 4 种不同的温度下分别独立地重复了 10 次试验，共测得某定量指标的 40 个数据，完全随机设计方差分析的组间自由度是（　　）。

A. 39　　　　　B. 36　　　　　C. 26　　　　　D. 9　　　　　E. 3

10. 完全随机设计的五个均数，一个对照组分别和四个试验进行比较，可以选择的检验方法是（　　）。

A. Z 检验　　　　　　　　B. t 检验　　　　　　　　C. Dunnett-t 检验

D. SNK-q 检验　　　　　　E. Levene 检验

三、分析计算题

1. 某医生研究不同疗法治疗缺铁性贫血的效果，选取 36 名缺铁性贫血患者随机等分为 3 组，每组 12 例，分别给予一般疗法、一般疗法＋药物 A 低剂量、一般疗法＋药物 A 高剂量三种处理，测量一个月后患者红细胞的升高数（10^2/L）见表 6-22，请比较三种治疗方法的效果。

分析计算题 1 数据

表 6-22　三种方法治疗一个月后患者红细胞的升高数　　　　（单位：×10^2/L）

编号	一般疗法	一般疗法＋A 低	一般疗法＋A 高
1	0.81	1.32	2.35
2	0.75	1.41	2.50
3	0.74	1.35	2.43
4	0.86	1.38	2.36
5	0.82	1.40	2.44
6	0.87	1.33	2.46
7	0.75	1.43	2.40
8	0.74	1.38	2.43
9	0.72	1.40	2.21
10	0.82	1.40	2.45
11	0.80	1.34	2.38
12	0.75	1.46	2.40

2. 在药物敏感试验中，欲比较三种弥散法的抑菌效果，每种方法均采用三种药物，观察其抑菌效果，以抑菌环的直径为观察指标，结果见表 6-23，试比较三种方法的效果。

分析计算题 2 数据

笔记栏

表 6-23　三种药物在不同弥散法下的抑菌效果　　　　（单位：mm）

药物	弥散法		
	纸片	挖洞	钢圈
黄芪	27.50	24.30	20.00
	27.60	24.60	21.00

续表

药物	弥散法		
	纸片	挖洞	钢圈
黄芪	26.90	25.00	20.60
	27.30	27.70	20.80
大黄	20.90	24.60	19.10
	21.20	24.70	19.30
	20.50	23.90	18.70
	21.30	24.80	18.50
青霉素	27.40	22.00	29.60
	27.60	21.70	30.20
	26.90	21.80	29.50
	26.70	22.30	30.40

分析计算题 3
数据

3. 某试验研究饮食疗法和药物疗法对高胆固醇血症患者降低胆固醇的效果有无差别，随机选取 14 名高胆固醇血症患者，随机等分为两组，分别用饮食疗法和药物疗法，试验前后测量患者胆固醇的值，结果见表 6-24，请分析。

表 6-24　不同治疗方法下胆固醇变化情况　　　　　　　　（单位：mmol/L）

编号	饮食治疗		药物治疗	
	试验前	试验后	试验前	试验后
1	6.11	6.00	6.40	6.35
2	7.59	7.28	7.00	7.10
3	6.42	6.30	6.53	6.41
4	6.94	6.64	7.31	6.83
5	9.17	8.42	6.81	6.73
6	7.61	7.22	8.16	7.65
7	6.60	6.65	6.98	6.52

分析计算题 4
数据

4. 为研究某初中一年级、二年级和三年级学生周日锻炼时间情况，从这三个年级中各随机抽取 20 名学生，调查得到学生周日锻炼时间见表 6-25，问这三个年级学生周日锻炼时间是否不同？

表 6-25　初中不同年级学生的锻炼时间　　　　　　　　（单位：min）

一年级	二年级	三年级
37.856	59.164	48.778
70.793	36.650	51.057
86.928	38.511	47.609
58.785	48.945	48.428
73.923	29.367	42.814
61.435	41.988	52.303
64.130	69.419	54.327
67.169	33.109	35.591
49.099	38.872	55.013
62.728	53.401	36.084
52.534	62.814	21.307
45.230	38.454	46.419
40.400	32.802	41.836

续表

一年级	二年级	三年级
44.399	37.683	37.481
33.091	48.944	35.781
63.469	48.869	31.354
41.704	41.920	45.190
62.268	46.859	40.924
58.209	65.067	38.877
63.319	38.403	27.259

经数据分析结果见表 6-26。

表 6-26　三个年级之间的 t 检验结果

组别	t	P
一年级和二年级	2.85	0.0071
一年级和三年级	4.09	0.0002
二年级和三年级	1.12	0.2710

请问：①该资料采用的是何种统计分析方法？②所使用的统计分析方法是否正确？为什么？③若不正确，可以采用何种正确的统计分析方法？请作分析。

（刘美娜　张秋菊）

第 6 章
练习题答案

笔记栏

第7章 定量资料的非参数检验

前面有关章节介绍的 t 检验、方差分析等方法均要求数据来自正态分布的总体，各组数据总体方差一致等条件。此类统计分析方法在理论上要求样本来自特定的总体分布方可对未知总体参数做推断，此类假设检验方法称为参数检验(parametric test)。

在实践中我们常常需要比较不同组间研究对象的血铁蛋白、血铅值、疾病的病程、药物的代谢时间、生存时间等指标，这类资料的特点是总体分布类型未知或分布类型已知，但不对称，或者由于某些变量值无法精确测量而导致形成开口资料。这类资料恰恰不符合前面章节介绍的 t 检验、方差分析等方法的适用条件。为了克服参数检验的条件限制，一系列不以特定的总体分布为前提，也不针对决定总体分布的参数做推断的方法相继出现，此类方法相对于参数检验统称为非参数检验(nonparametric test)。非参数检验适合分布类型未知、一端或两端无界(开口资料)、出现少量异常值的小样本数据以及以等级做记录的资料分析。

非参数检验的方法很多。本章仅介绍对定量资料编秩后，对秩次进行比较的一类基于秩次的非参数检验。由于此方法在分析时丢弃了原始数据的信息，只是利用数据的秩次信息，信息利用不够充分，因此，当资料满足参数检验的条件时，应首选参数检验；当数据不满足参数检验的条件时，非参数检验就成为较优选择。

7.1 配对设计的符号秩和检验

配对设计资料符号秩和检验是 Wilcoxon 于 1945 年提出的，该方法用于推断总体中位数是否等于某个指定值，还可用于推断配对样本差值的总体中位数是否为 0。其基本思想是：假设两种处理效应相同，则每对变量的差数的总体是以 0 为中心对称分布的，这时差数总体的中位数为 0。因此若 H_0(差值的总体中位数为 0)成立，则样本的正、负秩和相近；反之，若正、负秩和相差愈大，H_0 成立的可能性愈小。

例 7-1 分别采用常规法和改进法测定 9 份粮食样品中黄绿青霉素含量，结果见表 7-1，两法测定结果有无差别？

例 7-1 数据

表 7-1 常规法和改进法测定粮食中黄绿青霉素含量 (单位：μg/kg)

编号 (1)	常规法 (2)	改进法 (3)	差值 d (4)=(2)−(3)	秩次 (5)
1	2.5	2.2	0.3	4
2	4.5	5.3	−0.8	−5
3	9.2	9.1	0.1	1
4	6.7	6.6	0.1	2
5	23.6	24.5	−0.9	−6
6	19.5	18.4	1.1	7
7	30.7	30.9	−0.2	−3
8	33.5	32.0	1.5	8
9	19.8	19.8	0	0
				22, −14

笔记栏

(1)建立检验假设，确定检验水准。

H_0：差值的总体中位数等于 0

H_1：差值的总体中位数不等于 0

检验水准 $\alpha = 0.05$

(2) 计算检验统计量。

(a) 求差值 d：见表 7-1。

(b) 编秩：依差值的绝对值由小到大编秩，见表 7-1 第 (5) 栏。差值为 0 时，舍去不计，n 相应减少；当差值绝对值相等时，若符号相同，可顺次编秩也可以求平均秩次，若符号不同，求平均秩次并记原来符号。

(c) 分别求正、负秩和：正秩和记为 T_+，负秩和记为 T_-。本例得到 $T_+ = 22$，$T_- = 14$。

秩和计算是否正确可通过 $T_+ + T_- = n(n+1)/2$ 来验证。

本例 $T_+ + T_- = 14 + 22 = 36$，由于 1 对差值为 0，故舍去不计，n 相应减小 1，由 9 变为 8，$n(n+1)/2 = 8(8+1)/2 = 36$；表明秩和计算无误。

(d) 确定检验统计量 T：任取 T_+ 或 T_- 为统计量 T。本例以 $T_+ = 22$ 或 $T_- = 14$ 为统计量 T 均可。

(3) 确定 P 值，做出推断结论。

采用查表法：

当 $n \leqslant 50$ 时，根据 n 和 T 值查 T 界值表。自左侧找到 n，用所得统计量 T 值与相邻一栏的界值相比较，若 T 值在上下界值范围内，其 P 值大于上方对应的概率；若 T 值恰好等于界值，其 P 值等于上方对应的概率；若 T 值在上下界值范围外，其 P 值小于上方所对应的概率，应右移一栏，再做比较，直至较好地估计 P 值。

本例，$n = 8$，$T = 14$ 或 22，查 T 界值表得，T 值在 $T_{0.10(8)}$ 所对应的界值范围内，故 $P > 0.10$，按 $\alpha = 0.05$ 水准，不拒绝 H_0，差异无统计学意义，尚不能认为两方法测定结果有差别。

随着 n 的增大，T 分布逐渐逼近均数为 $n(n+1)/4$、方差为 $n(n+1)(2n+1)/4$ 的正态分布。当 $n > 50$ 时，近似程度较为满意，故当 $n > 50$ 时可以采用正态近似法进行分析。标准正态统计量按式 (7-1) 计算。

$$Z = \frac{|T - n(n+1)/4| - 0.5}{\sqrt{n(n+1)(2n+1)/24}} \tag{7-1}$$

式中，0.5 为连续性校正数。

排序时，出现相同秩次的现象称为相持或结 (tie)。当相持较多时，用式 (7-1) 计算的 Z 值偏小，可按式 (7-2) 计算校正的统计量 Z_C，经校正后，Z_C 适当增大，P 值相应减小。

$$Z_c = \frac{|T - n(n+1)/4| - 0.5}{\sqrt{\dfrac{n(n+1)(2n+1)}{24} - \dfrac{\sum(t_j^3 - t_j)}{48}}} \tag{7-2}$$

式中，t_j $(j = 1, 2, \cdots)$ 为第 j 个相同秩次（即平均秩次）的个数，假定有 2 个差值为 1.5，3 个差值为 6，5 个差值为 13，则 $t_1 = 2$，$t_2 = 3$，$t_3 = 5$，故有

$$\sum(t_j^3 - t_j) = (2^3 - 2) + (3^3 - 3) + (5^3 - 5) = 150$$

若无相同秩次，则 $\sum(t_j^3 - t_j) = 0$，$Z_C = Z$。

7.2　成组设计两样本比较的秩和检验

对于计量资料，如果两独立样本分别来自方差相等的正态总体的假设成立，就可以用 t 检验比较两样本均数的差别是否有统计学意义；如果此假设不成立或不能确定是否成立，则采用非参数检验——秩和检验来检验两样本是否来自同一总体更为合适。本节介绍 Wilcoxon 提出的秩和检验 (rank sum test) 和曼-惠特尼 U 检验 (Mann-Whitney U test)。

笔记栏

7.2.1 查表法

Wilcoxon 秩和检验适用于两组完全随机设计计量资料的分析。其检验假设为

H_0：两个总体分布位置相同

H_1：两个总体的分布位置不同

检验统计量 T 的计算过程为：设 n_1、n_2 分别为两组的样本量，$N = n_1 + n_2$，两组数据合并将 N 个数据编秩。T_1、T_2 分别为两组的秩和，统计量 T_1 为样本量较小一组的秩和，当样本量相等时为秩和较小一组的秩和。n_1 为样本量较小一组的样本量。利用 n_1、$|n_2 - n_1|$ 和 α 查 T 界值表，若 T 在界值范围内则 P 大于 α，不拒绝 H_0，若 T 在界值范围外则 P 小于 α，拒绝 H_0，接受 H_1。

例 7-2 数据

例 7-2 对新型冠状病毒肺炎重症病例和轻型病例的血清免疫球蛋白 G（IgG）某个 N-糖基峰（此处命名为 GP4）进行分析，得到 GP4 糖基峰含量的检测结果见表 7-2，问两组患者的结果有无差别？

表 7-2 两组患者 GP4 糖基峰含量检测值比较（色谱峰面积百分比，%）

重症病例		轻型病例	
GP4(1)	秩次(2)	GP4(3)	秩次(4)
19.92	4	13.84	1
29.93	11	19.23	2
30.79	12	19.54	3
31.81	14.5	22.23	5
32.43	16	23.22	6
33.13	17	23.53	7
39.69	18	24.82	8
40.24	19	27.22	9
		27.91	10
		31.39	13
		31.81	14.5
$n_1 = 8$	$T_1 = 111.5$	$n_2 = 11$	$T_2 = 78.5$

（1）建立检验假设，确定检验水准。

H_0：两组患者的 GP4 糖基峰含量测定值总体分布位置相同

H_1：两组患者的 GP4 糖基峰含量测定值总体分布位置不同

检验水准 $\alpha = 0.05$

（2）计算检验统计量。

（a）编秩：首先将两组患者的 GP4 糖基峰含量测定值进行混合编秩，以顺序号作为它们的秩次，遇相同数据时如果在同一组可顺次编秩，如果在不同组取平均秩次。如本例两组中各有一个 31.81，顺序排秩为 14 和 15，取平均值秩次 $(14 + 15)/2 = 14.5$。

（b）计算统计量 T：

$$T = 111.5, \quad n_1 = 8, \quad n_2 - n_1 = 3 \tag{7-3}$$

（3）确定 P 值，做出推断结论。

查 T 界值表，$T = 111.5$，在"55～105"之外，故 $P < 0.05$，按 $\alpha = 0.05$ 水准，拒绝 H_0，接受 H_1，差异有统计学意义，可以认为重症病例的该糖基峰含量测定值高于轻型病例。

7.2.2 正态近似法

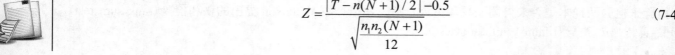

当样本量较大时，可采用正态近似法进行检验。统计量 Z 的计算公式如下

$$Z = \frac{|T - n(N+1)/2| - 0.5}{\sqrt{\dfrac{n_1 n_2 (N+1)}{12}}} \tag{7-4}$$

笔记栏

当相持出现较多时，

$$Z_C = \frac{Z}{\sqrt{C}} \tag{7-5}$$

$$C = 1 - \frac{\sum(t_j^3 - t_j)}{N^3 - N} \tag{7-6}$$

式中 $N = n_1 + n_2$，n 为样本量较小一组的样本量，0.5 为连续性校正系数。

例 7-3　对新型冠状病毒肺炎患者和健康人的某 IgG N-糖基峰进行分析(此处命名为 GP4)，得到该糖基峰含量的检测结果见表 7-3，问患者与健康人的结果有无差别？

例 7-3 数据

表 7-3　两组研究对象 GP4 糖基峰含量测定值比较(色谱峰面积百分比，%)

病例组 ($n_1 = 15$)		健康组 ($n_2 = 17$)	
GP4	秩次	GP4	秩次
0.13	9	0.03	1
0.17	11.5	0.05	2
0.19	13	0.06	3
0.23	15	0.08	4
0.30	18	0.09	5
0.32	20	0.10	6
0.47	23	0.11	7
0.54	24	0.12	8
0.64	25	0.16	10
0.81	26	0.17	11.5
0.95	27	0.21	14
0.97	28	0.24	16
0.98	29	0.27	17
1.75	30	0.31	19
2.63	32	0.34	21
		0.36	22
		2.11	31
$T_1 = 330.5$		$T_2 = 197.5$	

(1) 建立检验假设，确定检验水准。

H_0：两组研究对象 GP4 糖基峰含量测定值的总体分布位置相同

H_1：两组研究对象 GP4 糖基峰含量测定值的总体分布位置不同

检验水准 $\alpha = 0.05$

(2) 计算检验统计量。

(a) 编秩：首先将两组 GP4 糖基峰含量测定值进行混合，以顺序号作为其秩次，遇相同数据时如果在同一组可顺次编秩，如果在不同组取平均秩次。如本例两组中各有一个 0.17，顺序排秩为 11 和 12，取平均值秩次 (11 + 12)/2 = 11.5。

(b) 计算统计量 T：

$$T = 330.5, \quad n_1 = 15, \quad n_2 - n_1 = 2$$

(3) 确定 P 值，做出推断结论。

由于 $n = 15$，超出界值表的范围，采用正态近似法。

本例中有 1 个相持(结)，$t = 2$，$n_1 = 15$，$n_2 = 17$，$n = 15$，$N = 32$，$T = 330.5$

$$C = 1 - \frac{\sum (t_j^3 - t_j)}{N^3 - N} = 1 - \frac{2^3 - 2}{32^3 - 32} = 0.9998$$

$$Z = \frac{|T - n(N+1)/2| - 0.5}{\sqrt{\dfrac{n_1 n_2 (N+1)}{12}}} = \frac{|330.5 - 15 \times (32+1)/2| - 0.5}{\sqrt{\dfrac{15 \times 17 \times (32+1)}{12}}} = 3.1154$$

$$Z_C = \frac{Z}{\sqrt{C}} = \frac{3.1154}{\sqrt{0.9998}} = 3.1157$$

$Z_C > Z_{0.05/2} = 1.96$，$P < 0.05$，拒绝 H_0，接受 H_1，可以认为新冠肺炎病例的 GP4 糖基峰含量测定值高于健康人。

7.2.3　曼-惠特尼 U 检验

曼-惠特尼 U 检验（Mann-Whitney U test）又称"曼-惠特尼秩和检验"，该检验与 Wilcoxon 秩和检验类似，只是在统计量的计算方法上略有区别。这里使用曼-惠特尼 U 检验对例 7-3 进行计算：

（1）建立检验假设，确定检验水准。

H_0：两组 GP4 糖基峰含量测定值没有差别

H_1：两组 GP4 糖基峰含量测定值存在差别

检验水准 $\alpha = 0.05$

（2）计算检验统计量。

（a）编秩：首先将两组 GP4 糖基峰含量测定值进行混合，以顺序号作为其秩次，遇相同数据时如果在同一组可顺次编秩，如果在不同组取平均秩次。如本例两组中各有一个 0.17，顺序排秩为 11 和 12，取平均值秩次 (11 + 12)/2 = 11.5。

（b）计算检验统计量，n_1 为病例组的样本量，n_2 为健康组的样本量，T_1 为病例组中各项秩和，T_2 为健康组中各项秩和：

$$n_1 = 15, \quad n_2 = 17, \quad T_1 = 330.5, \quad T_2 = 197.5$$

$$U_1 = n_1 n_2 + \frac{n_1(n_1+1)}{2} - T_1 = 255 + \frac{15(15+1)}{2} - 330.5 = 44.5$$

$$U_2 = n_1 n_2 + \frac{n_2(n_2+1)}{2} - T_2 = 255 + \frac{17(17+1)}{2} - 197.5 = 210.5$$

（3）做出推断结论。

选择 U_1 和 U_2 最小者与临界值 U_α 比较，当 $U < U_\alpha$，拒绝 H_0，接受 H_1。当 $\alpha = 0.05$ 时，双尾检验 $n_1 = 15$，$n_2 = 17$，可查附表，得 $U_{0.05/2} = 75$，因 $U < U_{0.05/2}$，拒绝 H_0，接受 H_1，可以认为病例的 GP4 糖基峰含量测定值高于健康人。

在大样本情形下，U 的抽样分布接近正态分布，其均值和方差分别为

$$\mu_U = \frac{n_1 n_2}{2} \tag{7-7}$$

$$\sigma_U^2 = \frac{n_1 n_2 (n_1 + n_2 + 1)}{12} \tag{7-8}$$

因此，可以计算：

$$z_U = \frac{U - \mu_U}{\sigma_U} \tag{7-9}$$

笔记栏

7.3　成组设计多个样本比较的秩和检验

多组独立样本比较的秩和检验是由 Kruskal 和 Wallis 在 Wilcoxon 两样本秩和检验的基础上扩展而

来的，又称 Kruskal-Wallis H 检验，用于推断非正态分布定量变量或有序分类变量的多个总体分布位置有无差别。

例 7-4　对比不同病程（1 周、2～3 周、4 周）新型冠状病毒肺炎患者的某种 IgG N-糖基峰含量（此处记为 GP21），得到该糖基峰含量的检测结果见表 7-4，问三组患者的结果有无差别？

例 7-4 数据

表 7-4　三组不同病程的患者 GP21 糖基峰含量测定值比较（色谱峰面积百分比，%）

1 周		2～3 周		4 周	
GP21 (1)	秩次 (2)	GP21 (3)	秩次 (4)	GP21 (5)	秩次 (6)
0.07	1	0.21	3	0.65	5
0.15	2	1.29	12	1.03	8
0.43	4	1.92	18.5	1.20	11
0.76	6	1.96	20	1.36	13
0.91	7	2.62	24	1.92	18.5
1.11	9	3.06	26	2.03	21
1.19	10	3.63	27	3.00	25
1.46	14	3.96	28	4.77	30
1.55	15	3.97	29	5.77	31
1.66	16.5	6.05	32	6.71	34
1.66	16.5	8.79	38	7.52	35
2.05	22	8.84	39	8.15	37
2.19	23	9.45	40	9.51	41
6.61	33	9.69	42	10.22	43
7.8	36	11.91	45	21.91	47
11.01	44	19.92	46		
R_i	259		469.5		399.5
n_i	16		16		15

（1）建立检验假设，确定检验水准。

H_0：三组患者 GP21 糖基峰含量测定值的总体分布位置相同

H_1：三组患者 GP21 糖基峰含量测定值的总体分布位置不同或不全相同

检验水准 $\alpha = 0.05$

（2）计算检验统计量。

（a）编秩：将 3 组数据由小到大统一编秩，遇相同数值在同一组内，可顺次编秩；当相同数据出现在不同组时，则必须求平均秩次。见表 7-4 第（2）、（4）、（6）栏。

（b）求各组秩和 R_j：将各组秩次相加即得 R_j。本例 $R_1 = 259$，$R_2 = 469.5$，$R_3 = 399.5$.

（c）计算检验统计量 H 值：

$$H = \frac{12}{N(N+1)} \sum \frac{R_i^2}{n_i} - 3(N+1) \tag{7-10}$$

式中，n_i 为各组例数，$N = n_1 + n_2 + \cdots + n_k$，$R_i$ 为各组秩和。

$$H = \frac{12}{N(N+1)} \sum \frac{R_i^2}{n_i} - 3(N+1) = \frac{12}{47(47+1)}\left(\frac{259^2}{16} + \frac{469.5^2}{16} + \frac{399.5^2}{15}\right) - 3(47+1) = 8.178$$

本例，当相持出现较多时，对 H 进行校正得 H_C 值

$$H_C = \frac{H}{C} \tag{7-11}$$

笔记栏

$$C = 1 - \frac{\sum (t_j^3 - t_j)}{N^3 - N} \tag{7-12}$$

t_j 为第 j 次相持时相同秩次的个数。

(3) 确定 P 值，做出推断结论。

(a) 查 H 界值表 (三样本比较的秩和检验用)：当组数 $k = 3$，且各组例数 $n_i \leqslant 5$ 时，可查 H 界值表得到 P 值。

(b) 查 χ^2 界值表：当组数或各组例数超出 H 界值表时，由于 H_0 成立时 H 值近似地服从 $\nu = k - 1$ 的 χ^2 分布，此时可由 χ^2 界值表得到 P 值。本例 $P < 0.05$，按 $\alpha = 0.05$ 水准，拒绝 H_0，接受 H_1，三组患者 GP21 糖基峰含量测定值的差异有统计学意义，可以认为患者该糖基峰含量测定值不全相同。

Kruskal-Wallis H 检验的基本思想：本法的基本思想类似于单因素方差分析。设有 k 个对比组，各组样本含量、秩和、平均秩次分别记为：n_j，R_j，$\bar{R}_j$，$N = n_1 + n_2 + \cdots + n_k$，则总秩和为 $N(N+1)/2$，平均秩次为 $(N+1)/2$。若没有或较少相持现象，则秩次的总离均差平方和为

$$Q_{\text{总}} = \sum_{i=1}^{N} \left(i - \frac{N+1}{2} \right)^2 = N(N^2 - 1)/12 \tag{7-13}$$

$$Q_{\text{组间}} = \sum_{j=1}^{k} n_j \left(\bar{R}_j - \frac{N+1}{2} \right)^2 = \sum_{j=1}^{k} \frac{R_j^2}{n_j} - \frac{N(N+1)^2}{4} \tag{7-14}$$

$$H = \frac{Q_{\text{组间}}}{Q_{\text{总}} / (N-1)} \tag{7-15}$$

即检验统计量 H 为秩次的组间变异与总变异之比。可见，H 越大，组间变异越大，反之亦然。当相持较多时，可对 H 进行校正。

7.4　多个组间的多重比较

对于成组设计多个样本比较用 Kruskal-Wallis 秩和检验推断结论为拒绝 H_0，接受 H_1 时，与方差分析类似，只能得出各总体分布位置不同或不全相同的结论，但不能明确是哪两个总体分布位置不同。若要对每两个总体分布位置作出有无不同的推断，需要作组间的多重比较。

例 7-5　以例 7-4 说明对成组设计多个样本资料进行多重比较的步骤。

(1) 建立检验假设，确定检验水准。

H_0：第 i 组与第 j 组所代表的总体中位数相等

H_1：第 i 组与第 j 组所代表的总体中位数不等

检验水准 $\alpha = 0.05$

在多组样本秩和检验中，对多个样本反复两两比较，会增加第一类错误的概率。为保证第一类错误的概率总共不超过 α，应采用式 (7-13) 对 α 进行调整。

$$\alpha' = \frac{\alpha}{\text{比较的次数}} \tag{7-16}$$

通常有两种情况：

(a) 多组间的两两比较。k 组样本间，任两组均进行比较时，比较的次数为 $k(k-1)/2$，检验水准 α' 为

$$\alpha' = \frac{\alpha}{k(k-1)/2} = \frac{2\alpha}{k(k-1)} \tag{7-17}$$

表 7-4 的资料进行两两比较，按 $\alpha = 0.05$ 总的检验水准，每次比较必须采用调整的检验水准 α' 为

$$\alpha' = \frac{0.05}{3(3-1)/2} = 0.017$$

（b）实验组与同一个对照组的比较。k 组样本中，一个指定的对照组与其余各组比较时，比较的次数为 $k-1$，检验水准 α' 为

$$\alpha' = \frac{\alpha}{k-1} \tag{7-18}$$

（2）计算检验统计量。

设 R_i 和 R_j 分别为比较的第 i 组和第 j 组样本的秩和，其平均秩和分别为 $\overline{R}_i$ 和 $\overline{R}_j$。

（a）精确法：样本含量较小时，应采用两样本秩和检验的方法，求得统计量的数值后，借助统计软件得到相应的 P 值。

（b）正态近似法：样本含量较大时，计算统计量

$$Z_{ij} = \frac{\overline{R}_i - \overline{R}_j}{\sigma_{\overline{R}_i - \overline{R}_j}} = \frac{\overline{R}_i - \overline{R}_j}{\sqrt{\dfrac{N(N+1)}{12}\left(\dfrac{1}{n_i} + \dfrac{1}{n_j}\right)}} \tag{7-19}$$

其中，$N = \sum\limits_{i=1}^{k} n_i$ 为 k 个样本的总含量，n_i、n_j 分别为第 i 组和第 j 组的样本含量。

当相持的个数较多时，用校正值：

$$Z_{ijc} = \frac{Z_{ij}}{\sqrt{C}} \tag{7-20}$$

其中，

$$C = 1 - \frac{\sum(t_l^3 - t)}{N^3 - N} \tag{7-21}$$

（3）确定 P 值，作出推断结论。

利用标准正态分布表或统计软件求得统计量数值所对应的 P 值。

将某两组比较所得 P 值与调整以后的检验水准 α' 比较，若 $P \leqslant \alpha'$，则拒绝 H_0。

例 7-5 两两比较结果可以看出，按 $\alpha' = 0.017$ 水准，可以认为病程为 1 周与 2～3 周的新冠肺炎病例 GP21 糖基峰含量测定值差异有统计学意义，1 周的该糖基峰含量测定值低于 2～3 周；1 周和 4 周的该糖基峰含量测定值差异无统计学意义，尚不能认为两组该糖基峰含量测定值有差异；4 周和 2～3 周的该糖基峰含量测定值差异无统计学意义，尚不能认为两组该糖基峰含量测定值有差异，见表 7-5。

表 7-5　三组样本秩和的两两比较

对比组 (1)	Z_{ij} (2)	P (3)
1 周与 4 周	−2.120	0.034
1 周与 2～3 周	−2.714	0.007
4 周与 2～3 周	0.550	0.582

7.5　SPSS 软件实现定量资料非参数检验方法

7.5.1　配对设计的符号秩和检验 SPSS 软件实现方法

例 7-1 资料的 SPSS 软件实现方法如下。

1. SPSS 数据文件格式　　将常规法和改进法测定值分别命名为"X1"和"X2"，SPSS 数据文件格式与配对设计 *t* 检验录入格式相同。

2. SPSS 软件实现方法

（1）单击 Analyze 菜单中的 Nonparametric Tests 子菜单，选择 Legacy Dialogs 中的 2 Related Samples…项（图 7-1），系统弹出 Two-Related-Samples Tests 对话框（图 7-2）。

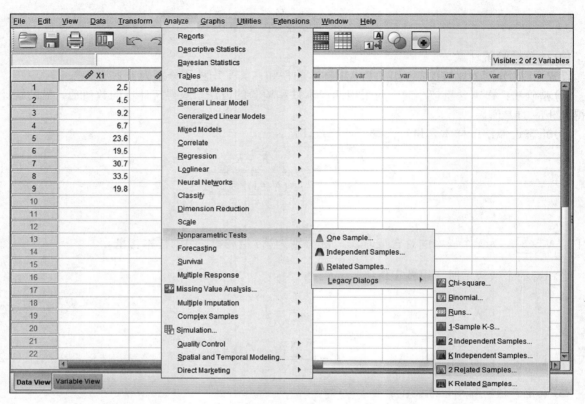

图 7-1　Two-Related-Samples Tests 操作路径

（2）同时单击"常规法[X1]"变量和"改进法[X2]"变量进入 Test Pairs 框内，系统默认为 Wilcoxon 检验，再单击 Options…选项按钮（图 7-2）。

（3）单击 Options…选项，进入对话框，如图 7-3 所示，选择 Descriptive 和 Quartiles 选项，单击 Continue。

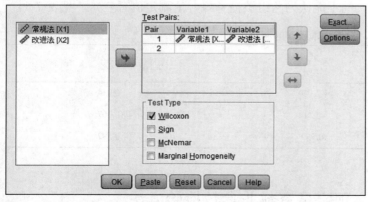

图 7-2　Two-Related-Samples Tests 对话框

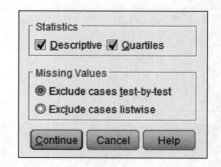

图 7-3　Two-Related-Samples：Options 对话框

笔记栏

3. 输出结果　　图 7-4 给出的是两种方法各自的描述性结果，分别为样本量（N），均数（Mean），标准差（Std. Deviation），最小值（Minimum），最大值（Maximum），第 25、50、75 百分位数。

Descriptive Statistics

	N	Mean	Std. Deviation	Minimum	Maximum	Percentiles		
						25th	50th (Median)	75th
常规法	9	16.667	11.4565	2.5	33.5	5.600	19.500	27.150
改进法	9	16.533	11.2294	2.2	32.0	5.950	18.400	27.700

图 7-4　两组的统计描述结果

图 7-5 给出的是两种方法差值的负秩、正秩、相持（结点）各自出现的频数、平均秩次和秩和。图 7-6 给出的是检验统计量 Z 值，双侧概率 P 值 [Sig. (2-tailed)]。

Ranks

		N	Mean Rank	Sum of Ranks
改进法-常规法	Negative Ranks	5[a]	4.40	22.00
	Positive Ranks	3[b]	4.67	14.00
	Ties	1[c]		
	Total	9		

a. 改进法 < 常规法
b. 改进法 > 常规法
c. 改进法 = 常规法

图 7-5　排秩结果

Test Statistics[a]

	改进法-常规法
Z	−0.561[b]
Asymp. Sig. (2-tailed)	0.575

a. Wilcoxon Signed Ranks Test
b. Based on negative ranks.

图 7-6　符号秩和检验结果

推断结论：本例 $Z = -0.561$，$P = 0.575$，按检验水准 $\alpha = 0.05$，不拒绝 H_0，尚不能认为两方法测定结果有差别。

7.5.2　成组设计两样本比较的秩和检验 SPSS 软件实现方法

例 7-2 资料 SPSS 软件实现方法如下。

1. SPSS 数据文件格式　将 GP4 糖基峰含量检测值命名为 "X"，将轻型病例和重症病例命名为 "group"，SPSS 数据文件格式与两独立样本设计 t 检验录入格式相同。

2. SPSS 软件实现方法

（1）单击 Analyze 菜单中的 Nonparametric Test 子菜单，选择 Legacy Dialogs 中的 2 Independent Samples…项，系统弹出 Two-Independent-Samples Tests 对话框（图 7-7）。

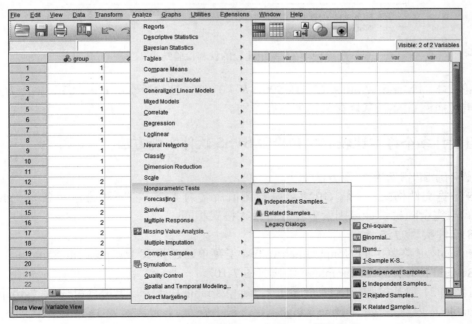

图 7-7　Two Independent Samples Tests 操作路径

（2）单击"GP4 糖基检测值[X]"变量进入 Test Variable List 中，单击分组变量"group（12）"进入 Grouping Variable 框内，并单击 Define Groups...定义 Group1 为 1 轻型病例，Group2 为 2 重症病例，系统默认为 Mann-Whitney U 检验（图 7-8）。

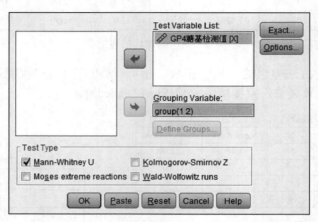

图 7-8 Two-Independent-Samples Tests 对话框

3. 输出结果 在 Options 选项选中 Descriptive 和 Quartiles 选项时，会有描述性结果，所列结果与图 7-4 中结果类似，此处不再重复。

图 7-9 Test Statistics 表给出的是 Mann-Whitney U 统计量、Wilcoxon W 统计量和 Z 值，近似双侧概率 P 值[Asymp.Sig.（2-tailed）]和确切概率值{Exact Sig.[2*（1-tailed Sig.）]}。

Test Statistics^a

	GP4 糖基检测值
Mann-Whitney U	12.500
Wilcoxon W	78.500
Z	−2.602
Asymp. Sig.（2-tailed）	0.009
Exact Sig. [2*（1-tailed Sig.）]	0.007[b]

a. Grouping Variable：group
b. Not corrected for ties.

图 7-9 两组比较的秩和检验结果

推断结论：本例 Mann-Whitney $U = 12.500$，$P = 0.009$，按检验水准 $\alpha = 0.05$，拒绝 H_0，可以认为轻型病例和重症病例 GP4 糖基峰含量检测值有差别。

7.5.3 成组设计多个样本比较的秩和检验 SPSS 软件实现方法

例 7-4 资料的 SPSS 软件实现方法如下。

1. SPSS 数据文件格式 将 GP21 糖基检测值命名为"X"，将三种方法命名为"group"，SPSS 数据文件格式与完全随机设计单因素方差分析录入格式相同。

2. SPSS 软件实现方法

（1）单击 Analyze 菜单中的 Nonparametric Test 子菜单，选择 K Independent Samples...项，系统弹出 Tests for Several Independent Samples 对话框（图 7-10）。

（2）单击"GP21 糖基检测值[X]"变量进入 Test Variable List 中，单击分组变量"group（13）"进入 Grouping Variable 框内，并单击 Define Range...定义最小值为 1，最大值为 3，系统默认为 Kruskal-Wallis H 检验（图 7-11）。

笔记栏

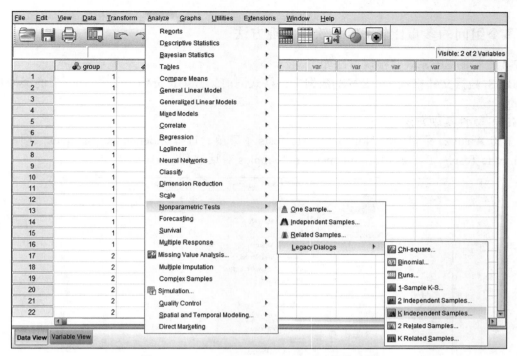

图 7-10　K Independent Samples Test 操作路径

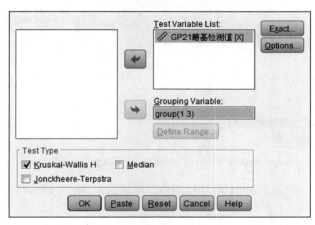

图 7-11　Tests for Several Independent Samples 对话框

3. 输出结果　　在 Options 选项选中 Descriptive 和 Quartiles 选项时，会有描述性结果，所列结果与图 7-4 中结果类似，此处不再重复。

图 7-12 给出的是 1 周组、2～3 周组、4 周组各自的样本量和平均秩次，图 7-13 给出的是 Kruskal-Wallis H 检验统计量 χ^2、自由度(df)和近似双侧概率 P 值(Asymp.Sig.)。

Ranks

	分组	N	Mean Rank
GP21 糖基检测值	1 周	16	16.19
	2～3 周	16	29.34
	4 周	15	26.63
	Total	47	

图 7-12　三组的平均秩次

Test Statistics[a, b]

	GP21 糖基检测值
Kruskal-Wallis H	8.179
df	2
Asymp. Sig.	0.017

a. Kruskal Wallis Test
b. Grouping Variable：分组

图 7-13　三组比较的秩和检验结果

推断结论：本例 Kruskal-Wallis H 检验统计量 $\chi^2 = 8.179$，df $= 2$，$P<0.05$，按检验水准 $\alpha = 0.05$，拒绝 H_0，可以认为 1 周组、2～3 周组、4 周组 GP21 糖基峰含量检测值有差别。

笔记栏

7.5.4　多个组间的多重比较 SPSS 软件实现方法

例 7-4 资料的 SPSS 软件实现方法如下。

1. SPSS 数据文件格式　　SPSS 数据文件格式同前。其中，分组变量"group"的类型（Type）选为"String"。

2. SPSS 软件实现方法

（1）单击 Analyze 菜单中的 Nonparametric Tests 子菜单，选择 Independent Samples…项，系统弹出 Nonparametric Tests：Two or More Independent Samples 对话框（图 7-14）。

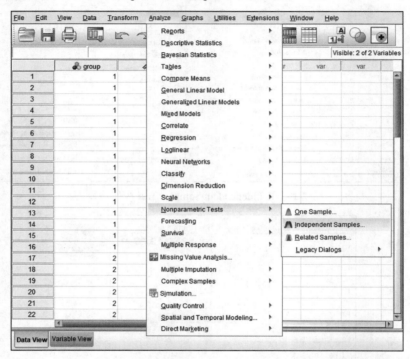

图 7-14　Nonparametric Tests：Two or More Independent Samples 操作路径

（2）在 Fields 选项卡中，单击"GP21 糖基检测值"变量进入 Test Fields 中，单击分组变量进入 Groups 框内（图 7-15）。

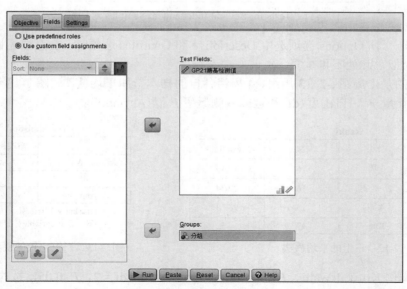

图 7-15　Fields 选项卡对话框

笔记栏

（3）在 Settings 选项卡中，勾选"Kruskal-Wallis 1-way ANOVA（k samples）"，在 Multiple comparisons 中选择"All pairwise"（图 7-16）。

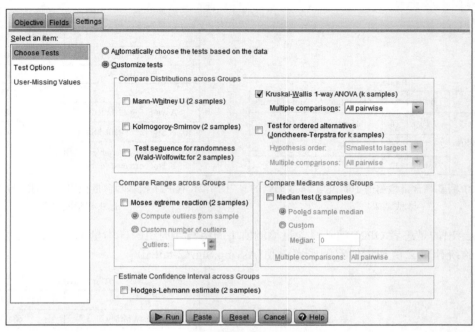

图 7-16　Settings 选项卡对话框

3. 输出结果　图 7-17 为假设检验的介绍。图 7-18 为独立样本 Kruskal-Wallis 检验汇总结果。图 7-19 为三组两两比较的结果。

Hypothesis Test Summary

	Null Hypothesis	Test	Sig.	Decision
1	The distribution of GP21 糖基检测值 is the same across categories of 分组.	Independent-Samples Kruskal-Wallis Test	0.017	Reject the null hypothesis.

Asymptotic signiricances are displayed. The significance leve is 0.050.

图 7-17　假设检验汇总

Independent-Samples Kruskal-Wallis Test Summary

Total N	47
Test Statistic	8.179[a]
Degree Of Freedom	2
Asymptotic Sig. (2-sided test)	0.017

a. The test statistic is adjusted for ties.

图 7-18　独立样本 Kruskal-Wallis 检验汇总

Pairwise Comparisons of 分组

Sample 1-Sample 2	Test Statistic	Std. Error	Std. Test Statistic	Sig.	Adj. Sig.[a]
1 周-4 周	−10.446	4.928	−2.120	0.034	0.102
1 周-2～3 周	−13.156	4.847	−2.714	0.007	0.020
4 周-2～3 周	2.710	4.928	0.550	0.582	1.000

Each row tests the null hypothesis that the Sample 1 and Sample 2 distributions are the same.

Asymptotic significances（2-sided tests）are displayed. The significance level is 0.05.

a. Significance values have been adjusted by the Bonferroni correction for multiple tests.

图 7-19　两两比较结果

推断结论：通过两两比较的结果可见，按 $\alpha' = 0.017$ 水准，可以认为 1 周与 2～3 周 GP21 糖基峰含量检测值差异有统计学意义，1 周的该糖基峰含量检测值低于 2～3 周；1 周和 4 周该糖基峰含量检测值差异无统计学意义，尚不能认为两组该糖基峰含量检测值有差异；2～3 周和 4 周的该糖基峰含量检测值差异无统计学意义，尚不能认为两组该糖基峰含量检测值有差异。

4. 两两比较的秩和检验方法　对于三组进行两两比较，可直接采用两样本比较的秩和检验方法，步骤同 7.5.2 两独立样本资料的秩和检验软件实现方法。以下列出结果。

笔记栏

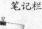

　　图 7-20 给出的是患者 GP21 糖基峰含量检测值 1 周组与 2～3 周组的样本量、平均秩次和秩和，图 7-21 给出的是检验统计量 Z 值和近似双侧概率 P 值[Asymp.Sig.（2-tailed）]。

Ranks

	分组	N	Mean Rank	Sum of Ranks
GP21 糖基检测值	1 周	16	11.94	191.00
	2～3 周	16	21.06	337.00
	Total	32		

图 7-20　GP21 糖基峰含量检测值 1 周组与 2～3 周组的排秩结果

Test Statistics^a

	GP21 糖基检测值
Mann-Whitney U	55.000
Wilcoxon W	191.000
Z	−2.752
Asymp. Sig.（2-tailed）	0.006
Exact Sig. [2*（1-tailed Sig.）]	0.005[b]

a. Grouping Variable：分组
b. Not corrected for ties.

图 7-21　GP21 糖基峰含量检测值 1 周组与 2～3 周组比较的秩和检验结果

　　图 7-22 给出的是患者 GP21 糖基峰含量检测值 1 周组与 4 周组的样本量、平均秩次和秩和，图 7-23 给出的是检验统计量 Z 值和近似双侧概率 P 值[Asymp.Sig.（2-tailed）]。

Ranks

	分组	N	Mean Rank	Sum of Ranks
GP21 糖基检测值	1 周	16	12.75	204.00
	4 周	15	19.47	292.00
	Total	31		

图 7-22　GP21 糖基峰含量检测值 1 周组与 4 周组的排秩结果

Test Statistics^a

	GP21 糖基检测值
Mann-Whitney U	68.000
Wilcoxon W	204.000
Z	−2.056
Asymp. Sig.（2-tailed）	0.040
Exact Sig. [2*（1-tailed Sig.）]	0.041[b]

a. Grouping Variable：分组
b. Not corrected for ties.

图 7-23　GP21 糖基峰含量检测值 1 周组与 4 周组比较的秩和检验结果

　　图 7-24 给出的是患者 GP21 糖基峰含量检测值 2～3 周组与 4 周组的样本量、平均秩次和秩和，图 7-25 给出的是检验统计量 Z 值和近似双侧概率 P 值[Asymp.Sig.（2-tailed）]。

Ranks

	分组	N	Mean Rank	Sum of Ranks
GP21 糖基检测值	2～3 周	16	16.78	268.50
	4 周	15	15.17	227.50
	Total	31		

图 7-24　GP21 糖基峰含量检测值 2～3 周组与 4 周组的排秩结果

Test Statistics^a

	GP21 糖基检测值
Mann-Whitney U	107.500
Wilcoxon W	227.500
Z	−0.494
Asymp. Sig.（2-tailed）	0.621
Exact Sig. [2*（1-tailed Sig.）]	0.626[b]

a. Grouping Variable：分组
b. Not corrected for ties.

图 7-25　GP21 糖基峰含量检测值 2～3 周组与 4 周组比较的秩和检验结果

小　结

笔记栏

　　1. 由于非参数检验没有充分利用实际数值，会损失许多信息，因此，当资料满足参数检验的条件时，应首选参数检验；当数据不满足参数检验的条件时，非参数检验才是较优选择。

2. 当样本量较小时（如 $n<10$），t 检验和 Wilcoxon 秩和检验的检验效能均很低，随着样本量增大，两种方法检验效能均增加。若样本来自非正态总体且样本量较小时，Wilcoxon 秩和检验比 t 检验的检验效能高。因此，使用参数检验时数据必须符合参数检验的条件。

练 习 题

一、思考题

1. 什么叫作非参数检验，它和参数检验有什么区别？
2. 秩转化的非参数检验适用于哪些情况？

二、最佳选择题

1. 以下统计分析方法中，不属于参数统计分析方法的是（ ）。

A. t 检验   B. 均数的区间估计   C. 方差分析

D. F 检验   E. Wilcoxon 秩和检验

2. 以下关于参数检验与非参数检验分析方法的说法正确的是（ ）。

A. 由于参数检验比非参数检验的统计效率高，所以参数检验更好

B. 无论数据是否符合正态分布，均应选择参数检验

C. 符合正态分布的资料也可选择非参数检验

D. 非参数检验是万能检验，所以应用更广泛

E. 不符合正态分布的数据，如果通过变量变换达到正态分布，可以考虑变换后进行参数检验

3. 两个独立小样本计量资料比较的假设检验，首先考虑（ ）。

A. 用 t 检验

B. 用 Z 检验

C. 判断资料符合 t 检验还是 Wilcoxon 秩和检验条件

D. t 检验或 Wilcoxon 秩和检验均可

E. 用 Wilcoxon 秩和检验

4. 配对样本差值的 Wilcoxon 符号秩和检验，确定 P 值的方法为（ ）。

A. T 值越大，P 值越大   B. T 值越大，P 值越小

C. T 值在界值范围内，P 值小于 α D. T 值在界值范围内，P 值大于 α

E. T 值即 Z 值，查 Z 界值表

5. 满足参数统计分析方法条件的数据用非参数统计分析方法，下列哪项正确（ ）。

A. 增加第一类错误   B. 减少第一类错误

C. 减少第二类错误   D. 增加第二类错误

E. 两类错误都增加

6. 配对设计资料的变量值为 X_1 和 X_2，则配对资料秩检验的编秩方法为（ ）。

A. 把 X_1 和 X_2 的差值绝对值从小到大编秩

B. 把 X_1 和 X_2 综合从小到大编秩

C. 把 X_1 和 X_2 综合，按绝对值从小到大编秩

D. 把 X_1 和 X_2 的差值从小到大编秩

E. 把 X_1 和 X_2 分别按绝对值从小到大编秩

7. 某市铅作业工人的血铅值中位数为 1.11μmol/L，非铅作业工人的血铅值中位数为 0.40μmol/L，1.11μmol/L 与 0.40μmol/L 不同的原因很可能是（ ）。

A. 样本例数太少   B. 抽样误差   C. 总体平均数不同

D. 系统误差   E. 样本均数不可比

笔记栏

8. 从上述第 7 题的同一个工厂中随机抽取 23 名铅作业工人，测得其血铅值的中位数为 1.64μmol/L，则 1.11μmol/L 与 1.64μmol/L 不同，原因是（　　）。

A. 样本例数太少　　　　　　　　B. 抽样误差　　　　　　　　　　C. 总体平均数不同

D. 系统误差　　　　　　　　　　E. 个体差异太大

三、分析计算题

分析计算题 1
数据

1. 用过硫酸铵分光光度法和示波极谱法测定水中锰含量（mg/L），见表 7-6，问两法所得结果有无差别？

表 7-6　两种方法测得水中锰含量　　　　　　　　　　（单位：mg/L）

方法	样品编号								
	1	2	3	4	5	6	7	8	9
极谱法	0.17	0.33	0.34	0.32	0.16	0.16	0.09	0.24	0.67
分光光度法	0.49	0.32	0.32	0.32	0.14	0.15	0.07	0.37	0.66

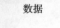
分析计算题 2
数据

2. 分别对 8 名未患妊娠合并症的孕妇和 9 名患有妊娠合并症的孕妇进行葡萄糖耐受水平的测试，结果见表 7-7，问两类孕妇的葡萄糖耐受能力是否不同？

表 7-7　两组孕妇葡萄糖耐受水平的测试结果

分组	糖耐受水平								
无合并症组	110	119	133	127	141	117	135	122	
有合并症组	120	140	162	184	132	128	177	143	181

分析计算题 3
数据

3. 某研究者欲研究 A、B 两种菌对小鼠巨噬细胞吞噬功能的激活作用，将 57 只小鼠随机分为 3 组，A 菌组、B 菌组和生理盐水组，用常规巨噬细胞吞噬功能的监测方法，获得 3 组的吞噬率（%），结果见表 7-8，试比较不同实验条件下小鼠巨噬细胞吞噬率有无差别？

表 7-8　不同菌种对小鼠巨噬细胞的吞噬率（%）

A 菌组（23 只）		B 菌组（19 只）		生理盐水组（15 只）	
46	68	52	71	18	45
56	71	53	71	19	49
57	71	54	72	24	58
59	71	55	88	25	
61	71	60	90	32	
64	74	62	92	37	
65	75	62	95	37	
65	76	62		37	
67	77	63		37	
67	94	69		37	
67	98	70		46	
67		71		45	

四、案例辨析

笔记栏

某医师用改良的 Seldinger 插管技术对 8 例经临床和病理证实的恶性滋养细胞肿瘤进行选择性盆腔动脉插管灌注化疗。测定治疗前后血中人绒毛膜促性腺素（HCG）含量（见表 7-9），该医师考虑到数据相差较大，采用对数变换后进行两样本均数比较的 t 检验，得 $t = 2.460$，$P<0.05$，差异有统计学意义，故认为治疗前后血中 HCG 的含量有差别。该研究者的统计分析方法是否正确？如果你进行该项研究应该如何分析？

<table>
<tr><td colspan="5">表 7-9　灌注化疗前后 HCG 含量测定结果　　　　　　　　（单位：pmol/L）</td></tr>
<tr><td>病例号</td><td>灌注前 X_1</td><td>灌注后 X_2</td><td>$\lg X_1$</td><td>$\lg X_2$</td></tr>
<tr><td>1</td><td>1280000</td><td>210000</td><td>6.1072</td><td>5.3222</td></tr>
<tr><td>2</td><td>75500</td><td>3300</td><td>4.8779</td><td>3.5185</td></tr>
<tr><td>3</td><td>12450</td><td>2210</td><td>4.0952</td><td>3.3444</td></tr>
<tr><td>4</td><td>1500000</td><td>9.3</td><td>6.1761</td><td>0.9685</td></tr>
<tr><td>5</td><td>10000</td><td>2500</td><td>4.0000</td><td>3.3979</td></tr>
<tr><td>6</td><td>9700</td><td>1203</td><td>3.9868</td><td>3.0803</td></tr>
<tr><td>7</td><td>15588</td><td>4825</td><td>4.1928</td><td>3.6835</td></tr>
<tr><td>8</td><td>4223</td><td>914</td><td>3.6256</td><td>2.9609</td></tr>
</table>

（侯海峰　高　勃）

第 7 章
练习题答案

笔记栏

第 8 章 定性资料的统计描述

在医学研究与实践的过程中，很多资料都是按照事物的特征、属性或某定量指标的大小顺序进行分组后得到的定性资料。本章主要介绍如何对定性资料进行统计描述。

8.1 常用相对数的概念与计算

8.1.1 相对数的概念

比较两地某种疾病的发病情况，用发病人数（绝对数）做比较是不可靠的，因为发病人数多少还和当地的人口数多少有关，要消除两地人口数不同对发病情况的影响，应换算成相同人口基础上有多少人发病，即发病率（相对数）来比较。

相对数（relative number）是指两个有联系的指标之比。它可以是两个有联系的绝对数之比，也可以是两个统计指标之比。常用相对数按性质和用途不同分为率、构成比和相对比。

8.1.2 率

率（rate）是指某现象在某时间点或时间段内实际发生的观察单位数与同时期可能发生该现象的总观察单位数之比，用以说明某种现象发生的频率大小或强度。计算公式为

$$率 = \frac{某时期实际发生某现象的观察单位数}{同时间可能发生某现象的观察单位总数} \times K \tag{8-1}$$

K 称为比例基数，可以是 100%、1000‰、10000/万、100000/10 万等，通常依据习惯用法和使计算结果能保留 1~2 位整数为准，以便于阅读、比较。疾病统计中发病率和患病率最易混淆。发病率（incidence rate）是测量一定时期某地区人群中某病或伤害新病例出现的频率，可用来衡量某时期某地人群发生某病或伤害的危险性大小。患病率（prevalence rate）通常是通过现况研究或横断面调查获得，患病率分时点患病率和期间患病率。时点患病率多用于某一时点进行调查或检查所发现患某种疾病的人数所占比例。

例 8-1 数据

例 8-1 调查不同工种白细胞减少症的患病情况：苯作业工人 389 人，患者 29 人；塑料作业工人 311 人，患者 13 人；化学药物作业工人 260 人，患者 13 人；放射作业工人 154 人，患者 9 人，试计算各工种白细胞减少症的患病率和白细胞减少症的总患病率。

根据式（8-1），计算各工种白细胞减少症的患病率如下

$$苯作业工人中白细胞减少症患病率 = \frac{29}{389} \times 100\% = 7.5\%$$

$$塑料作业工人中白细胞减少症患病率 = \frac{13}{311} \times 100\% = 4.2\%$$

$$化学药物作业工人中白细胞减少症患病率 = \frac{13}{260} \times 100\% = 5.0\%$$

$$放射作业工人中白细胞减少症患病率 = \frac{9}{154} \times 100\% = 5.8\%$$

$$白细胞减少症总患病率 = \frac{29+13+13+9}{389+311+260+154} \times 100\% = \frac{64}{1114} \times 100\% = 5.7\%$$

笔记栏

白细胞减少症患病率由高到低排列的工种为：苯作业、放射作业、化学药物作业和塑料作业。其中，苯作业和放射作业工人中白细胞减少症患病率高于白细胞减少症总患病率，说明这两个工种的工人接触有害因素较多。

8.1.3　构成比

构成比（constituent ratio）是指事物内部某一组成部分的观察单位数与该事物各组成部分的观察单位总数之比，用以说明某一事物内部各组成部分所占的比重或分布，常用百分数表示。计算公式为

$$构成比 = \frac{事物内部某一组成部分的观察单位数}{同一事物各组成部分的观察单位总数} \times 100\% \tag{8-2}$$

例 8-2 数据

例 8-2　某肿瘤医院调查 2019 年入院治疗的恶性肿瘤患者共 10674 人，其中<45 岁患者人数共 2046 例，45～65 岁患者人数共 2912 例，>65 岁患者人数共 5716 例。计算不同年龄段患者的构成比。

根据式(8-2)，计算如下

$$<45 \text{ 岁患者占总发病人数的构成比} = \frac{2046}{10674} \times 100\% = 19.17\%$$

$$45\text{～}65 \text{ 岁患者占总发病人数的构成比} = \frac{2912}{10674} \times 100\% = 27.28\%$$

$$>65 \text{ 岁患者占总发病人数的构成比} = \frac{5716}{10674} \times 100\% = 53.55\%$$

年龄越大的患者占总发病人数的构成比越高。

构成比具有以下特点：①分子是分母的一部分，各组成部分构成比数值在 0～1 波动，各组成部分的构成比之和等于 1 或 100%；②事物内部各组成部分之间呈此消彼长的特点，当其中某一组成部分的构成比增大时，其他组成部分的构成比必然减小。

8.1.4　相对比

相对比（relative ratio）是表示两个有关事物指标之比，用以描述两者的对比水平，常以倍数或百分数表示，说明一个指标是另一个指标的几倍或百分之几。计算公式为

$$相对比 = \frac{甲指标}{乙指标} （或 \times 100\%） \tag{8-3}$$

式中，甲、乙两指标可以性质相同，也可以性质不同。如某医院有外科病床 100 张，内科病床 80 张，则外科与内科病床数之比 $= \frac{100}{80} = 1.25$（两指标性质相同）；若某医院有病床 150 张、外科医生 30 人，则其病床数与外科医生数之比 $= \frac{150}{30} = 5$（两指标性质不同，即每名医生需负责 5 张病床患者的治疗）。

8.2　动态数列

动态数列（dynamic series）是按时间顺序将一系列统计指标排列起来，用以观察和比较该事物在时间上的变化和发展趋势。常用的动态数列分析指标有绝对增长量、发展速度与增长速度、平均发展速度与平均增长速度。

例 8-3 数据

例 8-3　全国医疗卫生机构 2011～2020 年执业医师人数动态变化如表 8-1。

表 8-1　医疗卫生机构 2011～2020 年执业医师人数动态变化

年份 (1)	符号 (2)	日均门诊人数（万人）(3)	绝对增长量		发展速度(%)		增长速度(%)	
			累计（万人）(4)	逐年（万人）(5)	定基比 (6)	环比 (7)	定基比 (8)	环比 (9)
2011	a_0	202.02	—	—	100.00	100.00	—	—
2012	a_1	213.88	11.86	11.86	105.87	105.87	5.87	5.87

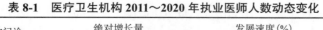

笔记栏

年份 (1)	符号 (2)	日均门诊人数（万人）(3)	绝对增长量		发展速度(%)		增长速度(%)	
			累计（万人）(4)	逐年（万人）(5)	定基比 (6)	环比 (7)	定基比 (8)	环比 (9)
2013	a_2	228.58	26.56	14.70	113.15	106.87	13.15	6.87
2014	a_3	237.49	35.47	8.91	117.56	103.90	17.56	3.90
2015	a_4	250.84	48.82	13.35	124.17	105.62	24.17	5.62
2016	a_5	265.14	63.12	14.30	131.24	105.70	31.24	5.70
2017	a_6	282.90	80.88	17.76	140.04	106.70	40.04	6.70
2018	a_7	301.04	99.02	18.14	149.01	106.41	49.01	6.41
2019	a_8	321.05	119.03	20.01	158.92	106.65	58.92	6.65
2020	a_9	340.17	138.15	19.12	168.38	105.96	68.38	5.96

资料来源：国家统计局。

8.2.1　绝对增长量

绝对增长量用于说明事物在一定时期所增长的绝对值，分为：

（1）累计增长量（cumulative quantity of increase）是指报告期指标与基期指标的差。以 2011 年执业医师人数为基期指标，以 2012 年到 2020 年执业医师人数为报告期指标。表 8-1（4）栏中 2015 年执业医师人数的累计增长量为 250.84–202.02 = 48.82（万人）。

（2）逐年增长量（year after year quantity of increase）即报告期指标与前一期指标之差。表 8-1（5）栏中 2016 年执业医师人数较 2015 年的增长量为 265.14–250.84 = 14.30（万人）。

8.2.2　发展速度和增长速度

发展速度和增长速度用于说明事物在一定时期的变化情况，可以计算定基比和环比。

（1）发展速度（speed of development）表示报告期指标的水平相当于基期（或前一期）指标的多少倍（或百分之几）。

（a）定基比。统一用某个报告期的数据做基数，将各报告期的数据与之相比。一组动态数列的定基比，常以数列开始的数据为基数，可清晰地反映出某事物在较长时间内发展变化的趋势。

（b）环比。用前一个报告期的数据为基数，以相邻的后一报告期的数据与之相比。一组动态数列的环比，其基数是依次更换的，可反映某事物逐期变化的趋势。

表 8-1（6）、（7）栏中 2015 年执业医师的发展速度：

$$定基比发展速度 = \frac{a_4}{a_0} = \frac{250.84}{202.02} = 124.17\%$$

$$环比发展速度 = \frac{a_4}{a_3} = \frac{250.84}{237.49} = 105.62\%$$

2015 年执业医师的定基比发展速度为 124.17%，即 2015 年执业医师人数是 2011 年的 1.2417 倍；2015 年执业医师的环比发展速度为 105.62%，即 2015 年执业医师人数是 2014 年的 1.0562 倍。

（2）增长速度（speed of increase）表示的是净增加速度，增长速度 = 发展速度–100%。

如表 8-1（8）、（9）栏中 2015 年执业医师的增长速度：

$$定基比增长速度 = 124.17\% - 100\% = 24.17\%$$

$$环比增长速度 = 105.62\% - 100\% = 5.62\%$$

2015 年执业医师的定基比增长速度为 24.17%，即 2015 年执业医师人数比 2011 年多了 24.17%；2015 年执业医师的环比增长速度为 5.62%，即 2015 年执业医师人数比 2014 年多了 5.62%。

笔记栏

8.2.3　平均发展速度与平均增长速度

（1）平均发展速度（average speed of development）指一定时期内各环比发展速度的几何均数，说明某事物在一个较长时期中逐年平均发展的程度。计算公式为

$$\text{平均发展速度} = \sqrt[n]{\frac{a_n}{a_0}} \tag{8-4}$$

式中 a_0 为基期指标值，a_n 为第 n 年指标值。

（2）平均增长速度（average speed of increase）是说明某事物在一定时期内逐年的平均增长程度。计算公式为

$$\text{平均增长速度} = \text{平均发展速度} - 1 \tag{8-5}$$

根据表 8-1 第（1）、（3）栏的资料计算医疗卫生机构 2011～2020 年执业医师的平均发展速度和平均增长速度：

$$\text{平均发展速度} = \sqrt[9]{\frac{340.17}{202.02}} = 1.06$$

$$\text{平均增长速度} = 1.06 - 1 = 0.06$$

动态数列不仅可以分析已有资料，而且可以根据过去资料的变化规律预测未来的情况。根据表 8-1 中 2011～2020 年执业医师人数预测 2022 年执业医师人数，本例 2022 年相当于 a_{11}，将已知的数据代入式（8-4）：

$$1.06 = \sqrt[11]{\frac{a_{11}}{202.02}}$$

$$a_{11} = 1.06^{11} \times 202.02 = 383.49 \,(\text{万人})$$

根据全国医疗卫生机构 2011～2020 年执业医师人数的平均发展速度预测，到 2022 年医疗卫生机构执业医师人数为 383.49 万人。

8.3　率的标准化法

8.3.1　标准化法的意义

在医学研究中，常常需要比较不同人群的发病率、患病率、死亡率、治愈率等，如果两个人群某些影响总率的因素如年龄、性别等在构成上不同，则直接比较两个总率是不合理的。统计学上常采用率的标准化法来消除某些因素构成上的差别。

标准化法就是采用统一的标准构成，以消除年龄、性别、病情轻重及病情长短等因素构成不同对病死率、死亡率、治愈率等的影响，使算得的标准化率具有可比性。

例 8-4　某医生统计 2020 年两家医院不同年龄段胰腺炎患者治疗情况，患者人数和治疗有效人数见表 8-2。试比较两医院胰腺炎治疗有效率。

例 8-4 数据

表 8-2　2020 年甲、乙医院不同年龄段胰腺炎治疗情况

年龄(岁)	甲医院			乙医院		
	治疗人数 (1)	有效人数 (2)	有效率(%) (3)	治疗人数 (4)	有效人数 (5)	有效率(%) (6)
<45	1245	1124	90.28	568	519	91.37
45～	472	397	84.11	957	826	86.31
60～	264	194	73.48	421	321	76.25
≥75	148	96	64.86	268	186	69.40
合计	2129	1811	85.06	2214	1852	83.65

分析：从表 8-2 的第（1）、（4）栏可见，甲、乙两医院胰腺炎患者的年龄构成不同，甲医院 45 岁以下的年轻患者最多，占患者总数的 58.48%，乙医院患者年龄较大；同时，从第（3）、（6）栏，即两医院不同年龄段胰腺炎治疗有效率看，年龄越大，治疗效果越差，有效率越低，造成了乙医院即使各年龄段胰腺炎治疗有效率均高于甲医院，但乙医院合计有效率却低于甲医院。因此，这种情况下两医院的合计有效率不可直接比较。若要正确比较两医院的有效率，须先将两医院胰腺炎患者年龄构成按照统一标准进行校正，然后计算校正后的合计有效率，通常称为标准化率（standardized rate）。这种用统一的内部构成，然后计算标准化率的方法，称为标准化（standardization）法，其基本思想是采用某影响因素的统一标准构成以消除由于内部构成不同对合计率比较带来的影响，使标准化后的合计率（或总率）具有可比性。

8.3.2　标准化率的计算方法

标准化率的计算方法有直接法和间接法。直接法的适用条件为已知被观察人群中各组的有效率（发病率、死亡率等）资料。间接法的适用条件为缺乏各组的有效率（发病率、死亡率等），仅有各组的观察单位数和合计有效率（发病率、死亡率等）资料。无论是直接法还是间接法都要采用统一的标准，调整内部构成达到可比的目的。

标准组的选择有以下三种：①一般要求选一个具有代表性的、内部构成相对稳定的、数量较大的人群数据作为标准组。如比较不同地区发病率、死亡率等时，由于受年龄、性别的影响，可选择全国或全省的数据作为标准构成。国际间比较时需要采用世界通用的标准。②将要比较的两组各相应部分的观察单位数相加的数据作为标准组。③从欲比较的两组数据中任选一组数据作为标准组。

1. 直接法　　对例 8-4 利用直接法计算标准化率。

（1）已知标准组各年龄段胰腺炎治疗人数时，标准化率的计算公式：

$$p' = \frac{N_1 P_1 + N_2 P_2 + \cdots + N_k P_k}{N} = \frac{\sum N_i P_i}{N} \tag{8-6}$$

p' 为标准化率，$N_1, N_2, \cdots, N_k$ 为标准组的各年龄段胰腺炎治疗人数，$P_1, P_2, \cdots, P_k$ 为标化组的各年龄段胰腺炎有效率，N 为标准组的治疗人数的合计。

例 8-4 的标准组采用甲、乙两医院各年龄段胰腺炎治疗人数的合计，计算后数据填入表 8-3。

表 8-3　直接法计算标准化率

年龄（岁）	标准组 （1）	甲医院		乙医院	
		有效率（%） （2）	预期有效人数 （3）=（1）×（2）	有效率（%） （4）	预期有效人数 （5）=（1）×（4）
<45	1813	90.28	1637	91.37	1657
45～	1429	84.11	1202	86.31	1233
60～	685	73.48	503	76.25	522
≥75	416	64.86	270	69.40	289
合计	4343	—	3612	—	3701

注：标准组采用甲、乙两医院各年龄段胰腺炎治疗人数的合计。

将标准组各年龄段胰腺炎治疗人数分别乘甲、乙两医院原有效率得到甲、乙两医院各年龄段胰腺炎预期有效人数，甲、乙两医院预期有效总人数分别除以标准组总人数即得

$$甲医院标准化有效率 = \frac{3612}{4343} \times 100\% = 83.17\%$$

$$乙医院标准化有效率 = \frac{3701}{4343} \times 100\% = 85.22\%$$

笔记栏

乙医院标准化有效率率高于甲医院，与分年龄段比较有效率的结果一致。

（2）已知标准组各年龄段胰腺炎治疗人数构成比时，标准化率的计算公式：

$$p' = C_1P_1 + C_2P_2 + \cdots + C_iP_i = \sum C_iP_i \tag{8-7}$$

$C_1, C_2, \cdots, C_k$ 为标准组各年龄段胰腺炎治疗人数构成比，$C_i = N_i / N$，$P_1, P_2, \cdots, P_k$ 为标化组的各年龄段胰腺炎治疗有效率。

例 8-4 经计算后数据填入表 8-4。

表 8-4 应用标准构成比计算标准化率

年龄(岁)	标准组构成比 (1)	甲医院		乙医院	
		有效率(%) (2)	预期有效率(%) (3)=(1)×(2)	有效率(%) (4)	预期有效率(%) (5)=(1)×(4)
<45	0.42	90.28	37.92	91.37	38.37
45～	0.33	84.11	27.76	86.31	28.48
60～	0.16	73.48	11.76	76.25	12.20
≥75	0.09	64.86	5.84	69.40	6.25
合计	1.00	—	83.28	—	85.30

甲医院标准化有效率 = 37.92% + 27.76% + 11.76% + 5.84% = 83.28%

乙医院标准化有效率 = 38.37% + 28.48% + 12.20% + 6.25% = 85.30%

计算出的结果仍然是乙医院标准化有效率高于甲医院，与已知标准组治疗人数计算的标准化率相同。

2. 间接法

例 8-5 某地区男性肺癌死亡数 1380 人，女性肺癌死亡数 1130 人，该地区男女人口资料见表 8-5，比较该地区男女肺癌死亡率。

例 8-5 数据

表 8-5 某地区男女人口资料

年龄(岁)	男性人口数	女性人口数
30～	1011549	1022430
40～	1006324	1001652
50～	948765	1000347
60～	886971	986175
70～	736123	857693
合计	4589732	4868297

本例已知男女肺癌死亡数与各年龄组人口数。当标化组年龄别死亡率 p_i 未知，只有年龄别人口数 n_i 和死亡总数 r 时，可采用间接法计算标准化死亡率。

$$p' = P\frac{r}{\sum n_ip_i} = P \times \text{SMR} \tag{8-8}$$

P 为标准组总死亡率，p_i 为标准组年龄别死亡率，n_i 为标化组实际年龄别人口数，$\sum n_ip_i$ 为标化组预期死亡人数，r 为标化组实际总死亡数，$r/\sum n_ip_i$ 为标化组实际死亡数与预期死亡数之比，称为标准化死亡比 (standardized mortality ratio，SMR)。若 SMR>1，表示标化组的死亡数高于标准组；若 SMR<1，表示标化组的死亡数低于标准组。

本例按照式 (8-8) 计算男女肺癌的 SMR 和标准化死亡率，见表 8-6。

笔记栏

表 8-6　间接法计算肺癌标准化死亡率（1/10 万）

年龄（岁）	标准组肺癌死亡率（1/10 万）p_i (1)	男性		女性	
		人口数 n_i (2)	预期肺癌死亡数 $n_i\,p_i$ (3)=(1)×(2)	人口数 n_i (4)	预期肺癌死亡数 $n_i\,p_i$ (5)=(1)×(4)
30～	21.0	1011549	212	1022430	215
40～	25.6	1006324	258	1001652	256
50～	29.7	948765	282	1000347	297
60～	38.4	886971	341	986175	379
70～	46.7	736123	344	857693	401
合计	31.2	4589732	1437 $\left(\sum n_i p_i\right)$	4868297	1548 $\left(\sum n_i p_i\right)$

男性肺癌标化死亡比 SMR= 1380/1437 = 0.96

男性肺癌标化死亡率 $p' = 31.2/10$ 万×0.96 = 29.95/10 万

女性肺癌标化死亡比 SMR= 1130/1550 = 0.73

女性肺癌标化死亡率 $p' = 31.2/10$ 万×0.73 = 22.78/10 万

8.3.3　率的标准化法注意事项

（1）选用不同的标准得到的标准化率值不同，但结论应该是一致的。在比较几个标准化率时，应采用同一个标准。

（2）标准化后的率不再反映实际水平。标准化率不能反映某事物的实际水平，它只表示相互比较组间的相对水平，实际水平应采用未标准化率来反映。

（3）组间出现明显交叉或呈非平行变化趋势时，不应进行标准化。如低年龄组死亡率，甲地高于乙地，而高年龄组死亡率乙地高于甲地，此时宜比较年龄别死亡率而不用率的标准化法。

（4）两样本标准化率的比较也应作假设检验。

8.4　应用相对数注意事项

应用相对数需要注意以下六点。

（1）防止概念混淆。虽然率、构成比、相对比的定义很明确，但是在实践中很多指标命名还是有些混乱。如有的指标是相对比，其名称却为率，分不清其概念的内涵。例如，某地年龄别肿瘤患病情况如表 8-7，在计算构成比和率时要注意计算构成比时就是用某一年龄组肿瘤患者人数/肿瘤患者总数；患病率则是肿瘤患者人数/某一年龄组的人口数。

表 8-7　某地年龄别肿瘤患病情况统计

年龄（岁）	人口数	肿瘤患者人数	构成比（%）	患病率（1/10 万）
<30	633000	19	1.3	3.0
30～	570000	171	11.4	30.0
40～	374000	486	32.6	129.9
50～	143000	574	38.5	401.4
≥60	30250	242	16.2	800.0
合计	1750250	1492	100.0	85.2

笔记栏

（2）计算相对数应有足够的观察单位数。一般来说，观察单位多，分母大，计算出来的相对数稳定，能正确反映实际情况。观察单位较少时，最好直接以绝对数表示，如临床治疗某病患者，5 例中有 4 例有效，不要写成有效率为 80%。如果必须用率表示，要同时列出率的置信区间。在设计周密、实验对象精选、实验条件严格控制的动物实验中，虽然每组动物数量较少，也可以计算率。如某药物的不同剂量的有效率，在使用 1.0mg 时，有效率计算时，用有效的人数"3"除以这一剂量使用的合计人数"15"等于 20.00%，如表 8-8。

表 8-8　某药物不同剂量的镇痛效果

| 剂量 | 镇痛效果 | | 合计 | 有效率(%) |
	有效	无效		
1.0mg	3	12	15	20.00
2.5mg	11	9	20	55.00
5.0mg	12	6	18	66.67
合计	26	27	53	49.06

（3）应用相对数时不能以构成比代替率。率和构成比虽然都是相对数，但却是两种不同的概念。构成比说明某事物中各部分所占的比重，不能反映事物发生的频率或强度，各组成部分的构成比之和应为 100%。率是说明某种现象发生的频率大小或强度的指标，某一部分率的变化并不影响其他部分率的变化。

（4）应分别将分子和分母合计求合计率。例如，某学校在一次流感暴发中有 205 人发病，其中男生患者 65 人，女生患者 140 人。这个学校流感总发病率不能用男生发病率加女生发病率除以 2 来计算，而应该用总的发病人数除以总人口数。

（5）相对数的比较应注意其可比性。用率或构成比作对比分析时，需检查相互比较的两组或几组资料是否可比，这是分析比较的前提。相对数比较时影响因素很多，除研究因素之外，其他因素应相同或相近，通常应注意：①研究对象是否同质，研究方法、观察时间、种族、地区、客观环境和条件是否一致。②若比较两组的死亡率，要考虑两组的性别、年龄构成是否可比；若比较两组的治愈率，要考虑两组的年龄、性别、病情、病程的构成是否相同。若内部构成不同，可以比较分不同性别或各年龄段的率或者对率进行标准化。③同一地区不同时期资料的对比，应注意客观条件有无变化。如不同时期的发病率资料对比，应注意不同时期疾病登记报告制度完善程度、就诊率、诊断水平的变化。

（6）两个或多个率（或构成比）比较要作假设检验。抽样研究中，率和构成比也存在抽样误差问题，不能仅凭表面数值大小下结论，需进行率（或比）差别的假设检验。

小　结

1. 相对数是描述定性资料的统计指标，是两个有联系的指标之比。常用的相对数有率、构成比和相对比。

2. 率是说明某种现象发生的频率或强度。构成比是表示某事物内部各组成部分所占的比例或分布，各组成部分的构成比之和应为 100%，某一部分构成比的改变影响其他部分构成比的变化。相对比表示两个有关指标之比，用以描述两者的对比水平。动态数列是一系列按时间顺序排列起来的统计指标，用以说明某事物在时间上的变化和发展趋势。

3. 率的标准化法是采用统一的标准对内部构成不同进行调整，以消除由于内部构成不同对合计率（或总率）比较带来的影响。标准组一般选用具有代表性的、内部构成相对稳定的、数量较大的人群，也可用两组资料的合并数据或任选一组数据。标准化率计算方法有直接法和间接法。

练　习　题

一、思考题

1. 常用的相对数有哪几种？各种相对数指标的含义和特点是什么？

笔记栏

2. 动态数列有何用途？

3. 率的标准化法的基本思想是什么？

4. 率的标准化法中直接法和间接法的应用条件是什么？

5. 应用相对数的注意事项有哪些？

二、最佳选择题

1. 计算脊髓灰质炎疫苗接种后血清抗体的阳转率，分母是（　　）。

A. 脊髓灰质炎患者数　　　　　　　B. 脊髓灰质炎疫苗接种人数

C. 脊髓灰质炎易感人数　　　　　　D. 脊髓灰质炎疫苗接种后的阳转人数

E. 脊髓灰质炎疫苗接种后感染人数

2. 某医院老年患者占 30%，则 30% 是（　　）。

A. 患病率　　　　　　　　　　　　B. 发病率

C. 相对比　　　　　　　　　　　　D. 构成比

E. 绝对值

3. 下列说法错误的是（　　）。

A. 两个或多个率比较时应有足够数量的观察单位数

B. 分析大样本数据时可用构成比代替率

C. 相对数的比较要注意资料的可比性

D. 样本率或构成比的比较应进行假设检验后再下结论

E. 两个或多个率比较时要消除内部构成不同，进行标准化后再进行比较

4. 欲比较两地的死亡率，计算标准化率可以（　　）。

A. 消除两地各年龄组死亡人数不同的影响

B. 消除两地各年龄组人口数不同的影响

C. 消除两地死亡人口数不同的影响

D. 消除两地总人口数不同的影响

E. 消除两地抽样误差不同的影响

5. 已知男性的钩虫感染率高于女性。今欲比较甲、乙两乡居民的钩虫感染率，但甲乡人口女性多于男性，乙乡人口男性多于女性，适当的比较方法是（　　）。

A. 分性别进行比较　　　　　　　　B. 两个率比较的 χ^2 检验

C. 不具可比性，不能比较　　　　　D. 对性别进行标准化后再比较

E. 直接比较总感染率

6. 描述定性资料的主要统计指标是（　　）。

A. 平均数　　　　　　　　　　　　B. 相对数

C. 变异系数　　　　　　　　　　　D. 相关系数

E. 众数

7. 调查 1000 名女性乳腺癌患者，发现其中有 50 名是孕妇，据此可以判断（　　）。

A. 孕妇易患乳腺癌　　　　　　　　B. 孕妇不易患乳腺癌

C. 该组乳腺癌患者中 5% 是孕妇　　D. 妊娠可诱发乳腺癌

E. 乳腺癌患者以孕妇为主

8. 标准化死亡比（SMR）是被标准化组的（　　）。

A. 预期死亡数与实际死亡数之比

B. 预期死亡数与总死亡数之比

C. 实际死亡数与预期死亡数之比

D. 实际死亡数与总死亡数之比

E. 总死亡数与预期死亡数之比

笔记栏

9. 一种新药可以控制某病、延长寿命，但不能治愈该病，如果某地采用该药治疗某病，则该地（　　　）。

A. 该病的发病率将增加　　　　　　　B. 该病的发病率将减少

C. 该病的患病率将增加　　　　　　　D. 该病的患病率将减少

E. 该病的发病率、患病率将增加

10. 定基比、环比属于（　　　）指标。

A. 构成比　　　　　　　　　　　　　B. 中位数

C. 频率　　　　　　　　　　　　　　D. 绝对数

E. 相对比

三、分析计算题

1. 某地区某年消化系统疾病死亡资料见表 8-9。

表 8-9　某地区某年消化系统疾病死亡资料

年龄组（岁）	平均人口数	消化系统疾病死亡人数	死亡人数构成比（%）	死亡率（1/10 万）	相对比（各年龄组死亡率/0～岁组死亡率）
0～	745000	25			
30～	538760	236			
40～	400105	520			
50～	186537	648			
60～	52750	373			
合计	1923152	1802			

(1) 请根据上述数据计算各年龄组构成比、死亡率和相对比。

(2) 分析讨论各指标的含义。

2. 某省 2011～2020 年新生儿死亡率见表 8-10，试对该动态数列进行分析。

表 8-10　某省 2011～2020 年新生儿死亡率（‰）

年份	新生儿死亡率（‰）
2011	7.02
2012	6.87
2013	6.24
2014	5.86
2015	5.42
2016	5.09
2017	4.45
2018	4.11
2019	3.48
2020	2.58

3. 2009 年某地区两家医院的部分癌症患者人数和治愈人数资料见表 8-11。试比较两个医院癌症治愈率。

表 8-11　2009 年某地区甲、乙医院癌症患者人数和治愈人数

癌症	甲医院			乙医院		
	治疗人数	治愈人数	治愈率（%）	治疗人数	治愈人数	治愈率（%）
肝癌	1500	450	30.0	750	200	26.7

癌症	甲医院			乙医院		
	治疗人数	治愈人数	治愈率(%)	治疗人数	治愈人数	治愈率(%)
胃癌	750	300	40.0	1500	580	38.7
肠癌	750	285	38.0	750	280	37.3
合计	3000	1035	34.5	3000	1060	35.3

4. 已知甲县恶性肿瘤死亡数 447 人，乙县恶性肿瘤死亡数 448 人，甲、乙两县人口资料见表 8-12，比较甲、乙两县恶性肿瘤死亡率（已知全省肿瘤死亡率见表 8-12）。

表 8-12　甲、乙两县人口资料及全省肿瘤死亡情况

年龄(岁)	甲县人口数	乙县人口数	全省肿瘤死亡率(1/10 万)
0～	206338	263309	6.39
30～	67187	55028	41.73
40～	45883	38724	94.55
50～	28114	31890	301.65
60～	23621	21204	649.19
70～	16929	12513	889.89
合计	388072	422668	110.39

四、案例辨析

1. 某公共营养师欲了解城乡女性原发性骨质疏松症患病情况，抽样调查了某省 50 岁以上妇女患病情况，结果如表 8-13 所示。此次分析结果发现，农村女性原发性骨质疏松症患病率 44.51%，高于城市女性的 39.44%，所以，农村女性更应该加强预防骨质疏松症。你同意上述分析吗？说明理由。

表 8-13　某年某省城乡女性原发性骨质疏松症患病率的比较

年龄组(岁)	城市		农村	
	调查人数	患病率(%)	调查人数	患病率(%)
50～	641	23.09	324	21.30
60～	324	48.46	361	44.04
70～	167	68.26	265	63.77
80～	85	71.76	106	68.87
合计	1217	39.44	1056	44.51

2. 收集 2015 年 12 月 1 日至 2016 年 11 月 30 日期间西藏自治区人民医院妇产科内分泌门诊诊断为多囊卵巢综合征患者的临床资料，共调查了 1520 例门诊患者，其中藏族 865 例，占 56.9%(865/1520)，汉族 617 例，占 40.6%(617/1520)，其他民族 38 例，占 2.5%(38/1520)。诊断为多囊卵巢综合征的患者 165 例，其中藏族 103 例，占 62.4%(103/165)；汉族 57 例，占 34.5%(57/165)；其他民族 5 例，占 3.1%(5/165)。多囊卵巢综合征患者的各种临床特征及疾病的发生率详见表 8-14，最后得出的结论是：藏族多囊卵巢综合征构成比大于汉族构成比，就可得出藏族患病比汉族高，发生率藏族高于汉族人群。你认为这样的结论正确吗？请分析并说明其原因。

表 8-14　2 组患者临床和生化特征比较

特征	藏族($n = 103$)		汉族($n = 57$)		P 值
	例数	比例(%)	例数	比例(%)	
月经稀发	35	21.2	13	7.9	0.140
不孕	34	20.6	17	10.3	0.679

续表

特征	藏族（$n = 103$）		汉族（$n = 57$）		P 值
	例数	比例(%)	例数	比例(%)	
闭经	27	16.4	15	9.1	0.989
痤疮	47	28.5	25	15.2	0.829
多毛	28	17.0	16	9.7	0.904
黑棘皮症	11	6.7	9	5.5	0.349
泌乳	6	3.6	6	3.6	0.280
超重	35	21.2	18	10.9	0.757
肥胖	4	2.4	0	0	0.298
腰围	60	36.4	32	9.4	0.161
LH/FSH 比值	63	38.2	24	14.5	0.083
睾酮>1.388nmol/L	42	25.5	17	10.3	0.043

（刘红波　白　丽）

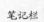

第 8 章
练习题答案

笔记栏

第 9 章　总体率的估计与无序定性资料的 χ^2 检验

9.1　总体率的估计

χ^2 检验(Chi-square test，卡方检验)是现代统计学的创始人之一，英国统计学家 K. Pearson(1857～1936)于 1900 年提出的一种应用范围很广的统计分析方法。本章将介绍其在无序定性资料中的应用，包括完全随机设计两个率的比较、配对设计两个率的比较、多个率的比较、两个或多个构成比的比较以及率的多重比较。除此之外本章还介绍了四格表资料的 Fisher 确切概率(Fisher exact probabilities in 2×2 table)法和总体率的估计。

9.1.1　率的抽样误差与标准误

与均数的抽样误差类似，从一个总体率为 π 的已知总体中进行随机抽样，抽取样本含量 n 相同的多个样本，样本率与样本率之间、样本率与总体率之间存在差异，这种差异称为率的抽样误差。率的抽样误差用率的标准误度量。计算公式为

$$\sigma_p = \sqrt{\frac{\pi(1-\pi)}{n}} \tag{9-1}$$

率的标准误也称为样本率的标准差，可用来描述样本率的抽样误差，率的标准误越小，则率的抽样误差就越小。一般情形下，总体率 π 往往并不知道，若用样本率 p 作为 π 的估计值，则率标准误为

$$S_p = \sqrt{\frac{p(1-p)}{n}} \tag{9-2}$$

9.1.2　总体率的区间估计

医学研究中很多现象观察结果是以二分类变量表示的，如阳性或阴性、生存或死亡等，这些二分类变量均服从二项分布，估计其总体率 π 的 $1-\alpha$ 的置信区间，又叫可信区间，估计方法如下。

1. 查表法　对于 $n \leqslant 50$ 的小样本资料，尤其是 p 接近 0 或 100% 时，直接查附表 2-10 百分率的置信区间表，即可得到其总体率的 $1-\alpha$ 置信区间。

例 9-1　已知某医院对 36 例肝癌患者用一种新的介入疗法进行治疗，术后有合并症 2 例，试估计该手术合并症发生率的 95% 置信区间。

由百分率的置信区间表可查得，本例 $n=36$ 与 $X=2$ 交叉处的上行数值为 1～18，即该手术合并症发生率的 95% 置信区间为(1%，18%)。

这里要注意：百分率的置信区间表中仅列出了 $X \leqslant n/2$ 的部分，当 $X > n/2$ 时，应以 $n-X$ 代替 X 查表，再用 100 减去查得的数值，即为所求的置信区间。

2. 正态近似法　当 n 足够大，且 np 及 $n(1-p)$ 均大于 5 时，p 的抽样分布近似正态分布，总体率 π 的双侧 $(1-\alpha)$ 置信区间近似为

$$(p - Z_{\alpha/2}S_p, \ p + Z_{\alpha/2}S_p) \tag{9-3}$$

例 9-2　某医生用一种新的进口药物治疗了 125 例腿部静脉血栓患者，其中 97 例患者有效，患者有效率为 77.6%，试估计该种新药治疗腿部血栓总体有效率的 95% 置信区间。

本例 $n = 125$ 较大，并且 $np = 97$ 及 $n(1 - p) = 28$ 均大于 5，可用正态近似法的公式 $p \pm Z_{\alpha/2}S_p$ 近似地估计总体率的 95%置信区间。

$$p \pm Z_{\alpha/2}S_p = 0.776 \pm 1.96\sqrt{\frac{0.776(1 - 0.776)}{125}} = (0.703, 0.849)$$

即该种新药治疗腿部静脉血栓总体有效率的 95%置信区间为(70.3%，84.9%)。

9.2　四格表资料的 χ^2 检验

9.2.1　χ^2 检验的基本思想

1. χ^2 分布　　χ^2 分布是一种连续型分布：按分布的密度函数可给出自由度 $\nu = 1, 2, 3, \cdots, \infty$ 的一簇分布曲线，自由度接近 ∞ 时曲线接近正态分布(图 9-1)。

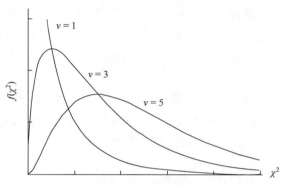

图 9-1　不同自由度的 χ^2 分布曲线图

2. χ^2 检验的基本思想　　现以两样本率比较的 χ^2 检验为例，说明 χ^2 检验的基本思想。

例 9-3　　一项替诺福韦(TDF)预防高病毒载量慢性乙型肝炎母婴传播的研究中，选择了 20 到 35 岁高病毒载量慢性乙型肝炎病毒(HBV)感染的孕妇，随机分为两组，试验组(TDF 组)97 例，接受抗病毒药物替诺福韦[每天口服 300mg TDF(Viread, Gilead Sciences)，从怀孕 30～32 周开始，直到产后第 4 周]，对照组 100 例，接受常规治疗。两组新生儿均在出生 12h 内注射 200IU 乙肝免疫球蛋白，同时在不同部位接种 10μg 乙肝疫苗，并在 1 月龄和 6 月龄时分别接种第 2 针和第 3 针乙肝疫苗。两组孕妇其婴儿出生 28 周时 HBV 感染结果见表 9-1。请问两组婴儿 HBV 感染率有无差别？

例 9-3 数据

表 9-1　试验组和对照组孕妇其婴儿出生 28 周时 HBV 感染情况

孕妇分组	感染 HBV 婴儿数	未感染 HBV 婴儿数	合计	HBV 感染率(%)
TDF 组	5	92	97	5.2
对照组	18	82	100	18.0
合计	23	174	197	11.7

表 9-2 有两个分组，每组的例数由感染数和未感染数两部分组成。表内有四个基本数据，其余数据均可由此四个数据推算出来，故称四格表资料。

表 9-2　四格表资料的基本形式

分组	阳性数	阴性数	合计
甲	a	b	$a + b$
乙	c	d	$c + d$
合计	$a + c$	$b + d$	n

笔记栏

χ^2 检验的基本思想可通过其理论（或基本）公式来理解。

$$\chi^2 = \sum \frac{(A-T)^2}{T} \tag{9-4}$$

$$\nu = (R-1)(C-1) \tag{9-5}$$

A 为实际频数（actual frequency），T 为理论频数（theoretical frequency）。ν 为自由度，R 为行数，C 为列数。

理论频数由下式求得

$$T_{RC} = \frac{n_R n_C}{n} \tag{9-6}$$

T_{RC} 为第 R 行 C 列的理论频数，n_R 为相应的行合计，n_C 为相应的列合计，n 为总例数。

按表 9-1 的资料，若检验假设 $H_0 : \pi_1 = \pi_2$ 成立，即两组母婴传播率相等，那么四个格子的实际频数 A 与理论频数 T 相差不大，统计量 χ^2 值不应该很大。如果 χ^2 值很大，相对应的 P 值很小，若 $P \leqslant \alpha$，则反过来推断 A 与 T 相差太大，超出了抽样误差允许的范围，从而怀疑 H_0 的正确性，拒绝 H_0，接受其对立假设 H_1，即 $\pi_1 \neq \pi_2$。

由式（9-4）还可以看出：χ^2 值的大小还取决于 $(A-T)^2/T$ 个数的多少（严格地说是自由度 ν 的大小）。由于各 $(A-T)^2/T$ 皆是正值，故自由度 ν 越大，χ^2 值也会越大，因此只有考虑了自由度 ν 的影响，χ^2 值才能正确地反映实际频数 A 和理论频数 T 的吻合程度。

9.2.2　完全随机设计四格表资料的 χ^2 检验

1. χ^2 检验的基本公式　对例 9-3 的 χ^2 检验的检验步骤如下。

（1）建立检验假设，确定检验水准。

$H_0 : \pi_1 = \pi_2$，即两组婴儿 HBV 感染率相同

$H_1 : \pi_1 \neq \pi_2$，即两组婴儿 HBV 感染率不相同

检验水准 $\alpha = 0.05$

（2）计算检验统计量。

按式（9-6）计算各格子的理论频数，

$$T_{11} = \frac{97 \times 23}{197} = 11.3, \quad T_{12} = \frac{97 \times 174}{197} = 85.7$$

$$T_{21} = \frac{100 \times 23}{197} = 11.7, \quad T_{22} = \frac{100 \times 174}{197} = 88.3$$

$$\chi^2 = \sum \frac{(A-T)^2}{T}$$

$$= \frac{(5-11.3)^2}{11.3} + \frac{(92-85.7)^2}{85.7} + \frac{(18-11.7)^2}{11.7} + \frac{(82-88.3)^2}{88.3} = 7.879$$

（3）确定 P 值，作出统计推断。

查 χ^2 界值表，$\chi^2_{0.005,1} = 7.88$，$\chi^2_{0.01,1} = 6.63$，$0.005 < P < 0.01$，按 $\alpha = 0.05$ 水准，拒绝 H_0，接受 H_1，差异有统计学意义，可以认为两组婴儿 HBV 感染率不同，TDF 组婴儿感染率低于对照组（5.2%<18.0%）。

2. 四格表资料 χ^2 检验的专用公式　表 9-1 中的四个实际频数分别用 a、b、c、d 表示，则可用专用公式计算 χ^2 值：

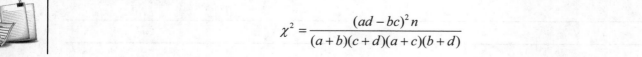

$$\chi^2 = \frac{(ad-bc)^2 n}{(a+b)(c+d)(a+c)(b+d)} \tag{9-7}$$

$$\chi^2 = \frac{(5 \times 82 - 92 \times 18)^2 \times 197}{97 \times 100 \times 23 \times 174} = 7.879$$

3. 四格表资料 χ^2 检验的校正公式　　χ^2 分布是一连续型分布，而分类变量数据表现为离散型随机变量，由此所得 χ^2 值与 χ^2 统计量的连续型分布有偏离，为此 Yates 提出采用连续性校正（correction for continuity），也称 Yates 校正（Yates's correction）。尤其在四格表资料分析时，当 $n \geqslant 40$，但有 $1 \leqslant T < 5$ 时，提倡计算连续性校正 χ^2 值。校正 χ^2 值计算见下式。

$$\chi^2 = \sum \frac{(|A - T| - 0.5)^2}{T} \tag{9-8}$$

$$\chi^2 = \frac{(|ad - bc| - n/2)^2 n}{(a+b)(c+d)(a+c)(b+d)} \tag{9-9}$$

式（9-8）和（9-9）分别是式（9-4）和（9-7）的校正。在实际应用中，对于四格表资料，常规定为：

（1）当 $n \geqslant 40$，且所有 $T \geqslant 5$ 时，用四格表资料 χ^2 检验的基本公式或专用公式计算 χ^2 值。

（2）当 $n \geqslant 40$，且存在 $1 \leqslant T < 5$ 时，需要用校正公式计算 χ^2 值。

（3）当 $n < 40$ 或 $T < 1$ 时，或前面两法 $P \approx \alpha$ 时，不宜计算 χ^2 值，需采用 Fisher 确切概率法直接计算概率。

例 9-4　某医院将该院某年急性脑梗死患者 40 例随机分为两组，分别用红花加丹参注射液与丹参注射液治疗，结果见表 9-3。问两药的有效率有无差别？

例 9-4 数据

表 9-3　不同药物治疗急性脑梗死患者有效率的比较

药物	有效	无效	合计	有效率(%)
红花 + 丹参	14(11.2)	14(16.8)	28	50.0
丹参	2(4.8)	10(7.2)	12	16.7
合计	16	24	40	40.0

χ^2 检验的步骤如下。

（1）建立检验假设，确定检验水准。

H_0：两药的有效率相同，即 $\pi_1 = \pi_2$

H_1：两药的有效率不同，即 $\pi_1 \neq \pi_2$

检验水准 $\alpha = 0.05$

（2）计算检验统计量。

根据公式 $T_{RC} = \dfrac{n_R n_C}{n}$ 计算理论频数，见表 9-3 的括号内。本例 $n = 40$，最小理论 $T_{21} = 4.8 < 5$，应采用校正公式计算 χ^2 值：

$$\chi^2 = \frac{(|14 \times 10 - 14 \times 2| - 40/2)^2 \times 40}{28 \times 12 \times 16 \times 24} = 2.624$$

（3）确定 P 值，作出推断。

查 $\nu = (2-1)(2-1) = 1$ 的 χ^2 界值表，$\chi^2_{0.25,1} = 1.32$，$\chi^2_{0.10,1} = 2.71$，$0.10 < P < 0.25$，按 $\alpha = 0.05$ 水准，不拒绝 H_0，差别无统计学意义，尚不能认为两药的有效率不同。

4. 四格表的 Fisher 确切概率法　　当四格表资料中出现 $n < 40$ 或 $T < 1$，或其他方法 $P \approx \alpha$ 时，需改用四格表资料的 Fisher 确切概率法。该法是由 R. A. Fisher（1934 年）提出的，基本思想是在四格表周边合计不变的条件下，依据超几何分布（hyper geometric distribution）的理论，按照式（9-10）直接计算表内四个格子数据的各种组合的概率，然后计算单侧或双侧累计概率，并与检验水准 α 比较，作出是否

笔记栏

拒绝 H_0 的结论。所列出的四格表个数等于最小周边合计数加 1 个。该法并非 χ^2 检验的范畴，在实际应用中它作为四格表资料假设检验的补充，所以一般教科书常放在 χ^2 检验一章中讲解。

$$P = \frac{(a+b)!(c+d)!(a+c)!(b+d)!}{a!b!c!d!n!} \qquad (9\text{-}10)$$

式中 a、b、c、d 为该组合四格表的实际频数，n 为总例数，! 为阶乘符号。

例 9-5 数据

例 9-5　某医师为观察中西药结合治疗慢性荨麻疹的疗效，将 27 例慢性荨麻疹患者随机分成两组，分别给予中西药结合治疗和西药治疗，结果见表 9-4。问两种疗法的有效率有无差别？

表 9-4　两种疗法治疗慢性荨麻疹的疗效比较

疗法	有效	无效	合计	有效率(%)
中西药结合	12(9.33)	2(4.67)	14	85.7
西药	6(8.67)	7(4.33)	13	46.2
合计	18	9	27	66.7

本例的 $n = 27 < 40$，用四格表资料的 Fisher 确切概率法，检验过程如下。

(1)建立检验假设，确定检验水准。

H_0：中西药结合与西药两种疗法的有效率相等，即 $\pi_1 = \pi_2$

H_1：中西药结合与西药两种疗法的有效率不等，即 $\pi_1 \neq \pi_2$

检验水准 $\alpha = 0.05$

(2)计算概率，作出统计推断。

在四格表的周边合计不变的条件下，变动四个基本数据 a、b、c、d，列出所有组合的四格表，本例可列出 $9 + 1 = 10$ 个四格表。

计算各组合四格表的超几何分布概率 P_i 值。序号为 3 的四格表是两样本实测数据，即 $P_0 = P_{(3)}$，按式 (9-10) 计算各组合四格表的概率 P_i，原四格表 (3) 的概率为

$$P_0 = P_{(3)} = \frac{14! \times 13! \times 18! \times 9!}{12! \times 2! \times 6! \times 7! \times 27!} = 0.033318$$

以此类推，$P_{(1)}$，$P_{(2)}$，$P_{(3)}$，$P_{(4)}$，$P_{(5)}$，$P_{(6)}$，$P_{(7)}$，$P_{(8)}$，$P_{(9)}$，$P_{(10)}$ 的超几何分布概率见下面 P_i 行。

14　0 4　9	13　1 5　8	**12　2** **6　7**	11　3 7　6	10　4 8　5

序号：　　　(1)　　　　　(2)　　　　　(3)　　　　　(4)　　　　　(5)

P_i：　　0.000153　　0.003844　　**0.033318**　　0.133272　　0.274874

9　5 9　4	8　6 10　3	7　7 11　2	6　8 12　1	5　9 13　0

序号：　　　(6)　　　　　(7)　　　　　(8)　　　　　(9)　　　　　(10)

P_i：　　0.305416　　0.183249　　0.057117　　0.008330　　0.000427

找出所有 $P_i \leqslant P_0$ 的组合四格表，计算双侧累积概率。本例 $P_0 = 0.033318$，单侧 $P_i \leqslant 0.033318$ 的四格表序号有 (1)～(3) 共 3 个四格表，双侧有 (1)(2)(3)(9)(10) 共 5 个表格。

将上述 5 个四格表的概率求和即为假设检验的概率 P 值：

$$P = P_{(1)} + P_{(2)} + P_{(3)} + P_{(9)} + P_{(10)}$$
$$= 0.000153 + 0.003844 + 0.033318 + 0.008330 + 0.000427 = 0.046072$$

$P < 0.05$，按 $\alpha = 0.05$ 水准，拒绝 H_0，接受 H_1，可以认为两种疗法有效率不等。若此资料是单侧检验，则应考虑超几何分布单尾情况。即单侧 $P_i \leqslant P_0$ 的组合四格表，序号 (1)(2)(3)，其假设检验的

概率 $P = P_{(1)} + P_{(2)} + P_{(3)} = 0.000153 + 0.003844 + 0.033318 = 0.037315$。当分析资料不是四格表而是行×列表时，如若不宜采用 χ^2 检验，也应采用确切概率法，详见其他参考书。许多统计软件都可以直接计算确切概率，SPSS 软件实现方法请见 9.4.3 节。

9.2.3　配对设计四格表的 χ^2 检验

配对设计的 χ^2 检验常用于两种检验方法、培养方法、诊断方法的比较。特点是对样本中各观察单位分别用两种方法处理，表现为观察两种处理方法的相互对立的两种结果，可整理得配对设计四格表（表 9-5）。

表 9-5　配对设计四格表资料形式

甲	乙		合计
	+	−	
+	a	b	$a+b$
−	c	d	$c+d$
合计	$a+c$	$b+d$	n

例 9-6　某医生现有 84 份胃肠消化病患者的标本，把每份标本分成两份，分别用细菌培养法和快速脲酶试验诊断患者幽门螺杆菌的感染情况，结果见表 9-6，问两种方法的检测结果有无差别？

例 9-6 数据

表 9-6　两种方法检测结果

细菌培养法	快速脲酶试验		合计
	+	−	
+	26(a)	22(b)	48
−	9(c)	27(d)	36
合计	35	49	84

本例为配对设计的计数资料，观察结果有四种情况，可整理成表 9-6 的形式：两种检测方法皆为阳性数（a）；两种检测方法皆为阴性数（d）；细菌培养法为阳性，快速脲酶试验为阴性数（b）；快速脲酶试验法为阳性，细菌培养法为阴性数（c）。其中 a 与 d 为两法检测结果一致的两种情况，b 与 c 为两法检测结果不一致的两种情况。当两种方法无差别时，对总体有 $B = C$。由于在抽样研究中，抽样误差是不可避免的，样本中的 b 和 c 往往不相等（即 $b \neq c$）。为此，需进行假设检验（McNemar test），其检验统计量为 χ^2 值。

配对设计四格表资料 χ^2 检验专用公式为

$$\chi^2 = \frac{(b-c)^2}{b+c} \tag{9-11}$$

若 $b+c < 40$，应该对式（9-11）进行校正，校正公式为

$$\chi^2 = \frac{(|b-c|-1)^2}{b+c} \tag{9-12}$$

对例 9-6 的 χ^2 检验步骤如下。

（1）建立检验假设，确定检验水准。

H_0：两种方法检测结果相同，即 $B = C$

H_1：两种方法检测结果不同，即 $B \neq C$

笔记栏

检验水准 $\alpha = 0.05$

（2）计算检验统计量。

$b + c = 22 + 9 = 31 < 40$，按式(9-12)计算 χ^2 值：

$$\chi^2 = \frac{(|22-9|-1)^2}{22+9} = 4.645$$

$$\nu = (2-1)(2-1) = 1$$

（3）确定 P 值，作出统计推断。

查 χ^2 界值表，$\chi^2_{0.05,1} = 3.84$，$\chi^2_{0.025,1} = 5.02$，$0.025 < P < 0.05$，按 $\alpha = 0.05$ 水准，拒绝 H_0，差异有统计学意义，可以认为两种方法检测幽门螺杆菌感染情况不同，细菌培养法检测阳性率高于快速脲酶试验法。

9.3　行×列表资料的 χ^2 检验

四格表资料的基本数据有 2 行 2 列，称 2×2 表，主要用于两个样本率比较。行×列表资料是指基本数据多于四个格子，称行×列（$R \times C$）表。$R \times C$ 表资料的 χ^2 检验，用于多个率的比较（$R \times 2$）、两个或多个构成比的比较（$2 \times C$ 或 $R \times C$），以及双向无序分类资料的关联性检验（$R \times C$）。

$R \times C$ 表资料的 χ^2 检验仍用 Pearson χ^2 公式，即式(9-4)计算检验统计量 χ^2 值。因该式需先计算理论频数 T_{RC}，计算较烦琐，可化简为 $R \times C$ 表资料 χ^2 检验的通用公式：

$$\chi^2 = n\left(\sum \frac{A^2}{n_R n_C} - 1\right), \quad \nu = (R-1)(C-1) \tag{9-13}$$

9.3.1　多个率的比较

例 9-7　某医生在研究药物治疗中风疾病的疗效中，将 183 例中风患者随机分为 3 组，分别采用西药、中药、蒙药治疗，结果见表 9-7。三种药物治疗中风的有效率有无差别？

表 9-7　三种药物治疗中风的疗效比较

组别	疗效		合计	有效率(%)
	有效	无效		
西药	36	25	61	59.0
中药	48	12	60	80.0
蒙药	56	6	62	90.3
合计	140	43	183	76.5

（1）建立检验假设，确定检验水准。

H_0：$\pi_1 = \pi_2 = \pi_3$，即三种药物治疗中风的有效率相同

H_1：π_1，π_2，π_3 不全相同，即三种药物治疗中风的有效率不全相同

检验水准 $\alpha = 0.05$

（2）计算检验统计量。

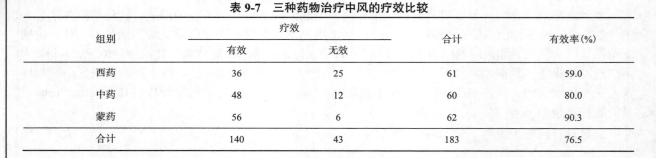

$$\chi^2 = 183\left(\frac{36^2}{61 \times 140} + \frac{25^2}{61 \times 43} + \cdots + \frac{6^2}{43 \times 62} - 1\right) = 17.372 \tag{9-14}$$

$$\nu = (2-1) \times (3-1) = 2$$

（3）确定 P 值，作出统计推断。

查 χ^2 界值表，$\chi^2_{0.005,2} = 10.60$，$P < 0.005$，按 $\alpha = 0.05$ 水准，拒绝 H_0，差异有统计学意义，可以认为三种药物治疗中风的有效率不全相同。

9.3.2 两个或多个构成比的比较

例 9-8　某医师研究蒙古族与汉族人血型的分布情况，随机抽取蒙古族 150 人，汉族 200 人，分别检测其血型，数据整理见表 9-8，问两个民族人群血型分布有无差异？

例 9-8 数据

表 9-8　蒙古族与汉族的血型分布

民族	血型				合计
	A	B	O	AB	
汉族	63	51	64	22	200
蒙古族	58	31	48	13	150
合计	121	82	112	35	350

该资料为完全随机设计的两组构成比资料，目的是比较两个民族血型分布的构成是否不同，可用 $R \times C$ 表资料的 χ^2 检验进行分析。

(1) 建立检验假设，确定检验水准。

H_0：蒙古族与汉族人血型分布的构成相同

H_1：蒙古族与汉族人血型分布的构成不同

检验水准 $\alpha = 0.05$

(2) 计算检验统计量 χ^2 值。

$$\chi^2 = 350 \left(\frac{63^2}{200 \times 121} + \frac{51^2}{200 \times 82} + \cdots + \frac{13^2}{150 \times 35} - 1 \right) = 2.595$$

$$\nu = (2-1)(4-1) = 3$$

(3) 确定 P 值，作出统计推断。

查 χ^2 界值表，$\chi^2_{0.5,3} = 2.37$，$\chi^2_{0.25,3} = 4.11$，$0.25 < P < 0.5$，按 $\alpha = 0.05$ 水准，不拒绝 H_0，差异无统计学意义，尚不能认为蒙古族与汉族人血型分布的构成不同。

9.3.3 $R \times C$ 表资料 χ^2 检验的注意事项

(1) $R \times C$ 表的 χ^2 检验允许有不超过 1/5 的格子 $1 \leqslant T < 5$，但不能有 $T < 1$。

(2) 如果有 1/5 以上格子的 $1 \leqslant T < 5$，或有 1 个格子的 $T < 1$，可采用以下处理办法。

(a) 增加样本含量，以使理论频数增大。

(b) 将理论频数太小的行或列与性质相近的邻行或邻列中的实际频数合并，合并后可以产生较大的理论频数，但要注意相邻类别合并的合理性，合并后要有实际意义。

(c) 删去理论频数太小的格子所对应的行或列。

(d) 使用 Fisher 确切概率法。

注意：无论是合并还是删去理论频数，两种方法将会损失部分信息，也可能破坏样本的随机性，因此，研究设计时应考虑有足够的样本含量。

(3) 多个样本率(或构成比)比较，若拒绝 H_0，只能认为各总体率(或构成比)总的来说有差别，要进一步推断哪两个总体率(或构成比)有差别，需进一步做多个样本率(或构成比)的多重比较，见 9.3.4。

9.3.4 率的多重比较（Bonferroni 检验水准调整法）

多个样本率(或构成比)比较的 χ^2 检验，拒绝 H_0 时，还需进一步进行组间的两两比较。

笔记栏

将多个样本率(或构成比)拆分为若干个 2×2 (或 2×C) 表进行 χ^2 检验。为减小犯第一类错误的概率，需要调整检验水准 α 。计算方法：

$$\alpha' = \frac{\alpha}{\text{比较次数}} \tag{9-15}$$

$$\alpha' = \frac{\alpha}{C_k^2} \tag{9-16}$$

k 为比较的样本组数。例如，表 9-7 中 3 个样本率之间的两两比较，需比较 3 次。故 $\alpha' = 0.05 / 3 = 0.0167$ ，即每个四格表 χ^2 检验的 $\alpha' = 0.0167$ 。

例 9-9　对例 9-7 三种药物治疗中风的有效率进行两两比较(表 9-9)，推断是否三种疗法治疗中风的有效率均有差别？

(1)建立检验假设，确定检验水准。

H_0：$\pi_1 = \pi_2$ ，两对比组的总体有效率相同

H_1：$\pi_1 \neq \pi_2$ ，两对比组的总体有效率不同

检验水准 $\alpha = 0.05$

本例为 3 个实验组间的两两比较，按式(9-15)计算 α' 。

$$\alpha' = 0.05 / 3 = 0.0167$$

(2)计算检验统计量 χ^2 值。

表 9-9　三种疗法有效率的两两比较

对比组	有效	无效	合计	χ^2 值	P 值
西药	36	25	61		
中药	48	12	60	6.274	0.012
合计	84	37	121		
西药	36	25	61		
蒙药	56	6	62	15.986	<0.001
合计	92	31	123		
中药	48	12	60		
蒙药	56	6	62	2.583	0.108
合计	104	18	122		

(3)确定 P 值，作出统计推断。

按 $\alpha' = 0.0167$ 水准，中药治疗组与蒙药治疗组，不拒绝 H_0 ，差别无统计学意义。还不能认为中药治疗组与蒙药治疗组药的总体有效率不等；其余任两组比较差别均有统计学意义。

需要指出的是，该法是两两比较方法中最保守的，当组数不多、比较次数较少时，效果较好；但若比较次数较多时(如大于 10 次)，则调整后检验水准偏低，结论偏于保守。同理该法也适用于所有的两两比较，如方差分析或 K-W 秩检验后多组间的两两比较。

9.4　χ^2 检验方法的 SPSS 软件实现

9.4.1　完全随机设计四个表资料 χ^2 检验的 SPSS 软件实现方法

笔记栏

例 9-3 资料的 SPSS 软件实现方法如下。

1. SPSS 数据文件格式　　激活 SPSS 的数据编辑窗口，单击窗口左下角的 Variable View（变量视图），定义三个变量：第一个变量名为"group"（分组），在 Values（变量值标签）中用"1"表示"TDF组"，"2"表示"对照组"；第二个变量名为"HBVDNA"（效果），在 Values 中用"1"表示"感染"，"0"表示"未感染"；第三个变量名为"f"（频数）。SPSS 数据文件格式如图 9-2 所示。

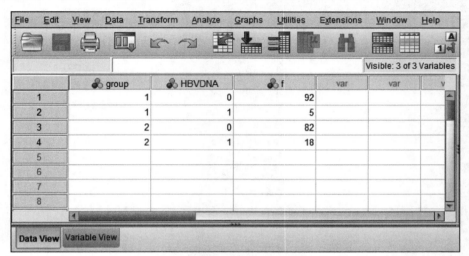

图 9-2　SPSS 的 Data View 窗口

2. SPSS 软件实现方法

（1）频数加权：调用 Weight Cases 过程实现。选择 Data→Weight Cases…，弹出 Weight Cases 对话框，选择"Weight cases by"，选中变量"频数[f]"，单击 ➡，将其送入 Frequency Variable（频数变量）框中，单击 OK（图 9-3）。

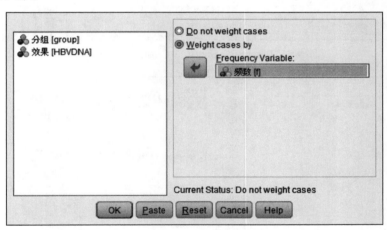

图 9-3　Weight Cases 对话框

（2）选择菜单 Analyze→Descriptive Statistics→Crosstabs…（图 9-4），弹出 Crosstabs（列联表）主对话框（图 9-5）。

（3）在 Crosstabs 对话框中，选择变量"分组[group]"，单击 ➡，将其送入 Row(s)（行变量）框中；选择变量"效果[HBVDNA]"，单击 ➡，将其送入 Column(s)（列变量）框中（图 9-5）。

（4）单击右上方的 Statistics…，弹出 Statistics（统计量）子对话框，选择 Chi-square（χ^2 检验），单击 Continue 返回（图 9-6）；由于在实际研究中，变量间的依赖强度和特征也是需要考虑的，χ^2 值不是列联强度的好的度量，故可根据实际需要选择其他相关的指标；单击 Cells…按钮，弹出 Crosstabs-Cells 对话框，用于定义列联表单元格中需要计算和显示的指标。"Observed"为实际观察数，"Expected"为理论数，"Row"为行百分数，"Column"为列百分数，"Total"为合计百分数，"Unstandardized"为

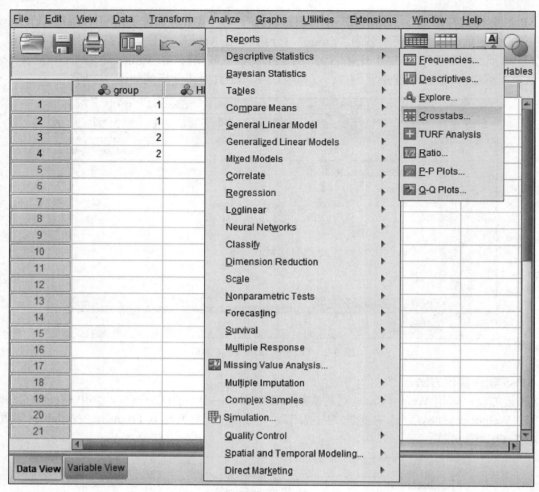

图 9-4　Descriptive Statistics-Crosstabs 操作路径

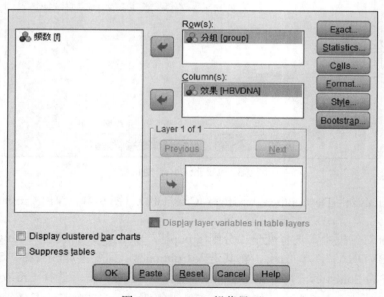

图 9-5　Crosstabs 操作界面

笔记栏

实际数与理论数的差值，"Standardized"为实际数与理论数的差值除理论数，"Adjusted standardized"
为由标准误确立的单元格残差。选择后单击 Continue 按钮返回 Crosstabs 对话框；其他项选择系统默
认方式，单击 OK 按钮提交系统运行（图 9-7）。

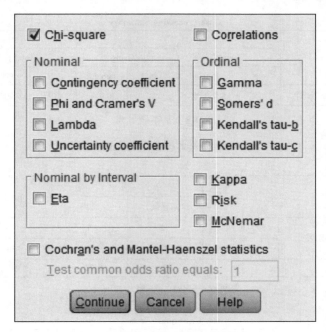

图 9-6　Crosstabs-Statistics 操作界面

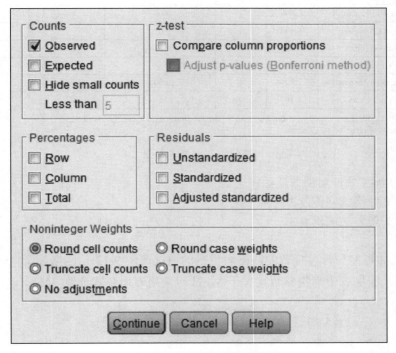

图 9-7　Crosstabs-Cells 操作界面

3. 输出结果　　图 9-8 给出样本的几个基本统计量：有效例数（Valid）、缺失例数（Missing）、合计例数（Total）和百分数。图 9-9 是 TDF 组与对照组疗效的四格表资料的情况。图 9-10 是四格表资料 χ^2 检验的结果：表中从左向右依次为检验统计量（Value）、自由度（df）、双侧 P 值[Asymptotic. Significance（2-sided）]、双侧确切概率法 P 值[Exact Sig.（2-sided）]和单侧确切概率法 P 值[Exact Sig.（1-sided）]；从上到下依次为未校正 χ^2 检验（Pearson Chi-Square）、校正 χ^2 检验（Continuity Correction）、似然比估计 χ^2 检验（Likelihood Ratio）、Fisher 确切概率法（Fisher's Exact Test）、线性模型估计 χ^2 检验（Linear-by-Linear Association）、有效例数（N of Valid Cases）。推断结论：本例 $\chi^2 = 7.879$，$P = 0.005$，按 $\alpha = 0.05$ 水准，拒绝 H_0，差异有统计学意义，可以认为两组婴儿 HBV 感染率不同，TDF 组婴儿感染率低于对照组。

Case Processing Summary

	Cases					
	Valid		Missing		Total	
	N	Percent	N	Percent	N	Percent
分组*效果	197	100.0%	0	0.0%	197	100.0%

图 9-8　基本统计量

分组*效果 Crosstabulation

Count

		效果		Total
		未感染	感染	
分组	TDF 组	92	5	97
	对照组	82	18	100
Total		174	23	197

图 9-9　分组*效果交叉表

Chi-Square Tests

	Value	df	Asymptotic Significance (2-sided)	Exact Sig. (2-sided)	Exact Sig. (1-sided)
Pearson Chi-Square	7.879[a]	1	0.005		
Continuity Correction[b]	6.682	1	0.010		
Likelihood Ratio	8.329	1	0.004		
Fisher's Exact Test				0.007	0.004
Linear-by-Linear Association	7.839	1	0.005		
N of Valid Cases	197				

a. 0 cells (0.0%) have expected count less than 5. The minimum expected count is 11.32.
b. Computed only for a 2x2 table

图 9-10　χ^2 检验结果

例 9-4 资料的 SPSS 软件实现方法如下。

（1）SPSS 数据文件格式同例 9-3。

（2）SPSS 软件实现方法同例 9-3。

（3）输出结果。

图 9-11 是红花加丹参与丹参疗效的四格表资料的情况。图 9-12 是四格表资料 χ^2 检验的结果：从表下方提示可看出，四格表中理论频数均大于 5，故应选用专用公式计算 χ^2 值。

药物*疗效 Crosstabulation

Count

		疗效		Total
		有效	无效	
药物	红花加丹参	14	14	28
	丹参	2	10	12
Total		16	24	40

图 9-11　药物*疗效交叉表

推断结论：本例连续性校正 $\chi^2 = 2.624$，$P = 0.105$，按 $\alpha = 0.05$ 水准，不拒绝 H_0，差异无统计学意义，尚不能认为两药的有效率不同。

例 9-5 资料的 SPSS 软件实现方法如下。

Chi-Square Tests

	Value	df	Asymptotic Significance (2-sided)	Exact Sig. (2-sided)	Exact Sig. (1-sided)
Pearson Chi-Square	3.889[a]	1	0.049		
Continuity Correction[b]	2.624	1	0.105		
Likelihood Ratio	4.211	1	0.040		
Fisher's Exact Test				0.079	0.050
Linear-by-Linear Association	3.792	1	0.052		
N of Valid Cases	40				

a. 1 cells（25.0%）have expected count less than 5. The minimum expected count is 4.80.

b. Computed only for a 2x2 table

图 9-12 χ^2 检验结果

（1）SPSS 数据文件格式同例 9-3。

（2）SPSS 软件实现方法同例 9-3。

（3）输出结果。

图 9-13 是中西药结合组、西药组与疗效的四格表资料的情况。图 9-14 为四格表资料输出结果。由于本例 $n < 40$，应选用 Fisher 确切概率法，本例 $P = 0.046$，按 $\alpha = 0.05$ 水准，拒绝 H_0，差异有统计学意义，可认为中西药结合组与西药组有效率不同，中西药结合组疗效较高。结论同前。

药物*疗效 Crosstabulation

Count

		疗效		Total
		有效	无效	
药物	中西药结合组	12	2	14
	西药组	6	7	13
Total		18	9	27

图 9-13 药物*疗效交叉表

Chi-Square Tests

	Value	df	Asymptotic Significance (2-sided)	Exact Sig. (2-sided)	Exact Sig. (1-sided)
Pearson Chi-Square	4.747[a]	1	0.029		
Continuity Correction[b]	3.134	1	0.077		
Likelihood Ratio	4.944	1	0.026		
Fisher's Exact Test				0.046	0.037
Linear-by-Linear Association	4.571	1	0.033		
N of Valid Cases	27				

a. 2 cells（50.0%）have expected count less than 5. The minimum expected count is 4.33.

b. Computed only for a 2x2 table

图 9-14 χ^2 检验结果

9.4.2 配对设计的 χ^2 检验

例 9-6 资料的 SPSS 软件实现方法如下。

1. SPSS 数据文件格式 激活 SPSS 的数据编辑窗口，单击窗口左下角的 Variable View（变量视图），定义三个变量：第一个变量名为 "method1"（细菌培养法），在 Values（变量值标签）中用 1 表示

笔记栏

"阳性"，2 表示"阴性"；第二个变量名"method2"（快速脲酶试验），在 Values 中用 1 表示"阳性"，2 表示"阴性"；第三个变量名为"f"（频数）。SPSS 数据文件格式如图 9-15 所示。

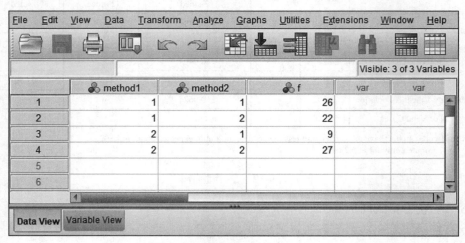

图 9-15　SPSS 的 Data View 窗口

2. SPSS 软件实现方法

（1）频数加权：详细过程见图 9-3。

（2）单击 Analyze→Nonparametric Tests→Legacy Dialos→2 Related Samples…，弹出非参数的 Two-Related-Samples Tests 主对话框，如图 9-16 和图 9-17 所示，把左边源变量的"细菌培养法[method1]"和"快速脲酶试验[method2]"作为配对变量，调入右边的 Test Pairs 下的矩形框。激活 Test Type 框中的 McNemar，其他项选择系统默认方式，单击 OK 按钮提交系统运行，如图 9-17 所示。

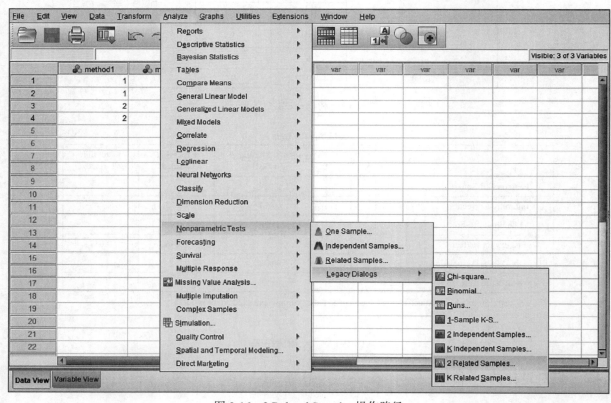

图 9-16　2 Related Samples 操作路径

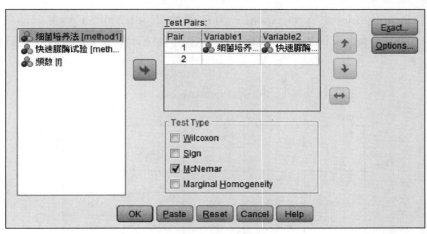

图 9-17　非参数的 Two-Related-Samples Tests 对话框

3. 输出结果　　图 9-18 是细菌培养法、快速脲酶试验与疗效的四格表资料的情况。图 9-19 是四格表资料 χ^2 检验结果，从上到下依次为有效例数（N）、校正的 χ^2 检验结果（Chi-Square）、双侧 P 值（Asymp. Sig.）。

细菌培养法&快速脲酶试验

细菌培养法	快速脲酶试验	
	阳性	阴性
阳性	26	22
阴性	9	27

图 9-18　细菌培养法与快速脲酶试验交叉表

Test Statistics[a]

	细菌培养法&快速脲酶试验
N	84
Chi-Square[b]	4.645
Asymp. Sig.	0.031

a. McNemar Test
b. Continuity Corrected

图 9-19　χ^2 检验结果

推断结论：本例 $\chi^2 = 4.645$，$P = 0.031$，按 $\alpha = 0.05$ 水准，拒绝 H_0，差异有统计学意义，可以认为细菌培养法与快速脲酶试验检测患者幽门螺杆菌的感染情况的阳性率不同。

9.4.3　多个样本率的比较

例 9-7 资料的 SPSS 软件实现方法如下。

1. SPSS 数据文件格式　　激活 SPSS 的数据编辑窗口，单击窗口左下角的 Variable View（变量视图），定义三个变量：第一个变量名为 "group"（分组），在 Values（变量值标签）中用 1 表示 "西药"，2 表示 "中药"，3 表示 "蒙药"；第二个变量名为 "eff"（疗效），在 Values 中用 1 表示 "有效"，2 表示 "无效"；第三个变量名为 "f"（频数）。单击 SPSS 的数据编辑窗口左下角的 Data View（数据视图），按顺序输入相应的数据。

2. SPSS 软件实现方法

（1）频数加权：详细过程见图 9-3。

（2）选择菜单 Analyze→Descriptive Statistics→Crosstabs…（图 9-4），弹出 Crosstabs（列联表）主对话框。

（3）选择变量 "分组"，单击 ➡，将其送入 Row(s)（行变量）框中；选择变量 "疗效"，单击 ➡，将其送入 Column(s)（列变量）框中；单击右上方的 Statistics…，弹出 Statistics（统计量）子对话框，选择 Chi-Square，单击 Continue 返回，其他项选择系统默认方式，单击 OK 按钮提交系统运行。

3. 输出结果　　图 9-20 是三种药物与疗效的 $R \times C$ 表，为统计描述表。图 9-21 是 $R \times C$ 表 χ^2 检验的结果。表中从左向右依次为检验统计量（Value）、自由度（df）、双侧 P 值[Asymptotic Significance (2-sided)]；从上到下依次为 χ^2 值（Pearson Chi-Square）、似然比估计 χ^2 值（Likelihood Ratio）、线性

模型估计 χ^2 值（Linear-by-Linear Association）、有效例数（N of Valid Cases）。本例 χ^2 检验结果为 $\chi^2 = 17.372$，$P < 0.001$，按 $\alpha = 0.05$ 水准，拒绝 H_0，差异有统计学意义，可以认为三种药物治疗中风的有效率不全相同。

分组*疗效 Crosstabulation

Count

		疗效		Total
		有效	无效	
分组	西药	36	25	61
	中药	48	12	60
	蒙药	56	6	62
Total		140	43	183

图 9-20　分组*疗效交叉表

Chi-Square Tests

	Value	df	Asymptotic Significance (2-sided)
Pearson Chi-Square	17.372[a]	2	0.000
Likelihood Ratio	17.507	2	0.000
Linear-by-Linear Association	16.643	1	0.000
N of Valid Cases	183		

a. 0 cells (0.0%) have expected count less than 5. The minimum expected count is 14.10.

图 9-21　χ^2 检验结果

9.4.4　两个或多个构成比的比较

例 9-8 资料的 SPSS 软件实现方法如下。

1. SPSS 数据文件格式　　激活 SPSS 的数据编辑窗口，单击窗口左下角的 Variable View（变量视图），定义三个变量：第一个变量名为"race"（民族），在 Values（变量值标签）中用 1 表示"汉族"，2 表示"蒙古族"；第二个变量名为"type"（血型），在 Values 中用 1 表示"A 型"，2 表示"B 型"，3 表示"O 型"，4 表示"AB 型"；第三个变量名为"f"（频数）。单击 SPSS 的数据编辑窗口左下角的 Data View（数据视图），按顺序输入相应的数据。

2. SPSS 软件实现方法　　同例 9-7。

3. 输出结果　　图 9-22 是民族与血型的 $R \times C$ 表，为统计描述表。图 9-23 是 $R \times C$ 表 χ^2 检验的结果。本例 χ^2 检验结果为 $\chi^2 = 2.595$，$P = 0.458$，按 $\alpha = 0.05$ 水准，不拒绝 H_0，差异无统计学意义，尚不能认为蒙古族与汉族血型分布的构成不同。

民族*血型 Crosstabulation

Count

		血型				Total
		A 型	B 型	O 型	AB 型	
民族	汉族	63	51	64	22	200
	蒙古族	58	31	48	13	150
Total		121	82	112	35	350

图 9-22　民族*血型交叉表

Chi-Square Tests

	Value	df	Asymptotic Significance (2-sided)
Pearson Chi-Square	2.595[a]	3	0.458
Likelihood Ratio	2.601	3	0.457
Linear-by-Linear Association	1.156	1	0.282
N of Valid Cases	350		

a. 0 cells (0.0%) have expected count less than 5. The minimum expected count is 15.00.

图 9-23　χ^2 检验结果

9.4.5　率的多重比较

例 9-9　对例 9-7 资料进行两两比较，以推断是否任两种疗法治疗中风的有效率均有差别。

SPSS 软件实现方法有两种，如下。

（1）Bonferroni 检验水准调整法：打开 SPSS 的 Variable View 窗口，单击变量"分组"的 Missing（缺失值）框右半部的省略号，弹出 Missing Values（缺失值）对话框，选择 Discrete missing values（不连续缺失值），并在其下方的格子中输入"3"（图 9-24）。进行上述 χ^2 检验的操作，得第一组与第二组比较的 χ^2 检验结果，再将缺失值设为"2"，得第一组与第三组比较的 χ^2 检验结果，最后将缺失值设为"1"，得第二组与第三组比较的 χ^2 检验结果。结果解释同前四格表，但注意，检验水准应为 0.0167。

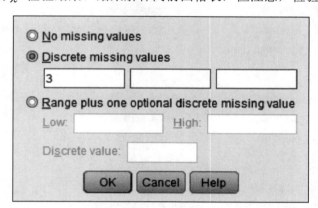

图 9-24　Missing Values 对话框

（2）选择菜单 Analyze→Descriptive Statistics→Crosstabs…，弹出 Crosstabs（列联表）主对话框（图 9-25），选择变量"疗效[eff]"，单击 ➡，将其送入 Row(s)（行变量）框中；选择变量"分组[treat]"，单击 ➡，将其送入 Column(s)（列变量）框中；单击右上方的 Cells…，弹出 Cells 子对话框，选择 z-test 下的 Compare column proportions，勾选 Adjust p-values（Bonferroni method）以对检验水准 α 进行 Bonferroni 校正。单击 Continue 返回（图 9-26），其他项选择系统默认方式，单击 OK 按钮提交系统运行。

结果如下：每一个下标字母代表不同分组间两两比较后的分类，相同字母代表列构成比在 0.05 水准下还不能认为有差别。西药下标为 a，中药和蒙药下标均为 b，所以中药和蒙药的疗效还不能认为有差别，其余任两组比较均可以认为有差别（图 9-27）。

9.4.6　原始数据表的 SPSS χ^2 检验步骤

当数据库格式为每行记录一个观察单位的原始数据库时，无需将其转换为四格表或 $R \times C$ 表格也可进行 χ^2 检验。SPSS 操作步骤有所不同：无需使用 Data→Weight Cases…功能进行频数加权操作，打开数据库之后直接进行 Analyze→Descriptive Statistics→Crosstabs…操作即可。

如例 9-3 的原始数据，每行记录一个患者，整理后如下，数据共 183 行（图 9-28）。

笔记栏

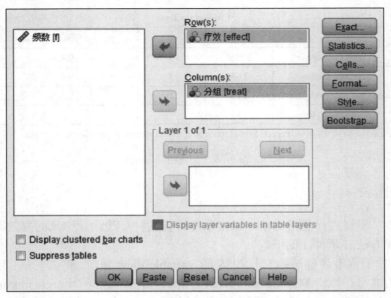

图 9-25　Crosstabs 操作界面

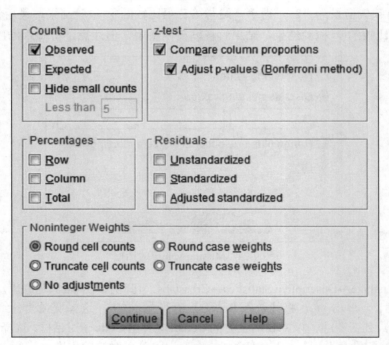

图 9-26　Crosstabs-Cells 操作界面

疗效*分组 Crosstabulation

Count

		分组			Total
		西药	中药	蒙药	
疗效	有效	36_a	48_b	56_b	140
	无效	25_a	12_b	6_b	43
Total		61	60	62	183

Each subscript letter denotes a subset of 分组 categories whose column proportions do not differ significantly from each other at the 0.05 level.

图 9-27　疗效*分组交叉表

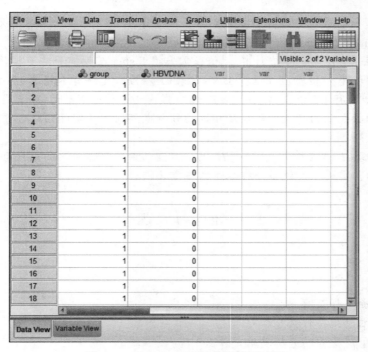

图 9-28　Data View 原始数据数据示例

直接使用 Analyze→Descriptive Statistics→Crosstabs...（图 9-29）。

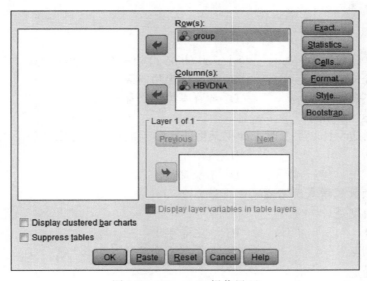

图 9-29　Crosstabs 操作界面

结果、解释方法与 9.4.1 相同。

小　结

1. χ^2 检验用途较广。本章主要介绍了 χ^2 检验的以下用途：①两个或多个独立样本率(或构成比)的比较；②配对设计两样本率的比较。

2. χ^2 检验的基本思想是用统计量度量实际频数和理论频数之间的吻合程度。χ^2 值越小说明实际观察与理论假设越吻合，当根据样本计算出的 χ^2 值大于理论上在 0.05 水准处的 χ^2 界值时，可以认为实际观察与理论假设不符。

笔记栏

3. 对于四格表资料，常规定为：①当 $n \geq 40$，且所有 $T \geq 5$ 时，用四格表资料 χ^2 检验的基本公式或专用公式计算 χ^2 值；②当 $n \geq 40$，且存在 $1 \leq T < 5$ 时，需要用校正公式计算 χ^2 值；③当 $n < 40$ 或 $T < 1$，或者前面两法 $P \approx \alpha$ 时，不宜计算 χ^2 值，需采用 Fisher 确切概率法直接计算概率。

4. 对于 $R \times C$ 表资料 χ^2 检验应注意：① $R \times C$ 表的 χ^2 检验允许有不超过 1/5 的基本格子 $1 < T < 5$，但不能有 $T < 1$。②如果有 1/5 以上格子的 $1 < T < 5$，或有 1 个格子 $T < 1$，可采用以下处理办法：增加样本含量；将理论频数太小的行或列与性质相近的邻行或邻列中的实际频数合并；删去理论频数太小的格子所对应的行或列。

5. 多个样本率比较，若拒绝 H_0，接受 H_1 时，只能认为各总体率总的来说有差别，要进一步推断哪两个总体率有差别，需进一步做多个样本率的多重比较。

练　习　题

一、思考题

1. χ^2 检验的用途是什么？
2. χ^2 检验的基本思想是什么？
3. 四格表资料的 χ^2 检验的分析思路是什么？
4. 比较四格表资料完全随机设计的 χ^2 检验和配对设计的 χ^2 检验在设计方法、资料整理、假设检验等方面的差别。

二、最佳选择题

1. 五个样本率作比较，$\chi^2 > \chi^2_{0.01,4}$，则在 $\alpha = 0.05$ 检验水准下，可认为（　　）。
A. 各总体率不全等　　　　　　　　　B. 各总体率均不等
C. 各样本率均不等　　　　　　　　　D. 各样本率不全等
E. 至少有两个总体率相等

2. 当四格表的周边合计数不变时，如果某格的实际频数有变化，则其理论频数（　　）。
A. 增大　　　　　　　　　　　　　　B. 减小
C. 不变　　　　　　　　　　　　　　D. 不确定
E. 随该格实际频数的增减而增减

3. 四格表的自由度是（　　）。
A. 不一定等于 1　　　　　　　　　　B. 一定等于 1
C. 等于行数 × 列数　　　　　　　　　D. 等于样本含量 1
E. 等于格子数 1

4. χ^2 分布的形状（　　）。
A. 同正态分布　　　　　　　　　　　B. 同 t 分布
C. 为对称分布　　　　　　　　　　　D. 与自由度 ν 有关
E. 与样本含量 n 有关

5. 对于总合计数 n 为 300 的 5 个样本率的资料作 χ^2 检验，其自由度为（　　）。
A. 299　　　　　B. 296　　　　　C. 1　　　　　D. 4　　　　　E. 9

6. 某医师欲比较两种药物治疗糖尿病的有效率有无差别，每组各观察了 32 例，应选用的检验方法是（　　）。
A. 两样本率比较的 Z 检验　　　　　B. 两样本均数比较的 Z 检验
C. 四格表资料的假设检验　　　　　　D. 配对四格表资料的 χ^2 检验
E. 四格表资料的 χ^2 检验校正公式

7. 应用四格表 Fisher 精确概率法的条件是（　　）。

A. $n>40$，$1<T<5$　　　　　B. $n>40$，$T>5$　　　　　C. $n<40$ 或 $T<1$

D. $T<5$　　　　　E. $n>40$

8. 四个样本率比较时，理论频数都大于 1，有一个理论频数小于 5 大于 1 时（　　）。

A. 必须先作合理的并组　　　　B. 直接作 χ^2 检验

C. 不能作 χ^2 检验　　　　D. 必须作校正 χ^2 检验

E. 不能确定是否需要校正

9. 作两样本率的统计推断时，其检验假设是（　　）。

A. $\pi_1 = \pi_2$　　　　　B. $\mu_1 = \mu_2$　　　　　C. $P_1 = P_2$

D. $\bar{X}_1 = \bar{X}_2$　　　　　E. 以上都不对

10. 下列资料不能用 χ^2 检验的是（　　）。

A. 完全随机设计的两样本率的比较　　B. 配对设计的两样本率的比较

C. 多个样本率的比较　　　　D. 两个（或多个）构成比间的比较

E. 等级资料实验效应间的比较

11. χ^2 值的取值范围是（　　）。

A. $0<\chi^2<\infty$　　　　　B. $-\infty<\chi^2<\infty$　　　　　C. $\infty<\chi^2<0$

D. $1<\chi^2<1$　　　　　E. $\chi^2 \leqslant 1$

三、分析计算题

1. 某医院康复科用共鸣火花治疗癔症患者 56 例，有效者 42 例；心理辅导法治疗癔症患者 40 例，有效者 21 例。试分析两种疗法治疗癔症的疗效有无差别？

2. 某研究者欲了解某新药联合某常规药物治疗急性重症胰腺炎的效果，将 48 例患者随机分为两组，每组 24 例，试验组采用新药 + 常规药物联合治疗，对照组仅采用常规药物治疗，治疗 10 天后，试验组有效 22 例，对照组有效 18 例，试问两种治疗方案的有效率有无差别？

3. 某研究者将 PD 型乳腺癌患者按不同首发症状分为两组，观察其腋窝淋巴结转移情况如表 9-10 所示。试分析两种乳腺癌患者腋窝淋巴结转移率有无不同？

分析计算题 1 数据

分析计算题 2 数据

分析计算题 3 数据

表 9-10　两组 PD 型乳腺癌患者腋窝淋巴结转移率的比较

组别	腋窝淋巴结转移		合计
	+	−	
乳头病变	3	8	11
乳腺肿块	5	6	11
合计	8	14	22

4. 某研究者将腰椎间盘突出症患者 1184 例随机分为三组，分别用快速牵引法、物理疗法和骶裂孔药物注射法治疗，结果如表 9-11 所示。试分析三种疗法的有效率有无不同？

分析计算题 4 数据

表 9-11　三种疗法治疗腰椎间盘突出症有效率的比较

疗法	有效	无效	合计
快速牵引法	444	30	474
物理疗法	323	91	414
骶裂孔药物注射法	222	74	296
合计	989	195	1184

笔记栏

5. 某研究者检测脑梗死组与对照组血清中 Apo(a)表型的分布，结果如表 9-12 所示。试分析病例与对照两组的构成比有无不同？

表 9-12　脑梗死组与对照组血清 Apo(a)表型的分布

分组	S1	S2	S1 + S2	S3	S4	Null	合计
病例组	12	9	8	21	14	4	68
对照组	6	12	4	27	20	8	77
合计	18	21	12	48	34	12	145

6. 某胸科医院同时用甲、乙两法测定 202 份痰标本中的抗酸杆菌，结果如表 9-13 所示。试分析甲、乙两法的检出率有无差别？

表 9-13　甲、乙两法检测痰标本中的抗酸杆菌结果

甲法	乙法		合计
	+	−	
+	49	25	74
−	21	107	128
合计	70	132	202

四、案例辨析

某中医师为了研究中草药治疗不同类型的小儿肺炎的疗效，收集了 208 名患者进行了治疗，其疗效分为 4 个等级，结果见表 9-14。试比较该药物对不同类型的小儿肺炎疗效有无差别？

表 9-14　用某中草药治疗不同类型的小儿肺炎的疗效

肺炎类型	疗效				合计
	控制	显效	有效	无效	
病毒性肺炎	65	18	30	13	126
细菌性肺炎	42	6	23	11	82
合计	107	24	53	24	208

该中医师用 χ^2 检验分别对病毒性肺炎和细菌性肺炎疗效的分布进行比较，结果为

$$\chi^2 = 208\left(\frac{65^2}{126\times107} + \frac{18^2}{126\times24} + \cdots + \frac{11^2}{82\times24} - 1\right) = 2.855, \quad P = 0.414$$

故可以认为中药对不同类型的小儿肺炎的疗效相同。

请讨论以上检验方法是否正确？如果不正确，存在什么问题？

（王立芹　郭维恒）

笔记栏

无序 $R×C$ 表定性资料假设检验可以采用前面介绍的 χ^2 检验，但对于有序定性资料，主要指分组是无序而评价指标是有序的，或者两者都是有序的 $R×C$ 表资料，进行假设检验时就需要采用本章介绍的各种统计分析方法。

10.1 单向有序行×列表数据的假设检验

10.1.1 两组单向有序定性资料的秩和检验

所谓两组单向有序定性资料，本节指在 $R×C$ 列联表资料中，主要分组标志是无序的，而主要分析或者评价指标是有序的，如两种药物治疗某病疗效的比较，疗效评价指标是痊愈、好转、无效和死亡等。

例 10-1 用复方猪胆胶囊治疗两型老年性慢性支气管炎(老慢支)患者 403 例，疗效见表 10-1 第 (1)～(3)栏。问该药对此两型支气管炎疗效是否相同？

例 10-1 数据

表 10-1　复方猪胆胶囊治疗两型老年性慢性支气管炎疗效比较

疗效	人数		合计	秩次范围	平均秩次	秩和	
	喘息型	单纯型				喘息型	单纯型
(1)	(2)	(3)	(4)	(5)	(6)	(7)=(2)×(6)	(8)=(3)×(6)
治愈	23	60	83	1～83	42	966	2520
显效	83	98	181	84～264	174	14442	17052
好转	65	51	116	265～380	322.5	20962.5	16447.5
无效	11	12	23	381～403	392	4312	4704
合计	$n_1=182$	$n_2=221$	403			$T_1=40682.5$	$T_2=40723.5$

1. 秩和检验的步骤

(1)建立检验假设，确定检验水准。

H_0：两型老慢支疗效分布相同

H_1：两型老慢支疗效分布不同

检验水准 $\alpha = 0.05$

(2)编秩。本例各等级重复人数较多，故先计算各等级合计人数，见第(4)栏。再确定秩次范围，计算平均秩次。如"治愈"组共有 83 人，秩次范围应为 1～83，平均秩次为 $(1+83)/2=42$。仿此得第(5)，(6)栏。

(3)求秩和 T。将表 10-1 第(2)，(3)栏每组各等级例数与第(6)栏相应等级的平均秩次相乘，再求和，见第(7)，(8)栏。求得 $T_1=40682.5$，$T_2=40723.5$，$T_1+T_2=40682.5+40723.5=81406$。又 $N=n_1+n_2=403$，即 $T_1+T_2=N(1+N)/2=81406$，表明秩和计算无误。

(4)确定检验统计量 T。若两样本例数不等，以例数较少者为 n_1，即恒取 $n_1<n_2$，规定 n_1 组的秩和为 T；若例数相等，则任取一组的秩和为 T。故本例 $n_1=182$，$n_2=221$，检验统计量 $T=T_1=40682.5$。

(5)确定 P 值，作出推断结论。可根据样本量的大小选用查表法或正态近似法。

(a)查表法。若 $n_1\leqslant10$，且 $n_2-n_1\leqslant10$，可直接查附表 T 界值表：先从表左侧找到相应的 n_1，再

笔记栏

从表上方找到相应的 $n_2 - n_1$，n_1 与 $n_2 - n_1$ 相交处有对应的 4 行界值。表中所列范围表示，在 H_0 成立的条件下，统计量 T 有相应的概率位于该范围内。若统计量 T 值在界值范围内，其 P 值大于相应的概率；若 T 值在界值范围外，则 P 值小于相应的概率；若 T 值恰等于界值，其 P 值小于或等于相应的概率。

（b）正态近似法。当 $n_1 > 10$ 或 $n_2 - n_1 > 10$ 时，T 分布已接近均数为 $n_1(N+1)/2$、方差为 $n_1 n_2(N+1)/12$ 的正态分布，故可按式（10-1）直接计算 Z 值，按标准正态分布界定 P 值并作出推断结论。

$$Z = \frac{|T - n_1(N+1)/2| - 0.5}{\sqrt{n_1 n_2(N+1)/12}} \tag{10-1}$$

式中 0.5 为连续性校正数，在无相同观察值（即无相同秩次）时使用的，相同秩次不太多时可得近似值，但若相同秩次过多时（如超过 25%），计算 Z 值偏小，应按式（10-2）进行校正。Z 值经校正后可略增大，P 值相应减小。

$$Z_c = Z / \sqrt{C} \tag{10-2}$$

$C = 1 - \sum(t_j^3 - t_j)/(N^3 - N)$，$t_j$ 为第 j 个相同秩次的个数。如表 10-1 中治疗转归"痊愈"的有 83 个，"显效"的有 181 个，"好转"的有 116 个，"无效"的有 23 个，即 $t_1 = 83$，$t_2 = 181$，$t_3 = 116$，$t_4 = 23$，$\sum(t_j^3 - t_j) = (83^3 - 83) + (181^3 - 181) + (116^3 - 116) + (23^3 - 23) = 8074188$。将例 10-1 数据代入式（10-1）：

$$Z = \frac{|40682.5 - 182 \times (403+1)/2| - 0.5}{\sqrt{(182) \times (221) \times (403+1)/12}} = 3.3669$$

本例相同秩次极多，需进行校正：

$$C = 1 - \frac{\sum(t_j^3 - t_j)}{(N^3 - N)} = 1 - \frac{8074188}{65450424} = 0.8766$$

$$Z_c = Z / \sqrt{C} = 3.3669 / \sqrt{0.8766} = 3.5961$$

$Z_{0.01/2} = 2.58$，$P < 0.01$，按 $\alpha = 0.05$ 水准，拒绝 H_0，接受 H_1，差异有统计学意义。可认为复方猪胆胶囊治疗老年性慢性支气管炎喘息型与单纯型的疗效有差别。

2. 基本思想 两样本比较的秩和检验的基本思想是：比较的两个样本（样本含量分别为 n_1 及 n_2）如果来自同一总体或分布相同的两个总体（即 H_0 成立），则 n_1 样本之秩和 T 与其理论秩和 $n_1(N+1)/2$ 之差 $[T - n_1(N+1)/2]$ 由抽样误差所致，故此差值一般不会很大，差值很大的概率应很小。若从现有样本中算得的 T 与其理论秩和相差很大，则说明从 H_0 规定的总体中随机抽得现有样本及更极端样本的概率 P 很小，故按检验水准拒绝 H_0。

10.1.2 多组单向有序定性资料的秩和检验

多组单向有序定性资料是两组单向有序定性资料的扩展，相当于单因素方差分析的秩和检验，称为 H 检验（Kruskal W. H. and Wallis W. A.，1952），又称 Kruskal-Wallis 法。

例 10-2 某医院用三种复方小叶枇杷治疗老年性慢性支气管炎，数据见表 10-2 第（1）～（4）栏，比较其疗效有无差异？

例 10-2 数据

笔记栏

表 10-2 三种复方小叶枇杷治疗老年性慢性支气管炎疗效比较

疗效等级	例数			合计	秩次范围	平均秩次	秩和		
	老复方	复方 I	复方 II				老复方	复方 I	复方 II
(1)	(2)	(3)	(4)	(5)	(6)	(7)	(8)=(2)×(7)	(9)=(3)×(7)	(10)=(4)×(7)
控制	36	4	1	41	1～41	21.0	756.0	84	21
显效	115	18	9	142	42～183	112.5	12937.5	2025	1012.5

续表

疗效等级	例数			合计	秩次范围	平均秩次	秩和		
	老复方	复方 I	复方 II				老复方	复方 I	复方 II
(1)	(2)	(3)	(4)	(5)	(6)	(7)	(8)=(2)×(7)	(9)=(3)×(7)	(10)=(4)×(7)
好转	184	44	25	253	184～436	310.0	57040.0	13640	7750
无效	47	35	4	86	437～522	479.5	22536.5	16782.5	1918
合计	382	101	39	522	—	—	93270.0	32531.5	10701.5

1. 秩和检验的步骤

(1) 建立检验假设，确定检验水准。

H_0：三药疗效总体分布相同

H_1：三药疗效总体分布不同或不全相同

检验水准 $\alpha = 0.05$

(2) 编秩。编秩方法同上。先计算各等级合计人数，见表 10-2 第 (5) 栏。再确定秩次范围，计算平均秩次，结果见第 (6)，(7) 栏。

(3) 求秩和 T。三个处理组的秩和计算即第 (8)～(10) 栏之合计。

(4) 按式 (10-3) 计算检验统计量 H。

$$H = \frac{12}{N(N+1)} \sum \frac{R_i^2}{n_i} - 3(N+1) \tag{10-3}$$

式中 n_i 为各组例数，$N = \sum n_i$，R_i 为各组秩和。

$$H = \frac{12}{522 \times (522+1)} \left(\frac{93270^2}{382} + \frac{32531.5^2}{101} + \frac{10701.5^2}{39} \right) - 3 \times (522+1) = 21.6325$$

若相同秩次较多（如本例），按式 (10-3) 算得的 H 值偏小，需按式 (10-4) 进行校正：

$$H_c = H / \sqrt{C} \tag{10-4}$$

$C = 1 - \sum (t_j^3 - t_j) / (N^3 - N)$，$t_j$ 为第 j 个相同秩次的个数。本例各等级的合计数即为相同秩次的个数，$\sum (t_j^3 - t_j) = (41^3 - 41) + (142^3 - 142) + (253^3 - 253) + (86^3 - 86) = 19762020$。

$$C = 1 - 19762020 / (522^3 - 522) = 0.8611$$

$$H_c = H / \sqrt{C} = 21.6325 / \sqrt{0.8611} = 23.3120$$

(5) 确定 P 值，作出推断结论。

若组数 $k = 3$，每组例数小于等于 5，可直接查附表 H 界值表确定 P 值；若 $k \geq 4$，或最大样本例数大于 5，则 H 近似服从 $\nu = k-1$ 的 χ^2 分布，可查附表 χ^2 界值表确定 P 值。本例因每组例数远远超过 5，故按 $\nu = k-1 = 3-1 = 2$ 查 χ^2 界值表，得 $\chi^2_{0.05/2} = 5.99$，$H_c > \chi^2_{0.05/2}$，$P < 0.05$。按 $\alpha = 0.05$ 水准拒绝 H_0，认为三药疗效有差别。

2. 基本思想　本法的基本思想与单因素的方差分析类似。假设有 k 个对比组，各组样本含量、秩和、平均秩和分别记为 n_j，R_j，$\bar{R}_j$，$N = n_1 + n_2 + \cdots + n_k$。则总秩和为 $N(N+1)/2$，总秩次之平均为 $(N+1)/2$。假设没有相同的等级，则秩次的总离均差平方和为

$$Q_总 = \sum_{i=1}^{N} \left(i - \frac{N+1}{2} \right)^2 = N(N^2 - 1)/12 \tag{10-5}$$

秩次的组间离均差平方和为

笔记栏

$$Q_{组间} = \sum_{j=1}^{k} n_j \left(\bar{R}_j - \frac{N+1}{2} \right)^2 = \sum_{j=1}^{k} \frac{R_j^2}{n_j} - \frac{N(N+1)^2}{4} \tag{10-6}$$

$$H = \frac{Q_{组间}}{Q_{总} / (N-1)} \tag{10-7}$$

即统计量 H 的核心部分是秩次的组间变异与总变异之比。H 越大，说明组间变异越大，反之亦然。当有相同等级时，按式(10-4)校正。

10.1.3　两两比较的秩和检验（t 检验法）

经过多组比较的 Kruskal-Wallis 检验拒绝 H_0 后，需进一步作两两比较推断哪些总体分布不同。两两比较的方法较多，此处介绍扩展的 t 检验法，各组例数相等或不等时均可适用。统计量 t 值的计算公式如下

$$t = \frac{|\bar{R}_A - \bar{R}_B|}{\sqrt{\dfrac{N(N+1)(N-1-H)}{12(N-k)}\left(\dfrac{1}{n_A} + \dfrac{1}{n_B}\right)}} \tag{10-8}$$

$$v = N - k$$

式中，$\bar{R}_A$ 及 $\bar{R}_B$ 为两对比组 A 与 B 的平均秩次；n_A 与 n_B 为样本含量；k 为处理组数；N 为总例数；H 为 Kruskal-Wallis 的 H 检验中算得的统计量 H 值或 H_c 值。式(10-8)中分母为 $(\bar{R}_A - \bar{R}_B)$ 的标准误。

例 10-3　分析例 10-2 资料哪些总体间分布有差异。

(1)建立检验假设，确定检验水准。

H_0：三个处理组中任两个总体分布均相同

H_1：三个处理组中任两个总体分布均不同

检验水准 $\alpha = 0.05$

(2)各组平均秩次 $\bar{R}_i$。令老复方组为第 1 组、复方 I 为第 2 组、复方 II 为第 3 组，则

$$\bar{R}_1 = 93270 / 382 = 244.16 , \quad \bar{R}_2 = 32531.5 / 101 = 322.09 , \quad \bar{R}_3 = 10701.5 / 39 = 274.40$$

(3)列出两两比较计算表，求得 t 值。见表 10-3。

表 10-3　例 10-2 资料的两两比较

对比组	样本含量		两平均秩次之差	t	P
A 与 B	n_A	n_B	$\|\bar{R}_A - \bar{R}_B\|$		
(1)	(2)	(3)	(4)	(5)	(6)
1 与 2	382	101	77.93	4.7156	<0.001
1 与 3	382	39	30.24	1.2179	>0.20
2 与 3	101	39	47.69	1.7126	>0.05

表中第(5)栏为按式(10-8)计算的 t 值。本例 $N = 522$，$k = 3$，$H_c = 23.3120$，则 1 与 2 比较时的 t 值为

$$t = \frac{|322.09 - 244.16|}{\sqrt{\dfrac{522(522+1)(522-1-23.3120)}{12(522-3)}\left(\dfrac{1}{382} + \dfrac{1}{101}\right)}} = 4.7156$$

仿此得表 10-3 第(5)栏。

(4)确定 P 值，作出推断结论。

根据表 10-3 第(5)栏中的 t 值，按 $v = 522–3$ 查 t 界值表，得 P 值，见表 10-3 第(6)栏。按 $\alpha = 0.05$ 水准，老复方与复方 I 组之间差别有统计学意义，其余组间差别无统计学意义。

10.2　双向有序属性相同行×列表数据的假设检验

双向有序属性相同行×列表数据，常为 2×2 配对设计的扩展。其行和列变量均反映同一事物某一属性的相同水平。其数据结构如表 10-4 所示，一般使用 Kappa 一致性检验。

表 10-4　双向有序属性相同行×列表的数据结构

方向 1	方向 2				合计
	1	2	⋯	R	
1	A_{11}	A_{12}	⋯	A_{1R}	n_1
2	A_{21}	A_{22}	⋯	A_{2R}	n_2
⋮	⋮	⋮		⋮	⋮
R	A_{R1}	A_{R2}	⋯	A_{RR}	n_R
合计	m_1	m_2	⋯	m_R	n

例 10-4　甲、乙两位专家同时对 200 名肿瘤患者的病理切片的病理分期进行读片评定，结果如表 10-5。分析两位专家评定结果是否一致？

例 10-4 数据

表 10-5　两位专家对肿瘤患者的病理切片的病理分期评定结果

甲专家	乙专家			合计
	低度分化	中度分化	高度分化	
低度分化	50	10	5	65
中度分化	10	50	15	75
高度分化	10	20	30	60
合计	70	80	50	200

Kappa 检验着重判断两个"方向"下的一致性，出现在表 10-5 对角线上的总数越多，则一致性越好。Kappa 值的计算可用下式：

$$\text{Kappa} = \frac{p_0 - p_e}{1 - p_e} \tag{10-9}$$

p_0 为实际一致率，p_e 为理论一致率，其计算公式为

$$p_0 = \frac{A_{11} + A_{22} + \cdots + A_{RR}}{n} \tag{10-10}$$

$$p_e = \frac{n_1 m_1 + n_2 m_2 + \cdots + n_R m_R}{n^2} \tag{10-11}$$

公式中的 A_{ii} 表示交叉表对角线的实际频数，n_i 和 m_i 分别代表对角线某实际数对应的行合计数和列合计数，n 代表总合计数，Kappa 值的公式可转变为

$$\text{Kappa} = \frac{n(A_{11} + A_{22} + \cdots + A_{RR}) - (n_1 m_1 + n_2 m_2 + \cdots + n_R m_R)}{n^2 - (n_1 m_1 + n_2 m_2 + \cdots + n_R m_R)} \tag{10-12}$$

笔记栏

例 10-4 的 Kappa 值计算如下

$$Kappa = \frac{200(50+50+30)-(65\times70+75\times80+60\times50)}{200^2-(65\times70+75\times80+60\times50)} = 0.471$$

Kappa = 1，说明两结果完全一致；Kappa = −1，说明两结果完全不一致；Kappa = 0，表明观察一致率完全由机遇所致。其参考评价原则为：Kappa ≥ 0.75 时表示两结果一致性较好，0.40<Kappa<0.75 时表示一致性中等，0<Kappa≤0.40 时一致性较差，Kappa<0，说明一致程度比机遇造成的还差，两次检查结果很不一致，在实际应用中意义不大。通过计算得到的 Kappa 值为 0.471，介于 0.40 和 0.75 之间，可以推测甲、乙两位专家对 200 名肿瘤患者病理分期判断结果一致性中等。Kappa 值 0.471 为样本指标，对总体的推断需要作假设检验，计算的统计量为

$$Z = \frac{Kappa}{S_{\bar{K}}} \tag{10-13}$$

由于 $S_{\bar{K}}$ 的计算较为复杂，直接使用 SPSS 统计软件包计算结果，详见 10.4 节内容。

（1）建立检验假设，确定检验水准。

H_0：总体 $K = 0$，甲、乙两专家的评定结果完全无关

H_1：总体 $K \neq 0$，甲、乙两专家的评定结果具有一致性

检验水准 $\alpha = 0.05$

（2）计算检验统计量。

SPSS 统计软件包计算得：Kappa = 0.471，$Z = 9.401$。

（3）确定 P 值，作出推断结论。

根据软件计算结果，$P < 0.05$，在 $\alpha = 0.05$ 的水准上拒绝 H_0，差异有统计学意义，可以认为两位专家的评定结果存在一致性。

10.3　双向有序属性不同行×列表数据的假设检验

双向有序属性不同行×列表数据是经常遇到的一种数据形式，指标变量和分组变量都是有序的，检验的目的是指标在各组间的分布是否有差异，可以按照单向有序资料进行分析。

例 10-5　某地区地方性氟中毒各年龄组的治疗效果资料见表 10-6，问各年龄组之间治疗效果是否有差异？

例 10-5 数据

表 10-6　地方性氟中毒各年龄组疗效观察

年龄组（岁）	例数					合计	秩次范围	平均秩次	秩和				
	10～	20～	30～	40～	50～				10～	20～	30～	40～	50～
治愈	35	32	16	15	11	109	1～109	55	1925	1760	880	825	605
显效	1	8	14	10	10	43	110～152	131	131	1048	1834	1310	1310
好转	1	8	12	8	22	51	153～203	178	178	1424	2136	1424	3916
无效	2	1	3	2	6	14	204～217	210.5	421	210.5	631.5	421	1263
合计	39	49	45	35	49	217	—	—	2655	4442.5	5481.5	3980	7094

（1）建立检验假设，确定检验水准。

H_0：各年龄组间疗效总体分布相同

H_1：各年龄组间疗效总体分布不全相同

检验水准 $\alpha = 0.05$

（2）编秩。编秩方法同多组单向有序分类资料的秩和检验：先计算各等级的合计，再确定秩次范围及平均秩次。

笔记栏

(3)计算检验统计量。

$$H = \frac{12}{N(N+1)} \sum \frac{R_i^2}{n_i} - 3(N+1)$$

$$H = \frac{12}{217(217+1)} \sum \left(\frac{2655^2}{39} + \frac{4442.5^2}{49} + \frac{5481.5^2}{45} + \frac{3980^2}{35} + \frac{7094^2}{49} \right) - 3 \times (217+1) = 38.73$$

$$C = 1 - \sum \frac{t_j^3 - t_j}{N^3 - N} = 1 - \frac{(109^3 - 109) + (43^3 - 43) + (51^3 - 51) + (14^3 - 14)}{(217^3 - 217)} = 0.85$$

$$H_C = H/C = 38.73/0.85 = 45.56$$

(4)确定 P 值，作出推断结论。

已知 H_0 成立时，H_c 近似服从 $v = k - 1 = 4$ 的 χ^2 分布。$H_c = 45.56$ 查 χ^2 界值表，得 $P < 0.001$，按 $\alpha = 0.05$ 水准拒绝 H_0，认为各年龄组间疗效分布差异有统计学意义。

第二种情况，考察两指标之间是否存在相关性，则采用 Spearman 等级相关检验。

例 10-6　某研究者调查一批高血压患者的血压控制情况和食用盐的口味，汇总情况见表 10-7，问血压情况与食盐口味是否有相关性？

例 10-6 数据

表 10-7　一批高血压患者的血压控制情况和食用盐的口味汇总情况

食盐口味	血压控制情况		
	良好	尚可	不良
重	4	13	44
中	15	2	15
轻	20	24	51

将原始数据库中两变量 x、y 各自分别从小到大排序编秩，p_i 表示 x_i 的秩次，q_i 表示 y_i 的秩次，具体的编秩方法与分类资料的编秩方法相同。Spearman 相关系数用 r_s 表示：

$$r_s = \frac{l_{pq}}{\sqrt{l_{pp} l_{qq}}} \tag{10-14}$$

$$l_{pp} = \sum p^2 - \frac{\left(\sum p \right)^2}{n} \tag{10-15}$$

$$l_{qq} = \sum q^2 - \frac{\left(\sum q \right)^2}{n} \tag{10-16}$$

$$l_{pq} = \sum pq - \frac{\left(\sum p \right)\left(\sum q \right)}{n} \tag{10-17}$$

(1)计算相关系数。

$$r_s = \frac{l_{pq}}{\sqrt{l_{pp} l_{qq}}} = -0.15 \tag{10-18}$$

(2)相关系数的假设检验。

类似于积差相关系数

$$H_0 : \rho_s = 0; \quad H_1 : \rho_s \neq 0$$

笔记栏

当 $n \leq 50$ 时，可查 r_s 界值表，若秩相关系数超过临界值，则拒绝 H_0；当 $n > 50$ 时，可以采用 t 检验，公式见第 11 章。

本例，经 t 检验，$P = 0.04$，拒绝 H_0，认为高血压控制情况与食盐口味相关有统计学意义。

10.4　有序定性资料假设检验的 SPSS 软件实现

10.4.1　例 10-1 资料的 SPSS 软件实现方法

资料见表 10-8。

表 10-8　复方猪胆胶囊治疗两型老年性慢性支气管炎疗效比较

疗效	人数		合计
	喘息型	单纯型	
(1)	(2)	(3)	(4)
治愈	23	60	83
显效	83	98	181
好转	65	51	116
无效	11	12	23
合计	$n_1 = 182$	$n_2 = 221$	403

1. 建立 SPSS 数据库　将慢性支气管炎患者的类型命名为"类型"，其中 1 表示"喘息型"，2 表示"单纯型"。将治疗的疗效命名为"疗效"，其中 1 表示"无效"，2 表示"好转"，3 表示"显效"，4 表示"治愈"。将患者人数命名为"人数"。SPSS 数据文件格式如图 10-1 所示。

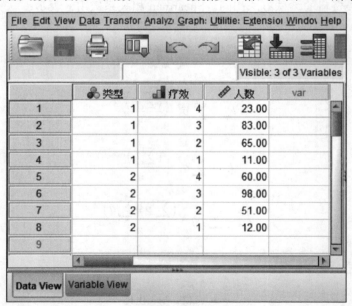

图 10-1　SPSS 软件数据库结构

2. SPSS 软件实现方法

（1）数据加权，单击 Data 菜单中的 Weight Cases…选项（图 10-2），系统弹出 Weight Cases 对话框，选中 Weight cases by 选项（图 10-3），将左侧变量"人数[人数]"导入 Weight cases by，单击 OK。

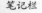

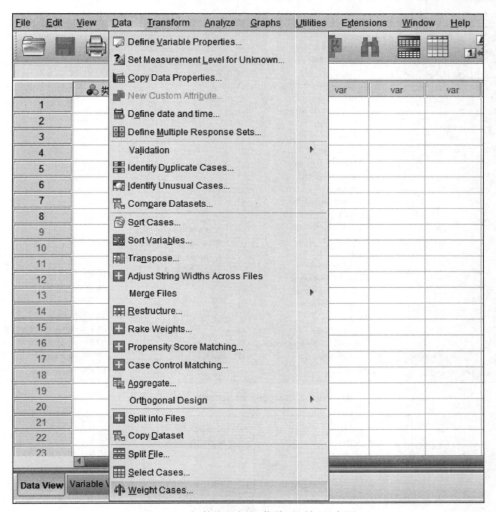

图 10-2　频数变量加权菜单对话框示意图

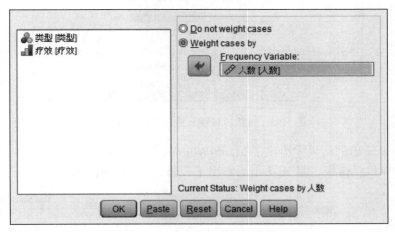

图 10-3　纳入加权变量示意图

（2）单击 Analyze 选项中的 Nonparametric Tests 的 Legacy Dialogs，然后选择 2 Independent Samples…（图 10-4），将"疗效[疗效]"导入 Test Variable List 框中，将"类型（12）"导入 GroupingVariable 框中，单击 Define Groups…（图 10-5），在弹出的对话框中填上 1 和 2，1 和 2 分别代表两种慢性支气管炎的类型，并单击 Continue。如果要输出确切概率，可以单击右侧 Exact…按钮，选中 Exact 选项。在检验方法中选中 Mann-Whitney *U* 检验。单击 OK。

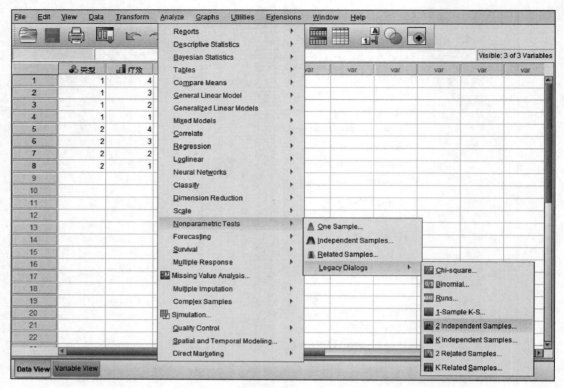

图 10-4　2 Independent Samples 操作路径

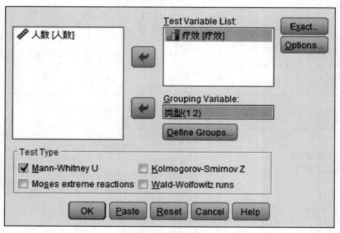

图 10-5　成组设计秩和检验主界面示意图

3. 输出结果　　输出的结果中给出了 Mann-Whitney Test 的最终结果。图 10-6 的结果主要包括两组的人数、平均秩和和总秩和。图 10-7 结果输出了 Z 值、近似 P 值及确切 P 值。

Rank

	类型	N	Mean Rank	Sum of Ranks
疗效	喘息型	182	180.47	32845.50
	单纯型	221	219.73	48560.50
	Total	403		

图 10-6　两组排秩结果

Test Statistiscs[a]

	疗效
Mann-Whitney U	16192.500
Wilcoxon W	32845.500
Z	−3.596
Asymp. Sig.（2-tailed）	0.000

a. Grouping Variable：类型

图 10-7　成组设计秩和检验的结果

笔记栏

推断结论：本例的检验结果 Z 值为 -3.596，双侧 P 值为 $P<0.001$，按 $\alpha = 0.05$ 水准，差异有统计学意义。可认为复方猪胆胶囊治疗老年性慢性支气管炎喘息型与单纯型的疗效有差别。

10.4.2　例 10-2 资料的 SPSS 软件实现方法

资料见表 10-9。

表 10-9　三种复方小叶枇杷治疗老年性慢性支气管炎疗效比较

疗效等级	例数		
	老复方	复方 I	复方 II
(1)	(2)	(3)	(4)
控制	36	4	1
显效	115	18	9
好转	184	44	25
无效	47	35	4
合计	382	101	39

1. 建立 SPSS 数据库　　将复方的类型命名为"类型"，其中 1 表示"老复方"，2 表示"复方 I"，3 表示"复方 II"。将治疗的疗效命名为"疗效"，其中 1 表示"无效"，2 表示"好转"，3 表示"显效"，4 表示"控制"。将患者人数命名为"人数"。SPSS 数据文件格式见图 10-8。

2. SPSS 软件实现方法

（1）单击 Data 菜单中的 Weight Cases…选项，系统弹出 Weight Cases 对话框，选中 Weight cases by 选项，将左侧变量"人数"导入 Weight cases by，单击 OK。

（2）单击 Analyze 选项中的 Nonparametric Tests 的 Legacy Dialogs，然后选择 K Independent Samples…，将"疗效[疗效]"导入 Test Variable List 框中（图 10-9），将"类型(13)"导入 Grouping Variable 框中，单击 Define Range…，在弹出的对话框中填上 1 和 3，并单击 Continue。在检验方法中选中 Kruskal-Wallis H 检验。单击 OK。

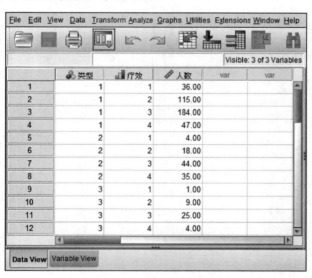

图 10-8　数据库结构示意图

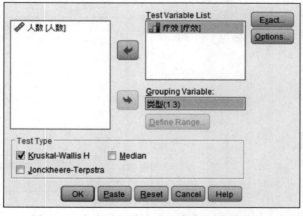

图 10-9　完全随机设计秩和检验主界面示意图

3. 输出结果　　输出的结果中给出了 Kruskal-Wallis Test 的基本结果。图 10-10 的结果主要包括三组的人数、平均秩和。图 10-11 结果输出了 χ^2 值、自由度和近似 P 值。

笔记栏

Ranks

	类型	N	Mean Rank
疗效	老复方	382	244.16
	复方 1	101	322.09
	复方 2	39	274.40
	Total	522	

Test Statisticscs[a, b]

	疗效
Kruskal-Wallis H	25.123
df	2
Asymp. Sig.	0.000

a. Kruskal Wallis Test
b. Grouping Variable：类型

图 10-10　三组排秩结果　　　　　图 10-11　多组独立样本秩和检验的结果

推断结论本例的检验结果 χ^2 值为 25.123，双侧 P 值<0.001，按 $\alpha = 0.05$ 水准，差异有统计学意义。可认为老复方、复方Ⅰ、复方Ⅱ三组在疗效上不完全相同。

10.4.3　例 10-4 的 SPSS 软件实现方法

资料见表 10-10。

表 10-10　两位专家对 200 名肿瘤患者病理分期评定结果

甲专家	乙专家			合计
	低度分化	中度分化	高度分化	
低度分化	50	10	5	65
中度分化	10	50	15	75
高度分化	10	20	30	60
合计	70	80	50	200

1. 建立 SPSS 数据库　　将甲专家的评审结果类型命名为"甲专家"，其中 1 表示"低度分化"，2 表示"中度分化"，3 表示"高度分化"。将乙专家的评审结果类型命名为"乙专家"，其中 1 表示"低度分化"，2 表示"中度分化"，3 表示"高度分化"。将人数命名为"例数"。SPSS 数据文件格式见图 10-12。

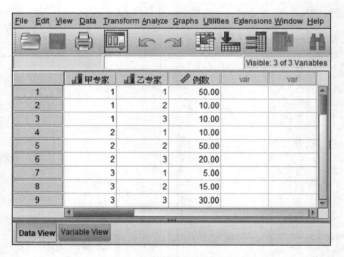

图 10-12　数据库结构示意图

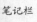

2. SPSS 软件实现方法

（1）单击 Data 菜单中的 Weight Cases…选项，系统弹出 Weight Cases 对话框，选中 Weight cases by 选项，将左侧变量"例数"导入 Weight cases by，单击 OK。

（2）单击分析选项 Analyze 中的 Descriptive Statistics 中的 Crosstabs...（图 10-13），将"甲专家[甲专家]"导入 Row（s）框中，将"乙专家[乙专家]"导入 Column（s）框中（图 10-14）。单击右侧 Statistics... 按钮，选中 Kappa 选项（图 10-15）。单击 OK。

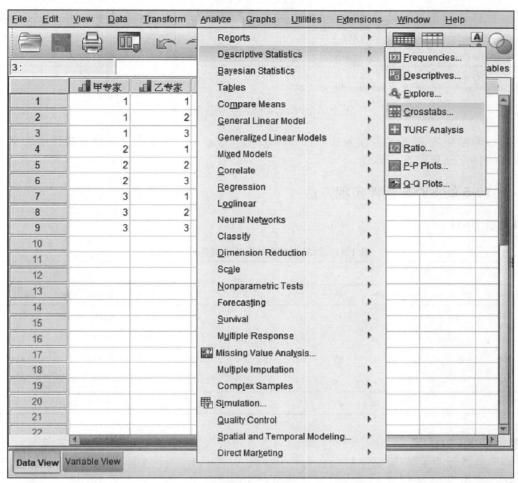

图 10-13　Crosstabs 操作路径

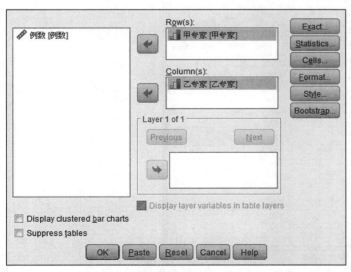

图 10-14　形成交叉表主界面示意图

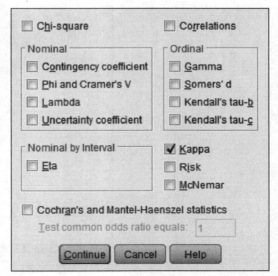

图 10-15　Kappa 一致性检验选项示意图

笔记栏

3. 输出结果　　输出的结果中给出了 Mann-Whitney Test 的基本结果（图 10-16）。在 Symmetric Measures 结果中输出了 Kappa 值、P 值。

Symmetric Measures

		Value	Asymptotic Standard Error[a]	Approximate T[b]	Approximate Significance
Measure of Agreement	Kappa	0.471	0.051	9.401	0.000
	N of Valid Cases	200			

a. Not assuming the null hypothesis.
b. Using the asymptotic standard error assuming the null hypothesis.

图 10-16　Kappa 检验主要分析结果

本例的检验结果为 Kappa 系数为 0.471，$P < 0.001$，按 $\alpha = 0.05$ 水准，差异有统计学意义，可以认为两位专家的评定结果存在一致性。

10.4.4　例 10-5 的 SPSS 软件实现方法

资料见表 10-11。

表 10-11　地方性氟中毒各年龄组疗效观察

年龄组 /岁	例数					合计	秩次范围	平均秩次	秩和				
	10～	20～	30～	40～	50～				10～	20～	30～	40～	50～
治愈	35	32	16	15	11	109	1～109	55	1925	1760	880	825	605
显效	1	8	14	10	10	43	110～152	131	131	1048	1834	1310	1310
好转	1	8	12	8	22	51	153～203	178	178	1424	2136	1424	3916
无效	2	1	3	2	6	14	204～217	210.5	421	210.5	631.5	421	1263
合计	39	49	45	35	49	217	—	—	2655	4442.5	5481.5	3980	7094

1. 建立 SPSS 数据库　　将疗效的类型命名为"疗效"，其中 1 表示"治愈"，2 表示"显效"，3 表示"好转"，4 表示"无效"。将年龄命名为"年龄组"，其中 1 表示"10～岁组"，2 表示"20～岁组"，3 表示"30～岁组"，4 表示"40～岁组"，5 表示"50～岁组"。将患者人数命名为"人数"。SPSS 数据文件格式见图 10-17。

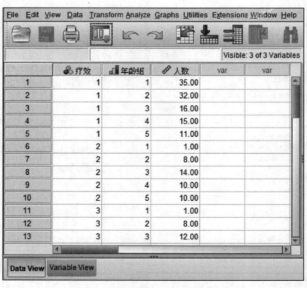

图 10-17　数据库结构示意图

2. SPSS 软件实现方法

（1）单击 Data 菜单中的 Weight Cases…选项，系统弹出 Weight Cases 对话框，选中 Weight cases by 选项，将左侧变量"人数"导入 Weight cases by，单击 OK。

（2）单击 Analyze 选项 Nonparametric Tests 中的 Legacy Dialogs，然后选择 K Independent Samples…，将"疗效[疗效]"导入 Test Variable List 框中（图 10-18），将"年龄组(15)"导入 Grouping Variable 框中，单击 Define Range…，在弹出的对话框中填上 1 和 5，并单击 Continue。在检验方法中选中 Kruskal-Wallis H 检验。单击 OK（图 10-19）。

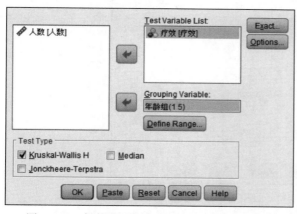

图 10-18　完全随机设计秩和检验主界面示意图

Test Statistiscs[a, b]

	疗效
Kruskal-Wallis H	45.440
df	4
Asymp. Sig.	0.000

a. Kruskal Wallis Test
b. Grouping Variable：年龄组

图 10-19　多组独立样本秩和检验的结果

例 10-6 资料的 SPSS 软件实现操作方法如下。

资料见表 10-12。

表 10-12　高血压患者的血压控制情况和食用盐的口味

食盐口味	血压控制情况		
	良好	尚可	不良
重	4	13	44
中	15	2	15
轻	20	24	51

1. 建立 SPSS 数据文件　　对于这种频数表资料，在建立数据库时可直接输入三个变量：行变量、列变量和记录每个格子中频数的变量，SPSS 数据文件格式见图 10-20，然后用 Weight cases 过程指定频数变量。

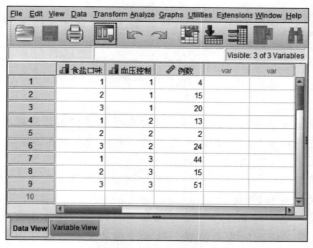

图 10-20　数据库结构示意图

笔记栏

2. SPSS 软件实现方法

（1）单击 Analyze 菜单中的 Correlate 子菜单，选择 Bivariate 选项，系统弹出 Bivariate Correlations 对话框，将食盐口味、血压控制选入 Variables 框内，选择 Spearman 检验，单击 OK 按钮，如图 10-21 所示。

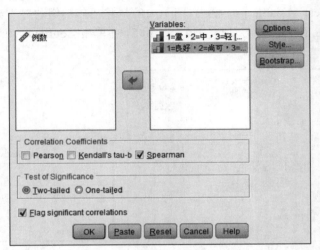

图 10-21　双变量等级相关主界面示意图

（2）Spearman 相关分析结果输出如图 10-22 所示。

Correlations

			1 = 重，2 = 中，3 = 轻	1 = 良好，2 = 尚可，3 = 较差
Spearman's rho	1 = 重，2 = 中，3 = 轻	Correlation Coefficient	1.000	−0.150*
		Sig. (2-tailed)	.	0.040
		N	188	188
	1 = 良好，2 = 尚可，3 = 较差	Correlation Coefficient	−0.150*	1.000
		Sig. (2-tailed)	0.040	.
		N	188	188

*. Correlation is significant at the 0.05 level (2-tailed).

图 10-22　等级相关显著性检验的结果

3. 输出结果　　输出结果如图 10-22 所示，主要给出了几个基本统计量，Correlation Coefficient、Sig. (2-tailed)、N。

本例相关系数 $r_s = -0.15$，$P = 0.04$，差异有统计学意义，认为高血压控制情况与食盐口味有统计学关联。

小　　结

1. 本章有序资料的分析方法分为单向有序、双向有序属性相同与双向有序属性不同三类。

2. 单向有序数据的特点是主要分组标志是无序的，而评价或分析指标是有序的，主要的统计分析方法可以采用独立样本的秩和检验（Mann-Whitney test）。

3. 双向有序属性相同数据的特点是指分组标志和评价指标都是有序的，而且是相同属性，分析方法可以采用一致性检验（Kappa 检验）等。

4. 双向有序属性不同数据的特点是指主要分组标志和评价指标都是有序的，但属性不同，如分析不同年龄组的晶状体浑浊度等级之间有无关联。这类资料的分析方法可以采用等级相关（Spearman 相关分析）等。

笔记栏

练　习　题

一、思考题

1. 简述单向有序分类数据的分析步骤。
2. 简述双向有序属性相同数据分析的基本思想。

二、最佳选择题

1. 欲比较两组药物的疗效有无差异，且疗效为有序分类变量，应选择的统计方法是（　　）。

A. 方差分析　　　　　　　　B. Wilcoxon 检验

C. Kruskal-Wallis H 检验　　D. Z 检验　　　　　　E. χ^2 检验

2. 欲比较两位专家的评判结果是否一致，且评判标准为有序分类变量，应选择的统计方法是（　　）。

A. 一致性检验　　　　　　　B. 列联表 χ^2 检验

C. 四格表 χ^2 检验　　　　　D. Fisher 确切概率法

E. Kruskal-Wallis H 检验

3. 在一项临床试验研究中，疗效分为"痊愈、显效、有效、无效"四个等级，现欲比较试验组与对照组治疗效果有无差别，宜采用的统计方法是（　　）。

A. Wilcoxon 秩和检验　　　　B. 列联表 χ^2 检验

C. 四格表 χ^2 检验　　　　　D. Fisher 确切概率法　　　E. 等级相关分析

4. 为比较不同疗效（痊愈、好转、无效）的患者其性别构成（男，女）的差异，某医生收集了相同疾病种类和相同病情分级的患者，现欲比较不同疗效的患者其性别构成差异有无统计学意义，宜采用的统计方法是（　　）。

A. Wilcoxon 秩和检验　　　　B. 列联表 χ^2 检验

C. 四格表 χ^2 检验　　　　　D. Fisher 确切概率法　　　E. 等级相关分析

5. 分类变量的一致性（Kappa）检验时，当 $P<0.05$ 时，其含义为（　　）。

A. 差异有统计学意义　　B. 两变量间具有一致性　　C. 两变量间无一致性

D. 两变量间无相关性　　E. 纳入分析的两种结局存在较强的相关性

6. 在一项临床试验研究中，按照性别将研究对象分为男性组和女性组，疗效分为"痊愈、显效、有效、无效"四个等级，某医师对该资料进行了 χ^2 检验，结果显示 $P = 0.012$，其含义为（　　）。

A. 不同疗效的患者其性别构成差异有统计学意义

B. 两变量间具有一致性

C. 疗效和处理组别间存在较强的交互作用

D. 两变量间无一致性

E. 不同性别的患者疗效差异有统计学意义

7. 针对有序分类资料，下列说法正确的是（　　）。

A. 列联表资料分析时，结局变量为有序分类资料或者为二分类变量，其统计分析方法是一样的

B. 单向有序分类资料进行非参数检验和 χ^2 检验的 P 值是相同的

C. 对单向有序分类资料进行 χ^2 检验或者非参数检验的意义是一致的

D. 单向有序分类资料比定量资料更精确

E. 单向有序分类资料和双向有序分类资料的统计分析方法是不同的

8. 针对 Kappa 检验，说法正确的是（　　）。

A. Kappa 值越大，两变量的一致性越弱

B. Kappa 检验中，当 $P<0.05$ 时，说明两变量的一致性非常强

C. Kappa 值随着样本量越大，两变量的 Kappa 值越大

D. Kappa 检验中，当 $P>0.05$ 时，说明两变量间具有较好的一致性

E. 在差异有统计学意义时，Kappa 值越大，两变量的一致性越强

三、分析计算题

1. 某医院用 A 和 B 两种不同的治疗方案对近视患者进行治疗，并对这两种治疗方案疗效进行统计，结果如表 10-13，问两种治疗方案的疗效有无差异？

表 10-13　治疗近视患者的疗效观察

疗效	方案 A	方案 B
退步	18	21
不变	91	63
进步	10	14
恢复	8	5

2. 某医生用 A、B、C 三种不同的中药对慢性咽炎患者进行治疗，并对这三种中药疗效进行统计，结果见表 10-14，问三种中药的疗效是否相同？

表 10-14　三种不同的中药对慢性咽炎患者进行治疗的疗效

疗效	中药 A	中药 B	中药 C
无效	4	2	1
有效	43	59	23
显效	32	23	44
恢复	42	23	32

3. 某医生欲观察随着药物 A 剂量的增加，其对心绞痛治疗效果是否随之改变，采用 3 种不同的剂量药物 A（50mg，100mg，150mg）进行了一次实验，疗效结果见表 10-15，问随着药物 A 剂量的增加对心绞痛治疗效果是否变好？

表 10-15　药物 A（50mg，100mg，150mg）的疗效

疗效	50mg 组	100mg 组	150mg 组
无效	98	20	1
有效	5	136	21
恢复	1	2	120

4. 甲、乙两位医生同时对 200 名术后患者进行评定，结果见表 10-16。分析两位医生评定结果是否一致？

表 10-16　甲、乙两位医生同时对 200 名术后患者的评定结果

甲医生	乙医生		
	优	良	差
优	60	10	5
良	10	50	15
差	10	20	20

四、案例辨析

某地医生欲比较 A、B、C 三种药物治疗小儿感冒的疗效，将 N 名小儿感冒患者随机分为 3 组，分别采用三种药物治疗，疗效结果见表 10-17。

表 10-17　A、B、C 三种药物治疗小儿感冒的疗效

疗效	药物 A	药物 B	药物 C
无效	43	20	6
有效	64	8	34
显效	93	54	3
恢复	160	8	3

对于上述资料，该医生采用了 χ^2 检验，得到 $\chi^2 = 143.778$，$P<0.001$，故认为三种药物治疗小儿感冒的疗效有差异，该结论是否正确，为什么？

（潘发明　范引光）

第 10 章
练习题答案

笔记栏

第 11 章 直线相关与回归

在医学科研中，常常要面临研究多个变量的情况，这时不但要进行单变量分析，也可能会涉及分析变量与变量之间的关系问题，如：血压与年龄，血压与职业性质，婴儿腹泻与喂养方式，儿童龋齿与饮食习惯，大学生心理问题的发生与个人性格、专业及家庭情况间的关系等。其中就变量类型而言，有些是定量变量，有些是定性变量；就变量个数而言，有些涉及两个变量之间的关系，有些涉及多个变量之间的关系；就变量之间的关系性质而言，有线性关系，也有非线性关系。因此，需要根据变量类型及变量个数、变量关系性质的不同，采用适宜的分析方法来揭示变量之间的关系。相关分析与回归分析就是用于分析定量变量之间关系问题的一类统计方法。

本章主要介绍对两个呈线性关系的定量变量之间进行直线相关（linear correlation）与直线回归分析的内容。

11.1 直线相关

11.1.1 直线相关的概念

当两个随机变量中一个变量增大，另一个也随之增大（或减少），统计学称此现象为共变，也就是有相关（correlation）关系。如果两个变量同时增加或减少，变化趋势是同向的，则两变量之间的关系为正相关（positive correlation）；若一个变量增加时，另一个变量减少，变化趋势是反向的，则称为负相关（negative correlation）。正相关和负相关并不一定表示一个变量的改变是引起另一变量变化的原因，有可能是同时受另一个因素的影响，因此，相关关系不一定是因果关系。

相关关系可分为线性相关和非线性相关。两个变量之间关系的性质可由散点图（scatter diagram）直观地说明，即将两个变量分别作为 X 与 Y，在直角坐标系中一一标出对应的点。如果两个具有相关关系的随机变量组成的坐标点（散点图）在直角坐标系中呈直线趋势，则称这两个变量存在直线相关关系。两个变量间绘制散点图的不同类型见图 11-1。

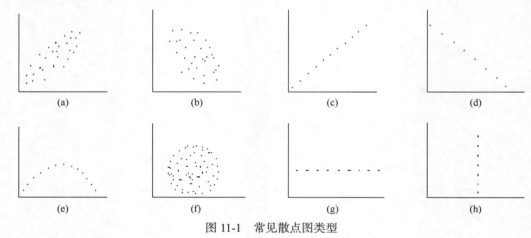

图 11-1 常见散点图类型

图 11-1（a）中的散点分布显示两变量 X、Y 同时增加或减少，变化趋势是同向的，称为正相关。

图 11-1（b）中的散点分布显示变量 X 增加（减少）时、Y 减少（增加），X、Y 间呈反向变化，称为负相关。

虽然图 11-1（a）与图 11-1（b）中 X、Y 变化的趋势不同，但散点的分布均呈直线趋势，因此均称为直线相关。

例 11-1 数据

图 11-1（c）中的各点均在一条直线上，且 X、Y 是同向变化，称为完全正相关。

图 11-1（d）中的各点也均在一条直线上，但 X、Y 呈反向变化，称为完全负相关。

图 11-1（e）中各点的排列不呈直线趋势，却呈某种曲线形状，此时这种情况称为非线性相关。

图 11-1（f）～（h）中，X 不论增加或减少，Y 的大小不受其影响，反之亦然。虽然（g）和（h）中各点密集于一条直线，但该直线与 X 轴或 Y 轴平行，仍表明 X 与 Y 的消长互不影响，这种情况称为零相关。

例 11-1　为了研究儿童体重与心脏横径的关系，某研究人员测量了 13 名 8 岁正常男童的体重与心脏横径，数据见表 11-1，据此绘制散点图。

表 11-1　13 名 8 岁健康男童体重与心脏横径的测量结果

编号	体重 X(kg)	心脏横径 Y(cm)
1	25.5	9.2
2	19.5	7.8
3	24.0	9.4
4	20.5	8.6
5	25.0	9.0
6	22.0	8.8
7	21.5	9.0
8	23.5	9.4
9	26.5	9.7
10	23.5	8.8
11	22.0	8.5
12	20.0	8.2
13	28.0	9.9

若以体重（或心脏横径）测量的结果为 X，则以心脏横径（或体重）测量的结果为 Y，将每个人的一对测量值在直角坐标系中一一标出对应的点，见图 11-2。

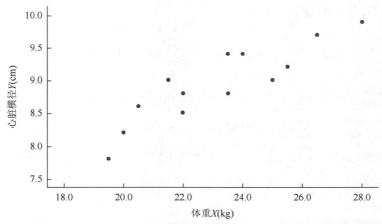

图 11-2　13 名 8 岁健康男童体重（kg）与心脏横径（cm）测量结果的散点图

从图 11-2 中可见散点的分布呈直线趋势，并且 X、Y 是同向变化的，表明 8 岁健康男童体重与心脏横径之间可能存在直线相关，且为正相关。

直线相关又称简单相关（simple correlation），用于双变量正态分布（bivariate normal distribution）资料，一般说来，两个变量都是随机变量，不分主次，处于等同地位。

11.1.2　直线相关系数的意义及计算

直线相关分析是描述两变量间直线相关的方向和密切程度的分析方法，是用直线相关系数（linear correlation coefficient）来描述的。

笔记栏

直线相关系数又称为积矩相关系数（coefficient of product-moment correlation）、皮尔逊相关系数（Pearson coefficient），简称相关系数（correlation coefficient），是表达两变量间线性关系密切程度和相关方向的一个统计指标。样本的相关系数用 r 表示，总体相关系数用 ρ 表示。

相关系数没有单位，是一个无量纲的统计指标，其取值范围为 $-1\sim1$。相关系数的值大于 0 为正相关，小于 0 为负相关，等于 0 为零相关。相关系数的绝对值越大，表明两变量间的相关程度越密切；相关系数越接近 0，表示相关程度越不密切。相关系数的绝对值等于 1，为完全相关。生物现象由于影响因素众多，因此少见完全相关。

相关系数的计算公式：

$$r = \frac{\sum(X-\bar{X})(Y-\bar{Y})}{\sqrt{\sum(X-\bar{X})^2\sum(Y-\bar{Y})^2}} = \frac{l_{XY}}{\sqrt{l_{XX}l_{YY}}} \tag{11-1}$$

式中，

$$l_{XX} = \sum(X-\bar{X})^2 = \sum X^2 - \frac{\left(\sum X\right)^2}{n} \tag{11-2}$$

表示自变量 X 的离均差平方和。

$$l_{YY} = \sum\left(Y-\bar{Y}\right)^2 = \sum Y^2 - \frac{\left(\sum Y\right)^2}{n} \tag{11-3}$$

表示应变量 Y 的离均差平方和。

$$l_{XY} = \sum\left(X-\bar{X}\right)\left(Y-\bar{Y}\right) = \sum XY - \frac{\left(\sum X\right)\left(\sum Y\right)}{n} \tag{11-4}$$

表示 X 与 Y 间的离均差积和。

例 11-2 对例 11-1 资料计算相关系数：

$$n = 13, \qquad \sum X = 301.5, \qquad \sum X^2 = 7072.75$$
$$\sum Y = 116.3, \qquad \sum Y^2 = 1044.63, \qquad \sum XY = 2713.65$$
$$\bar{X} = 23.19, \qquad \bar{Y} = 8.95$$
$$l_{XX} = \sum X^2 - \left(\sum X\right)^2/n = 7072.75 - 301.5^2/13 = 80.27$$
$$l_{YY} = \sum Y^2 - \left(\sum Y\right)^2/n = 1044.63 - 116.3^2/13 = 4.19$$
$$l_{XY} = \sum XY - \left(\sum X\sum Y\right)/n = 2713.65 - 301.5\times116.3/13 = 16.38$$
$$r = \frac{16.38}{\sqrt{80.27\times4.19}} = 0.8932$$

11.1.3 直线相关系数的假设检验

根据样本数据计算得出的样本相关系数 r，是总体相关系数 ρ 的估计值。样本相关系数也存在抽样误差，所以，即使从 $\rho=0$ 的总体中进行随机抽样，由于抽样误差的影响，所得 r 值也不一定等于零。因此计算出 r 值后，应该进行是否 $\rho=0$ 的假设检验，以推断在总体中两变量是否存在直线相关关系。检验方法包括 t 检验和查表法。

（1）t 检验。H_0：$\rho=0$；H_1：$\rho\neq0$，检验统计量 t 值的计算公式为

$$t = \frac{r-0}{S_r} = \frac{r}{\sqrt{\frac{1-r^2}{n-2}}} \tag{11-5}$$

计算得 t 值后，以 $v = n - 2$ 查 t 界值表，得出 P 值，并作出推断结论。

例 11-3　对例 11-1 求得的 r 值，进行 t 检验。

H_0：$\rho = 0$，体重与心脏横径之间无直线相关关系

H_1：$\rho \neq 0$，体重与心脏横径之间有直线相关关系

检验水准 $\alpha = 0.05$

已知：$n = 13$，$r = 0.8932$，

$$t = \frac{0.8932 - 0}{\sqrt{\dfrac{1 - 0.8932^2}{13 - 2}}} = 6.588, \qquad v = 13 - 2 = 11$$

查 t 界值表，得 $P<0.05$，按 $\alpha = 0.05$ 水准拒绝 H_0，接受 H_1，故可以认为 8 岁健康男童体重与心脏横径之间有直线相关关系。

(2) 查表法。计算出相关系数之后，也可以用 $v = n - 2$ 查附表 r 界值表，作出推断结论。

根据例 11-2 求得的 $r = 0.8932$，以 $v = 13 - 2 = 11$ 查附表 r 界值表，得 $P<0.05$，按 $\alpha = 0.05$ 水准拒绝 H_0，接受 H_1，故可以认为 8 岁健康男童体重与心脏横径之间有直线相关关系。

11.1.4　直线相关分析时的注意事项

直线相关分析的注意事项如下。

(1) 并非任何有联系的两个变量之间都是线性关系。一般在计算相关系数之前应首先利用散点图来大致判断一下两变量间是否具有线性趋势，以提示是否有必要进行直线相关分析。

(2) 直线相关分析要求 Y 和 X 均为正态随机变量。有些研究中，一个变量的取值是随机的，而另一个变量的取值却是人为选定的，如研究药物的剂量-反应关系时，一般是选定 n 种剂量，然后观察每种剂量下动物的反应，此时得到的观察值不是随机样本，算得的相关系数 r 会因剂量的选择方案不同而不同。故变量值是人为选定时，一般不宜作直线相关分析。

(3) 进行直线相关分析时，要慎重对待异常点。异常点即为一些特大或特小的离群值，相关系数的数值受这些点的影响较大，有此点时两变量相关，无此点时可能就不相关了。所以，对于收集的数据，在分析前要认真进行复核检查，一旦出现异常点要妥善处理。

(4) 相关分析要有实际意义，两变量相关并不代表两变量间一定存在内在联系。例如，根据儿童身高与小树树高资料算得的相关系数，即是由于时间变量与两者的潜在联系，造成了儿童身高与树高相关的假象。

11.2　直　线　回　归

11.2.1　直线回归的概念

直线回归(linear regression)是分析具有线性趋势的两个定量变量间数量依存关系的统计分析方法。如果某一个变量随着另一个变量的变化而变化，并且它们的变化关系呈线性趋势，则可以采用直线回归方程来定量地描述它们之间的数量依存关系，这就是直线回归分析。

相关分析用于分析两个变量间的相互关系，回归分析用于分析一个变量对另一个变量的数量依存关系。与直线相关分析不同的是，直线回归分析中两个变量的地位是不相同的，通常把一个变量称为自变量(independent variable)，或解释变量，用 X 表示，另一个变量称为应变量(dependent variable)，或因变量，用 Y 表示。它们之间的关系是自变量影响应变量，或者说是应变量依赖于自变量，其中 X 可以是规律变化的或人为选定的非随机变量，也可以是随机变量，Y 是随机变量。前者称为 I 型回归，后者称为 II 型回归。

直线回归分析是通过建立直线回归方程来描述 Y 与 X 的数量依存关系的。

直线回归方程的一般形式为

笔记栏

$$\hat{Y} = a + bX \tag{11-6}$$

式中，$\hat{Y}$ 是与 X 对应的 Y 的估计值（Y 称实测值）。a 为截距（intercept），是回归直线与纵轴交点的纵坐标；$a>0$ 时，回归直线或其延长线与 Y 轴在原点上方相交；$a<0$ 时，回归直线或其延长线与 Y 轴在原点下方相交；$a=0$ 时，回归直线或其延长线通过原点。b 为回归系数（coefficient of regression），即直线的斜率（slope）；$b>0$ 时，Y 值随 X 值的增加而增加；$b<0$ 时，Y 值随 X 值的增加（减小）而减小（增加）；$b=0$ 时，回归直线与 X 轴平行，意为 Y 值的变化不受 X 值变化的影响。回归系数 b 的统计意义是：X 每增（减）一个单位，Y 平均改变 b 个单位。

11.2.2　直线回归分析的应用条件

(1) 两变量的变化关系呈线性（linear）趋势。

(2) 每个个体观察值之间相互独立（independent）。

(3) 对于 Ⅰ 型回归，应变量 Y 为正态分布（normal distribution），对于 Ⅱ 型回归，要求 X，Y 服从双变量正态分布。

(4) 在一定的取值范围内，X 的不同值所对应的随机变量 Y 的总体方差相等（equal variance）。

11.2.3　直线回归方程的建立

建立直线回归方程的过程就是根据样本数据计算出 a 和 b 的过程。

求直线回归方程依据的是最小二乘法（least square method）的原理，也就是使各实测点到回归直线的纵向距离的平方和 $Q = \sum (Y - \hat{Y})^2$ 最小，这样才能使直线回归方程较好地反映各点的分布情况。b 和 a 分别按下式计算：

$$b = \frac{\sum (X - \bar{X})(Y - \bar{Y})}{\sum (X - \bar{X})^2} = \frac{l_{XY}}{l_{XX}} \tag{11-7}$$

$$a = \bar{Y} - b\bar{X} \tag{11-8}$$

例 11-4　试根据例 11-1 中表 11-1 的数据进行直线回归分析。

根据前面已计算出的相关统计量，计算得

$$b = l_{XY} / l_{XX} = 16.38 / 80.27 = 0.2041$$

$$a = \bar{Y} - b\bar{X} = 8.95 - 0.2041 \times 23.19 = 4.2169$$

由此得到根据体重（X）估计心脏横径（Y）的直线回归方程为

$$\hat{Y} = 4.2169 + 0.2041X$$

11.2.4　直线回归系数的假设检验

利用样本数据进行直线回归分析时，即使 X 与 Y 之间的总体回归系数 β 为零，由于抽样误差的原因，其样本回归系数 b 也不一定为零，因此需要对样本回归系数进行假设检验，目的是推断总体回归系数 β 是否为零，亦即总体中 X 与 Y 是否具有直线回归关系。方法如下。

1. t 检验　H_0 为 $\beta = 0$，H_1 为 $\beta \neq 0$，检验统计量 t 值的计算公式为

$$t = \frac{b - 0}{S_b}, \quad \nu = n - 2 \tag{11-9}$$

$$S_b = \frac{S_{Y.X}}{\sqrt{l_{XX}}} \tag{11-10}$$

$$S_{Y.X} = \sqrt{\frac{\sum (Y - \hat{Y})^2}{n - 2}} \tag{11-11}$$

笔记栏

$$\sum (Y - \hat{Y})^2 = \sum (Y - \overline{Y})^2 - \sum (\overline{Y} - \hat{Y})^2 = l_{YY} - \frac{l_{XY}^2}{l_{XX}} \tag{11-12}$$

式中，S_b 为样本回归系数的标准误；$S_{Y.X}$ 为剩余标准差（residual standard deviation），它是指扣除了 X 对 Y 的线性影响后，Y 的变异，可用以说明估计值 $\hat{Y}$ 的精确性。$S_{Y.X}$ 越小，说明直线回归方程的估计精度越高。

例 11-5　对例 11-4 的直线回归系数进行 t 检验。

H_0：总体回归系数 $\beta = 0$，即体重与心脏横径之间无直线回归关系

H_1：总体回归系数 $\beta \neq 0$，即体重与心脏横径之间有直线回归关系

检验水准 $\alpha = 0.05$

由前述计算已知：$l_{YY} = 4.19$，$l_{XX} = 80.27$，$l_{XY} = 16.38$

$$\sum (Y - \hat{Y})^2 = l_{YY} - \frac{l_{XY}^2}{l_{XX}} = 4.19 - \frac{16.38^2}{80.27} = 0.85, \qquad S_{Y.X} = \sqrt{\frac{\sum (Y - \hat{Y})^2}{n - 2}} = \sqrt{\frac{0.85}{13 - 2}} = 0.28$$

$$S_b = \frac{S_{Y.X}}{\sqrt{l_{XX}}} = \frac{0.28}{\sqrt{80.27}} = 0.0313$$

$$t = \frac{b}{S_b} = \frac{0.2041}{0.0313} = 6.5208$$

以 $\nu = 13 - 2 = 11$，查 t 界值表，得 $P < 0.05$，按 $\alpha = 0.05$ 水准拒绝 H_0，接受 H_1，可以认为 8 岁健康男童体重与心脏横径之间有直线回归关系。

2. 方差分析　　其基本思想是将应变量 Y 的总变异 $SS_\text{总}$ 分解为 $SS_\text{回}$ 和 $SS_\text{剩}$，然后利用方差分析来推断总体中 X 与 Y 是否具有直线回归关系。

$SS_\text{总}$ 即 $\sum (Y - \overline{Y})^2$，为 Y 的总离均差平方和（total sum of squares），反映未考虑 X 与 Y 的回归关系时 Y 的变异，其意义可通过图 11-3 加以说明。

任一点 P 的纵坐标被回归直线与均数 $\overline{Y}$ 截成三段：

第一段 $(Y - \hat{Y})$，表示实测点 P 与回归直线的纵向距离，即实际值 Y 与估计值 $\hat{Y}$ 之差，称为剩余或残差。

第二段 $(\hat{Y} - \overline{Y})$，即 Y 估计值 $\hat{Y}$ 与均数 $\overline{Y}$ 之差，它与回归系数的大小有关。$|b|$ 值越大，$(\hat{Y} - \overline{Y})$ 也越大，反之亦然。当 $b = 0$ 时，$(\hat{Y} - \overline{Y})$ 亦为零，则 $(Y - \hat{Y}) = (Y - \overline{Y})$，也就是回归直线不能使残差 $(Y - \hat{Y})$ 减小。

第三段 $\overline{Y}$，是应变量 Y 的均数。

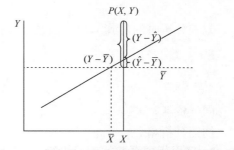

图 11-3　应变量 Y 的总离均差平方和划分示意图

上述三段的代数和为

$$Y = \overline{Y} + (\hat{Y} - \overline{Y}) + (Y - \hat{Y})$$

移项

$$Y - \overline{Y} = (\hat{Y} - \overline{Y}) + (Y - \hat{Y})$$

P 点是散点图中任取的一点，将所有点都按上述方法处理，并将等式两端平方后再求和，则有

$$\sum (Y - \overline{Y})^2 = \sum (\hat{Y} - \overline{Y})^2 + \sum (Y - \hat{Y})^2$$

上式用符号表示为

$$SS_\text{总} = SS_\text{回} + SS_\text{剩} \tag{11-13}$$

式中，$SS_\text{回}$ 即 $\sum (\hat{Y} - \overline{Y})^2$，为回归平方和（regression sum of squares），它反映在 Y 的总变异 $SS_\text{总}$ 中由于

笔记栏

· 215 ·

X 与 Y 的直线关系而使 Y 变异减小的部分，也就是在总平方和中可以用 X 解释的部分。$SS_回$ 越大，说明回归效果越好，即 $SS_总$ 中可用 X 与 Y 线性关系解释的变异越多。

$SS_剩$ 即 $\sum(Y-\hat{Y})^2$，为剩余平方和（residual sum of squares），它反映 X 对 Y 的线性影响之外的一切因素对 Y 的变异的作用，也就是在总平方和 $SS_总$ 中无法用 X 解释的部分。在散点图中，各实测点离回归直线越近，$\sum(Y-\hat{Y})^2$ 也就越小，说明直线回归的估计误差越小。

所以，总变异 $SS_总$ 是由回归关系引起的 $SS_回$ 和与回归无关的其他各种因素产生的 $SS_剩$ 所构成。若回归直线与各实测点比较吻合，则 $SS_回$ 将明显大于 $SS_剩$，当全部实测值都在回归直线上时，$SS_总 = SS_回$，$SS_剩 = 0$，反之，若回归直线拟合不好，$SS_回$ 相对较小，$SS_剩$ 则相对增大。可见 $SS_回 / SS_剩$ 反映了回归的效果。

上述三个平方和，各有其相应的自由度 υ，并有如下的关系：

$$\upsilon_总 = \upsilon_回 + \upsilon_剩 \tag{11-14}$$

$$\upsilon_总 = n-1, \quad \upsilon_回 = 1, \quad \upsilon_剩 = n-2$$

式中，n 为样本含量。

$SS_总$ 的计算：

$$SS_总 = \sum(Y-\bar{Y})^2 = \sum Y^2 - \frac{\left(\sum Y\right)^2}{n}$$

$SS_回$ 和 $SS_剩$ 可通过下列公式进行计算：

$$SS_回 = bl_{XY} = \frac{l_{XY}^2}{l_{XX}} \tag{11-15}$$

$$SS_剩 = SS_总 - SS_回 \tag{11-16}$$

方差分析时的步骤与一般假设检验相同。统计量 F 的计算：

$$F = \frac{SS_回 / \nu_回}{SS_剩 / \nu_剩} = \frac{MS_回}{MS_剩} \tag{11-17}$$

同一资料 $t_b = \sqrt{F}$。

例题分析略。

3. 采用相关系数的假设检验　因为回归系数 b 的检验过程较为复杂，而相关系数 r 的检验过程相对简单并与之等价，故也可以用相关系数 r 的假设检验来代替回归系数 b 的假设检验。

11.2.5　直线回归方程的图示

为了进行直观分析或实际需要，可在坐标轴上 X 的实测值范围内任意选取相距较远且容易读取的两个 X 值，代入所求直线回归方程算得对应的 $\hat{Y}$ 值，在直角坐标系中确定两个点，连接两点就可得到直线回归方程所对应的直线。应该注意的是，所绘回归直线不应超过 X 的实测值范围；所绘回归直线必然通过点 $(\bar{X}, \bar{Y})$；将直线的左端延长与纵轴交点的纵坐标必等于截距 a，据此可判断所绘图形是否正确。

11.2.6　直线回归方程的应用

笔记栏

1. 描述两变量之间数量上的依存关系　建立直线回归方程，并对回归系数 b 进行假设检验后，若 $P < \alpha$，可认为两变量间存在直线回归关系，则直线回归方程定量地表达了具有线性趋势的两个变量在数量上的依存关系。

2. 利用直线回归方程由一个容易测得的变量去推算另一个不易测得的变量　　例如，由唾液溶菌环的直径推算唾液中溶菌酶的含量，由头发中某种微量元素的含量去推算人体血液中该元素的含量，由年龄推算体重，由体重推算体表面积等。一般是将自变量 X 代入回归方程，计算得个体 Y 值的容许区间。具体方法详见其他参考书。

3. 利用直线回归方程进行统计控制　　与上条应用的过程相反，利用回归方程进行统计控制，是为满足 Y 最高不超过限定的某一个数值或最低不低于限定的某一个数值时，X 所对应的数值范围。这是利用回归方程进行的逆估计，即规定 Y 值的范围，通过控制 X 的量来实现对 Y 的控制目标。例如，利用某市某交通点检测的样本数据拟合了汽车流量 (X) 与大气中二氧化氮浓度 (Y) 的直线回归方程，若要求二氧化氮最高容许浓度为 $0.15mg/m^3$，则可利用求得的直线回归方程估计出汽车流量应该控制在什么范围。具体过程可参见其他参考书。

11.2.7　应用直线回归分析的注意事项

（1）进行直线回归分析要有实际意义，不能忽视事物间的内在联系和规律，随意把毫无关联的两种现象进行直线回归分析，如对儿童身高与小树的生长数据进行直线回归分析，既无道理也无实际用途。此外，即使两个变量间存在直线回归关系，但也未必是因果关系，必须结合专业知识作出合理的解释和结论。

（2）进行直线回归分析时，一般要求应变量 Y 是来自正态总体的随机变量，自变量 X 可以是正态随机变量，也可以是精确测量或严密控制的值。若稍偏离要求时，一般对回归方程中参数的估计影响不大，但可能影响到标准差的估计，也会影响假设检验时 P 值的真实性。

（3）进行直线回归分析时，应先绘制散点图，若提示有直线趋势存在时，可作直线回归分析；若提示无明显直线趋势，则应根据散点分布的情形，选择合适的曲线模型（curvilinear model），经数据变换后，转化为线性回归来解决。一般情况下，在不满足线性条件的情况下去建立直线回归方程会毫无意义，最好采用非线性回归的方法进行分析。

（4）绘制散点图后，若出现一些特大或特小的离群值（异常点），则应及时复核检查，对由于测定、记录或计算机录入导致的错误数据，应予以修正和剔除。否则，异常点的存在会对回归方程中的截距、回归系数的估计产生较大影响。

（5）回归直线不能外延。直线回归的适用范围一般以自变量取值范围为限，在此范围内求出的估计值 $\hat{Y}$ 称为内插（interpolation），超过自变量取值范围所计算的 $\hat{Y}$ 称为外延（extrapolation）。一般应该避免随意外延。

11.3　直线相关与回归的区别和联系

11.3.1　区别

（1）资料要求不同。相关要求两个变量是双变量正态分布；回归要求应变量 Y 服从正态分布，而自变量 X 是能精确测量和严格控制的变量。

（2）统计意义不同。相关反映两变量间的伴随关系，这种关系是相互的、对等的，不一定有因果关系；回归则反映两变量间的数量依存关系，有自变量与应变量之分，一般将"因"或较易测定、变异较小者定为自变量。这种依存关系可能是因果关系或从属关系。

（3）分析目的的不同。相关分析的目的是把两变量间直线关系的密切程度及方向用统计指标进行描述；回归分析的目的则是把自变量与应变量间的关系用函数公式进行定量的表达。

11.3.2　联系

（1）变量间关系的方向一致：对同一资料，其 r 与 b 的正负号一致。

（2）假设检验等价：对同一样本，$t_r = t_b$，由于 t_b 计算较复杂，实际分析中常以 r 的假设检验代替对 b 的检验。

笔记栏

（3）r 与 b 值可相互换算：

$$r = \frac{l_{XY}}{\sqrt{l_{XX}l_{YY}}} = \frac{l_{XY}}{l_{XX}}\sqrt{\frac{l_{XX}}{l_{YY}}} = b\sqrt{\frac{l_{XX}}{l_{YY}}}, \quad b = r\sqrt{\frac{l_{YY}}{l_{XX}}} \tag{11-18}$$

（4）用回归解释相关：相关系数的平方 r^2 称为决定系数（coefficient of determination），

$$r^2 = \frac{l_{XY}^2}{l_{XX}l_{YY}} = \frac{l_{XY}^2 / l_{XX}}{l_{YY}} = \frac{\text{SS}_{回}}{\text{SS}_{总}} \tag{11-19}$$

r^2 是回归平方和与总的离均差平方和之比，故回归平方和是引入相关变量后总平方和减少的部分，其大小取决于 r^2。回归平方和越接近总平方和，则 r^2 越接近 1，说明引入相关的效果越好，反之，则说明引入相关的效果不好或意义不大。

11.4　直线相关与回归分析的 SPSS 软件实现方法

11.4.1　直线相关分析的 SPSS 软件实现方法

对医学研究中收集的资料拟进行直线相关分析时，一般先绘制散点图，若散点图呈现直线趋势则进行直线相关分析，否则不宜作直线相关分析。下面根据例 11-1 的资料，介绍 SPSS 实现直线相关分析的过程。

1. 建立 SPSS 数据文件　　将体重结果命名为"X"，心脏横径测得结果命名为"Y"，建立的 SPSS 数据文件见图 11-4 和图 11-5。

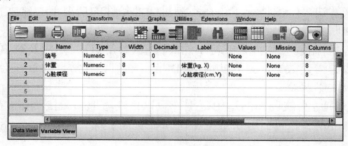

图 11-4　例 11-1 数据文件的变量视图

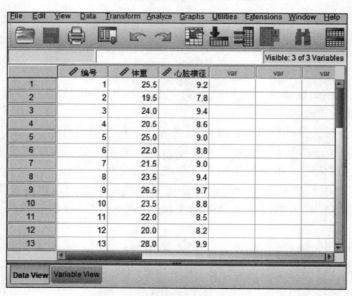

图 11-5　例 11-1 数据文件的数据视图

笔记栏

2. 绘制散点图

（1）单击 Graphs 菜单中的 Legacy Dialogs 子菜单（图 11-6），选择 Scatter/Dot…项，在弹出的 Scatter/Dot 对话框中选择 Simple Scatter，并单击 Define（图 11-7），系统弹出 Simple Scatter plot 对话框。

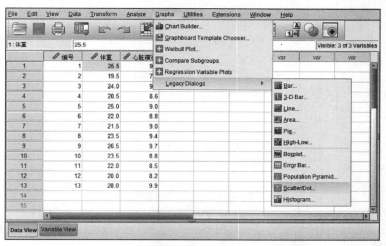

图 11-6 绘制散点图程序选择路径

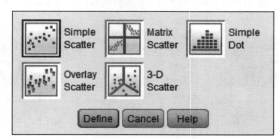

图 11-7 绘制散点图 Scatter/Dot 对话框设定

（2）在 Simple Scattert plot 对话框中，单击"体重(kg, X)[体重]"进入 X Axis 框内，单击"心脏横径(cm, Y)[心脏横径]"进入 Y Axis 框内，单击 OK 提交系统运行（图 11-8）。

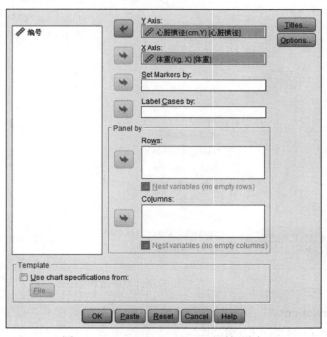

图 11-8 Simple Scatter plot 对话框设定

（3）输出结果如图 11-9 所示。

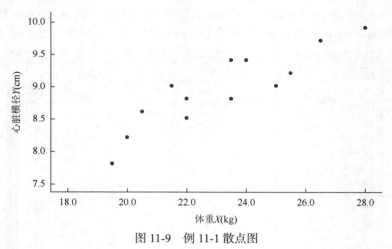

图 11-9 例 11-1 散点图

由图 11-9 可见，散点呈直线趋势，提示两变量之间呈线性关系，故可进行直线相关分析。

3. 计算相关系数并进行假设检验

（1）单击 Analyze 菜单中的 Correlate 子菜单，选择 Bivariate…项（图 11-10）。系统弹出 Bivariate Correlations 对话框。

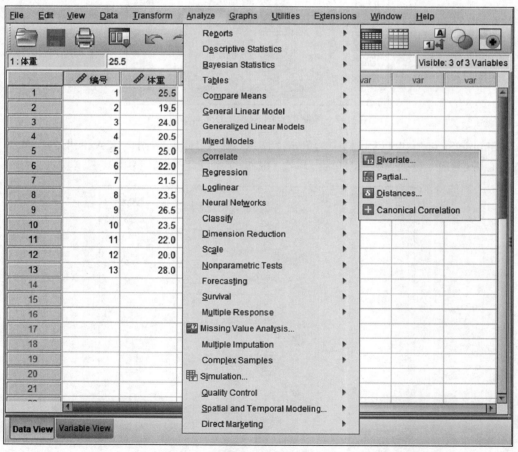

图 11-10 直线相关分析程序选择路径

笔记栏

（2）在 Bivariate Correlations 对话框中，单击"体重（kg, X）[体重]"和"心脏横径（cm, Y）[心脏横径]"进入 Variables 框内，在 Correlation Coefficients 下选择 Pearson，单击 OK 提交系统运行，见图 11-11。

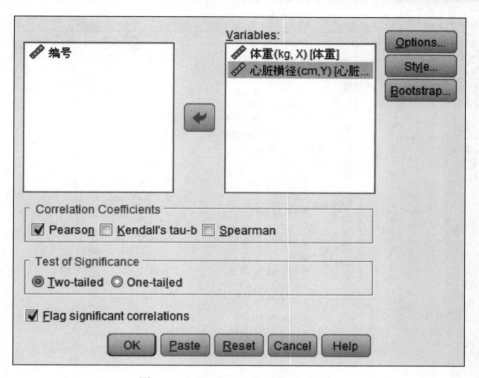

图 11-11　Bivariate Correlations 对话框

4. 输出结果　　直线相关分析输出结果如图 11-12 所示。

Correlations

		体重（kg，X）	心脏横径（cm，Y）
体重（kg，X）	Pearson Correlation	1	0.893**
	Sig.（2-tailed）		0.000
	N	13	13
心脏横径（cm，Y）	Pearson Correlation	0.893**	1
	Sig.（2-tailed）	0.000	
	N	13	13

**. Correlation is significant at the 0.01 level（2-tailed）.

图 11-12　直线相关分析输出结果

输出结果中给出了 X 和 Y 的相关系数，为 0.893，对相关系数进行假设检验的结果 $P<0.05$，表明就总体而言 X 和 Y 之间具有直线相关关系，即儿童体重与心脏横径测量结果之间有直线相关关系。

本例中，相关系数 r 为正，这意味着，如果儿童的体重测量值比较小，心脏横径测量值也比较小，反之亦然。

11.4.2　直线回归分析的 SPSS 软件实现方法

进行直线回归分析时，一般也应先绘制散点图，若散点图呈现直线趋势则进行直线回归分析。例 11-1 的资料提示两变量之间呈线性关系，故可进行直线回归分析，下面继续介绍 SPSS 实现直线回归分析的过程。

1. 计算回归系数和截距，求得直线回归方程并进行假设检验

（1）单击 Analyze 菜单中的 Regression 子菜单，选择 Linear…项（图 11-13），系统弹出 Linear Regression 对话框。

笔记栏

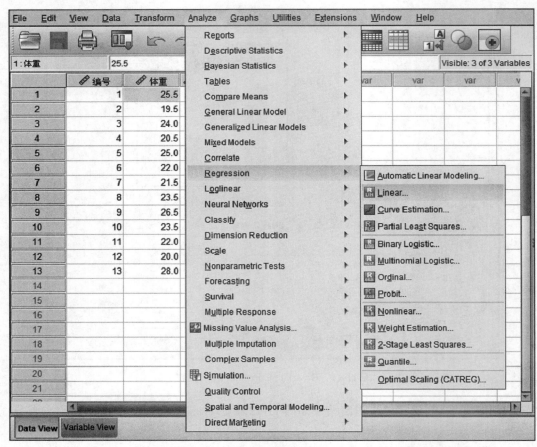

图 11-13　直线回归分析程序选择路径

（2）在 Linear Regression 对话框中，单击"体重（kg, X）[体重]"进入 Independent（s）框内，单击"心脏横径（cm, Y）[心脏横径]"进入 Dependent 框内，单击 OK 提交系统运行（图 11-14）。

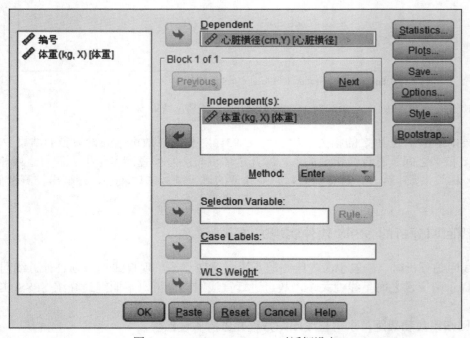

图 11-14　Linear Regression 对话框设定

2. 输出结果　　输出结果如图 11-15～图 11-17 所示。

Model Summary

Model	R	R Square	Adjusted R Square	Std. Error of the Estimate
1	0.893[a]	0.798	0.779	0.2776

a. Predictors：(Constant)，体重(kg，X)

图 11-15　模型拟合结果

ANOVA[a]

Model		Sum of Squares	df	Mean Square	F	Sig.
1	Regression	3.344	1	3.344	43.390	0.000[b]
	Residual	0.848	11	0.077		
	Total	4.192	12			

a. Dependent Variable：心脏横径(cm，Y)

b. Predictors：(Constant)，体重(kg，X)

图 11-16　模型检验的方差分析结果

Coefficients[a]

Model		Unstandardized Coefficients		Standardized Coefficients	t	Sig.
		B	Std. Error	Beta		
1	(Constant)	4.212	0.723		5.828	0.000
	体重(kg，X)	0.204	0.031	0.893	6.587	0.000

a. Dependent Variable：心脏横径(cm，Y)

图 11-17　回归系数检验结果

输出结果中：$R = 0.893$，$R^2 = 0.798$（图 11-15），从 R^2 的数值来看，引入相关的效果较好，表明了男童体重在较大程度上影响了其心脏横径的大小。对回归系数进行方差分析的结果：$F = 43.390$，$P < 0.001$（图 11-16），表明就总体而言，X 和 Y 之间具有直线回归关系。未标准化回归系数（Unstandardized Coefficients）为 0.204，截距（Constant）为 4.212；对回归系数进行假设检验（t 检验）的结果：$t = 6.587$，$P < 0.001$（图 11-17）。

8 岁健康男童体重与心脏横径之间有直线回归关系。本例中，回归系数 b 是正的，这意味着，如果体重值比较小，心脏横径值也比较小，而如果体重值比较大，那么心脏横径值也比较大。在实际工作中，可以根据容易测得的体重代入所建立的回归方程去推算不易测得的心脏横径。

小　　结

1. 直线相关与回归分析是用来分析具有直线趋势的两个变量间关系的统计分析方法。直线相关描述的是两变量之间的相互关系，要求资料服从双变量正态分布；直线回归描述的是两变量数量的依存关系，要求应变量 Y 服从正态分布。

2. 直线相关分析时通过直线相关系数来描述两变量间相关的密切程度和相关方向。直线相关系数的取值范围为 $-1\sim1$，数值为正表示正相关，数值为负表示负相关；绝对值越接近 1，表示两变量间的相关程度越密切；绝对值越接近于 0，表示相关程度越不密切。由样本计算得出的相关系数存在抽样误差，需进行假设检验。

3. 直线回归分析通过建立直线回归方程来描述两变量在数量上的依存关系，直线回归方程的形式为：$\hat{Y} = a + bX$。其中：b 为回归系数，其统计意义是：X 每增(减)一个单位，Y 平均改变 b 个单位。$b > 0$，表示随 X 增加(减小)，Y 亦增加(减小)；$b < 0$，表示随 X 增加(减小)，Y 值减少(增加)。由样本计算得出的回归系数存在抽样误差，需进行假设检验。

4. 无论是进行直线相关分析还是进行直线回归分析，均应具有实际意义。

笔记栏

练 习 题

一、思考题

1. 直线相关和直线回归分析的目的是什么？
2. 如何进行直线相关、直线回归分析？
3. 简述直线相关和直线回归的区别与联系。

二、最佳选择题

1. 对两个变量进行直线相关分析，求得相关系数 $r \neq 0$，可认为（　　）。

A. 两变量间有相关关系　　　　　　　　B. 两变量间无相关关系

C. 对 r 值作假设检验后才能推论　　　　D. $|r|$ 大时就有意义

2. 散点呈直线趋势分布，当 X 值增大，Y 值则相应减少，可初步判断两变量为（　　）。

A. 正相关关系　　　　B. 负相关关系　　　　C. 无相关关系　　　　D. 无伴随关系

3. 相关系数的取值范围是（　　）。

A. $-1 < r < 1$　　　　B. $-1 \leqslant r \leqslant 1$　　　　C. r 取任意实数　　　　D. r 取非负数

4. 直线相关与回归分析一般是研究（　　）指标间的相互关系。

A. 一组观察单位的两个不同　　　　B. 一组观察单位的两个相同

C. 两组观察单位的两个不同　　　　D. 两组观察单位的两个相同

5. 在直线相关与回归分析中（　　）。

A. r 值和 b 值的符号相同　　　　　　B. r 值和 b 值毫无关系

C. $|r| = |b|$　　　　　　　　　　　　D. $|r|$ 值越大，$|b|$ 值越小

6. 已知 $r = 1$，则一定有（　　）。

A. $b = 1$　　　　B. $a = 1$　　　　C. $S_{yx} = 0$　　　　D. $S_{yx} = 1$

7. 用最小二乘法确定直线回归方程的原则是各观察点（　　）。

A. 距直线的纵向距离相等　　　　B. 距直线的纵向距离的平方和最小

C. 与直线的垂直距离相等　　　　D. 与直线的垂直距离的平方和最小

8. 直线回归分析中，X 的影响被扣除后，Y 方面的变异可用指标（　　）表示。

A. $S_{X.Y} = \sqrt{\sum(X - \hat{X})^2 / (n-2)}$　　　　B. $S_r = \sqrt{\sum(Y - \hat{Y})^2 / (n-1)}$

C. $S_{Y.X} = \sqrt{\sum(Y - \hat{Y})^2 / (n-2)}$　　　　D. $S_b = S_{X.Y} / \sqrt{\sum(X - \hat{X})^2}$

9. 检验直线回归方程是否有统计学意义可用（　　）。

A. Z 检验或 χ^2 检验　　　　　　　　B. 方差分析或 t 检验

C. 方差分析或秩和检验　　　　　　　　D. Z 检验或 t 检验

10. 直线相关与回归分析中，下列说法中正确的是（　　）。

A. $|b| \leqslant 1$　　　　　　　　　　　　B. 可作回归分析的资料均可作相关分析

C. $0 < r < 1$ 时，$b > 0$　　　　　　　D. r 表示 X 每增加一个单位时，Y 平均改变 b 个单位

11. 两数值变量的相关关系越强，对应的是（　　）。

A. 相关系数越大　　　　　　　　　　　B. 相关系数的绝对值越大

C. 回归系数越大　　　　　　　　　　　D. 回归系数的绝对值越大

12. 回归分析的决定系数越接近于 1，说明（　　）。

A. 相关系数越大　　　　　　　　　　　B. 回归方程的显著程度越高

C. 应变量的变异越大　　　　　　　　　D. 自变量对应变量的影响越大

13. 通过线性回归分析，得决定系数 $R^2 = 0.49$，$P < 0.05$，这一结果说明的是（　　）。

A. 两个变量具有回归关系

笔记栏

B. 一定有相关系数 $r = 0.70$

C. $MS_{回归} > MS_{残差}$

D. Y 的总变异有 49% 可以由 X 的变化解释

14. 进行线性回归分析，合理的直观分析方法是（　　）。

A. 计算回归系数 　　　　　　　　B. 判定回归系数的性质

C. 计算截距或常数项 　　　　　　D. 绘制散点图

15. 1～7 岁儿童可以用年龄（岁）估计体重（市斤），回归方程为 $\hat{Y} = 14 + 4X$，若将体重换成国际单位 kg，则此方程（　　）。

A. 常数项改变 　　　　　　　　　B. 回归系数改变

C. 常数项和回归系数都改变 　　　D. 常数项和回归系数都不改变

三、分析计算题

1. 测得 10 名 20 岁男青年身高（cm）与前臂长（cm）资料见表 11-2。

表 11-2　10 名 20 岁男青年身高与前臂长资料　　　　　　（单位：cm）

编号	1	2	3	4	5	6	7	8	9	10
身高	170	173	160	155	173	188	178	183	180	165
前臂长	45	42	44	41	47	50	47	46	49	43

分析计算题 1
数据

（1）进行直线相关与直线回归分析。

（2）观察比较 r 与 b 在符号上是否一致、t_r 与 t_b 是否相等、是否 $t_b = \sqrt{F}$？

2. 某医生收集了 20 名肺癌患者病理组织与血清中血管内皮生长因子（VEGF）数据见表 11-3，请问：病理组织 VEGF 水平（%）与血清 VEGF 浓度（ng/L）有无相关关系？请描述两者在数量上的依存关系。

表 11-3　20 名肺癌患者病理组织与血清中血管内皮生长因子（VEGF）数据

编号	1	2	3	4	5	6	7	8	9	10
病理组织 VEGF	30	20	35	35	15	25	10	40	10	15
血清 VEGF	152.3	134.6	162.8	162.3	142.3	156.1	136.5	164.1	136.4	144.7

编号	11	12	13	14	15	16	17	18	19	20
病理组织 VEGF	20	15	5	20	30	25	5	40	30	25
血清 VEGF	147.2	147.6	128.4	138.9	154.9	128.9	126.3	160.9	154.3	148.3

分析计算题 2
数据

四、案例辨析

某研究者收集了载脂蛋白 B（mg/dL）与低密度脂蛋白（mg/dL）的数据见表 11-4。

表 11-4　10 人载脂蛋白 B 与低密度脂蛋白的数据　　　　（单位：mg/dL）

编号	1	2	3	4	5	6	7	8	9	10
载脂蛋白 B X	106	132	112	138	94	160	154	141	137	151
低密度脂蛋白 Y	137	162	134	188	138	215	171	148	197	113

案例辨析
数据

进行直线相关分析，求得 $r = 0.488$，因此认为载脂蛋白 B 与低密度脂蛋白具有直线相关关系，且为正相关；同时求得由载脂蛋白 B（X）推算低密度脂蛋白（Y）的直线回归方程为

$$\hat{Y} = 64.938 + 0.720X$$

请问此分析结果是否正确？

第 11 章
练习题答案

笔记栏

（尹素凤　孔　浩）

第 12 章 多重线性回归分析

直线回归分析是研究一个连续应变量如何随另一个连续自变量变化，反映两个连续变量之间线性依存关系的统计方法。但在研究过程中，某定量结局指标为应变量，其变化可能受到多个指标影响。如糖尿病患者的血糖变化受胰岛素、糖化血红蛋白、血清总胆固醇、甘油三酯等多种生化指标的影响；脑卒中患者的日常生活活动能力评分（ADL）可能受到年龄、性别、住院天数、病变类型、病变部位、发病到入院康复治疗的间隔时间和入院时的 ADL 值的影响。类似这样的实际问题，需应用多重线性回归分析，探讨应变量与多个自变量间的线性依存关系。多重线性回归（multivariate linear regression）是研究一个应变量与多个自变量之间线性依存关系的一种统计分析方法。

12.1 多重线性回归的数据结构和应用条件

12.1.1 数据结构

若根据专业知识得知，有某 p 个变量分别取不同值时，将会影响另一个变量的取值，于是，我们就说这 p 个变量是自变量，而受其影响的变量为应变量。当应变量是一个近似服从正态分布的连续变量，自变量是一系列互相独立的数值变量、二分类变量或有序多分类变量时，就可进行多重线性回归分析。设自变量为 $X_1, \cdots, X_p$，应变量为 Y，多重线性回归分析的数据结构如表 12-1 所示。

表 12-1　多重线性回归分析的数据结构

编号	X_1	X_2	...	X_p	Y
1	a_{11}	a_{12}	...	a_{1p}	y_1
2	a_{21}	a_{22}	...	a_{2p}	y_2
⋮	⋮	⋮	...	⋮	⋮
n	a_{n1}	a_{n2}	...	a_{np}	y_n

当多重线性回归分析中的自变量是互相独立的数值变量时，如年龄、血压等，可直接进行多重线性回归分析；自变量二分类的变量可以分别用数值 0、1 代表，如性别，可以用 0 表示男性，1 表示女性。

当自变量是无序多分类变量时，须先将无序多分类变量转换成为多个二分类变量之后，才能将它们引入回归模型。将无序多分类变量转换成为多个二分类变量的过程常被称为"哑元化"（dummying），得到的多个二分类变量称为"哑变量"（dummy variable）。一般地，二分类变量的个数等于无序分类变量的类别数减 1。例如，血型是一个无序多分类变量，它的取"值"是 A、B、AB、O 四种，可以用 3 个二分类变量来描述。若 O 型血作为参考类或参考变量，则

$$X_1 = \begin{cases} 0, & 非A, \\ 1, & A型; \end{cases} \quad X_2 = \begin{cases} 0, & 非B, \\ 1, & B型; \end{cases} \quad X_3 = \begin{cases} 0, & 非AB, \\ 1, & AB型; \end{cases}$$

于是得到表 12-2。

表 12-2　用二分类哑变量描述血型

血型	变量		
	X_1	X_2	X_3
A	1	0	0
B	0	1	0

续表

血型	变量		
	X_1	X_2	X_3
AB	0	0	1
O	0	0	0

当自变量是有序变量时，可以采用多个哑变量的方法进行数量化，方法同无序多分类变量。根据问题的性质有时还可以采用评分的方法进行简单的数量化。例如，医生对患者的总体疗效评价可分为很差、差、一般、好、很好五级，分别给以分值 0、1、2、3、4 分，视为数量来进行统计分析。如果已知等级之间是不等距的或不能用等距去度量该变量的等级差异时，一定要转换为哑变量。

12.1.2　应用条件

多重线性回归分析的应用条件与直线回归分析相同，它要求资料满足线性（linearity）、独立性（independency）、正态性（normal distribution）和等方差（equal variance）四个条件，简记为 LINE。①线性是指应变量 Y 与自变量组合之间呈线性关系；②独立性是指样本中各个个体之间是相互独立的；③正态性是指给定各个自变量的取值时，应变量 Y 的取值服从正态分布；④等方差也称方差齐性，是指自变量的取值不同时，应变量 Y 的总体变异（用总体方差 σ^2 表示）保持不变。

12.1.3　多重线性回归应用实例

例 12-1　某医科大学从病历表中收集了汕头某医院在 2014 年 12 月至 2020 年 6 月期间收治的急性心肌梗死患者 171 例，年龄在 27 岁和 88 岁之间。从患者的病历中选取了以下 12 个变量：年龄 X_1、性别 X_2、住院天数 X_3、入院心率 X_4、入院收缩压 X_5、入院舒张压 X_6、糖尿病病史 X_7、白细胞计数（WBC）X_8、谷草转氨酶（AST）X_9、谷丙转氨酶（ALT）X_{10}、肌酐（Cr）X_{11}、N 末端 B 型利钠肽原（NT-proBNP）Y，数据见表 12-3。

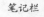
例 12-1 数据

NT-proBNP 目前主要用于心力衰竭的诊断、严重程度和预后的评估，NT-proBNP 越高，说明心肌梗死患者合并心力衰竭诊断可靠性越高，病情越重，此类患者预后更差。探讨 NT-proBNP Y 与 11 个自变量 $X_1 \sim X_{11}$ 的线性关系可应用多重线性回归分析来完成。

表 12-3　急性心肌梗死患者病历数据表

编号 ID	年龄 X_1	性别 X_2	住院天数 X_3	入院心率 X_4	入院收缩压 X_5	入院舒张压 X_6	糖尿病病史 X_7	WBC X_8	AST X_9	ALT X_{10}	Cr X_{11}	NT-proBNP Y
1	70	1	20	160	126	80		21.15	579	93	209	3703
2	74	1	5	55	94	56	0	10.12	90	30	107	45
3	59	1	8	71	115	75	0	10.61	217	29	97	898
4	73	1	13	90	150	91	1	9.2	232	46	84	656
5	67	1	11	80	130	70	0	18.19	614	100	86	53
6	84	1	7	46	80	64	0	7.07	52	18	113	745
7	57	1	7	85	135	100	0	10.86	77	41	112	635
8	67	1	7	77	107	70	0	11.98	257	134	106	168
⋮	⋮	⋮	⋮	⋮	⋮	⋮	⋮	⋮	⋮	⋮	⋮	⋮
170	43	2	13	66	60	38	0	29.86	615.13	220.84	114.37	241.4
171	58	1	7	82	192	116	0	11.44	143.8	25.9	116	739.6

笔记栏

12.2 多重线性回归模型的参数估计及假设检验

12.2.1 多重线性回归方程

多重线性回归方程是直线回归方程的扩展，其模型表达式为

$$\hat{Y} = b_0 + b_1 X_1 + b_2 X_2 + \cdots + b_p X_p \tag{12-1}$$

其中，b_0 为常数项，是总体参数 β_0 的估计。$b_i (i = 1, 2, \cdots, p)$ 为自变量 X_i 的偏回归系数（partial regression coefficient），是总体参数 β_i 的估计值，表示当方程中其他自变量保持常量时，自变量 X_i 每改变一个计量单位，应变量 Y 平均变化 b_i 个单位。

在许多研究中，往往需要评价各个自变量对应变量的贡献大小，一般可通过对自变量进行标准化，使其成为无量纲单位的相对变化的自变量。常用的标准化方法如式（12-2）所示

$$X_i' = \frac{X_i - \overline{X}_i}{S_i} \tag{12-2}$$

12.2.2 整体回归效应及其假设检验

从方差分析表中的计算结果可以计算确定系数（coefficient of determination），或称决定系数，以反映回归方程的效果。确定系数常记为 R^2，其计算公式为

$$R^2 = \frac{SS_{回归}}{SS_{总}} = 1 - \frac{SS_{残差}}{SS_{总}} \tag{12-3}$$

确定系数取值范围为 $0 \leqslant R^2 \leqslant 1$，$R^2$ 接近于 1，表示样本数据很好地拟合了所选用的线性回归模型。该统计量可以反映线性回归模型能在多大程度上解释应变量 Y 的变异性，或为回归方程使应变量 Y 的总变异中自变量可解释的百分比。

除了确定系数，还常常用到调整的确定系数（adjusted R^2，R_{ad}^2），其计算公式为

$$R_{ad}^2 = 1 - \frac{MS_{残差}}{MS_{总}} = 1 - \frac{SS_{残差} / (n - p - 1)}{SS_{总} / (n - 1)} = 1 - (1 - R^2) \frac{n - 1}{n - p - 1} \tag{12-4}$$

整体回归效应的检验假设 $H_0: \beta_1 = \beta_2 = \cdots = \beta_p = 0$，用来确定就整体而言，所得回归方程是否有意义，通常采取方差分析方法完成检验。

12.2.3 参数估计与假设检验

多重线性回归分析采用最小二乘法（least squared method）估计偏回归系数，基本原理是：寻找适宜的偏回归系数 $(b_0, b_1, b_2, \cdots, b_p)$ 建立多重线性回归方程，使得应变量的观测值 Y_i 与回归方程的估计值 $\hat{Y}_i$ 之间的残差平方和最小。满足这个条件的偏回归系数就是根据最小二乘法原理得到的偏回归系数的估计值。

由于存在抽样误差，即使总体偏回归系数为零，也可能出现样本偏回归系数不为零的情形，因此需要对偏回归系数进行假设检验，以推断总体偏回归系数是否为零。如果总体偏回归系数为零，则说明相应的自变量对应变量没有线性影响。

一般采用 t 检验推断总体偏回归系数是否为零。检验的假设为

H_0：$\beta_i = 0 (i = 1, 2, \cdots, p)$

H_1：$\beta_i \neq 0$

$\alpha = 0.05$

检验统计量为

$$t_{bi} = \frac{b_i}{S_{bi}} \tag{12-5}$$

其中，S_{bi} 是第 i 个偏回归系数的标准误。

12.2.4　变量筛选

在许多研究中，多重线性回归分析的目的是建立一个预测效果最优的回归模型，一般要求在回归模型中尽可能多地引入自变量并且要求模型中的所有自变量对应变量的影响都是有统计学意义的。因此，在多重回归分析过程中，需要对自变量进行筛选，应变量的影响无意义的自变量从模型中剔除，应变量的影响有意义的自变量纳入模型。

选择自变量的常用方法有前进法（forward selection）、后退法（backward selection）和逐步回归法（stepwise selection）。前进法事先规定界值 $\alpha_{引入}$，自变量逐个引入回归方程，自变量引入原则为当方程外候选变量中偏回归平方和最大者 P 值小于等于 $\alpha_{引入}$ 时，引入相应的变量，直到再没有变量可以引入方程时为止；后退法是事先规定界值 $\alpha_{剔除}$，自变量逐个从方程中剔除，自变量剔除原则为当已进入回归方程的变量中偏回归平方和最小者 P 值大于等于 $\alpha_{剔除}$ 时，剔除相应变量，直到再不能剔除时为止；逐步法是将上述两法结合，在向前引入的每一步之后都要考虑从已引入方程的变量中剔除无统计学意义的变量。此时需要事先规定两个界值 $\alpha_{引入}$ 和 $\alpha_{剔除}$（$\alpha_{引入} < \alpha_{剔除}$），当方程外候选变量中偏回归平方和最大者 P 值小于等于 $\alpha_{引入}$ 时引入相应的变量，当已进入回归方程的变量中偏回归平方和最小者 P 值大于等于 $\alpha_{剔除}$ 时剔除相应变量。如此引入和剔除交替进行，直到方程外无可引入变量而方程内也无可剔除变量时为止。注意，调整两个回归系数检验的 α 值水平（即 $\alpha_{引入}$ 和 $\alpha_{剔除}$）可影响变量筛选结果，如备选自变量较少时希望多引入相关变量，可增大 $\alpha_{引入}$；如备选自变量较多时希望少引入相关变量，可减小 $\alpha_{剔除}$。

12.3　多重线性回归的注意事项

12.3.1　应用条件

多重线性回归模型应用时要满足其前提条件：线性、独立性、正态性和等方差。如果稍微偏离上述条件，一般影响不大；如果资料与上述条件偏离较大，则需要对数据进行适当的转换，使之满足上述条件，或者选择其他适合的方法，如引入交互项、选择广义线性回归、样条回归、多水平模型等（可参考其他书籍）。

12.3.2　变量的数量化

应用多重线性回归分析时，应变量应为定量变量，自变量可以是定量变量，也可以是二分类变量、有序或无序多分类变量，其中分类变量要数量化为数值再引入方程，自变量最好以定量变量为主。

12.3.3　样本含量

多重线性回归适合用于大样本资料。当方程中自变量个数较多而样本含量较少时，所建立的回归方程不稳定。有学者认为样本含量应不少于方程中自变量个数的 5 倍。

12.3.4　多重共线性

除了线性、独立性、正态性、等方差等前提条件外，在进行多重线性回归分析时，还要考虑各自变量之间的关系。当自变量均为随机变量时，若它们之间相关性较强，则称自变量间存在多重共线性（multicollinearity）。共线性会给回归估计及推断带来很大麻烦，如可使回归系数估计值极不稳定，表

笔记栏

现为回归系数估计值的标准误很大，以致非常重要的自变量无统计学意义而不能进入方程；严重时甚至使样本回归系数不稳定，其专业意义无法解释。

如果自变量间存在多重共线性，最简单的处理办法是删除变量：在相关性较强的变量中删除测量误差大的、缺失数据多的、从专业上看意义不是很重要的或者在其他方面不太满意的变量。另外，也可采用岭估计和主成分回归等其他方法(可参考其他教材)。

12.3.5　交互作用

在前面析因设计资料的方差分析中曾经提到交互作用的概念。在进行多重线性回归分析时，也需要考虑自变量之间是否存在交互作用。如果某个自变量与应变量的线性关系随着另外一个自变量取值的改变而改变，我们就说这两个自变量之间存在交互作用或交互效应，又称为效应修正(effect modification)，此时在建立回归模型时需在模型中增加交互项。

12.4　SPSS 软件实现多重线性回归方法

完成例 12-1 数据分析，分析过程如下。

1. 建立 SPSS 数据文件　首先将定性变量进行赋值量化，如性别：男性 = 1，女性 = 2；糖尿病病史：有 = 1，无 = 0；然后建立分析用的 SPSS 数据文件。

2. SPSS 实现多重线性回归分析方法　利用 SPSS 26.0 探讨 Y 与 11 个自变量 $X_1 \sim X_{11}$ 间的多重线性关系，实现的主要过程是：Analyze→Regression→Linear…→ Y 选入 Dependent→ $X_1, \cdots, X_{11}$ 选入 Independent(s)→Method 选择 Stepwise→Options 确定变量的引入剔除标准→OK。

分步可选择的过程是：

(1) Analyze→Regression→Linear…，进入 Linear Regression 分析模型对话框(图 12-1)。

(2) 在 Linear Regression 对话框中，选择 "NT-proBNP Y [N] proBvp Y" 作为 Dependent，11 个自变量 $X1 \sim X11$ 作为 Independent(s)，Method 选取 Stepwise(图 12-2)。SPSS 26.0 提供了 5 种筛选变量的方法：Enter(强行进入法)、Stepwise(逐步法)、Remove(强制剔除法)、Backward(后退法)、Forward(前进法)，这里选择 "Stepwise"(逐步法)进行建模(图 12-3)。

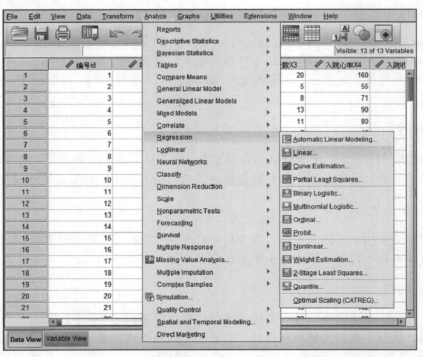

图 12-1　进入 Linear Regression 分析模型路径

笔记栏

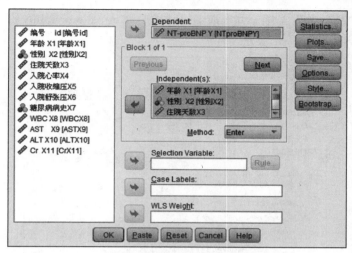

图 12-2　Linear Regression 对话框

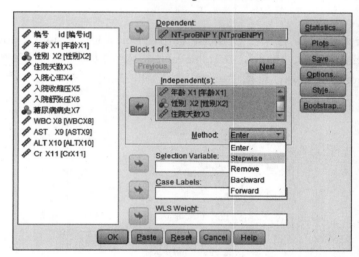

图 12-3　筛选变量的选取方法

（3）在 Linear Regression 对话框单击 Statistics，会出现 Linear Regression：Statistics 对话框，选取 Estimates、Model fit、R squared change，单击 Continue 按钮（图 12-4）。

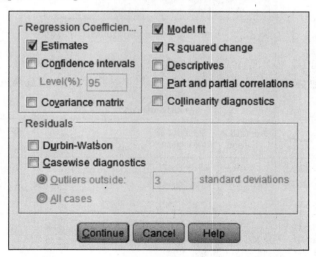

图 12-4　Linear Regression：Statistics 对话框

（4）在 Linear Regression 对话框单击 Plots，会出现 Linear Regression：Plots 对话框。选择 "*SRESID"

笔记栏

作为 Y 轴，"DEPENDNT" 作为 X 轴，并选取 Histogram、Normal probability plot，单击 Continue 按钮（图 12-5）。

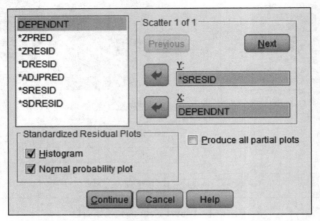

图 12-5　Linear Regression：Plots 对话框

（5）在 Linear Regression 对话框单击 Options，会出现 Linear Regression：Options 对话框。选取 Use probability of F，在 Entry 中输入 "0.05"，在 Removal 中输入 "0.10"（也是系统默认值，可根据实际问题调整大小），单击 Continue 按钮，最后单击 OK 按钮（图 12-6）。

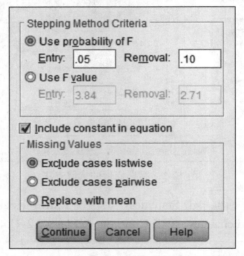

图 12-6　Linear Regression：Options 对话框

3. 输出结果　　图 12-7 显示拟合的三个模型决定系数的改变情况，该表显示模型 3 的复相关系数（R）为 0.607，决定系数（R Square）为 0.369，调整决定系数（Adjusted R Square）为 0.358。

Model Summary[d]

Model	R	R Square	Adjusted R Square	Std. Error of the Estimate	Change Statistics				
					R Square Change	F Change	df1	df2	Sig. F Change
1	0.543[a]	0.295	0.291	3639.86471	0.295	70.645	1	169	0.000
2	0.588[b]	0.346	0.338	3516.80291	0.051	13.034	1	168	0.000
3	0.607[c]	0.369	0.358	3463.72801	0.023	6.188	1	167	0.014

a. Predictors：（Constant），Cr X11

b. Predictors：（Constant），Cr X11，性别 X2

c. Predictors：（Constant），Cr X11，性别 X2，入院收缩压 X5

d. Dependent Variable：NT-proBNP Y

图 12-7　模型决定系数的改变情况

笔记栏

图 12-8 显示拟合的三个模型检验结果,应看最后一步(模型 3)的 F 统计量, $F = 32.546$, $P < 0.001$, 在 $\alpha = 0.05$ 的检验水准下, 可以认为 Y 和 X_2、X_5、X_{11} 之间有线性关系。

ANOVA[a]

Model		Sum of Squares	df	Mean Square	F	Sig.
1	Regression	935948775.9	1	935948775.9	70.645	0.000[b]
	Residual	2239015951	169	13248615.09		
	Total	3174964727	170			
2	Regression	1097157066	2	548578533.2	44.355	0.000[c]
	Residual	2077807660	168	12367902.74		
	Total	3174964727	170			
3	Regression	1171396965	3	390465655.1	32.546	0.000[d]
	Residual	2003567761	167	11997411.74		
	Total	3174964727	170			

a. Dependent Variable：NT-proBNP Y

b. Predictors：（Constant），Cr X11

c. Predictors：（Constant），Cr X11，性别 X2

d. Predictors：（Constant），Cr X11，性别 X2，入院收缩压 X5

图 12-8　模型检验情况

从图 12-9 模型 3 结果得出多重线性回归方程为

$$\hat{Y} = -9156.811 + 47.447 X_{11} + 2342.881 X_2 + 23.949 X_5$$

Coefficients[a]

Model		Unstandardized Coefficients		Standardized Coefficients	t	Sig.
		B	Std. Error	Beta		
1	(Constant)	−3161.929	725.143		−4.360	0.000
	Cr X11	45.802	5.449	0.543	8.405	0.000
2	(Constant)	−6199.178	1094.811		−5.662	0.000
	Cr X11	46.611	5.270	0.553	8.845	0.000
	性别 X2	2462.570	682.092	0.226	3.610	0.000
3	(Constant)	−9156.811	1605.099		−5.705	0.000
	Cr X11	47.447	5.201	0.562	9.122	0.000
	性别 X2	2342.881	673.519	0.215	3.479	0.001
	入院收缩压 X5	23.949	9.627	0.154	2.488	0.014

a. Dependent Variable：NT-proBNP Y

图 12-9　多重线性回归系数及假设检验情况

NT-proBNP 值主要由 Cr、性别、入院收缩压决定,结合具体资料可知:在其他自变量保持不变的情况下,Cr 越高,NT-proBNP 越高,心力衰竭程度越严重,预后越不好;在其他自变量不变的情况下,入院收缩压越高,NT-proBNP 越高;住院期间注意肾功能保护、血压控制,心力衰竭患者预期的结局会好一些。

<h1 style="text-align:center">小　结</h1>

1. 多重线性回归是直线回归分析的扩展,研究的一个应变量和多个自变量的关系。在医学研究中,常被用来筛选危险因素、分析交互效应、控制混杂因素、预测与控制等。

2. 多重线性回归分析的应用条件是线性、独立性、正态性及等方差。在实际问题中,残差分析常

笔记栏

被用来考察资料是否满足这些条件。如果资料不满足前提条件，可以考虑对变量进行变换，或者选择其他适合的模型。

3. 多重线性回归分析中对回归系数的估计常采用最小二乘法。求解得到的偏回归系数的含义是指当固定其他自变量的取值时，与之对应的自变量每改变一个单位，得到的应变量平均改变的单位数。

4. 标准化偏回归系数常常用来比较各个自变量对应变量的贡献大小；确定系数和调整的确定系数常常用于评价模型拟合效果的好坏。整个回归模型的假设检验一般采用方差分析，各总体偏回归系数是否为零的假设检验常采用 t 检验。

5. 多重线性回归分析中筛选自变量的方法有前进法、后退法和逐步回归法等。

6. 应用多重线性回归分析应注意回归方程的应用条件、变量的数量化、样本含量、自变量间的共线性诊断和交互作用等。

练 习 题

一、思考题

1. 多重线性回归分析的应用条件是什么？
2. 多重线性回归模型中偏回归系数的含义是什么？
3. 请解释用于多重线性回归参数估计的最小二乘法的含义是什么？

二、最佳选择题

1. 逐步回归分析中，若增加自变量的个数，则（   ）。
   A. 回归平方和与残差平方和均增大
   B. 回归平方和与残差平方和均减少
   C. 总平方和与回归平方和均增大
   D. 回归平方和增大，残差平方和减少
   E. 总平方和与回归平方和均减少

2. 多重线性回归分析中，能直接反映自变量解释应变量变异百分比的指标为（   ）。
   A. 复相关系数　　　　　　　　B. 简单相关系数　　　　　　　　C. 确定系数
   D. 偏回归系数　　　　　　　　E. 偏相关系数

3. 多重线性回归分析中的共线性是指（   ）。
   A. Y 关于各个自变量的回归系数相同
   B. Y 关于各个自变量的回归系数与截距都相同
   C. Y 变量与各个自变量的相关系数相同
   D. Y 与自变量间有较高的复相关
   E. 至少存在一个自变量与其他自变量之间的复相关系数较大

4. 多重线性回归分析中确定系数 R^2 是指（   ）。
   A. 残差平方和占总离均差平方和的比重
   B. 总离均差平方和占回归平方和的比重
   C. 回归平方和占总离均差平方和的比重
   D. 回归平方和占残差平方和的比重
   E. 总离均差平方和占残差平方和的比重

5. 多重线性回归分析应用时其前提假定条件为（   ）。
   ①线性；②相关性；③正态性；④共线性；⑤独立性；⑥等方差
   A. ①③　　　　　B. ①②③⑥　　　　　C. ③⑥　　　　　D. ②③④⑥　　　　　E. ①③⑤⑥

三、分析计算题

1. 现测得 19 例儿童的血液中血红蛋白（g/L）与钙（μmol/L）、镁（μmol/L）、铁（μmol/L）的含量如表 12-4 所示，试作血红蛋白随三种微量元素变化的多重线性回归分析。

分析计算题 1 数据

表 12-4　19 例儿童的血液中血红蛋白与钙、镁、铁含量数据

观察号 i	血红蛋白 Y	钙 X_1	镁 X_2	铁 X_3	观察号 i	血红蛋白 Y	钙 X_1	镁 X_2	铁 X_3
1	135.0	13.70	12.68	80.19	11	115.0	15.28	15.35	79.83
2	130.0	18.09	17.51	83.59	12	112.5	15.01	13.84	68.56
3	137.5	13.43	21.73	76.25	13	110.0	17.39	16.44	74.64
4	140.0	16.15	16.10	84.13	14	107.5	18.03	16.49	77.15
5	142.5	14.67	15.48	81.80	15	102.5	17.48	15.13	73.39
6	127.5	10.90	10.76	70.71	16	100.0	15.73	14.41	68.74
7	125.0	13.70	12.68	80.37	17	97.5	12.16	12.55	61.40
8	122.5	21.49	18.00	78.76	18	95.0	13.04	11.15	58.35
9	120.0	15.06	15.70	70.53	19	90.0	12.40	10.45	59.25
10	117.5	13.48	14.07	72.67					

2. 在研究大气污染物一氧化氮（NO）的浓度（ppm）与汽车流量（千辆）、气温（℃）、空气湿度（%）、风速（m/s）等因素的关系中，得到了数据如表 12-5 所示。

分析计算题 2 数据

表 12-5　24 个城市交通点空气中 NO 浓度监测数据

城市编号	一氧化氮 Y	车流量 X_1	气温 X_2	空气湿度 X_3	风速 X_4	城市编号	一氧化氮 Y	车流量 X_1	气温 X_2	空气湿度 X_3	风速 X_4
1	0.066	1.300	20.0	80	0.45	13	0.005	0.948	22.5	69	2.00
2	0.076	1.444	23.0	57	0.50	14	0.011	1.440	21.5	79	2.40
3	0.001	0.786	26.5	64	1.50	15	0.003	1.084	28.5	59	3.00
4	0.170	1.652	23.0	84	0.40	16	0.140	1.844	26.0	73	1.00
5	0.156	1.756	29.5	72	0.90	17	0.039	1.116	35.0	92	2.80
6	0.120	1.754	30.0	76	0.80	18	0.059	1.656	20.0	83	1.45
7	0.040	1.200	22.5	69	1.80	19	0.087	1.536	23.0	57	1.50
8	0.120	1.500	21.8	77	0.60	20	0.039	0.960	24.8	67	1.50
9	0.100	1.200	27.0	58	1.70	21	0.222	1.784	23.3	83	0.90
10	0.129	1.476	27.0	65	0.65	22	0.145	1.496	27.0	65	0.65
11	0.135	1.820	22.0	83	0.40	23	0.029	1.060	26.0	58	1.83
12	0.099	1.436	28.0	68	2.00	24	0.099	1.436	28.0	68	2.00

资料来源：方积乾. 2003. 卫生统计学. 第 5 版. 北京：人民卫生出版社。

根据常识，空气中的 NO 浓度不仅受到车流量的影响，而且还可能受到气温、空气湿度、风速等因素的影响，因此，要更好地预测空气中的 NO 浓度，在线性回归方程中应该包含气温、空气湿度、风速等多个自变量，请基于上述变量建立多重线性回归方程。

3. 为了研究影响糖尿病患者糖化血红蛋白（HbAlc）的主要危险因素，某研究者调查了在某医院内分泌科就诊的 200 名糖尿病患者的 HbAlc、年龄、体重指数、总胆固醇、收缩压、舒张压、饮食、运动、服药情况等，并用逐步线性回归分析影响 HbAlc 的主要因素。为了简化问题，这里仅取自变量为年龄（X_1，岁）、体重指数（X_2，kg/m^2）、总胆固醇（X_3，mmol/L）、收缩压（X_4，mmHg）和舒张压（X_5，mmHg），应变量为 HbAlc（Y，%），随机选取了 20 例。具体资料见表 12-6。请分析 HbAlc 的主要影响因素。

分析计算题 3 数据

笔记栏

表 12-6　20 例糖尿病患者调查资料

编号	X_1	X_2	X_3	X_4	X_5	Y	编号	X_1	X_2	X_3	X_4	X_5	Y
1	49	32.19	6.0	148	86	7.6	11	53	23.43	7.1	161	86	7.5
2	67	24.77	2.7	151	98	7.4	12	46	30.56	2.9	146	79	7.3
3	64	25.24	7.0	151	80	7.4	13	59	25.19	6.0	158	80	7.3
4	66	24.26	4.8	157	87	7.2	14	76	27.26	5.4	124	85	6.9
5	68	30.28	3.5	136	83	7.3	15	63	23.93	6.7	133	89	7.5
6	48	26.18	7.6	137	87	7.6	16	74	24.94	7.9	166	82	7.9
7	66	26.36	5.9	157	91	7.5	17	52	22.82	5.3	149	71	7.3
8	47	32.07	5.7	157	89	7.7	18	64	24.34	2.5	126	93	6.8
9	64	28.44	6.1	154	82	7.3	19	54	25.44	2.6	151	83	6.9
10	75	30.65	6.9	137	86	7.7	20	78	28.98	7.2	147	74	7.5

资料来源：颜虹，徐勇勇.2015. 医学统计学.3 版. 北京：人民卫生出版社。

案例辨析
数据

四、案例辨析

为了了解和预测人体吸入氧气的效率，某研究者收集了 31 名中年男性的健康调查资料。一共调查了 7 个指标，分别是吸氧效率（Y，%）、年龄（X_1，岁）、体重（X_2，公斤）、跑 1.5 公里所需时间（X_3，分）、休息时的心率（X_4，次/分）、跑步时的心率（X_5，次/分）和最高心率（X_6，次/分）。具体数据见表 12-7。试用多重线性回归方法建立预测人体吸氧效率的模型。

表 12-7　吸氧效率调查数据

Y	X_1	X_2	X_3	X_4	X_5	X_6	Y	X_1	X_2	X_3	X_4	X_5	X_6
44.609	44	89.47	11.37	62	178	182	40.836	51	69.63	10.95	57	168	172
45.313	40	75.07	10.07	62	185	185	46.672	51	77.91	10.00	48	162	168
54.297	44	85.84	8.65	45	156	168	46.774	48	91.63	10.25	48	162	164
59.571	42	68.15	8.17	40	166	172	50.388	49	73.37	10.08	67	168	168
49.874	38	89.02	9.22	55	178	180	39.407	57	73.37	12.63	58	174	176
44.811	47	77.45	11.63	58	176	176	46.080	54	79.38	11.17	62	156	165
45.681	40	75.98	11.95	70	176	180	45.441	56	76.32	9.63	48	164	166
49.091	43	81.19	10.85	64	162	170	54.625	50	70.87	8.92	48	146	155
39.442	44	81.42	13.08	63	174	176	45.118	51	67.25	11.08	48	172	172
60.055	38	81.87	8.63	48	170	186	39.203	54	91.63	12.88	44	168	172
50.541	44	73.03	10.13	45	168	168	45.790	51	73.71	10.47	59	186	188
37.388	45	87.66	14.03	56	186	192	50.545	57	59.08	9.93	49	148	155
44.754	45	66.45	11.12	51	176	176	48.673	49	76.32	9.40	56	186	188
47.273	47	79.15	10.60	47	162	164	47.920	48	61.24	11.50	52	170	176
51.855	54	83.12	10.33	50	166	170	47.467	52	82.78	10.50	53	170	172
49.156	49	81.42	8.95	44	180	185							

该研究者采用后退法对自变量进行筛选，最后得到结果如表 12-8 所示。

表 12-8　多重线性回归模型的参数估计

Variable	Unstandardized Coefficients		Standardized Coefficients	t	P
	B	Std. Error			
Intercept	100.079	11.577		8.644	0.000
X_1	−0.213	0.091	−0.214	−2.337	0.027

笔记栏

续表

Variable	Unstandardized Coefficients		Standardized Coefficients	t	P
	B	Std. Error			
X_3	−2.768	0.331	−0.721	−8.354	0.000
X_5	−0.339	0.116	−0.653	−2.939	0.007
X_6	0.255	0.132	0.439	1.936	0.064

* $F = 34.90$，$P < 0.001$，$R^2 = 0.843$。

对模型进行方差分析的结果认为模型有统计学意义（$P<0.001$），确定系数的数值（0.843）也说明模型拟合的效果较好。考察各个自变量的偏回归系数，研究者发现，X_6 的偏回归系数符号为正，认为最高心率越大，人的吸氧效率就越高，这与专业结论相反。试分析出现这种悖论的原因。

（罗艳侠　谭学瑞）

第 12 章
练习题答案

笔记栏

第 13 章　Logistic 回归分析

研究一个连续应变量与多个影响因素之间的关系，可以采用多重线性回归。在医学研究中，经常遇到应变量为分类变量的情况，如二分类变量、多分类无序变量和多分类有序变量等，这种分类变量不满足多重线性回归模型对应变量的要求，本章介绍的 Logistic 回归则可以解决这类资料的分析问题。Logistic 回归属于概率型非线性回归，是一种研究两个或多个分类结果变量与其影响因素之间关系的多变量分析方法。Logistic 回归可根据结果变量的类型分为二分类的 Logistic 回归、多分类的 Logistic 回归和有序分类的 Logistic 回归；根据研究设计的对象是否经过个体匹配，可分为条件 Logistic 回归与非条件 Logistic 回归。本章主要介绍二分类非条件 Logistic 回归分析方法，对于其他 Logistic 回归方法，有兴趣的读者可参阅有关书籍。

13.1　Logistic 回归的数据结构和应用条件

13.1.1　数据结构

Logistic 回归数据结构与多重线性回归类似，自变量 $X_1, X_2, \cdots, X_m$ 若为连续变量，可以直接使用，也可以根据需要将其离散化。如果离散化的连续变量与 logit P 呈线性关系，则可将其化为等级变量；如果离散化的连续变量与 logit P 不呈线性关系，可进行数据变换或将其分组，然后化为哑变量来进行分析。在对分析结果作解释时，一定要结合各指标的赋值形式，变量赋值方式不同，参数估计值及符号将有所不同，从而对结果的解释方式也不同。例如，年龄为高血压的危险因素，以连续变量引入方程，当年龄由 X 岁增加到 $X+1$ 岁，患高血压的比值比是年龄每增加 1 岁与增加前的优势之比，缺乏临床实际意义；如果将年龄进行分组，以哑变量方式引入，则从低年龄组增加到高年龄组，患高血压的比值比是指年龄每增加一个组别与增加前的一个级别（或固定的对组年龄组）的优势之比。结果变量为二分类变量的 Logistic 回归的数据结构见表 13-1，不同类型自变量的数量化见第 12 章。

表 13-1　Logistic 回归的数据结构

编号	自变量				应变量
	X_1	X_2	$\cdots$	X_m	$Y=1$（阳性），$Y=0$（阴性）
1	$\cdots$	$\cdots$	$\cdots$	$\cdots$	1
2	$\cdots$	$\cdots$	$\cdots$	$\cdots$	0
3	$\cdots$	$\cdots$	$\cdots$	$\cdots$	1
4	$\cdots$	$\cdots$	$\cdots$	$\cdots$	0
5	$\cdots$	$\cdots$	$\cdots$	$\cdots$	0
6	$\cdots$	$\cdots$	$\cdots$	$\cdots$	0
$\vdots$	$\vdots$	$\vdots$	$\vdots$	$\vdots$	$\vdots$
n	$\cdots$	$\cdots$	$\cdots$	$\cdots$	0

13.1.2　应用条件

二分类 Logistic 回归模型对数据的要求是：
（1）数据必须来自随机样本，各观察对象之间相互独立。
（2）应变量 Y 是二分类变量或某事件的发生率。自变量 X 与应变量 Y 之间的关系基本上呈 S 形曲线关系，或者自变量 X 与 logit $P = \left(\ln \dfrac{P}{1-P} \right)$ 之间呈线性关系。自变量可以是连续变量，也可以是离散变量，并且不要求各自变量之间存在多元正态分布。

13.2　Logistic 回归模型的参数估计及假设检验

13.2.1　Logistic 回归模型

研究应变量 Y 为二分类变量，即 Y 的取值为 0（阴性结果）、1（阳性结果）与多个自变量 $X_1, X_2, \cdots, X_m$ 的回归问题，$P = P(Y=1 \mid X_1, X_2, \cdots, X_m)$，表示在 m 个自变量的作用下阳性结果发生的概率，Logistic 回归模型一般可以表示为

$$P = \frac{1}{1 + \exp[-(\beta_0 + \beta_1 X_1 + \beta_2 X_2 + \cdots + \beta_m X_m)]} \tag{13-1}$$

无论 $X_1, X_2, \cdots, X_m$ 取何值，P 的取值会落在 [0, 1] 之内；对式（13-1）作变换，Logistic 回归模型可以表示成如下线性形式：

$$\ln \left(\frac{P}{1-P} \right) = \beta_0 + \beta_1 X_1 + \beta_2 X_2 + \cdots + \beta_m X_m \tag{13-2}$$

其中 $\ln \left(\dfrac{P}{1-P} \right)$ 为阳性结果发生概率与阴性结果发生概率之比的自然对数，称为 P 的 logit 变换，记作 logit P。可以看出，虽然概率 P 的取值范围在 $0 \sim 1$，logit P 取值范围为 $(-\infty, +\infty)$。式（13-1）和（13-2）定义的模型称为 Logistic 回归模型（Logistic regression model）。

模型中的 β_0 为常数项，表示各自变量（暴露因素）为 0 时，个体发病与不发病概率之比的自然对数。$\beta_1, \beta_2, \cdots, \beta_m$ 为 Logistic 回归系数，其意义为在其他自变量不变的情况下，自变量 X_i 改变一个单位时 logit P 的平均改变量，它与衡量危险因素作用大小的比数比，即比值比 OR 之间存在一个对应关系：对比某一危险因素两个不同暴露水平 $X_j = c1$ 与 $X_j = c0$ 的发病情况（假定其他因素的水平相同），其比值比为 $\text{OR}_j = \exp[\beta j (c1 - c0)]$。

如果 X_i 为二分类变量，有该因素暴露时赋值为 1，未暴露时赋值为 0，则暴露组与未暴露组发病的比值比为

$$\text{OR}_i = \exp \beta_i \tag{13-3}$$

当 $\beta_i = 0$ 时，$\text{OR}_i = 1$，说明因素 X_i 对疾病发生不起作用；当 $\beta_i > 0$ 时，$\text{OR}_i > 1$，说明因素 X_i 是一个危险因素，即有该因素暴露增加疾病发生的风险；当 $\beta_i < 0$ 时，$\text{OR}_i < 1$，说明因素 X_i 是一个保护性因素，即有该因素暴露减少疾病发生的风险。

对于如心脑血管疾病、恶性肿瘤等发病率很低的慢性疾病，由于其 P 很小，通常可将比值比作为相对危险度（relative ratio，RR）的近似估计，即

$$\text{OR} = \frac{P_1 / (1 - P_1)}{P_0 / (1 - P_0)} \approx \frac{P_1}{P_0} = \text{RR} \tag{13-4}$$

从式中可以看出，当 P_1 与 P_0 较小时，$1 - P_1 \approx 1$，$1 - P_0 \approx 1$，可用比值比 OR 来估计相对危险度 RR。

13.2.2　Logistic 回归模型的参数估计

Logistic 回归模型中的参数 $\beta_1, \beta_2, \cdots, \beta_m$ 需要通过样本资料，按照一定方法进行估计，估计值记为 $b_1, b_2, \cdots, b_m$。回归模型参数估计主要采用最小二乘法和最大似然法：最小二乘法只能用于线性回归模型的参数估计，最大似然法既可以用于线性回归模型的参数估计，也可以用于非线性回归模型的参数

笔记栏

估计，因此，Logistic 回归模型中的参数估计通常采用最大似然（maximum likelihood，ML）法。最大似然法的基本思想是先建立似然函数或对数似然函数，再通过使似然函数或对数似然函数值最大求解相应的参数值，所得到的结果称为参数的最大似然估计值，两个函数的极值相同，实际应用中较多采用对数似然函数进行参数估计。当各事件为独立发生时，则 n 个观察对象所构建的似然函数 L 为

$$L = \prod_{i=1}^{n} P_i^{Y_i} (1 - P_i)^{1-Y_i} \tag{13-5}$$

式中，i 为观察对象编号，$\prod_{i=1}^{n}$ 表示全部观察对象的连乘积。Y_i 为应变量，其取值为 0 或 1。若定义阳性结果取 $Y_i = 1$，阴性结果取 $Y_i = 0$，则 P_i 表示在第 i 例观察对象处于暴露条件下阳性结果发生的概率。为简化该过程，将似然函数取对数后得到

$$\ln L = \sum_{i=1}^{n} [Y_i \ln P_i + (1 - Y_i) \ln(1 - P_i)] \tag{13-6}$$

采用 Newton-Raphson 迭代方法使对数似然函数达到极大值，此时参数的取值 $b_1, b_2, \cdots, b_m$，即为 $\beta_1, \beta_2, \cdots, \beta_m$ 的最大似然估计值。由于计算过程较为复杂，可借助统计软件完成求解过程。

13.2.3　Logistic 回归模型的假设检验

在得到参数估计后，需要对拟合的 Logistic 回归模型进行检验。由于存在抽样误差，参数的估计值 $b_i \neq 0$ 并不一定意味着 $\beta_i \neq 0$，也不一定意味着回归方程就成立。因此，与多重线性回归一样，需要通过假设检验才能推断方程是否成立。

Logistic 回归分析的假设检验包括两个内容：一是对回归方程的检验，即检验整个模型，检验应变量与自变量之间的关系能否用所建立的回归方程来表示；二是检验每个回归系数，即检验每个回归系数是否为 0，检验单个自变量对应变量的影响是否存在。如果 Logistic 回归模型成立，至少应该有一个自变量对应变量的影响具有统计学意义。

1. Logistic 回归方程的假设检验　　Logistic 回归方程的假设检验就是要检验用样本资料所构建的 Logistic 回归方程是否具有统计学意义，其检验假设为

H_0：所有自变量的总体回归系数均为 0（或 $\beta_1 = \beta_2 = \cdots = \beta_m = 0$）

H_1：自变量的总体回归系数不全为 0（即至少有一个自变量的总体回归系数不为 0）

Logistic 回归方程的假设检验方法可用似然比检验、Wald 检验、计分检验等方法，其中似然比检验最为常用。似然比检验的基本思想是比较两种变量个数不同的模型 A 和模型 B 的似然函数值的差异是否有统计学意义。假设模型 A 含有 p 个自变量，对数似然函数值记为 $\ln L_0$；模型 B 是在模型 A 的 p 个自变量基础上新加入的一个或几个自变量，自变量的个数变为 l，即 $l > p$，其相应的对数似然函数值记为 $\ln L_1$。通过比较模型 A 与模型 B 的对数似然函数值，构建似然比检验统计量 G：

$$G = 2(\ln L_1 - \ln L_0) \tag{13-7}$$

如果极大对数似然函数值 $\ln L_0$ 和 $\ln L_1$ 分别度量 p 个自变量和 l 个自变量模型"似然"的程度，那么统计量 G 度量的则是增加了 $l-p$ 个自变量后，模型"似然"程度的增量。在 H_0 成立的条件下，若样本量较大时，统计量 G 近似地服从自由度为 $m(m = l-p)$ 的 χ^2 分布。如果有 $G > \chi^2_{\alpha,m}$，则表示该模型具有统计学意义。

2. Logistic 回归系数的假设检验　　每个自变量的回归系数的假设检验就是检验相应的危险因素是否具有统计学意义，其检验假设为

H_0：$\beta_i = 0$ $(i = 1, 2, \cdots, m)$

H_1：$\beta_i \neq 0$ $(i = 1, 2, \cdots, m)$

假设检验方法与回归方程的假设检验相同，其中 Wald 检验最为常用。Wald 检验统计量为

$$Z = \frac{b-0}{S_b} \ \text{或} \ \chi^2 = \left(\frac{b}{S_b}\right)^2, \quad \nu = 1 \tag{13-8}$$

在 H_0 成立的条件下，样本量较大时，Z 近似地服从标准正态分布 $N(0,1)$，χ^2 近似服从自由度为 1 的 χ^2 分布。常用的统计软件中使用的检验统计量或者检验方法不完全相同，采用不同的方法所得到的检验结果可能会有所不同。数据为大样本时，各种方法的检验结果是一致的。

13.2.4 回归系数的标准化及区间估计

已知参数估计值 b 的抽样分布近似地服从正态分布，总体回归系数 β_i 的 $(1-\alpha)$ 置信区间为 $b_i \pm Z_{\alpha/2} S_{b_i}$，$\beta_i$ 称为偏回归系数（partial regression coefficient）。由于回归方程中的自变量的计量单位可能不同，不能直接用偏回归系数的大小比较各个自变量对应变量的作用，为此要采用标准化回归系数（standardized regression coefficient）的绝对值大小反映各个自变量对回归模型的贡献。将标准化回归系数记为 β_i'，其估计值记为 b_i'。

$$b_i' = b_i(S_i / S) \tag{13-9}$$

式中，b_i 是第 i 个自变量的偏回归系数的估计值，S_i 为该自变量的标准差，S 是 Logistic 随机变量分布函数的标准差，为 $\pi / \sqrt{3}$。比值比 OR 的估计值为 e^b，其 $(1-\alpha)$ 置信区间为

$$e^{(b \pm Z_{\alpha/2} S_b)} \tag{13-10}$$

13.2.5 Logistic 回归应用实例

例 13-1 为了探讨高血压发生的有关危险因素，某研究者随机抽取 60 名社区居民进行入户调查，各个调查因素的说明见表 13-2。试用二分类非条件 Logistic 回归模型进行分析。

例 13-1 数据

表 13-2 高血压患病可能影响因素赋值表

因素	变量名	赋值说明
年龄（岁）	X_1	连续变量
高血压家族史	X_2	无 = 0，有 = 1
吸烟	X_3	不吸烟 = 0，吸烟 = 1
饮酒	X_4	不饮酒 = 0，饮酒 = 1
体重指数（BMI）	X_5	正常 = 1，超重 = 2，肥胖 = 3
体育锻炼	X_6	锻炼不积极 = 0，锻炼积极 = 1
性格	X_7	A 型 = 0，B 型 = 1
高血压患病	Y	患病 = 1，未患病 = 0

$X_1, X_2, \cdots, X_7$ 为自变量，是研究中的危险因素指标，Y 为应变量，是二分类变量（$Y = 1$ 为阳性，$Y = 0$ 为阴性），表示研究结果的效应指标。表 13-3 即为按照表 13-2 的形式整理好的 60 名社区居民高血压相关影响因素的调查资料。

表 13-3 高血压相关影响因素调查资料

编号	X_1	X_2	X_3	X_4	X_5	X_6	X_7	Y
1	54	0	0	0	1	1	0	0
2	51	0	0	0	1	1	1	1
3	43	1	0	0	1	1	0	1

笔记栏

续表

编号	X_1	X_2	X_3	X_4	X_5	X_6	X_7	Y
4	41	0	0	1	1	0	1	0
5	33	0	0	0	1	0	1	0
6	33	1	0	0	1	0	1	0
7	32	0	0	0	1	0	1	0
8	29	1	0	0	1	1	1	0
9	63	0	0	1	1	0	0	0
10	60	1	0	1	1	0	0	1
11	56	1	0	1	1	1	0	0
12	53	0	0	0	1	1	1	0
13	53	0	0	0	1	1	1	0
14	48	0	0	1	1	1	0	0
15	48	1	0	0	1	1	1	1
16	47	0	0	0	1	1	1	0
17	71	0	0	0	1	0	1	0
18	67	0	0	0	1	0	1	0
19	43	1	0	0	1	0	1	1
20	37	0	0	0	1	0	1	0
21	36	0	0	0	1	0	0	0
22	36	0	0	0	1	0	0	0
23	36	1	0	1	1	0	0	0
24	36	0	0	1	1	0	0	1
25	33	0	0	0	1	1	0	0
26	31	0	0	0	1	1	0	0
27	31	0	0	0	1	0	0	0
28	31	0	0	0	1	0	1	1
29	30	0	0	0	1	0	0	0
30	29	0	0	0	1	0	0	0
31	28	1	0	0	1	0	0	0
32	27	1	0	0	1	0	0	0
33	23	0	0	0	2	0	1	0
34	22	0	0	0	2	0	0	0
35	21	0	0	0	2	1	0	0
36	58	0	0	0	2	1	0	0
37	57	0	0	0	2	0	0	0
38	55	0	0	0	2	1	0	0
39	55	0	0	0	2	1	1	0
40	55	0	0	0	2	1	1	0
41	55	1	0	0	2	1	0	1
42	54	0	0	0	2	1	1	0
43	54	0	0	0	2	0	1	0
44	47	0	0	0	2	0	0	1
45	47	0	0	0	2	0	0	0
46	47	1	0	0	2	1	0	0
47	72	1	0	0	2	0	1	1
48	67	1	0	0	2	1	1	1

编号	X_1	X_2	X_3	X_4	X_5	X_6	X_7	Y
49	66	0	0	0	2	1	0	0
50	38	0	1	1	2	0	1	0
51	29	0	1	0	2	0	1	0
52	28	0	1	1	2	0	1	0
53	27	1	1	1	3	0	1	0
54	20	0	1	0	3	1	0	0
55	51	1	1	1	3	1	1	1
56	51	1	1	1	3	0	1	0
57	48	0	1	1	3	0	1	0
58	48	0	1	1	3	0	1	0
59	57	1	1	0	3	1	0	1
60	75	0	1	0	3	1	1	1

对例 13-1 进行 Enter 法 Logistic 回归模型分析后，结果见表 13-4。

表 13-4　Logistic 回归模型的参数估计、Wald 检验和 OR 值估计

变量		回归系数	标准误	Wald χ^2 值	P	OR	OR 的 95%置信区间
年龄		0.059	0.032	3.431	0.064	1.061	(0.997, 1.129)
高血压家族史		2.130	0.879	5.874	0.015	8.417	(1.503, 47.133)
吸烟		0.221	1.050	0.044	0.833	1.248	(0.159, 9.763)
饮酒		−0.686	1.113	0.380	0.538	0.504	(0.057, 4.459)
	正常	—	—	6.195	0.045	—	—
体重指数	超重	0.858	0.979	0.768	0.381	2.359	(0.346, 16.083)
	肥胖	2.887	1.163	6.161	0.013	17.934	(1.835, 175.227)
体育锻炼		−0.239	0.878	0.074	0.786	0.788	(0.141, 4.399)
性格		0.105	0.846	0.015	0.901	1.111	(0.212, 5.828)
常数项		−5.538	1.752	9.993	0.002	0.004	—

每个回归系数进行 Wald 检验结果显示，只有 X_2 有统计学意义（$P<0.05$），可以认为高血压家族史对高血压有影响，其 OR 值为

$$OR = e^b = e^{2.130} = 8.417$$

OR 的 95%置信区间为 $e^{(b \pm Z_{\alpha/2}S_b)} = e^{2.130 \pm 1.96 \times 0.879}$，即为（1.503, 47.133）。

高血压家族史为高血压发生的危险因素，其中 OR 值及其 95%置信区间分别为 8.417、（1.503, 47.133），有高血压家族史可以增加患高血压的危险性。

13.3　Logistic 回归自变量的筛选

当所研究的自变量数目较多时，事先无法确定这些自变量都有统计学意义，要建立稳定和易于解释的 Logistic 回归模型，就必须对进入回归方程的自变量进行筛选。一般情况下，按照事先规定的检验水准，应尽可能将有统计学意义的自变量纳入模型中，无统计学意义的自变量排除在外，保证模型中的自变量均有统计学意义。

在 Logistic 回归中，自变量筛选方法有前进法（forward selection）、后退法（backward selection）和逐

笔记栏

步回归法(stepwise selection)三种，选择的原则与多重线性回归极为相似，但所用的检验统计量不是 F 统计量，而是似然比统计量、Wald 统计量或计分统计量。

筛选方法不同产生的模型可能不同，实际工作中可同时采用这些方法，然后根据专业的可解释性、模型的节约性和资料采集的方便性等，决定采用何种方法的计算结果。其中最常用的为似然比检验，Λ 表示似然比检验统计量，计算公式为

$$\Lambda = 2\ln(L'/L) = 2(\ln L' - \ln L) \tag{13-11}$$

式中，$\ln$ 为自然对数的符号，L 为方程中包含 m 个自变量的似然函数值，L' 为方程中包含原 m 个自变量的基础上再加上 1 个新自变量 X_j 后的似然函数值。在无效假设 H_0 条件下，统计量 Λ 服从自由度为 1 的 χ^2 分布。当 $\Lambda \geqslant \chi^2_{\alpha(1)}$ 时，则在 α 水平上拒绝无效假设，即认为 X_j 对回归方程的贡献具有统计学意义，应将 X_j 引入回归方程中；否则，不应加入。

13.4　Logistic 回归分析的注意事项

13.4.1　自变量的取值形式

Logistic 回归模型的自变量可以是无序分类变量、有序分类变量和数值变量。对于无序两分类变量可用 0、1 哑变量表示；对无序 K 分类变量常用 K–1 个哑变量来表示，哑变量赋值与多重线性回归相同；对有序分类变量，如果各等级间程度之差相同或相近可按等级变量赋值为 1、2、3、4 等，若各等级间程度之差相差较大可按无序多分类变量处理。数值变量的参数解释有时较困难，可结合专业将数值变量转换为定性变量，这样会使参数意义更明确。估计值的符号与应变量和自变量的赋值有关，在危险因子的解释时要注意。不同研究设计类型的 Logistic 回归分析结果，其解释有所不同，特别是病因学的探究时，应根据流行病学的病因学分析原则和相关专业知识，作出正确的解释。

13.4.2　样本含量

Logistic 回归分析的统计推断是以大样本为基础的，因此必须要有足够的样本含量。随着模型中自变量个数的增加，自变量各水平的交叉组合分类数呈几何级数增加，因此需要有足够的样本含量来保证参数估计的稳定性，否则会出现异常的参数估计值，很难对其进行解释。关于样本含量的确定，有一些计算公式和工具表可供参考。有一种经验方法认为，阳性结局发生率小于 0.5 时，二分类 Logistic 回归中，样本量应为阳性结局例数的 10 倍以上，以保证结果估计稳定。对于条件 Logistic 回归分析中，样本的匹配组数应为纳入方程中的自变量个数 p 的 20 倍以上。

13.4.3　变量选择

值得注意的是，在模型构建的过程中，如同线性回归，建立 Logistic 回归中最重要的也是正确建立模型，即如何正确选择模型变量、如何正确设立模型的函数形式。在自变量较多的情况下，可以使用逐步 Logistic 回归分析筛选自变量。重要的是所建立的 Logistic 回归模型能够结合相应专业知识和流行病学的意义，对所研究的问题作出解释。有时需要对模型中的自变量进行多次调整，分析者也可根据专业知识和经验将部分重要的自变量固定在模型中，对其他自变量进行筛选。选择模型变量的工作是一个细致的工作：首先检查每个自变量与应变量之间的关系，实际上，模型应该纳入所有理论上可以接受的自变量，通过各种不同的变量筛选方法(向前法、向后法、进入法、逐步法、最优子集法等)，筛选出可以很好预测应变量的候选自变量，同时考虑到交互作用，最后将有意义的变量纳入模型。

另外，不同的自变量及其组合的筛选效果可能会有差别，研究者应根据专业理论精心选择合理的自变量，正确分组及数量化，并多次对比选择最优模型，这是应用 Logistic 回归分析的一个重要环节。

笔记栏

13.4.4　条件 Logistic 回归

医学研究中，研究结果往往会受到混杂因素的影响，能否有效地控制混杂因素，直接影响研究结果的可靠性。在研究设计阶段，常用匹配的方法来控制混杂因素的影响。例如，在病例对照研究中，常把病例组和对照组的研究对象按照年龄、性别等重要的混杂因素为条件配对成匹配组。每个匹配组中有若干个病例和若干个对照，即 $N : M$ 配对研究（一般 N 为 1，M 不超过 3）。由于研究对象是经过匹配的，对这类资料进行分析时，可选用条件 Logistic 回归（conditional Logistic regression）。

以 $1 : M$ 的病例对照研究为例，建立条件 Logistic 回归模型。设有 n 个匹配组，每一组中有 1 个病例和 M 个对照。用 X_{itj} 表示第 i 组第 t 个观察对象的第 j 个研究因素的观察值。假定每个研究因素在不同匹配组中对反应变量的作用是相同的。对 n 个匹配组的资料，按独立事件的概率乘法原理可得模型的条件似然函数为

$$L = \prod_{i=1}^{n} \frac{1}{1 + \sum_{i=1}^{M} \exp\left[\sum_{j=1}^{m} \beta_j (X_{itj} - X_{ioj})\right]} \tag{13-12}$$

其中 $t = 1, 2, \cdots, M$ 表示对照，$t = 0$ 表示病例。此函数形式与非条件 Logistic 回归似然函数相似，不同点为没有截距 β_{i0}；其协变量的值为病例和对照相应的研究变量的差值。对条件似然函数 L 取自然对数后，可用 Newton-Raphson 迭代方法求得参数的估计值 $b_j (j = 1, 2, \cdots, m)$ 及其标准误 $SE(b_j)$。条件 Logistic 回归可通过调用 SAS 软件中的 Logistic 回归过程，并指明分层变量予以实现。SPSS 软件中未包含条件 Logistic 回归分析过程，因此需调用 Cox 回归模型实现，需要增加一个虚拟的时间变量，对照组的时间赋值为 2，病例组时间赋值为 1。篇幅所限，本书不展开介绍。

例 13-2　某医生按照年龄将 204 名女性配成 102 对，用 1 : 1 配对的病例对照研究方法研究乳腺癌发病的相关因素，现选取了 6 个可能的因素，各因素的变量及赋值说明见表 13-5，资料列于表 13-6。试作条件 Logistic 回归分析。

例 13-2 数据

表 13-5　乳腺癌的危险因素与赋值说明

因素	变量名	赋值说明
初潮年龄	X_1	12 岁以上 = 0，12 岁及以下 = 1
初产年龄	X_2	35 岁以下 = 0，35 岁及以上 = 1
流产次数	X_3	小于 3 次 = 0，3 次及以上 = 1
是否母乳喂养	X_4	是 = 1，否 = 0
是否有过乳腺良性疾病史	X_5	是 = 1，否 = 0
乳腺癌家族史	X_6	是 = 1，否 = 0
是否乳腺癌	Y	否 = 0，是 = 1

表 13-6　乳腺癌 1 : 1 配对病例对照调查资料整理表

配对组号	应变量 Y	X_1	X_2	X_3	X_4	X_5	X_6
1	1	1	1	0	1	1	0
1	0	0	1	0	0	0	1
2	1	1	1	1	1	1	0
2	0	0	0	0	0	0	1
⋮	⋮	⋮	⋮	⋮	⋮	⋮	⋮
102	1	1	1	1	1	0	1
102	0	0	0	0	0	1	0

笔记栏

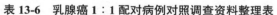

对上面 6 个影响因素采用逐步法作变量筛选，最终进入方程的影响因素分别为 X_2, X_3 和 X_6，结果见表 13-7。结果显示，进入模型的 3 个因素分别为初产年龄（X_2）、流产次数（X_3）和乳腺癌家族史（X_6），且均为乳腺癌发生的危险因素（OR>1）。

表 13-7　例 13-2 进入方程中的自变量及有关参数的估计值

选入变量	b	S_b	Wald χ^2	P	OR	OR95% CI 下限	OR95% CI 上限
X_2	0.806	0.224	12.921	<0.001	2.239	1.443	3.475
X_3	0.500	0.214	5.449	0.020	1.648	1.083	2.507
X_6	0.500	0.222	5.064	0.024	1.649	1.067	2.550

13.5　Logistic 回归的 SPSS 软件实现方法

13.5.1　建立 SPSS 数据文件

首先将定性变量进行赋值量化，如为二分类变量，则可赋值为 0 和 1，如吸烟（1：吸烟；0：不吸烟）、高血压（1：患病；0：未患病）；如为多分类变量资料，可依次赋值为 1, 2, 3, …，分析时以最高值或最低值为参照水平，产生哑变量，如自感疾病严重程度（1：不严重；2：一般；3：严重）。

如为连续变量，可以直接使用，也可以根据需要将其离散化，离散化时，如果连续变量与 logit P 呈线性关系，则可将其化为等级变量；如果连续变量与 logit P 不呈线性关系，则应先将其分组，然后转化为哑变量来进行分析。在对分析结果作解释时，一定要结合各指标的赋值形式。

根据以上原则建立 SPSS 数据文件。

13.5.2　SPSS 实现 Logistic 回归分析方法

利用 SPSS 26.0 探讨例 13-1 中 60 名社区居民高血压患病 Y 与 7 个自变量 $X_1, X_2, X_3, X_4, X_5, X_6, X_7$ 间的关系，实现的主要过程是：从菜单选择 Analyze→Regression→Binary Logistic…→Y 选入 Dependent→$X_1, …, X_7$ 选入 Covariates→Method→Enter→Categorical→Options 中选择 CI for exp（B）→Continue→OK。

分步可选择的过程如下。

（1）菜单中选择 Analyze→Regression→Binary Logistic…，弹出 Logistic Regression（Logistic 回归）主对话框（图 13-1）。

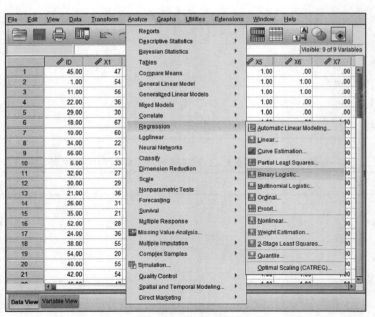

图 13-1　进入 Binary Logistic 操作路径

（2）在 Logistic Regression 窗口主对话框中，选择"高血压患病[Y]"作为应变量 Dependent（此处只能选入 1 个应变量，并且应为二分类变量），7 个自变量"$X_1 \sim X_7$"作为自变量 Covariates（此处可选入多个自变量，既可选入单个变量，也可选入交互变量），Method 选取 Enter（图 13-2）。

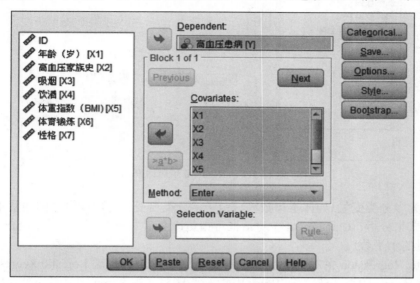

图 13-2　Logistic Regression 主对话框

SPSS 26.0 提供了 7 种筛选变量的方法：Enter（强行进入法，所有变量一次全部进入方程）、Forward：Conditional（向前法，基于条件参数似然比检验的结果剔除变量）、Forward：LR（向前法，基于偏最大似然比检验的结果剔除变量）、Forward：Wald（向前法，基于 Wald 统计量的结果剔除变量）、Backward：Conditional（后退法，基于条件参数似然比检验的结果剔除变量）、Backward：LR（后退法，基于偏最大似然比检验的结果剔除变量）、Backward：Wald（后退法，基于 Wald 统计量的结果剔除变量）。这里选择 Enter（强行进入法）进行建模（图 13-3）。

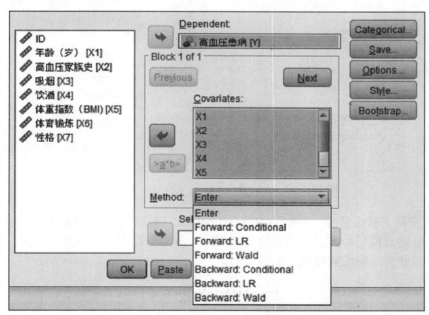

图 13-3　选取筛选变量的方法

（3）在 Logistic Regression 窗口主对话框单击 Categorical，会出现 Define Categorical Variables（定义多分类变量）对话框，如图 13-4 所示。在 Covariates 中单击体重指数 X5，选入 Categorical Covariates 对话框中，选择 First，单击 Change 按钮，再单击 Continue 按钮，返回 Logistic Regression 主对话框。

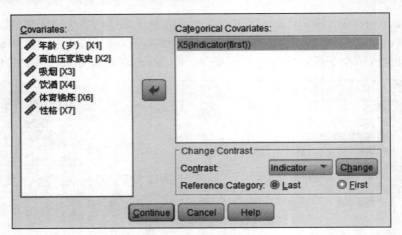

图 13-4　Categorical 子对话框

如果自变量为多分类变量(如体重指数等)，由于多分类自变量与应变量之间通常不存在线性关系，须用哑变量的方式来分析，Categorical 子对话框可指定该变量为分类变量，系统会自动产生 $K-1$ 个哑变量(K 为该变量的水平数)。

(4) 在 Logistic Regression 主对话框单击 Options 子对话框，会出现 Logistic Regression：Options 子对话框，选取 CI for exp(B)：95%，在 Entry 中输入"0.05"，在 Removal 中输入"0.10"(也是系统默认值，可根据实际问题调整大小)，其他可选取默认状况，单击 Continue 按钮，返回 Logistic Regression 主对话框，最后单击 OK 按钮(图 13-5)。

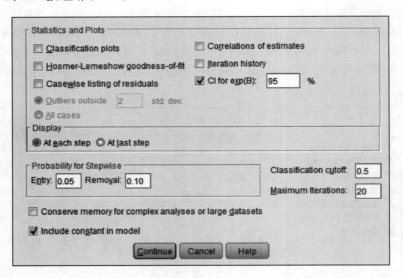

图 13-5　Logistic Regression：Options 子对话框

图 13-6 为应变量 Y 赋值情况。请注意：Binary Logistic 过程默认以应变量较大取值的概率 $P(Y=1)$，而不是以 $P(Y=0)$ 建立模型。因此，观察分析结果时，有必要检查一下该部分结果，以弄清应变量的赋值情况，确保对分析结果的解释是正确的。

Dependent Variable Encoding

Original Value	Internal Value
未患病	0
患病	1

图 13-6　应变量 Y 赋值

图 13-7 为体重指数的哑变量赋值情况。

Categorical Variables Codings

		Frequency	Parameter coding	
			（1）	（2）
体重指数（BMI）	正常	32	0.000	0.000
	超重	20	1.000	0.000
	肥胖	8	0.000	1.000

图 13-7　体重指数的哑变量赋值

模型拟合过程：首先给出的是模型不含任何自变量，而只有常数项（即无效模型）时的输出结果。图 13-8 为输出预测分类结果，可见当模型中不包含任何自变量时，所有观察对象皆被预测为未患病，总的预测准确率为 76.7%。

Classification Table[a, b]

			Predicted		
	Observed		高血压患病		Percentage Correct
			未患病	患病	
Step 0	高血压患病	未患病	46	0	100.0
		患病	14	0	0.0
	Overall Percentage				76.7

a. Constant is included in the model
b. The cut value is 0.500

图 13-8　预测分类结果

图 13-9 给出的是模型中各参数的检验结果，此处只有常数项，系数为 -1.190。

Variables in the Equation

		B	S.E.	Wald	df	Sig.	Exp（B）
Step 0	Constant	-1.190	0.305	15.189	1	0.000	0.304

图 13-9　模型中各参数的检验结果

图 13-10 输出结果反映的是如果将现有模型外的各个变量纳入模型，则整个模型的拟合优度改变是否有统计学意义。结果显示若将变量 X_1、X_2 引入模型，则模型改变有统计意义，而变量 $X_3 \sim X_7$ 的作用则无统计学意义。因此如果是手工筛选变量的话，下一步应考虑引入 X_1、X_2。

Variables not in the Equation

			Score	df	Sig.
Step 0	Variables	年龄（岁）	6.017	1	0.014
		高血压家族史	10.222	1	0.001
		吸烟	0.117	1	0.732
		饮酒	0.037	1	0.847
		体重指数（BMI）	15.454	2	0.000
		体重指数（BMI）（1）	0.047	1	0.829
		体重指数（BMI）（2）	13.774	1	0.000
		体育锻炼	1.418	1	0.234
		性格	0.219	1	0.640
	Overall Statistics		23.410	8	0.003

图 13-10　模型中各参数的检验结果

笔记栏

图 13-11 为自变量进入模型后对应变量的分类判别效果，对高血压的发病归属进行判别分类，以预测概率 0.5 为判别分界点，从预测分类表可以看出，预测准确率由 Block0 的 76.7% 上升到了 90.0%，说明新变量的引入对改善模型预测效果起到了作用。

Classification Table[a]

		Predicted		
Observed		高血压患病		Percentage Correct
		未患病	患病	
Step 1	高血压患病　未患病	45	1	97.8
	患病	5	9	64.3
	Overall Percentage			90.0

a. The cut value is 0.500

图 13-11　模型对应变量的分类判别效果交叉表

图 13-12 为模型参数估计及检验的结果，是 Logsitic 回归分析结果中最为重要的一个表格。包括最终引入模型的变量、偏回归系数（B）、偏回归系数的标准误（S.E.）、Wald 统计量（检验总体偏回归系数与 0 有无统计学意义）、自由度（df）、P 值（Sig.）、比值比 OR 值［Exp（B）、偏回归系数的反自然对数］及 OR 值的 95%CI。

Variables in the Equation

		B	S.E.	Wald	df	Sig.	Exp（B）	95% C I for EXP（B）	
								Lower	Upper
Step 1[a]	年龄（岁）	0.059	0.032	3.431	1	0.064	1.061	0.997	1.129
	高血压家族史	2.130	0.879	5.874	1	0.015	8.417	1.503	47.133
	吸烟	0.221	1.050	0.044	1	0.833	1.248	0.159	9.763
	饮酒	−0.686	1.113	0.380	1	0.538	0.504	0.057	4.459
	体重指数（BMI）			6.195	2	0.045			
	体重指数（BMI）(1)	0.858	0.979	0.768	1	0.381	2.359	0.346	16.083
	体重指数（BMI）(2)	2.887	1.163	6.161	1	0.013	17.934	1.835	175.227
	体育锻炼	−0.239	0.878	0.074	1	0.786	0.788	0.141	4.399
	性格	0.105	0.846	0.015	1	0.901	1.111	0.212	5.828
	Constant	−5.538	1.752	9.993	1	0.002	0.004		

a. Variable(s) entered on step 1：年龄（岁），高血压家族史，吸烟，饮酒，体重指数（BMI），体育锻炼，性格.

图 13-12　模型参数估计及检验的结果

由图 13-12 的结果可以看到，应用 Enter 法将全部变量强行一次性引入模型后，X_2（高血压家族史）、X_5（体重指数）经变量筛选后，结果有统计学意义。

前面提到过 SPSS 26.0 中提供了 7 种筛选变量的方法：本例采用的是 Enter 法，如果采用其他筛选变量的方法，结果会有怎样的变化呢？

如采用 Forward：Conditional 方法，实现的主要过程是：从菜单选择 Analyze→Regression→Binary Logistic…→ Y 选入 Dependent→$X_1 \cdots X_7$ 选入 Covariates→Method→Forward：Conditional→Categorical 中选入 X_5→Options 中选择 CI for exp（B）→Continue→OK。主要结果见图 13-13（其他结果与前相同，略）。

Categorical Variables Codings

		Frequency	Parameter coding	
			(1)	(2)
体重指数（BMI）	正常	32	0.000	0.000
	超重	20	1.000	0.000
	肥胖	8	0.000	1.000

图 13-13　分类变量的哑变量赋值情况

图 13-14 为现模型对应变量的分类判别效果，对高血压的发病归属进行判别分类，以预测概率 0.5 为判别分界点，从预测分类表可以看出，第一步引入 1 个自变量后预测准确度为 83.3%，第二步第 2 个自变量引入方程后预测准确率由 83.3%上升到了 85.0%，说明新变量的引入对改善模型预测效果起到了作用。

Classification Table[a]

Observed			Predicted		
			高血压患病		Percentage Correct
			未患病	患病	
Step 1	高血压患病	未患病	44	2	95.7
		患病	8	6	42.9
	Overall Percentage				83.3
Step 2	高血压患病	未患病	42	4	91.3
		患病	5	9	64.3
	Overall Percentage				85.0

a. The cut value is 0.500

图 13-14 模型对应变量的分类判别效果

由图 13-15 结果可以看到，应用 Forward：Conditional 法，经过两次变量筛选后，X_2（高血压家族史）、X_5（体重指数）被引入模型，结果具有统计学意义。

Variables in the Equation

		B	S.E.	Wald	df	Sig.	Exp（B）	95% C.I.for EXP（B）	
								Lower	Upper
Step 1[a]	体重指数（BMI）			10.962	2	0.004			
	体重指数（BMI）（1）	1.170	0.797	2.158	1	0.142	3.222	0.676	15.352
	体重指数（BMI）（2）	3.367	1.017	10.961	1	0.001	29.000	3.950	212.888
	Constant	−2.269	0.606	13.993	1	0.000	0.103		
Step 2[b]	高血压家族史	1.867	0.772	5.844	1	0.016	6.471	1.424	29.407
	体重指数（BMI）			8.415	2	0.015			
	体重指数（BMI）（1）	1.327	0.857	2.394	1	0.122	3.768	0.702	20.230
	体重指数（BMI）（2）	3.165	1.096	8.330	1	0.004	23.681	2.761	203.114
	Constant	−3.035	0.775	15.334	1	0.000	0.048		

a. Variable（s）entered on step 1：体重指数（BMI）

b. Variable（s）entered on step 2：高血压家族史

图 13-15 模型参数估计及检验的结果

结果显示，将各可能影响因素引入 Logistic 模型进行分析，经变量筛选，高血压家族史、体重指数具有统计学意义（$P<0.05$），且其 OR 值均大于 1，它们可能是高血压的危险因素，提示有高血压家族史的居民及老年居民更应该注意自身健康，以预防高血压的发生。

小　　结

1. Logistic 回归模型分析是多变量统计方法中的重要内容，根据设计类型和构建似然函数模型的不同，可分为非条件模型和条件模型两类。自变量 $X_1, X_2, \cdots, X_m$ 可以是定量变量，也可以是定性变量，结果变量应是定性变量。该方法可以筛选危险因素、校正混杂因素、预测与判别。

2. Logistic 回归模型的参数估计常采用最大似然法，求得 Logistic 回归方程后，仍需对回归方程和每个回归系数进行假设检验。回归方程的检验一般可用似然比检验、Wald 检验、计分检验等，回归系数的假设检验常用 Wald 检验。

笔记栏

3. 为使建立的 Logistic 回归模型更为准确可解释，需要对回归自变量进行筛选，根据自变量的作用大小来决定是否将其引入回归方程。

4. Logistic 回归模型的参数 β 和 OR 值有联系：当某自变量的回归系数 $\beta > 0$ 时，其 OR > 1，该因素为危险因素；当 $\beta < 0$ 时，其 OR < 1，该因素为保护因素；当 $\beta = 0$ 时，其 OR $= 1$，该因素对结果不起作用。

5. Logistic 回归分析结果报告应包括：①影响因素、相应的检验统计量及 P 值；②各影响因素的 Logistic 回归系数估计值(B)及其标准误(SE)；③各影响因素的标准化 Logistic 回归系数；④对应于各影响因素的 OR 值；⑤必要时也可列出 OR 值的 95% 置信区间。

练 习 题

第 13 章
练习题答案

一、思考题

1. Logistic 回归可以使用哪些类型的自变量？
2. Logistic 回归中若自变量是等级变量，应作何处理？
3. 用逐步回归法得到的回归方程是否最优？为什么？

二、最佳选择题

1. Logistic 回归分析适用于应变量为(　　)。
A. 分类资料　　　　　　　　　　　　B. 计量资料
C. 正态分布资料　　　　　　　　　　D. 一般资料
E. 定量资料

2. 在 Logistic 回归分析中，其他条件不变时，自变量"性别"赋值由 0，1 改变为 1，2，则关于"性别"变量的回归系数，下列说法正确的是(　　)。
A. 回归系数值保持不变　　　　　　　B. 回归系数值变为原来的 1/2
C. 回归系数值变为原来的 2 倍　　　　D. 回归系数值变为原来的 $e^{1/2}$ 倍
E. 回归系数变为原来的 e^2 倍

3. 关于 Logistic 回归分析方法的叙述，下列表述不恰当的是(　　)。
A. 应变量是有序或无序的分类变量
B. Logistic 回归模型是一种概率型回归模型
C. 建立的 Logistic 回归模型可用于判别分析
D. 如果某自变量的回归系数为负值，则其相应的 OR 值小于 1
E. Logistic 回归模型的自变量不能是数值变量，只能是有序和无序的分类变量

4. 1：1 配对病例对照研究宜选用的分析方法是(　　)。
A. 方差分析　　　　　　B. t 检验　　　　　　　　　C. 非条件 Logistic 回归
D. 条件 Logistic 回归　　E. χ^2 检验

5. 与 Logistic 回归模型的回归系数有关系的指标是(　　)。
A. 构成比　　B. 比值比　　C. 生存率　　　D. 相对危险度　　E. 发病率

三、分析计算题

从某妇产医院 2009 年分娩的 10284 例婴儿中随机抽取了 50 例巨大儿和 50 例正常体重儿的数据，并调查其母亲的相关资料，以寻找巨大儿发生的危险因素。调查资料包括母亲孕前体重、孕次和孕周。数据见表 13-8。试用非条件 Logistic 回归模型进行分析。

笔记栏

表 13-8　100 例孕妇的相关资料

编号	孕次 X_1	孕周 X_2	体重 X_3(kg)	巨大儿 Y	编号	孕次 X_1	孕周 X_2	体重 X_3(kg)	巨大儿 Y
1	1	38	42	0	46	2	40	65	0
2	1	38	48	0	47	2	40	77	0
3	1	38	49	0	48	3	40	61	0
4	2	38	39	0	49	1	41	62	0
5	1	39	41	0	50	1	41	66.5	0
6	1	39	45	0	51	3	39	49	1
7	1	39	47	0	52	2	40	49	1
8	1	39	50	0	53	3	40	48	1
9	2	39	46	0	54	3	40	50	1
10	2	39	49.5	0	55	1	38	57	1
11	1	40	47	0	56	1	38	60	1
12	1	40	50	0	57	2	38	59	1
13	3	40	44	0	58	3	38	60	1
14	1	38	54	0	59	1	39	52	1
15	1	38	60	0	60	1	39	55	1
16	1	38	51	0	61	1	39	58	1
17	1	38	54	0	62	2	39	58	1
18	1	38	54	0	63	2	39	60	1
19	1	38	54.5	0	64	3	39	52	1
20	1	38	60	0	65	2	39	55	1
21	2	38	53.5	0	66	3	39	60	1
22	2	38	56	0	67	1	40	52	1
23	2	38	60	0	68	1	40	53	1
24	3	38	55	0	69	1	40	56	1
25	1	39	51	0	70	1	40	58	1
26	1	39	52	0	71	2	40	53	1
27	1	39	53	0	72	2	40	55	1
28	1	39	54	0	73	2	40	60	1
29	1	39	55	0	74	3	40	55	1
30	1	39	55	0	75	2	40	58	1
31	1	39	55	0	76	1	41	57	1
32	1	39	55	0	77	1	41	58	1
33	1	39	56	0	78	2	41	57	1
34	2	39	52.5	0	79	2	41	60	1
35	2	39	55	0	80	2	38	66	1
36	1	40	51.5	0	81	1	38	69	1
37	3	40	53	0	82	1	38	70	1
38	3	40	54	0	83	2	38	62	1
39	3	40	58	0	84	3	38	70	1
40	3	40	58	0	85	3	38	64	1
41	1	38	62	0	86	2	38	66	1
42	1	38	62	0	87	1	39	63	1
43	1	39	74	0	88	3	39	65	1
44	1	39	65	0	89	2	39	68	1
45	2	40	62	0	90	1	40	63	1

笔记栏

编号	孕次 X_1	孕周 X_2	体重 X_3(kg)	巨大儿 Y	编号	孕次 X_1	孕周 X_2	体重 X_3(kg)	巨大儿 Y
91	1	40	64	1	96	2	40	71	1
92	1	40	68	1	97	2	40	63	1
93	1	40	70	1	98	3	40	70	1
94	2	40	70	1	99	1	41	79	1
95	2	40	71	1	100	2	41	72	1

四、案例辨析

　　某研究者研究影响妇女产前检查的可能因素时，调查分析了 6 项可能与产前检查率相关联的因素，然后以是否做产前检查为应变量 Y，以妇女年龄、妇女文化程度、丈夫文化程度、丈夫职业、家庭距乡卫生院距离、孕产期卫生知识等 6 个变量为自变量，用后退法进行多因素 Logistic 回归分析，表 13-9 是 Logistic 回归分析的结果，共有 6 个变量进入模型。研究者认为："由于各变量的量纲相同，可以由回归系数的绝对值大小直接判定，6 个变量与产前检查的关联强度由大到小依次为：孕产期卫生知识>妇女文化程度>妇女年龄>丈夫文化程度>丈夫职业>家庭距乡卫生院距离。"请分析，该结论是否合理？

表 13-9　影响产前检查的多因素 Logistic 回归分析结果

变量	赋值	回归系数	P	OR
妇女年龄	岁	0.622	0.089	1.862
妇女文化程度	初中以下 = 1；初中及以上 = 2	0.867	<0.001	2.379
丈夫文化程度	初中以下 = 1；初中及以上 = 2	0.383	<0.001	1.467
丈夫职业	农业 = 1；非农业 = 2	0.214	0.004	1.238
家庭距乡卫生院距离	≤20min = 1；>20min = 2	0.201	0.063	0.818
孕产期卫生知识	≤3 分 = 1；>3 分 = 2	1.200	<0.001	3.320

（孙　忠　王　媛）

分析计算题
数据

笔记栏

第 14 章　生存分析基本统计方法

上一章介绍的 Logistic 回归只考虑终点事件(terminal event)的出现与否，但在急性病或慢性病的动物实验研究、临床试验研究和流行病学研究中，有时除了考虑终点事件出现与否，还对观察对象到达终点事件所经历的时间长短感兴趣。生存分析(survival analysis)是将终点事件的出现与否和到达终点事件所经历的时间结合起来分析的一类统计方法。生存分析通常研究的终点事件为死亡，生存分析由此得名，现已成为现代统计学的一个重要分支。

本章主要介绍生存分析基本统计方法，包括生存分析基本概念、生存率估计的 Kaplan-Meier 法和寿命表法、生存曲线比较的 log-rank 检验及 SPSS 软件实现。

14.1　基　本　概　念

14.1.1　生存时间

生存时间(survival time，time to event)泛指从规定的观察起点到特定终点事件出现经历的时间长度。随机对照临床试验的观察起点通常是受试对象随机化入组的时间；观察性研究中，观察起点可以是发病时间、第一次确诊时间或接受正规治疗的时间等。终点事件可以是某种疾病的发生、某种处理(治疗)的反应、疾病的复发或死亡等，可以是单个事件或复合事件。例如，膀胱肿瘤患者从手术切除到死亡的时间；急性白血病患者从药物化疗到完全缓解或部分缓解的时间；乳腺增生症妇女经药物治疗，从阳性体征消失至首次复发的时间等。临床试验中常见的总生存时间(overall survival，OS)和无进展生存时间(progression-free survival，PFS)通常用于复合事件，前者一般指患者随机化分配治疗至任何原因导致死亡的时间；后者一般指患者随机化分配治疗至事先规定的疾病进展的时间，如肿瘤远处转移或继发性肿瘤或死亡时间。如果将终点事件统称为失效(failure)，生存时间又称为失效时间(failure time)。生存时间的度量单位可以是年、月、日、小时等。

随访研究中，某些观察对象如观察到了给定的终点事件，准确的生存时间称为生存时间的完全数据(complete data)。由于某种原因未能观察到给定的终点事件，并不知道确切的生存时间，称为生存时间的删失数据(censored data)。产生删失数据的原因大致有：①研究结束时尚未发生终点事件；②不完全随访，如失访、患者死于非研究疾病、由于产生严重药物反应而退出试验等。不论删失数据的产生原因如何，删失生存时间的计算均为规定的起点至删失点所经历的时间。常见的右删失(right censoring)表示准确的生存时间长于删失时间，常在其右上角标记"+"。本章所有方法均假定删失观测与非删失观测具有同样的风险发生终点事件，这种删失称为非信息性删失(uninformative censoring)，因为删失机制未告诉我们任何关于经历终点事件风险的信息。

生存资料的特点可概括为：①同时考虑生存结局和生存时间；②生存时间可能含有删失数据；③生存时间的分布和常见的统计分布有明显不同，如呈指数分布、Weibull 分布、对数正态分布、对数 Logistic 分布、Gamma 分布或更为复杂的分布，因此分析此类数据需要特殊的统计方法。

14.1.2　死亡概率与生存概率

某时段的死亡概率(probability of death)表示某时段开始时存活的个体，在该时段内死亡的可能性，如年死亡概率表示年初尚存人口在今后 1 年内死亡的可能性。

$$q = \frac{某年内死亡人数}{某年年初人口数} \tag{14-1}$$

某时段的生存概率(probability of survival)表示某时段开始时存活的个体，到该时段结束时仍存活的可能性，如年生存概率表示年初尚存人口存活满 1 年的可能性。

$$p = \frac{某年活满1年人数}{某年年初人口数} \tag{14-2}$$

若观察时段相同，则 $p = 1 - q$。

14.1.3　生存函数与风险函数

生存函数(survival function)或生存率(survival rate)指观察对象经历 t 个时段后仍存活的可能性，记为 $S(t)$，$0 \leqslant S(t) \leqslant 1$。如资料中无删失数据，直接法计算生存率的公式为

$$S(t) = P(T > t) = \frac{t时刻仍存活的例数}{观察总例数} \tag{14-3}$$

若含有删失数据，须分时段计算生存概率。假定观察对象在各个时段的生存事件独立，应用概率乘法定理将分时段的生存概率相乘得到生存率。

$$S(t_k) = P(T > t_k) = p_1 \cdot p_2 \cdots \cdot p_k = S(t_{k-1}) \cdot p_k \tag{14-4}$$

式中 p_i($i = 1, 2, \cdots, k$)为各分时段的生存概率，故生存率又称累积生存概率(cumulative probability of survival)。例如，终点事件为死亡，风险函数(hazard function)表示 t 时刻存活的个体在 t 时刻的瞬时死亡风险，即条件失效率(conditional failure rate)，记为 $h(t)$，描述了某个体的瞬时死亡风险随时间变化的情况。

$$h(t) = \lim_{\Delta t \to 0} \frac{P(t \leqslant T < t + \Delta t \mid T \geqslant t)}{\Delta t} \tag{14-5}$$

$h(t) = 0$ 意味着没有死亡风险，t 时刻 $S(t)$ 平坦；$h(t)$ 大意味着 $S(t)$ 快速下降，风险函数越大，生存函数下降越快。注意 $h(t)$ 是速率而不是概率，其取值范围为 0 至 $+\infty$。所有生存函数都具有单调非升的共同特征，其提供的信息有限。而风险函数可以是增函数、减函数、保持常量或者较复杂的函数，它比生存函数提供更多关于失效机制的信息，因此生存分析模型通常以 $h(t)$ 的形式给出，详见第 15 章。

14.1.4　生存曲线、风险曲线与中位生存期

以生存时间为横轴，生存率为纵轴，连接各个时间点所对应的生存率得到的曲线称为生存曲线(survival curve)；以生存时间为横轴，风险函数为纵轴的曲线称为风险曲线(hazard curve)。生存曲线是一条下降的曲线，分析时应注意曲线的高度和下降的坡度，曲线高、下降平缓表示高生存率或较长生存期，曲线低、下降陡峭表示低生存率或较短生存期。

中位生存期(median survival time)又称半数生存期，表示有 50% 的个体尚存活的时间，即生存曲线上纵轴 50% 所对应的生存时间。中位生存期越长，表示疾病的预后越好；反之，中位生存期越短，预后越差。估计中位生存期常用图解法或线性内插法，若删失的数据个数太多，超过一半，则无法估计中位生存期。处理这种情况的常用方法是计算生存时间超过给定时间长度(如 1 年、3 年或 5 年)的概率或者计算限于给定时间 L 的平均生存时间。

14.2　生存率估计

非参数法估计生存率主要有 Kaplan-Meier 法和寿命表法(life table method)，二者均应用定群寿命

表的基本原理，先求出各个时段的生存概率，然后根据概率乘法定理计算生存率。前者适用于仅含个体生存时间的大样本或小样本资料，后者适用于按生存时间区间分组的大样本资料。

14.2.1 Kaplan-Meier 法

Kaplan-Meier 法由 Kaplan 和 Meier 于 1958 年提出，又称 K-M 法或乘积极限法（product limit method）。"乘积"的含义：生存率等于生存概率的乘积；"极限"的含义：标准寿命表法中区间无限增多，并且除最后一个区间外所有时间区间长度都趋近于 0。

例 14-1 经药物诱导部分缓解或完全缓解的儿童急性白血病临床试验，42 例患者分别用安慰剂和 6-MP 治疗后的缓解时间见表 14-1，试估计两组患者生存率（实为缓解率）。

例 14-1 数据

表 14-1　安慰剂和 6-MP 治疗儿童急性白血病的缓解时间

组别	缓解时间（月）
安慰剂组	1，1，2，2，3，4，4，5，5，8，8，8，8，11，11，12，12，15，17，22，23
6-MP 组	6，6，6，6^+，7，9^+，10，10^+，11^+，13，16，17^+，19^+，20^+，22，23，25^+，32^+，32^+，34^+，35^+

以 6-MP 组为例，生存率计算见表 14-2，步骤如下。

（1）将生存时间 t_i 即缓解时间由小到大顺序排列，完全数据与删失数据相同者，删失数据排在完全数据的后面，见表 14-2 第（2）栏。

（2）列出时间区间 $[t_i，t_{i+1})$ 上的死亡数 d_i 和删失数 c_i，见表 14-2 第（3），（4）栏。

（3）计算恰在每一时刻 t_i 之前的生存人数（number at risk），即期初例数 n_i。计算时应减去小于 t_i 的死亡数和删失数，即 $n_i = n_{i-1} - d_{i-1} - c_{i-1}$。见表 14-2 第（5）栏。

（4）计算各时间区间上的死亡概率 $\hat{q}_i$ 和生存概率 $\hat{p}_i$，见表 14-2 第（6），（7）栏。

（5）按式（14-4）计算生存率 $\hat{S}(t_i)$，见表 14-2 第（8）栏。结果儿童急性白血病患者使用 6-MP 治疗 6 个月生存率（缓解率）为 85.71%，7 个月生存率（缓解率）为 80.67%，余类推。生存率在删失时间处不做变化，删失时间的影响只体现在期初例数的计算上。

表 14-2　6-MP 治疗组缓解率计算表

序号	时间（月）	死亡数	删失数	期初例数	死亡概率	生存概率	生存率（缓解率）	生存率标准误
i	t_i	d_i	c_i	n_i	$\hat{q}_i$	$\hat{p}_i$	$\hat{S}(t_i)$	$SE[\hat{S}(t_i)]$
(1)	(2)	(3)	(4)	(5)	(6)	(7)	(8)	(9)
1	6	3	1	21	3/21 = 0.1429	0.8571	0.8571	0.0641
2	7	1	1	17	1/17 = 0.0588	0.9412	0.8571×0.9412 = 0.8067	0.0857
3	10	1	2	15	1/15 = 0.0667	0.9333	0.8067×0.9333 = 0.7529	0.0929
4	13	1	0	12	1/12 = 0.0833	0.9167	0.7529×0.9167 = 0.6902	0.1068
5	16	1	0	11	1/11 = 0.0909	0.9091	0.6902×0.9091 = 0.6275	0.1079
6	22	1	0	7	1/7 = 0.1429	0.8571	0.6275×0.8571 = 0.5378	0.1060
7	23	1	5	6	1/6 = 0.1667	0.8333	0.5378×0.8333 = 0.4481	0.0986

Kaplan-Meier 法生存曲线为阶梯形曲线，当最后一个时点病例死亡时，曲线与横轴相交（如安慰剂组）。儿童急性白血病患者安慰剂组（计算表略）和 6-MP 组生存曲线见图 14-1（a），风险曲线见图 14-1（b），中位生存期分别为 8（月）和 23（月）。

笔记栏

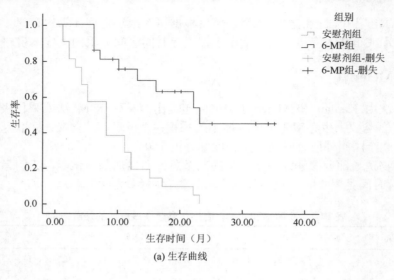

(a) 生存曲线

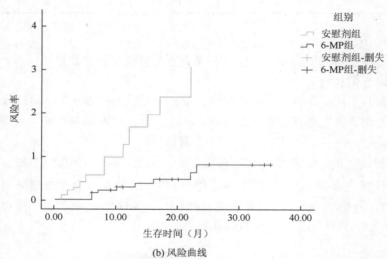

(b) 风险曲线

图 14-1　儿童急性白血病患者安慰剂组和 6-MP 组的生存曲线与风险曲线

14.2.2　寿命表法

某些队列研究，并不知道个体确定的死亡时间或删失时间，如肿瘤登记等大型监测系统，随访中某些个体死亡或删失发生在两次随访之间，寿命表法是分析分组生存资料的经典方法。

例 14-2　收集 374 名某恶性肿瘤患者随访资料，取时间区间均为 1 年，整理结果见表 14-3 中 (1)～(5) 栏，试估计各年生存率。

(1) 计算期初有效例数 n_i：假定退出的个体有一半的机会在该区间内面临死亡风险，则期初有效例数应为期初观察例数 n_i' 中减去 $c_i/2$，即 $n_i = n_i' - c_i/2$，见表 14-3 第 (6) 栏。

(2) 计算各时间区间上的死亡概率 $\hat{q}_i$ 和生存概率 $\hat{p}_i$：若无删失，q_i 的一个合理估计为 $\hat{q}_i = d_i/n_i'$；若该区间中有 c_i 个退出者，d_i/n_i' 将会低估 q_i，合理的调整是

$$\hat{q}_i = \frac{d_i}{n_i' - c_i/2} = \frac{d_i}{n_i}, \quad \hat{p}_i = 1 - \hat{q}_i \tag{14-6}$$

见表 14-3 第 (7) 和 (8) 栏。

(3) 按式 (14-4) 计算生存率 $\hat{S}(t_i)$，见表 14-3 第 (9) 栏。结果该恶性肿瘤患者 1 年生存率为 75.94%，2 年生存率为 55.62%，余类推。

例 14-2 数据

笔记栏

表 14-3　寿命表法估计生存率计算表

序号 i	确诊后年数 $t_i \sim$	期内死亡数 d_i	期内删失数 c_i	期初病例数 n_i'	期初有效例数 n_i	死亡概率 $\hat{q}_i$	生存概率 $\hat{p}_i$	生存率 $\hat{S}(t_i)$	生存率标准误 $SE[\hat{S}(t_i)]$
(1)	(2)	(3)	(4)	(5)	(6)	(7)	(8)	(9)	(10)
1	0～	90	0	374	374.0	90/374.0 = 0.2406	0.7594	0.7594	0.0221
2	1～	76	0	284	284.0	76/284.0 = 0.2676	0.7324	0.7594×0.7324 = 0.5562	0.0257
3	2～	51	0	208	208.0	51/208.0 = 0.2452	0.7548	0.5562×0.7548 = 0.4198	0.0255
4	3～	25	12	157	151.0	25/151.0 = 0.1656	0.8344	0.4198×0.8344 = 0.3503	0.0248
5	4～	20	5	120	117.5	20/117.5 = 0.1702	0.8298	0.3503×0.8298 = 0.2907	0.0239
6	5～	7	9	95	90.5	7/90.5 = 0.0773	0.9227	0.2907×0.9227 = 0.2682	0.0235
7	6～	4	9	79	74.5	4/74.5 = 0.0537	0.9463	0.2682×0.9463 = 0.2538	0.0233
8	7～	1	3	66	64.5	1/64.5 = 0.0155	0.9845	0.2538×0.9845 = 0.2499	0.0233
9	8～	3	5	62	59.5	3/59.5 = 0.0504	0.9496	0.2499×0.9496 = 0.2373	0.0232
10	9～10	2	5	54	51.5	2/51.5 = 0.0388	0.9612	0.2373×0.9612 = 0.2281	0.0232

注：生存时间长于 10 年者 47 例。

例 14-2 生存曲线和风险曲线分别见图 14-2（a）和图 14-2（b），可见确诊后 5 年内该恶性肿瘤对患者的死亡威胁较大。中位生存期为 2.4（年）。

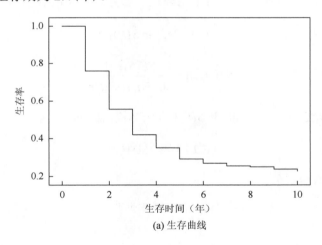

(a) 生存曲线

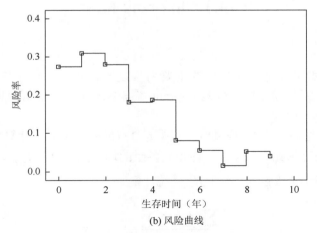

(b) 风险曲线

图 14-2　某恶性肿瘤生存曲线和风险曲线

笔记栏

14.2.3　生存率的区间估计

样本资料计算出的生存率 $\hat{S}(t_i)$ 是总体生存率的点估计值，可据此进行总体生存率的区间估计。Greenwood 生存率标准误近似计算公式为

$$SE[\hat{S}(t_i)] = \hat{S}(t_i)\sqrt{\sum_{t_j \leqslant t_i}\frac{d_j}{n_j(n_j - d_j)}} \tag{14-7}$$

没有删失数据时，生存率的点估计和标准误估计退化为二项分布的结果。大样本时，生存率近似地服从正态分布，总体生存率的 $(1-\alpha)$ 置信区间为

$$\hat{S}(t_i) \pm Z_{\alpha/2} \cdot SE[\hat{S}(t_i)] \tag{14-8}$$

式中，$Z_{\alpha/2}$ 为标准正态分布对应于 α 的双侧临界值，当 $\alpha = 0.05$ 时，$Z_{0.05/2} = 1.96$。表 14-2 中 $\hat{S}(t_4)$ 标准误

$$SE[\hat{S}(t_4)] = 0.6902 \times \sqrt{\frac{3}{21 \times (21-3)} + \frac{1}{17 \times (17-1)} + \frac{1}{15 \times (15-1)} + \frac{1}{12 \times (12-1)}} = 0.1068$$

则总体生存率 95% 置信区间为 $0.6902 \pm 1.96 \times 0.1068 = (0.4809, 0.8995)$。

当 $\hat{S}(t)$ 接近 0 或 1 时，由式（14-8）计算的置信区间可能会出现超出 [0, 1] 范围的不合理情况，这是因为 $\hat{S}(t)$ 接近 0 或 1 时为偏峰分布。对此可采用渐近正态分布对 $\hat{S}(t_i)$ 作变换：

$$\hat{v}(t_i) = \ln[-\ln \hat{S}(t_i)] \tag{14-9}$$

$$SE[\hat{v}(t_i)] = \frac{SE[\hat{S}(t_i)]}{|\ln \hat{S}(t_i)| \cdot \hat{S}(t_i)} \tag{14-10}$$

利用 $\hat{v}(t_i)$ 的近似正态性质，得到 $\ln[-\ln S(t_i)]$ 的 95% 置信区间：

$$\hat{v}(t_i) \pm 1.96 SE[\hat{v}(t_i)] \tag{14-11}$$

则 $S(t_i)$ 的 95% 置信区间为

$$\hat{S}(t_i)^{\exp\{\pm 1.96 SE[\hat{v}(t_i)]\}} \tag{14-12}$$

14.3　log-rank 检验

14.3.1　log-rank 检验

两条或多条生存曲线比较是生存分析的主要内容之一，实际工作中应用较多的非参数方法是 log-rank 检验。与第 9 章 χ^2 检验不同之处是 log-rank 检验能充分利用生存时间（包括删失数据），而且能对各组的生存曲线作整体比较。

log-rank 检验的基本思想：当 H_0 成立时，根据 t_i 时点的死亡率，可计算出 t_i 时点上各组的理论死亡数；将所有时点各组的理论死亡数累加，便得到各组的理论死亡总数 T_g；将理论死亡总数和各组的实际死亡总数作比较，就形成 log-rank 检验的 χ^2 统计量。

$$\chi^2 = \frac{\left[\sum(d_{gi} - T_{gi})\right]^2}{V_g}, \quad \nu = k-1 \tag{14-13}$$

式中，V_g 为第 g 组理论数 T_g 的方差估计，$V_g = \sum \dfrac{n_{gi}}{n_i}\left(1 - \dfrac{n_{gi}}{n_i}\right)\left(\dfrac{n_i - d_i}{n_i - 1}\right)d_i$，$k$ 表示组数。χ^2 近似服从自由度为 $(k-1)$ 的 χ^2 分布。可按相应自由度查 χ^2 界值表，得到 P 值，做出推断结论。

例 14-3 数据

例 14-3　试比较例 14-1 儿童急性白血病患者安慰剂组和 6-MP 组的总体生存曲线是否有差别。

H_0：$S_1(t) = S_2(t)$，两总体生存曲线相同

H_1：$S_1(t) \neq S_2(t)$，两总体生存曲线不同

$\alpha = 0.05$

（1）将两组资料统一按生存时间 (t_i) 由小到大排序，见表 14-4 第（1）栏。注意：排序时删失数据的处理同前。

（2）分别列出各组在时间 t_i 上的死亡数 d_{gi} 和期初例数 n_{gi}，见表 14-4 第（2），（3）及（6），（7）栏。两组合计的死亡数 d_i 和期初例数 n_i 见表 14-4 第（10），（11）栏。

表 14-4　安慰剂组与 6-MP 组生存曲线比较的 log-rank 检验计算表

时间（月）	安慰剂组				6-MP 组				合计	
t_i	d_{1i}	n_{1i}	$T_{1i} = n_{1i}d_i/n_i$	V_{1i}	d_{2i}	n_{2i}	$T_{2i} = n_{2i}d_i/n_i$	V_{2i}	d_i	n_i
(1)	(2)	(3)	(4)	(5)	(6)	(7)	(8)	(9)	(10)	(11)
1	2	21	1.0000	0.4878	0	21	1.0000	0.4878	2	42
2	2	19	0.9500	0.4860	0	21	1.0500	0.4860	2	40
3	1	17	0.4474	0.2472	0	21	0.5526	0.2472	1	38
4	2	16	0.8649	0.4772	0	21	1.1351	0.4772	2	37
5	2	14	0.8000	0.4659	0	21	1.2000	0.4659	2	35
6	0	12	1.0909	0.6508	3	21	1.9091	0.6508	3	33
7	0	12	0.4138	0.2426	1	17	0.5862	0.2426	1	29
8	4	12	1.7143	0.8707	0	16	2.2857	0.8707	4	28
10	0	8	0.3478	0.2268	1	15	0.6522	0.2268	1	23
11	2	8	0.7619	0.4481	0	13	1.2381	0.4481	2	21
12	2	6	0.6667	0.4183	0	12	1.3333	0.4183	2	18
13	0	4	0.2500	0.1875	1	12	0.7500	0.1875	1	16
15	1	4	0.2667	0.1956	0	11	0.7333	0.1956	1	15
16	0	3	0.2143	0.1684	1	11	0.7857	0.1684	1	14
17	1	3	0.2308	0.1775	0	10	0.7692	0.1775	1	13
22	1	2	0.4444	0.3025	1	7	1.5556	0.3025	2	9
23	1	1	0.2857	0.2041	1	6	1.7143	0.2041	2	7
合计	21	—	10.7496	6.2570	9	—	19.2504	6.2570	30	—

（3）计算各组在时间 t_i 上的理论死亡数 T_{gi}，计算公式同第 9 章理论频数的计算。

$$T_{gi} = \frac{n_{gi}d_i}{n_i} \tag{14-14}$$

各时间 t_i 上都对应一个四格表，以第一个时间 1 月为例，四格表如表 14-5 所示。安慰剂组理论死亡数 = (21×2)/42 = 1；6-MP 组理论死亡数 = (21×2)/42 = 1。各组在时间 t_i 上的理论死亡数计算结果见表 14-4 第（4），（8）栏。

笔记栏

表 14-5　理论死亡数计算表（以第一个时间 1 月为例）

组别	死亡数	未死亡数	合计
安慰剂组	2	19	21
6-MP 组	0	21	21
合计	2	40	42

（4）计算各组的实际死亡总数与理论死亡总数。安慰剂组实际死亡数 $A_1 = 21$，理论死亡数 $T_1 = 10.7496$；6-MP 组 $A_2 = 9$，$T_2 = 19.2504$。$A_1 + A_2 = T_1 + T_2 = 30$，可用来核对计算。方差估计 V_{gi} 见表 14-4 第（5）栏和第（9）栏，两栏合计处 $V_1 = V_2 = 6.2570$。

（5）代入式（14-13）计算 χ^2 统计量。

$$\chi^2 = \frac{(21 - 10.7496)^2}{6.2570} = \frac{(9 - 19.2504)^2}{6.2570} = 16.793$$

按 $\nu = 1$ 查 χ^2 界值表得，$P < 0.005$，按 $\alpha = 0.05$ 水准，拒绝 H_0，接受 H_1，可认为两组缓解率不同，6-MP 组的缓解率高于安慰剂组。

14.3.2　应用注意事项

（1）如果时间区间足够小，使得每个区间死亡数 $d_k \leqslant 1$，则对 H_0 的检验仅依赖于死亡出现的位次，而不依赖于死亡出现的时间。因此 log-rank 统计量是一个基于秩（位次）的检验统计量，log-rank 检验也由此得名。

（2）log-rank 检验属单因素分析方法，应用条件是除比较因素外，影响生存率的各混杂因素组间需要均衡可比。log-rank 检验的分层分析只限于一个分层变量，并且必须是分类变量，不适用于混杂因素较多或混杂因素为连续变量的情形。

（3）log-rank 检验用于生存曲线的比较，若比较两组某时间点处的生存率，如 2 年生存率或 3 年生存率，可按两个率比较的正态近似法计算：

$$Z = \frac{\hat{S}_1(t) - \hat{S}_2(t)}{\sqrt{\mathrm{SE}^2[\hat{S}_1(t)] + \mathrm{SE}^2[\hat{S}_2(t)]}} \tag{14-15}$$

如比较多个时间点处生存率，检验水准应取 Bonferroni 校正，即 $\alpha' = \alpha / k$，其中 k 为比较的次数，以保证总的第一类错误概率不超过 α。

（4）多组生存率比较时，若分组变量是等级变量，如肿瘤分期为 Ⅰ 期、Ⅱ 期、Ⅲ 期，或连续变量等级化分组，如年龄（岁）<30，30～，40～，≥50，在 log-rank 检验组间生存率差异有统计学意义后，还可作趋势检验（trend test），分析生存率是否有随分组等级变化而变化的趋势。

（5）组间生存曲线比较还可以采用 Breslow 检验，实际上 Breslow 检验与 log-rank 检验 χ^2 统计量计算公式可以统一为

$$\chi^2 = \frac{\left[\sum w_i (d_{gi} - T_{gi})\right]^2}{V_g} \tag{14-16}$$

式中，w_i 为权重，Breslow 检验取 $w_i = n_i$，log-rank 检验可看作 $w_i = 1$。n_i 通常逐渐减小，所以 Breslow 检验赋予组间死亡的近期差别较大的权重，即对近期差异敏感；而 log-rank 检验赋予组间死亡的远期差别较大的权重，即对远期差异敏感；当比较的两总体生存曲线呈比例时，检验效能最大。例 14-3 采用 Breslow 检验，$\chi^2 = 13.458$，结论同 log-rank 检验。

14.4　SPSS 软件实现生存分析基本统计方法

14.4.1　Kaplan-Meier 法生存率估计的 SPSS 软件实现方法

例 14-1 资料的 SPSS 软件实现方法如下。

1. SPSS 数据文件格式　　将分组变量命名为"group"，时间变量命名为"time"，状态变量命名为"status"。

2. SPSS 软件实现方法

（1）单击 Analyze 菜单中的 Survival 子菜单，选择 Kaplan-Meier…项，系统弹出 Kaplan-Meier 对话框（图 14-3，图 14-4）。

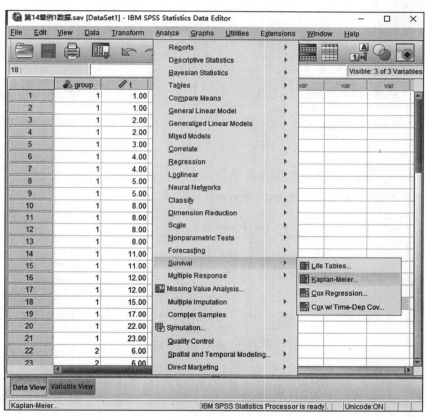

图 14-3　Analyze→Survival→Kaplan-Meier 操作

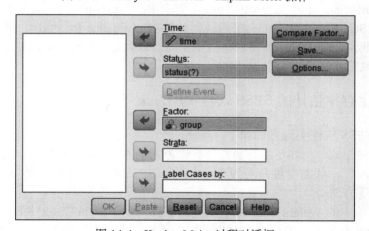

图 14-4　Kaplan-Meier 过程对话框

笔记栏

（2）单击时间变量"time"进入 Time 框内，单击变量"status（?）"进入 Status 框，将 Define Event…
框点开，Single value 框内填入"1"（图 14-5），单击变量"group"进入 Factor 框；单击右上角的 Options…
按钮，弹出 Options 子对话框，在 Statistics 下选择 Survival table（s）和 Mean and median survival、Plots
选项下的 Survival 和 Hazard 选项（图 14-6），单击 Continue 返回主对话框，单击 OK 按钮。

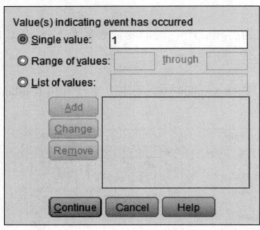
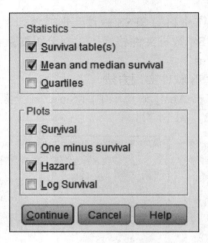

图 14-5　Define Event 子对话框　　　　　　　　　图 14-6　Options 子对话框

3. 输出结果

（1）Case Processing Summary：包括所在组别（group）、每组总例数（Total N）、死亡数（N of Events）、
删失数（Censored N）和删失百分比（Censored Percent）（图 14-7）。

Case Processing Summary

group	Total N	N of Events	Censored	
			N	Percent
1	21	21	0	0.0%
2	21	9	12	57.1%
Overall	42	30	12	28.6%

图 14-7　例数汇总结果

（2）Survival Table：包括组别（group）、生存时间（Time）、生存结局（Status）、生存率（Cumulative
Proportion Surviving at the Time Estimate）、标准误（Std. Error）、累积死亡数（N of Cumulative Events）和
期初例数−1（N of Remaining Cases）（图 14-8）。

（3）Means and Medians for Survival Time：包括组别（group）、平均生存时间（Mean）估计值
（Estimate）、标准误（Std. Error）及其 95% 置信区间（95% Confidence Interval）、中位生存期（Median）估
计值（Estimate）、标准误（Std. Error）及其 95% 置信区间（95% Confidence Interval）（图 14-9）。

（4）生存曲线和风险曲线输出结果见图 14-1。

14.4.2　寿命表法生存率估计的 SPSS 软件实现方法

例 14-2 资料的 SPSS 软件实现方法如下。

1. SPSS 数据文件格式　　由于数据资料为频数方式录入，所以在分析前指定频数变量为"freq"，
时间变量命名为"time"，状态变量命名为"status"，SPSS 数据文件格式见图 14-10。

2. SPSS 软件实现方法

（1）单击 Data 菜单下的 Weight Cases…子菜单，在弹出的 Weight Cases 菜单下将"freq"变量调入
第二行 Weight cases by 命令下的方框中，单击 OK 关闭对话框（图 14-11）。

Survival Table

group		Time	Status	Cumulative Proportion Surviving at the Time		N of Cumulative Events	N of Remaining Cases
				Estimate	Std. Error		
1	1	1.000	1	.	.	1	20
	2	1.000	1	0.905	0.064	2	19
	3	2.000	1	.	.	3	18
	4	2.000	1	0.810	0.086	4	17
	5	3.000	1	0.762	0.093	5	16
	6	4.000	1	.	.	6	15
	7	4.000	1	0.667	0.103	7	14
	8	5.000	1	.	.	8	13
	9	5.000	1	0.571	0.108	9	12
	10	8.000	1	.	.	10	11
	11	8.000	1	.	.	11	10
	12	8.000	1	.	.	12	9
	13	8.000	1	0.381	0.106	13	8
	14	11.000	1	.	.	14	7
	15	11.000	1	0.286	0.099	15	6
	16	12.000	1	.	.	16	5
	17	12.000	1	0.190	0.086	17	4
	18	15.000	1	0.143	0.076	18	3
	19	17.000	1	0.095	0.064	19	2
	20	22.000	1	0.048	0.046	20	1
	21	23.000	1	0.000	0.000	21	0
2	1	6.000	1	.	.	1	20
	2	6.000	1	.	.	2	19
	3	6.000	1	0.857	0.076	3	18
	4	6.000	0	.	.	3	17
	5	7.000	1	0.807	0.087	4	16
	6	9.000	0	.	.	4	15
	7	10.000	1	0.753	0.096	5	14
	8	10.000	0	.	.	5	13
	9	11.000	0	.	.	5	12
	10	13.000	1	0.690	0.107	6	11
	11	16.000	1	0.627	0.114	7	10
	12	17.000	0	.	.	7	9
	13	19.000	0	.	.	7	8
	14	20.000	0	.	.	7	7
	15	22.000	1	0.538	0.128	8	6
	16	23.000	1	0.448	0.135	9	5
	17	25.000	0	.	.	9	4
	18	32.000	0	.	.	9	3
	19	32.000	0	.	.	9	2
	20	34.000	0	.	.	9	1
	21	35.000	0	.	.	9	0

图 14-8　数据资料生存表结果

Means and Medians for Survival Time

group	Mean[a]				Median			
	Estimate	Std. Error	95% Confidence Interval		Estimate	Std. Error	95% Confidence Interval	
			Lower Bound	Upper Bound			Lower Bound	Upper Bound
1	8.667	1.411	5.900	11.433	8.000	1.669	4.729	11.271
2	23.287	2.827	17.746	28.829	23.000	5.255	12.699	33.301
Overall	15.339	1.860	11.693	18.985	12.000	1.717	8.636	15.364

a. Estimation is limited to the largest survival time if it is censored.

图 14-9　生存时间的均数和中位数

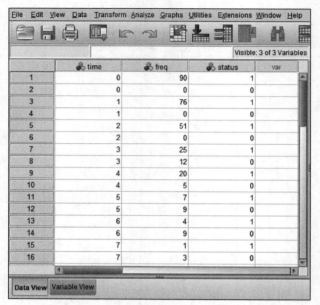

图 14-10　寿命表法生存率估计的数据库（频数录入）

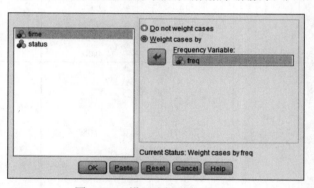

图 14-11　设置和调用权重变量

　　(2)单击 Analyze 菜单下的 Survival 子菜单，选择 Life Tables…选项，系统弹出 Life Tables 对话框（图 14-12）。

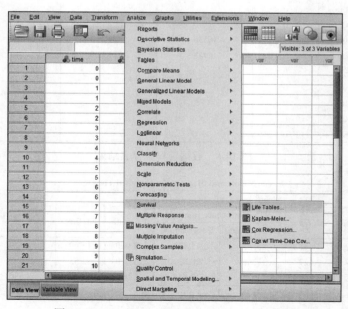

图 14-12　Analyze→Survival→Life Tables 操作

笔记栏

（3）单击时间变量"time"进入 Time 框内，同时 Display Time Intervals 定义时间区间从 0 到 10 年，区间间隔为 1 年，分别输入 10 和 1（图 14-13）；单击变量"status（1）"进入 Status 框，将 Define Event 框点开，Single value 框内填入"1"；单击右上角的 Options…按钮，弹出 Options 子对话框，选择 Plot 选项下的 Survival 和 Hazard 选项（图 14-14），单击 Continue 返回主对话框，单击 OK 按钮。

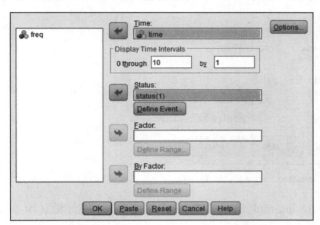

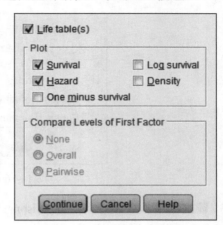

图 14-13　Life Tables 对话框　　　　　图 14-14　Options 子对话框

3. 输出结果

（1）Life Table：包括各生存时间区间起点（Interval Start Time）、期初例数（Number Entering Interval）、删失数（Number Withdrawing during Interval）、期初有效例数（Number Exposed to Risk）、死亡数（Number of Terminal Events）、条件死亡概率（Proportion Terminating）、条件生存概率（Proportion Surviving）、区间终点处生存率（Cumulative Proportion Surviving at End of Interval）、生存率标准误（Std. Error of Cumulative Proportion Surviving at End of Interval）、概率密度函数（Probability Density）、概率密度函数标准误（Std. Error of Probability Density）、风险率（Hazard Rate）和风险率标准误（Std. Error of Hazard Rate），表下方注明中位生存期（图 14-15）。

Life Table[a]

Interval Start Time	Number Entering Interval	Number Withdrawing during Interval	Number Exposed to Risk	Number of Terminal Events	Proportion Terminating	Proportion Surviving	Cumulative Proportion Surviving at the End of Interval	Std. Error of Cumulative Proportion Surviving at End of Interval	Probability Density	Std. Error of Probability Density	Hazard Rate	Std. Error of Hazard Rate
0	374	0	374.000	90	0.24	0.76	0.76	0.02	0.241	0.022	0.27	0.03
1	284	0	284.000	76	0.27	0.73	0.56	0.03	0.203	0.021	0.31	0.04
2	208	0	208.000	51	0.25	0.75	0.42	0.03	0.136	0.018	0.28	0.04
3	157	12	151.000	25	0.17	0.83	0.35	0.02	0.070	0.013	0.18	0.04
4	120	5	117.500	20	0.17	0.83	0.29	0.02	0.060	0.013	0.19	0.04
5	95	9	90.500	7	0.08	0.92	0.27	0.02	0.022	0.008	0.08	0.03
6	79	9	74.500	4	0.05	0.95	0.25	0.02	0.014	0.007	0.06	0.03
7	66	3	64.500	1	0.02	0.98	0.25	0.02	0.004	0.004	0.02	0.02
8	62	5	59.500	3	0.05	0.95	0.24	0.02	0.013	0.007	0.05	0.03
9	54	5	51.500	2	0.04	0.96	0.23	0.02	0.009	0.006	0.04	0.03
10	47	47	23.500	0	0.00	1.00	0.23	0.02	0.000	0.000	0.00	0.00

a. The median survival time is 2.41

图 14-15　寿命表法计算生存率输出结果

（2）生存曲线和风险曲线见图 14-2。

14.4.3　log-rank 检验的 SPSS 软件实现方法

例 14-3 两组生存率比较的 log-rank 检验 SPSS 软件实现方法如下。

1. SPSS 数据文件格式　　同 14.4.1，分组变量命名为"group"，时间变量命名为"time"，状态变量命名为"status"。

2. SPSS 软件实现方法　同 14.4.1，单击 Analyze 菜单下的 Survival 子菜单，完成操作，见图 14-3～图 14-6。

在此基础上，接着单击 Compare Factor 按钮，选择 log-rank 选项和 Breslow 选项（图 14-16），单击 Continue 返回主对话框；单击 OK 按钮。

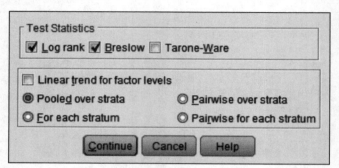

图 14-16　Compare Factor levels 对话框

3. 输出结果　Overall Comparisons：包括 log-rank 检验和 Breslow 检验的 χ^2 统计量（Chi-Square）、自由度（df）及其 P 值（Sig.）（图 14-17）。

Overall Comparisons

	Chi-Square	df	Sig.
Log rank (Mantel-Cox)	16.793	1	0.000
Breslow (Generalized Wilcoxon)	13.458	1	0.000

Test of equality of survival distributions for the different levels of group.

图 14-17　log-rank 检验的输出结果

小　结

1. 生存分析是将终点事件的出现与否和到达终点事件所经历的时间结合起来分析的一类统计方法，其主要特点就是考虑了每个观察对象到达终点事件所经历的时间长短。终点事件不限于死亡，可以是疾病的发生、一种处理（治疗）的反应、疾病的复发等。生存分析可用于生存曲线估计、生存曲线比较和影响因素分析。

2. 基于一组生存资料估计生存曲线的非参数方法有 Kaplan-Meier 法和寿命表法：Kaplan-Meier 法适用于小样本或大样本未分组资料，寿命表法适用于观察例数较多的分组情形，两者均利用概率乘法定理计算生存率；寿命表法不同于 Kaplan-Meier 法之处是时间区间由研究者决定而不是基于观察到的生存时间。

3. log-rank 检验是比较两条或多条生存曲线的非参数方法，由于该检验能对各组的生存曲线作整体比较，实际工作中应用较多。

4. 不同分析目的所采用的生存分析方法及其 SPSS 生存分析过程见表 14-6。

表 14-6　常用生存分析方法及其 SPSS 过程分类

分析目的	单因素分析方法及 SPSS 过程	多因素分析方法及 SPSS 过程
生存率估计	Kaplan-Meier 法（Kaplan-Meier 过程） 寿命表法（life tables 过程）	Cox 比例风险回归模型 （Cox regression 过程）
生存率比较	log-rank 检验（Kaplan-Meier 过程）	Cox 比例风险回归模型 （Cox regression 过程）
影响因素分析	log-rank 检验（Kaplan-Meier 过程）	Cox 比例风险回归模型 （Cox regression 过程）

笔记栏

<h1 style="text-align:center">练 习 题</h1>

一、思考题

1. 生存资料的特点是什么？一份完整的生存资料应包括哪些内容？基本要求有哪些？
2. 生存分析在医学研究领域的用途有哪些？

二、最佳选择题

1. 下列有关生存时间的定义中正确的是（   ）。
A. 流行病学研究中，从开始接触某危险因素至某病发病所经历的时间
B. 乳腺增生症妇女治疗后阳性体征消失至首次复发的时间
C. 肺癌患者从手术治疗开始到死亡的时间
D. 急性白血病患者从治疗开始到缓解的时间
E. 以上均正确

2. 观察一组急性白血病患者的治疗效果，终点事件是缓解（完全缓解或部分缓解），则删失定义为（   ）。
A. 缓解　　　　　　B. 未缓解　　　　　C. 失访　　　　　D. 死亡　　　　　E. B、C、D 均是

3. 下列有关生存率估计的描述中不正确的是（   ）。
A. 乘积极限法即 Kaplan-Meier 法
B. 乘积极限法适用于小样本资料
C. 寿命表法适用于大样本资料
D. 乘积极限法是一种参数方法
E. 乘积极限法和寿命表法均利用概率乘法定理来计算生存率

4. 关于生存曲线，正确的描述是（   ）。
A. 生存曲线高且下降平缓，表示预后较好
B. 生存曲线是一条下降的或上升的曲线
C. 生存率等于生存概率
D. 生存曲线横坐标中点为中位生存期
E. 中位生存期即随访对象生存时间的算术平均数

5. 下列有关 log-rank 检验的描述中不正确的是（   ）。
A. log-rank 检验是各组生存率的整体比较
B. log-rank 检验是各组生存率某个时间点的比较
C. log-rank 检验近似法较精确法保守
D. log-rank 检验中，各组实际死亡数之和必等于理论死亡数之和
E. log-rank 检验的自由度为（组数-1）

三、分析计算题

1. 某医师收集 20 例脑瘤患者甲、乙两种疗法治疗的生存时间如表 14-7。

表 14-7　脑瘤患者两种疗法治疗的生存时间

组别	生存时间(周)
甲疗法	5，7^+，13，13，23，30，30^+，38，42，42，45^+
乙疗法	1，3，3，7，10，15，15，23，30

分析计算题1
数据
笔记栏

分析计算题2
数据

第14章
练习题答案

（1）试估计两组患者生存率。

（2）比较两组生存率是否有差别。

2. 表 14-8 资料是对 949 名卵巢癌患者的随访结果，时间区间均为 5 年。试估计生存率。

表 14-8　卵巢癌患者的随访结果

诊断后年数	期内死亡数	期内删失数
0～	731	18
5～	52	16
10～	14	75
15～	10	33

（余红梅　杨兴华）

笔记栏

第 15 章　Cox 比例风险回归分析

第 14 章主要介绍生存资料的统计描述和单因素统计推断方法，本章介绍生存资料的多因素统计分析方法。常用的生存资料的多因素分析方法为 Cox 比例风险回归分析，简称 Cox 回归，它由英国生物统计学家 D. R. Cox 于 1972 年首次提出，在医学和临床研究中应用广泛，与多重线性回归、Logistic 回归并称为常用的三类多因素回归分析方法。

15.1　Cox 回归的数据结构及应用条件

Cox 比例风险回归(Cox's proportional hazards regression)是生存资料的多因素分析方法中最常用的回归模型，是研究生存结局变量(时间与结局，time-to-event)与诸多影响因素之间关系的多变量分析方法。

15.1.1　数据结构

Cox 回归数据结构与多重线性回归分析、Logistic 回归分析类似，均是一个研究对象的数据占一行，研究对象的每个观测指标或变量各占一列，所不同的是 Cox 回归分析的应变量数据为 2 个(占 2 列)，一列为连续的时间变量 T，另一列为二分类的结局变量 Y($Y=1$，出现终点事件或者结局；$Y=0$，删失数据，未出现终点事件)。

假设生存资料中，观测 n 个研究对象，p 个影响因素(自变量)，数据结构如表 15-1 所示。

表 15-1　Cox 回归分析的数据结构

编号	X_1	X_2	…	X_p	T(时间)	Y(结局)
1	a_{11}	a_{12}	…	a_{1p}	t_1	y_1
2	a_{21}	a_{22}	…	a_{2p}	t_2	y_2
⋮	⋮	⋮		⋮	⋮	⋮
n	a_{n1}	a_{n2}	…	a_{np}	t_n	y_n

其中，T 表示各研究对象的生存时间，为连续定量数据，$Y(y_1, y_2, \cdots, y_n)$ 表示结局(编码为 0 或 1，1 为出现结局，0 为删失数据)。$X_1, X_2, \cdots, X_p$ 为自变量，自变量可以是连续型变量，如年龄(岁)，变量值为具体的年龄数值；自变量也可以是二分类变量，变量赋值 0 和 1，或者 1 和 2 均可，如性别(男性 = 1，女性 = 2)；自变量亦可以是无序多分类变量，录入数据时，各分类可分别赋值为 1，2，3，4 等，但数据分析时，应注意必须将无序分类变量转换设置为哑变量进行统计分析。例如，民族(汉族、维吾尔族、哈萨克族、其他少数民族)，可以分别赋值为 1，2，3 和 4 录入数据，但在数据分析时，则需设置为 3 个哑变量进行回归分析；自变量还可以是有序分类变量，录入数据时，按照等级或者程度顺序赋值，如贫血状况(正常、轻度贫血、中度贫血、重度贫血等)，分别赋值为 0，1，2，3 等。

15.1.2　应用条件

Cox 回归用于生存数据的多因素分析，主要用于随访研究资料，它可以分析诸多影响因素，发现与生存结局有统计学关联的主要因素；可以控制混杂因素，分析研究因素与结局的关联；也可以分析因素间的交互作用与结局的关系。

Cox 回归的应用条件为：

(1)数据必须来自随机样本，各观察对象之间相互独立。

笔记栏

（2）随访时间足够长，多数研究对象（50%以上）随访到结局发生。

（3）应变量为连续的生存时间与二分类的生存结局；自变量可以为连续、二分类、多分类或者有序分类变量。

（4）等比例风险：称为比例风险（proportional hazards，PH）假定，即各危险因素或自变量的作用不随时间变化而变化。例如，糖尿病患者有家族史者死亡的风险是无家族史的 1.5 倍，观测多年风险比均应为 1.5，不随时间而变化。

15.1.3 Cox 回归应用实例

例 15-1 数据

例 15-1 研究随访 576 例原发性肺癌患者，随访时间自 2010 年 1 月至 2020 年 12 月，从肺癌患者手术治疗后开始随访至因肿瘤死亡，患者失访、退出或者终止情况均归为删失数据。收集患者的预后相关因素包括：确诊年龄、性别、临床分期、病理诊断类型、TNM 分期等，各因素赋值见表 15-2，数据见表 15-3。试分析原发性肺癌患者的预后相关影响因素。

表 15-2 原发性肺癌患者预后相关影响因素赋值表

因素	变量名	赋值说明
患者编号	Num	
确诊年龄	Age	45 岁以下 = 1，45～59 岁 = 2，60～74 岁 = 3，75 岁及以上 = 4
性别	Gender	男 = 1，女 = 2
临床分期	Clin_Stage	临床 Ⅰ 期 = 1，临床 Ⅱ 期 = 2，临床 Ⅳ 期 = 3，临床 Ⅴ 期 = 4
病理诊断类型	Type	鳞癌 = 1，腺癌 = 2，上皮肿瘤 = 3
原发肿瘤 T 分期	T_stage	T0 或 T1 = 1，T2 = 2，T3 = 3，T4 = 4
淋巴结转移 N 分期	N_stage	Nx 或 N0 = 1，N1 = 2，N2 = 3，N3 = 4
远处转移 M 分期	M_stage	M0 = 0，M1 = 1
随访时间（月）	Surv_time	连续变量
随访结局	Surv_output	删失 = 0，死亡 = 1

表 15-3 576 例原发性肺癌随访资料

Num	Age	Gender	Clin_Stage	Type	T_stage	N_stage	M_stage	Surv_time	Surv_output
1	2	1	3	1	3	4	0	14.37	1
2	2	1	3	1	1	1	0	0.93	1
3	3	1	4	2	1	4	1	40.53	0
4	4	1	4	2	3	2	1	2.60	1
5	3	1	3	1	3	1	0	15.37	1
⋮	⋮	⋮	⋮	⋮	⋮	⋮	⋮	⋮	⋮
572	3	2	4	2	3	1	1	2.07	1
573	4	1	4	2	2	1	1	11.90	1
574	2	2	1	2	1	4	0	75.92	1
575	3	1	4	3	3	2	1	0.77	0
576	2	2	3	2	2	2	1	6.23	1

实例为观察性研究，随访肺癌患者手术后的预后情况，起点事件为手术，终点事件为患者是否死亡，以月为时间观测单位。肿瘤患者死亡风险可能与年龄、性别、临床分期、病理类型、TNM 分期等多个因素相关，患者的 TNM 分期参见肺癌临床定义，原发肿瘤 T 分期越高，肿瘤直径越大；区域淋巴结 N 分期为 N0 期时无淋巴结转移，N1～N3 分期越高淋巴结转移范围越高；远处转移 M 分期为 M0 期时无远处转移，M1 期为有远处转移。生存数据的多因素分析可考虑 Cox 回归。

15.2　Cox 回归模型的参数估计及假设检验

15.2.1　Cox 回归模型的一般形式

Cox 回归模型一般表达为 t 时刻的风险函数 $h(t)$ 如何由诸多自变量 $(X_1, X_2, \cdots, X_p)$ 决定或者解释，连接函数为指数函数，模型表达式为

$$h(t, X) = h_0(t) \exp(\beta_1 X_1 + \beta_2 X_2 + \cdots + \beta_p X_p) \tag{15-1}$$

$h_0(t)$ 为基线风险函数，表示当所有自变量均取值为 0 时，t 时刻的风险。β_i $(i = 1, 2, \cdots, p)$ 表示自变量 X_i 的偏回归系数。$\exp()$ 表示以自然数 e 为底的指数函数，函数表示式为各自变量 X_i 线性组合，与各自变量有关，而与时间 t 无关。$h_0(t)$ 与自变量无关，它是关于时刻 t 的函数，其表达式可以未知或者不确定，但不影响模型中各回归参数的估计和解释，因此，Cox 回归模型也称为半参数模型。

基于队列研究的随访资料，若收集到生存时间数据，需要进行生存分析，对于风险函数进行多因素研究，Cox 回归模型是常用的统计方法。Cox 回归模型之所以常用的原因：① $\exp(\beta_1 X_1 + \beta_2 X_2 + \cdots + \beta_p X_p)$ 采用指数函数连接理论上保证风险函数值始终大于 0；② $h_0(t)$ 未知时，仍能估计和解释偏回归系数 β_i；③Cox 回归模型具有稳健性，模型的估计结果与模拟已知的参数模型结果非常相近；④风险比（hazard ratio，HR）解释与流行病学中的相对危险度（RR）相类似；⑤相比 Logistic 回归模型，Cox 回归的优势是可以利用删失数据信息分析生存时间资料。

风险比（HR）为两个不同个体的风险函数之比。假设一个体的自变量取值为 $X^* = (X_1^*, X_2^*, \cdots, X_p^*)$，另一个体的自变量取值为 $X = (X_1, X_2, \cdots, X_p)$，则时刻 t 时，两者的风险比 HR 表达为

$$\mathrm{HR} = \frac{h(t, X^*)}{h(t, X)} = \frac{h_0(t) \exp(\beta_1 X_1^* + \beta_2 X_2^* + \cdots + \beta_p X_p^*)}{h_0(t) \exp(\beta_1 X_1 + \beta_2 X_2 + \cdots + \beta_p X_p)}$$
$$= \exp[\beta_1(X_1^* - X_1) + \beta_2(X_2^* - X_2) + \cdots + \beta_p(X_p^* - X_p)] \tag{15-2}$$

假设以疾病死亡为结局，HR 为患者死亡风险比，影响因素或自变量只有一个 X_1，X_1 为是否暴露某因素（暴露 = 1，非暴露 = 0），则存在此暴露因素的个体与不存在此暴露因素个体的风险比 $\mathrm{HR} = \exp \beta_1$。当 $\beta_1 > 0$ 时，$\mathrm{HR} > 1$，该暴露因素为死亡结局的危险因素；当 $\beta_1 = 0$ 时，$\mathrm{HR} = 1$，该暴露因素与结局无关联；当 $\beta_1 < 0$ 时，$\mathrm{HR} < 1$，该暴露因素为保护因素。由此可见，当只有一个二分类取值为 0 和 1 的自变量 X_i 时，

$$\mathrm{HR} = \exp \beta_i, \quad \beta_i = \ln(\mathrm{HR})$$

推而广之，对于任一个自变量 X_i，其回归系数 β_i 的流行病学意义是：其他自变量保持不变时，自变量 X_i 每改变一个观测单位所得的风险比的自然对数值。

例如，采用 SPSS 软件对例 15-1 的数据进行 Cox 回归分析，临床分期的回归系数为 0.472，风险比为 $\mathrm{HR} = \exp(0.472) = 1.603$，可解释为其他自变量保持不变时，临床分期每增加 1 个等级，肺癌患者的死亡风险增加 60.3%，即临床分期越高，死亡风险越大；M 分期的回归系数为 0.433，风险比为 $\mathrm{HR} = \exp(0.433) = 1.541$，可解释为有远处转移的患者死亡风险是无远处转移者的 1.541 倍，有远处转移的患者死亡风险增高。

15.2.2　Cox 回归的参数估计和假设检验

Cox 回归的参数估计，采用与 Logistic 回归类似的最大似然估计。最大似然函数 $L(\beta)$ 的构建：构造 n 个观测个体的条件似然函数的乘积，使其达到最大，通过求 β_i 的偏导，从而得到各回归系数的估计值 b_i。常用的方法是 Newton-Raphson 迭代法。

笔记栏

推断回归系数 b_i 是否有统计学意义，还需进行假设检验。常用的假设检验方法有似然比检验和 Wald 检验等。Wald χ^2 检验统计量计算式如下

$$\chi^2 = \left(\frac{b_i}{S_{b_i}}\right)^2, \quad \nu = 1 \tag{15-3}$$

式中 S_{b_i} 为回归系数的标准误。回归系数的置信区间采用正态近似法估计，95% 置信区间为 $b_i \pm 1.96 S_{b_i}$，风险比 HR 的 95% 置信区间为 $\exp(b_i \pm 1.96 S_{b_i})$。

例 15-1 数据采用 SPSS 软件进行 Cox 回归分析，变量筛选采用逐步前进法，$\alpha_{进入} = 0.05$，$\alpha_{排除} = 0.10$，结果如表 15-4 所示。临床分期（Clin_Stage）的回归系数的假设检验，Wald $\chi^2 = (0.472 / 0.100)^2 = 22.256$，$P<0.001$，关联有统计学意义，风险比 HR $= e^{0.472} = 1.603$，95% 置信区间为 HR $= e^{0.472 \pm 1.96 \times 0.100}$，即 HR 的 95% 置信区间为（1.318，1.950）。临床分期增高，患者死亡风险增加。

表 15-4　Cox 回归模型的参数估计、Wald 检验和 HR 值估计

变量		回归系数	标准误	Wald χ^2 值	P 值	HR	HR 95% 置信区间
年龄		0.140	0.069	4.060	0.044	1.150	1.004 ~ 1.318
临床分期		0.472	0.100	22.256	<0.001	1.603	1.318 ~ 1.950
病理类型	鳞癌（参照）			28.768	<0.001		
	腺癌	−0.515	0.124	17.329	<0.001	0.597	0.469 ~ 0.761
	上皮肿瘤	0.081	0.139	0.337	0.562	1.084	0.825 ~ 1.425
T 分期		0.140	0.052	7.073	0.008	1.150	1.037 ~ 1.274
M 分期		0.433	0.174	6.157	0.013	1.541	1.095 ~ 2.169

肺癌患者的死亡风险与确诊时年龄、临床分期、病理诊断类型、T 分期以 M 分期存在统计学关联（P 值均<0.05）。年龄越大、临床分期越高、肿瘤直径越大、有远处转移者，死亡风险增加，腺癌相比鳞癌患者死亡风险降低，上皮肿瘤相比鳞癌患者，死亡风险关联无统计学意义。

15.3　Cox 回归分析的注意事项

15.3.1　等比例风险的前提假定

Cox 回归模型的前提假定为等比例风险（PH）假定，各自变量对 t 时刻风险函数的效应不随时间变化而变化，即 $h(t, X) / h_0(t)$ 与时间 t 无关，如式 15-4 所示。满足等比例风险假定，可采用 Cox 回归分析模型，否则，需采用时间依赖的生存分析模型。

$$\frac{h(t, X)}{h_0(t)} = \exp(\beta_1 X_1 + \beta_2 X_2 + \cdots + \beta_p X_p) \tag{15-4}$$

判定比例风险的前提假定常用的方法为：①绘制各危险因素相应水平或分组的生存曲线应该不交叉；②将各因素与生存时间相乘的交互项纳入 Cox 回归模型，其回归系数若无统计学意义，提示此因素的效应与时间无关。

15.3.2　Cox 回归与 Logistic 回归的区别

Cox 回归与 Logistic 回归的自变量赋值、变量筛选、建模步骤、参数估计与假设检验、交互作用分析等基本相同，两类模型的主要区别为模型的一般形式、应变量要求、回归系数的流行病学解释、应用条件及应用的情形不同，如表 15-5 所示。实际研究中，对于随访数据如果不考虑生存时间，结局为二分类时，可以采用 Logistic 回归；或者随访时间固定或一样，如患者均随访 2 年，2 年内死亡或生存，其多因素分析可采用 Logistic 回归。

表 15-5　Cox 回归与 Logistic 回归的区别

区别	Cox 回归	Logistic 回归
模型一般形式	$h(t) = h_0(t)\exp\left(\sum \beta X\right)$	$\mathrm{logit}(P) = \sum \beta X$
应变量	连续生存时间与二分类生存结局	二分类或多分类应变量
回归系数解释	回归系数解释与 HR 有关	回归系数解释与 OR 有关
应用条件	生存数据；等比例风险	服从二项或多项分布
应用情形	队列研究或者随访研究	横断面研究、病例对照研究、队列研究 或者随访研究(不考虑生存时间)

15.4　SPSS 软件实现 Cox 回归分析方法

以 15-1 为例说明 SPSS 软件如何实现 Cox 回归分析方法。

1. 建立 SPSS 数据文件　　数据录入格式如表 15-3 所示，变量赋值方法：确诊年龄：1＝45 岁以下，2＝45～59 岁，3＝60～74 岁，4＝75 岁及以上。性别：1＝男，2＝女。临床分期：1＝临床 I 期，2＝临床 II 期，3＝临床IV期，4＝临床 V 期。病理诊断类型：1＝鳞癌，2＝腺癌，3＝上皮肿瘤。原发肿瘤 T 分期：1＝T0 或 T1，2＝T2，3＝T3，4＝T4。淋巴结转移 N 分期：1＝Nx 或 N0，2＝N1，3＝N2，4＝N3。远处转移 M 分期：0＝M0，1＝M1。随访结局 0＝删失，1＝死亡。数据录入的数据视窗和变量视窗如图 15-1 和图 15-2 所示。

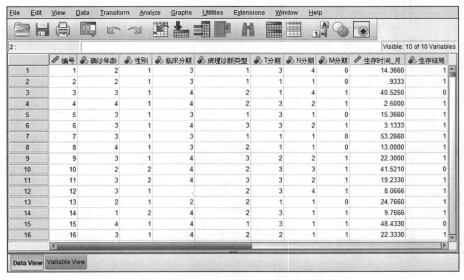

图 15-1　例 15-1 数据文件的变量视窗显示

图 15-2　例 15-1 数据文件的数据视窗显示

2. SPSS 实现 Cox 回归分析方法

（1）Analyze→Survival→Cox Regression…，进入 Cox 回归分析模型（图 15-3）。

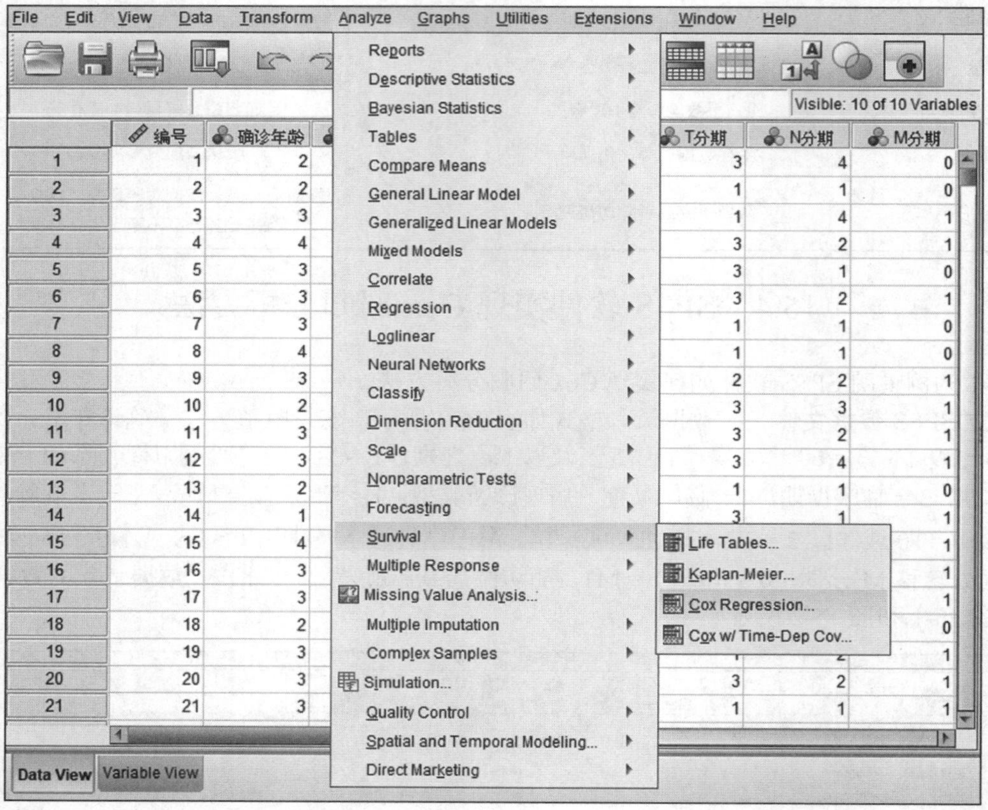

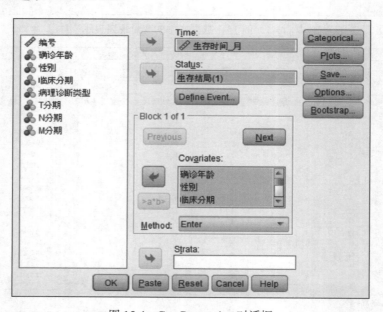

图 15-3　进入 Cox Regression 分析模型

（2）在 Cox Regression 窗口（图 15-4）中，选择生存时间作为 Time，生存结局为 Status，Define Event…
中定义 Single value 为 1，将确诊年龄、性别、临床分期、病理诊断类型、T 分期、N 分期和 M 分期作
为 Covariate，Method 选取 Forward LR。

图 15-4　Cox Regression 对话框

（3）单击 Categorical 会出现 Cox Regression：Define Categorical Covariates 窗口（图 15-5），将 Covariates 中的性别和病理诊断类型选入 Categorical Covariates，选择 Change Contrast 中的 First，单击 Change，再单击 Continue 按钮。回到 Cox Regression 窗口。

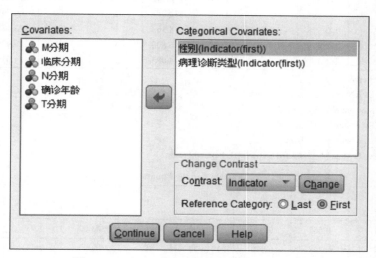

图 15-5　Cox Regression：Categorical 对话框

（4）单击 Options 会出现 Cox Regression：Options 窗口（图 15-6），勾选 Model Statistics 下的 CI for exp（B）95%，单击 Continue 按钮。回到 Cox Regression 窗口，单击 OK 按钮即可。

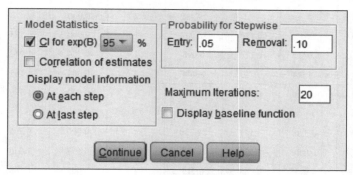

图 15-6　Cox Regression：Options 对话框

3. 主要输出结果　　图 15-7 显示拟合的五个模型结果，应看最后一步 step5 的结果，确诊年龄（age）的回归系数为 0.140，$P = 0.044$，临床分期（Clin_stage）的回归系数为 0.472，$P<0.001$，病理诊断类型（type）（1）的回归系数为 -0.515，$P<0.001$，T 分期（T_stage）回归系数为 0.140，$P = 0.008$，M 分期（M_stage）回归系数为 0.433，$P = 0.013$，均有统计学意义；病理诊断类型（2）的回归系数为 0.081，$P = 0.562$，无统计学意义。确诊年龄对应的 HR 为 1.150，95%置信区间为（1.004，1.318）；临床分期对应的 HR 为 1.603，95%置信区间为（1.318，1.950）；病理诊断类型（1）对应的 HR 为 0.597，95%置信区间为（0.469，0.761）；病理诊断类型（2）对应的 HR 为 1.084，95%置信区间为（0.825，1.425）；T 分期对应的 HR 为 1.150，95%置信区间为（1.037，1.274）；M 分期对应的 HR 为 1.541，95%置信区间为（1.095，2.169）。Cox 回归模型为

$$h(t, X) = h_0(t)\exp(0.140 \times age + 0.472 \times Clin\_stage - 0.515 \times type(1) + 0.081 \times type(2)$$
$$+ 0.140 \times T\_stage + 0.433 \times M\_stage)$$

4. 结论　　肺癌患者的预后受确诊年龄、临床分期、病理诊断类型、T 分期及 M 分期的影响。年龄越大、临床分期越高、肿瘤直径越大、有远处转移者，死亡风险越高，腺癌相比鳞癌患者死亡风险降低，上皮肿瘤相比鳞癌患者死亡风险无统计学意义。

笔记栏

Omnibus Tests of Model Coefficients[f]

Step	−2 Log Likelihood	Overall (score)			Change From Previous Step			Change From Previous Block		
		Chi-square	df	Sig.	Chi-square	df	Sig.	Chi-square	df	Sig.
1[a]	4529.166	110.363	1	0.000	132.711	1	0.000	132.711	1	0.000
2[b]	4497.109	135.598	3	0.000	32.057	2	0.000	164.768	3	0.000
3[c]	4488.747	143.978	4	0.000	8.362	1	0.004	173.131	4	0.000
4[d]	4481.947	160.479	5	0.000	6.800	1	0.009	179.930	5	0.000
5[e]	4477.862	165.140	6	0.000	4.085	1	0.043	184.016	6	0.000

a. Variable(s) Entered at Step Number 1：临床分期

b. Variable(s) Entered at Step Number 2：病理诊断类型

c. Variable(s) Entered at Step Number 3：T 分期

d. Variable(s) Entered at Step Number 4：M 分期

e. Variable(s) Entered at Step Number 5：确诊年龄

f. Beginning Block Number 1. Method = Forward Stepwise (Likelihood Ratio)

Variables in the Equation

		B	SE	Wald	df	Sig.	Exp(B)	95.0% CI for Exp(B)	
								Lower	Upper
Step 1	临床分期	0.662	0.066	100.000	1	0.000	1.939	1.703	2.208
Step 2	临床分期	0.708	0.070	101.937	1	0.000	2.031	1.770	2.330
	病理诊断类型			32.260	2	0.000			
	病理诊断类型(1)	−0.532	0.120	19.713	1	0.000	0.588	0.465	0.743
	病理诊断类型(2)	0.070	0.138	0.254	1	0.615	1.072	0.818	1.406
Step 3	临床分期	0.664	0.072	83.943	1	0.000	1.943	1.686	2.240
	病理诊断类型			29.412	2	0.000			
	病理诊断类型(1)	−0.522	0.120	18.973	1	0.000	0.594	0.469	0.751
	病理诊断类型(2)	0.043	0.138	0.098	1	0.754	1.044	0.796	1.370
	T 分期	0.152	0.053	8.404	1	0.004	1.165	1.051	1.291
Step 4	临床分期	0.467	0.100	21.920	1	0.000	1.596	1.312	1.940
	病理诊断类型			34.460	2	0.000			
	病理诊断类型(1)	−0.570	0.121	22.330	1	0.000	0.565	0.446	0.716
	病理诊断类型(2)	0.055	0.139	0.155	1	0.693	1.056	0.805	1.386
	T 分期	138	0.053	6.915	1	0.009	1.148	1.036	1.273
	M 分期	451	0.174	6.758	1	0.009	1.570	1.117	2.207
Step 5	确诊年龄	0.140	0.069	4.060	1	0.044	1.150	1.004	1.318
	临床分期	0.472	0.100	22.256	1	0.000	1.603	1.318	1.950
	病理诊断类型			28.768	2	0.000			
	病理诊断类型(1)	−0.515	0.124	17.329	1	0.000	0.597	0.469	0.761
	病理诊断类型(2)	0.081	0.139	0.337	1	0.562	1.084	0.825	1.425
	T 分期	0.140	0.052	7.073	1	0.008	1.150	1.037	1.274
	M 分期	0.433	0.174	6.157	1	0.013	1.541	1.095	2.169

图 15-7　Cox 回归主要输出结果

小　结

1. Cox 回归分析方法是常用的生存资料多因素分析方法之一，在生存分析研究中，可用于筛选危险因素、控制混杂因素、分析交互作用、进行预测和控制等。

2. Cox 回归模型一般形式为 $h(t, X) = h_0(t)\exp(\beta_1 X_1 + \beta_2 X_2 + \cdots + \beta_p X_p)$，基线风险函数 $h_0(t)$ 可以未知或不确定，Cox 回归模型也称为半参数回归模型。

3. Cox 回归系数 β_i 的解释为：其他自变量保持不变时，自变量 X_i 每改变 1 个观测单位，得到的风险比的自然对数值。

4. Cox 回归分析模型的基本假定为等比例风险，风险比为常数，即个体的风险不随时间变化而变化。

练 习 题

一、思考题

1. 多重线性回归分析、Logistic 回归分析和 Cox 回归分析有何区别？
2. 如何解释 Cox 回归模型中回归系数的含义？
3. Cox 回归模型的前提假定是什么？如何判断是否满足前提假定？

二、最佳选择题

1. Cox 回归的基线风险函数（　　）。
A. 等于一个常数　　　　　B. 服从正态分布　　　　　C. 服从指数分布
D. 一般情况下未知　　　　E. 与生存时间长短密切相关

2. Cox 回归模型要求数据满足的前提假定为（　　）。
A. 风险比为常数　　　　　B. 应变量为二项分类数据　　　C. 各自变量均为分类变量
D. 自变量服从正态分布　　E. 删失数据不能超过 20%

3. Cox 回归模型要求两个不同个体在时刻 t 的风险函数之比（　　）。
A. 随时间增加而增加
B. 随时间增加而减少
C. 开始随时间增加而增加，后来随时间增加而减少
D. 视具体而定
E. 不随时间改变

4. 多重线性回归、Logistic 回归和 Cox 回归分析均可用于（　　）。
A. 预测自变量　　　　　　B. 预测自变量取某值时应变量 Y 的概率
C. 预测风险函数　　　　　D. 筛选影响因素与控制混杂因素　　　E. 克服多重共线性

5. 某种疾病受吸烟（X_1）和饮酒（X_2）的影响，其中，$X_1 = 0$ 为不吸烟，$X_1 = 1$ 为吸烟；$X_2 = 0$ 为不饮酒，$X_2 = 1$ 为饮酒。现建立 Cox 回归模型，吸烟（X_1）和饮酒（X_2）的回归系数分别为 $\beta_1 = 0.870$，$\beta_2 = 0.510$。则既吸烟又饮酒的发病风险是既不吸烟又不饮酒的几倍？（　　）
A. 0.870　　　B. 0.510　　　C. $e^{0.870}$　　　D. $e^{0.510}$　　　E. $e^{(0.870+0.510)}$

三、分析计算题

某研究者收集 30 例膀胱肿瘤患者手术后的随访资料，数据见表 15-6 所示，其中 id 为患者编号，age 为患者手术时的年龄，grade 为肿瘤分期（1，2，3 分别表示分期），size 为肿瘤大小（0 表示<3cm，1 表示>3cm），relapse 表示手术前是否复发（0 = 无复发，1 = 复发），start 为手术后开始随访的时间，end 为随访终止时间，t 为患者生存时间，status 为患者的结局（1 = 死亡，0 = 删失），试对膀胱肿瘤患者生存情况的影响因素进行 Cox 回归分析。

分析计算题
数据

笔记栏

表 15-6　30 例膀胱肿瘤患者手术后的随访资料

id	age	grade	size	relapse	start	end	t	status
1	62	1	0	0	02/10/1996	12/30/2000	59	0
2	64	1	0	0	03/05/1996	08/12/2000	53	1

续表

id	age	grade	size	relapse	start	end	t	status
3	52	2	0	1	04/09/1996	12/03/1999	44	0
4	60	1	0	0	06/06/1996	10/27/2000	53	0
5	59	2	1	0	07/20/1996	06/21/1998	23	1
6	59	1	1	1	08/19/1996	09/10/1999	37	1
7	63	1	1	0	09/16/1996	10/20/2000	49	1
8	62	1	0	0	09/20/1996	09/18/1999	36	1
9	50	1	1	0	09/26/1996	03/22/1999	30	1
10	26	1	1	1	11/04/1996	05/25/2000	43	1
11	43	2	1	0	01/10/1997	11/08/1999	34	1
12	62	1	0	0	02/16/1997	11/10/2000	45	1
13	67	1	0	0	03/09/1997	08/18/2000	41	1
14	70	2	0	0	03/28/1997	07/20/2000	40	1
15	56	1	0	0	04/03/1997	11/10/1999	31	1
16	85	2	0	1	04/15/1997	11/20/1998	19	1
17	65	1	0	1	08/06/1997	09/28/1999	26	1
18	54	3	1	1	11/10/1997	12/09/1998	13	1
19	62	2	0	0	02/19/1998	07/20/2000	29	1
20	52	3	0	0	03/14/1998	07/02/2000	28	1
21	63	2	1	0	06/10/1998	09/01/2000	27	1
22	50	3	1	1	06/15/1998	04/14/1999	10	1
23	83	2	1	1	09/03/1998	09/20/2000	25	1
24	61	3	1	0	10/10/1998	06/13/2000	20	1
25	57	3	1	1	01/16/1999	12/20/1999	11	1
26	63	2	0	0	02/17/1999	04/20/2000	14	1
27	72	3	1	1	05/10/1999	05/12/2000	12	1
28	56	3	1	1	09/15/1999	06/17/2000	9	1
29	73	3	1	1	12/19/1999	07/26/2000	7	1
30	54	3	1	1	03/10/2000	09/20/2000	6	1

四、案例辨析

案例辨析
数据

　　某临床试验为评价 A、B 两种治疗方案对肾癌患者的治疗效果，A 组（group = 0）为 12 人，B 组（group = 1）为 13 人。治疗前检测其肾功能（kidney，功能正常者记为 0，异常者记为 1）。治疗后生存时间 time 以天表示，生存结局 status 为 1 表示患者死亡，为 0 表示删失数据。原始数据见表 15-7 所示，试分析不同治疗方案及肾功能对患者的生存时间是否存在影响。

表 15-7　25 例肾癌患者的生存情况以及影响因素数据

患者编号 No	治疗方案 group	生存时间 time	生存结局 status	肾功能 kidney	患者编号 No	治疗方案 group	生存时间 time	生存结局 status	肾功能 kidney
1	0	8	1	1	8	0	1296	0	0
2	0	852	0	0	9	0	1460	0	0
3	0	52	1	1	10	0	63	1	1
4	0	220	1	0	11	0	1328	0	0
5	0	63	1	1	12	0	365	0	0
6	0	8	1	0	13	1	180	1	0
7	0	1976	0	0	14	1	632	1	0

笔记栏

续表

患者编号 No	治疗方案 group	生存时间 time	生存结局 status	肾功能 kidney	患者编号 No	治疗方案 group	生存时间 time	生存结局 status	肾功能 kidney
15	1	2240	0	0	20	1	23	1	1
16	1	195	1	0	21	1	1296	1	0
17	1	76	1	0	22	1	210	1	0
18	1	70	1	0	23	1	700	1	0
19	1	13	1	1	24	1	18	1	1
					25	1	1990	0	0

甲医生以死亡为观察指标，整理得 A、B 两组死亡情况如表 15-8 所示。考虑到样本例数较少，采用 Fisher 确切概率法进行统计推断，得 $P = 0.097$，两种治疗方法疗效差别无统计学意义。

表 15-8　两种治疗方法疗效比较

分组	死亡数	未死亡数	合计	死亡率(%)
A	6	6	12	50.0
B	11	2	13	84.6
合计	17	8	25	68.0

乙医生以生存时间为观察指标，考虑到肾功能是否异常为可能混杂因素，采用多重线性回归分析，校正混杂因素后生存时间的多重线性回归分析结果如表 15-9 所示。结论为调整肾功能是否异常后，两种治疗方法疗效差别无统计学意义，与甲医生的结论一致。

表 15-9　多重线性回归分析结果

变量	$\hat{\beta}$	SE $(\hat{\beta})$	t 值	P 值
constant	914.817	211.229	4.331	<0.001
group	−137.271	261.838	−0.524	0.605
kidney	−821.701	291.346	−2.820	0.010

请问：甲医生和乙医生所采用的统计分析方法是否恰当？为什么？针对原始数据和分析目的，请选择恰当的分析方法并说明理由。

（曹明芹　罗艳侠）

第 15 章
练习题答案

笔记栏

第16章 统计表与统计图

统计表(statistical table)是表达统计数据和统计指标的表格形式；统计图(statistical chart)是用点、线、面等各种几何图形来形象化表达统计数据和分析结果。统计表与统计图是统计描述的重要方法，也是科研论文中数据表达的主要工具。通过统计表和统计图可以对数据进行概括对比或直观的表达。

16.1 统 计 表

统计表用简明的表格形式，有条理地罗列数据和统计量，方便阅读、比较和计算。在统计描述过程中，统计表展示统计数据的结构、分布和主要特征，便于在进一步分析中选择和计算统计量。在学术报告和论文中常用统计表代替冗长的文字叙述，表达主要的研究结果、数据、指标和统计量，方便读者理解和比较。

16.1.1 统计表的结构与编制要求

统计表一般由标题、标目、线条、数字四部分组成，如表16-1。

表16-1　2020年某地区新型冠状病毒肺炎病例密切接触者感染率

性别	密切接触者人数	感染人数	感染率(%)
男	9478	226	2.38
女	11235	224	1.99
合计	20713	450	2.17

(1)标题：置于表的上方，概括表的主要内容，包括研究的时间、地点和主要事件，如果表中所有数据指标度量衡单位统一时，可以将其标在标题后面，放于括号内。若同一篇报告或论文中有多个统计表时，标题前应加上序号。

(2)标目：分别用横标目和纵标目说明表格每行和每列数字的意义，横标目位于表头的左侧，代表研究的对象；纵标目位于表头的右侧，表达研究对象的指标，注意标明指标的单位。

(3)线条：至少用三条线，表格的顶线和底线将表格与文章的其他部分分隔开来，纵标目下横线将标目的文字区与表格的数字区分隔开来。部分表格可再用横线将合计分隔开，或用横线将两重纵标目分隔开，其他竖线和斜线一概省去。

(4)数字：用阿拉伯数字表示，每列数据的小数点位数一致，并且位次对齐。无数字用"—"表示，缺失数字用"…"表示，数值为0者记为"0"，不要留空项。

统计表除了以上四部分组成之外，也有的统计表还有"备注"部分。所谓备注是指：表中数字区不插入文字、标目等部分需要特殊说明时，就在表下方说明标"*"等符号的含义。

16.1.2 统计表的种类

统计表按分组标志多少可以分成简单表和复合表。

(1)简单表(simple table)：是指按单一变量分组，由一组横标目和一组纵标目组成，如表16-1仅按性别分组。

(2)复合表(combinative table)：将两个或两个以上变量结合起来分组，即由一组横标目和两组或两组以上纵标目结合起来分组形成的表格形式。

例 16-1 数据

例 16-1 表 16-2 中将调查对象的性别和体重指数分组结合起来分组，可以分析不同性别、不同体重指数的冠心病患病率。

表 16-2　某地 2017 年不同性别、不同体重指数的冠心病患病率

体重指数 (kg/m²)	男			女		
	调查人数	患病人数	患病率(%)	调查人数	患病人数	患病率(%)
<20	257	8	3.11	253	12	4.74
20~	451	34	7.54	452	39	8.63
24~	382	40	10.47	362	41	11.33
26~	258	34	13.18	245	30	12.24
28~	203	31	15.27	196	31	15.82
合计	1551	147	9.48	1508	153	10.15

16.1.3　统计表的编制原则

1. 重点突出，简单明了　统计表应简单明了，一切文字、数字和线条都尽量从简。一张统计表一般只表达一个中心内容，不要把过多的内容放在一个庞杂的大表里，可以用多个表格表达不同指标和内容。

2. 主谓分明，层次清楚　统计表就如完整的一句话，有其描述的对象(主语)和内容(宾语)。通常主语放在表的左边，作为横标目；宾语放在右边，作为纵标目。由左向右读，构成完整的一句话。

16.2　统　计　图

统计图是利用点的位置、线段的升降、直条的长短与面积的大小等各种几何图形将研究对象的频数分布、内部构成、相互关系、对比情况等特征形象而生动地表达出来，更直观地反映出事物间的数量关系，易于比较和理解，可以给读者留下清晰、深刻的印象，科研论文与宣传展示中经常用到统计图。统计图的缺点是往往不能精确地显示数字大小，所以经常与统计表一起使用。

16.2.1　统计图的结构

统计图没有统一的格式，大部分统计图通常由标题、图域、标目、图例和刻度五部分组成。

(1)标题：其作用是简明扼要地说明资料的内容、时间和地点，一般位于图的下方。若同一篇报告或论文中有多个统计图时，标题前应加上序号。

(2)图域：即制图空间，是整个统计图的视觉中心。除圆图外，一般用直角坐标系第一象限的位置表示图域，或者用长方形的框架表示。可用不同的线条(实线、虚线、点线)或颜色表示不同的事物。图域的长宽比例(圆图除外)一般以 7∶5 为宜。

(3)标目：分为纵标目和横标目，表示纵轴和横轴数字刻度的意义，一般有度量衡单位。

(4)图例：对图中不同线条、颜色或图案代表的指标注释。图例通常放在横标目与标题之间，如果图域部分有较大空间，也可以放在图域中。

(5)刻度：即纵轴与横轴上的坐标。刻度数值按从小到大的顺序，纵轴由下向上，横轴由左向右。绘图时按照统计指标数值的大小，适当选择坐标原点和刻度的间隔。

16.2.2　常用统计图的绘制方法及基本要求

医学中常用的统计图有直条图、圆图、百分条图、线图、直方图、散点图、箱式图和统计地图等。根据资料类型和统计分析目的的不同，需要用不同的统计图表达数据和统计指标值。通常连续性资料的描述使用线图、半对数线图、直方图、散点图等，离散性资料的描述使用直条图、箱式图、圆图、百分条图等，地域性资料的描述使用统计地图。下面分别介绍常用统计图的绘制。

1. 直条图　直条图(bar chart)又称条图，用等宽的直条长短表示相互独立的某统计指标值的大

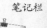

小。主要适用于表示无连续关系、各自独立的统计指标之间的对比关系。直条图按研究对象的分组是单层次和多层次分为单式和复式两种。

　　直条图的直条尺度必须从 0 开始，各直条的宽度相等，间隔一般与直条等宽或为其一半。各直条通常按长短顺序进行排列，也可按分组的自然顺序排列。

　　例 16-2　图 16-1 显示我国某四省 2016 年肺结核的发病率资料，不同省份是相互独立的不连续指标，因此用直条图。该图只按省份分类，为单式直条图。在表示不同组别计量资料的均数时，可以在直条图基础上标记均数的置信区间，构成误差图。

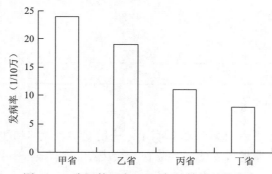

图 16-1　我国某四省 2016 年肺结核的发病率

　　例 16-3　图 16-2 显示某地区人口 2008 年与 2018 年三种疾病患病率资料，由于研究对象的分组包括年份和疾病两个层次，因此用复式直条图。

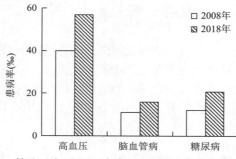

图 16-2　某地区人口 2008 年与 2018 年三种疾病患病率比较

　　2. 圆图和百分条图　　圆图（pie chart）是以圆形总面积作为 100%，将其分割成若干个扇面表示事物内部各构成部分所占的比例。百分条图（percent bar chart）是以矩形总长度作为 100%，将其分割成不同长度的段表示各构成的比例。圆图和百分条图适合描述分类变量的各类别所占的构成比。

　　例 16-4　根据 2020 年某地区居民主要疾病的死因构成资料绘制成图 16-3，从图 16-3 可见，恶性肿瘤、心脏疾病与脑血管病是造成该地区居民死亡的前三位原因。

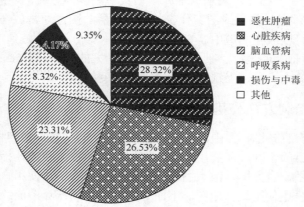

图 16-3　2020 年某地区居民主要疾病的死因构成

例16-5 图16-4是根据2020年某地城区与郊区居民主要疾病的死因构成资料绘制成的百分条图。由图可见，城区居民死于恶性肿瘤的比例最高，而郊区居民死于脑血管病的比例最高，死于心脏疾病者城区与郊区比例相似。

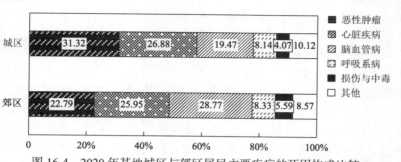

图16-4 2020年某地城区与郊区居民主要疾病的死因构成比较

3. 线图 线图（line graph）是用线段的升降来表示数值的变化，适合于描述某统计量随另一连续性数值变量变化而变化的趋势，如常用于描述统计量随时间变化而变化的趋势。通常横轴是时间或其他连续性变量，纵轴是统计指标。如果横轴和纵轴都是算术尺度，称普通线图；纵轴是对数尺度，横轴是算术尺度，称半对数线图（semilogarithmic line graph），特别适宜不同指标变化速度的比较。普通线图的纵轴一般以0点作起点，否则需作特殊标记或说明，以防给读者错误印象。不同指标或组别可以用实线、虚线等不同的线段表示，各测定值标记点间用直线连接，不可修匀成光滑曲线。

例16-6 图16-5是根据某地1970～2000年痢疾与百日咳死亡率资料绘制的普通线图，描述了30年来痢疾与百日咳死亡率随时间变化的趋势，痢疾死亡率由1970年的18.7/10万下降至2000年的0.4/10万，下降了18.3/10万（绝对差）。而百日咳的死亡率由1970年的5.2/10万下降至2000年的0.1/10万，只下降了5.1/10万（绝对差）。如将该资料绘制成半对数线图（图16-6），则显示两者的下降速度相似。

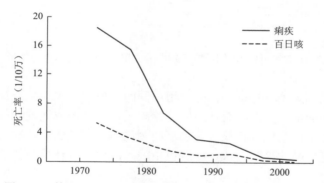

图16-5 某地1970～2000年痢疾与百日咳死亡率（普通线图）

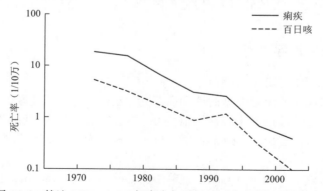

图16-6 某地1970～2000年痢疾与百日咳死亡率（半对数线图）

例16-5数据

例16-6数据

笔记栏

4. 直方图　　　直方图（histogram）是以直方面积描述各组频数的多少，面积的总和相当于各组频数之和，适合表示连续性变量的频数分布情况（见第 3 章）。直方图的横轴尺度是连续变量值，纵轴是频数。绘制直方图时应注意纵轴的刻度必须从"0"开始，而横轴的刻度按实际范围制定；如果各组段的组距不等时，要折合成等距后再绘图，即将频数除以组距得到单位组距的频数作为直方的高度，组距为直方的宽度。

5. 散点图　　　散点图（scatter chart）用点的密集程度和趋势来表示两种现象间的相关关系。例如，身高与体重，年龄与血压，某毒素含量与死亡率的关系等。散点图横轴代表自变量，纵轴代表应变量。每组观察值有两个数值，在图中由一点表示（见第 11 章）。散点图的纵轴和横轴的起点，不一定从"0"开始。

6. 箱式图　　　箱式图（box plot）使用 5 个统计量反映原始数据的分布特征，箱子两端分别是上四分位数和下四分位数，中间横线是中位数，两端连线分别是最小值和最大值。由于使用的是中位数和四分位数，因此比均数和标准差更为稳健。箱式图特别适合两组或多组数据分布的比较。

例 16-7　某动物实验用四种不同饲料分别喂养大鼠，测定 60 天后大鼠的体重增加量结果见图 16-7，图中显示饲料 I 喂养的大鼠体重增加量分布较分散，而饲料Ⅲ喂养的大鼠体重增加量分布较集中，且体重增加量最多。

例 16-7 数据

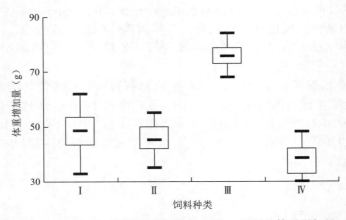

图 16-7　用四种不同饲料分别喂养大鼠 60 天后的体重增加量

7. 统计地图　　　统计地图（statistical map）是用不同的颜色和花纹表示统计量的值在地理分布上的变化，适宜描述研究指标的地理分布。统计地图先绘制按行政区域或地理特征分区的地图，然后按各区域统计指标值分别标记不同颜色或花纹，并加上图例说明不同颜色或花纹的意义。注意颜色或花纹的选择最好与统计量数值增减的趋势一致，如颜色由浅入深代表统计量数值的增加。

16.3　SPSS 软件绘制统计表与统计图方法

16.3.1　统计表的 SPSS 软件实现

例 16-1 资料的 SPSS 软件实现方法如下。

1. SPSS 数据文件格式　　　原始数据的性别命名为"gender"，男性取值为 1，女性取值为 2；冠心病命名为"dis"，患病取值为 1，未患病取值为 0；体重指数命名为"bmi"，按照体重指数数据的组段，将"<20"编码为 1，"20～"编码为 2，"24～"编码为 3，"26～"编码为 4，"28～"编码为 5（group）。

2. SPSS 软件实现方法　　　单击 Analyze 菜单中的 Descriptive Statistics 子菜单，选择 Crosstabs…项。在 Crosstabs 对话框中单击"体重指数分组[group]"进入 Row(s)框中，单击"冠心病[dis]"进入

笔记栏

Column（s）框中，单击"性别[gender]"进入 Layer 1 of 1 框中，单击右侧的 Cells 按钮，系统弹出 Crosstabs：Cell Display 对话框，选中 Row 选项（图 16-8，图 16-9），单击 OK 按钮，提交系统运行。

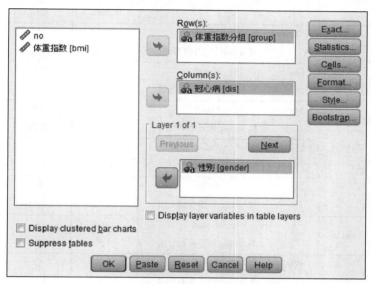

图 16-8 Crosstabs 对话框

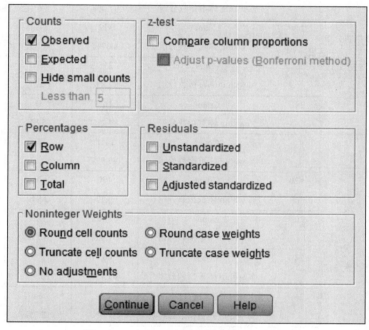

图 16-9 Crosstabs：Cell Display 对话框

3. 输出结果 输出结果如图 16-10 所示。

16.3.2 统计图的 SPSS 软件实现

1. 条图的 SPSS 实现方法 例 16-3 资料 SPSS 软件实现方法如下。

1）SPSS 数据文件格式

将年份命名为"year"，2008 年取值为 1，2018 年取值为 2；疾病命名为"dis"，高血压取值为 1，脑血管病取值为 2，糖尿病取值为 3；患病率命名为"p"，SPSS 数据文件格式见图 16-11。

笔记栏

体重指数分组*冠心病*性别 Crosstabulation

性别				冠心病		Total
				未患病	患病	
男性	体重指数分组	<20	Count	249	8	257
			% within 体重指数分组	96.9%	3.1%	100.0%
		20~	Count	417	34	451
			% within 体重指数分组	92.5%	7.5%	100.0%
		24~	Count	342	40	382
			% within 体重指数分组	89.5%	10.5%	100.0%
		26~	Count	224	34	258
			% within 体重指数分组	86.8%	13.2%	100.0%
		28~	Count	172	31	203
			% within 体重指数分组	84.7%	15.3%	100.0%
	Total		Count	1404	147	1551
			% within 体重指数分组	90.5%	9.5%	100.0%
女性	体重指数分组	<20	Count	241	12	253
			% within 体重指数分组	95.3%	4.7%	100.0%
		20~	Count	413	39	452
			% within 体重指数分组	91.4%	8.6%	100.0%
		24~	Count	312	41	362
			% within 体重指数分组	88.7%	11.3%	100.0%
		26~	Count	215	30	245
			% within 体重指数分组	87.8%	12.2%	100.0%
		28~	Count	165	31	196
			% within 体重指数分组	84.2%	15.8%	100.0%
	Total		Count	1355	153	1508
			% within 体重指数分组	89.9%	10.1%	100.0%
Total	体重指数分组	<20	Count	490	20	510
			% within 体重指数分组	96.1%	3.9%	100.0%
		20~	Count	830	73	903
			% within 体重指数分组	91.9%	8.1%	100.0%
		24~	Count	663	81	744
			% within 体重指数分组	89.1%	10.9%	100.0%
		26~	Count	439	64	503
			% within 体重指数分组	87.3%	12.7%	100.0%
		28~	Count	337	62	399
			% within 体重指数分组	94.5%	15.5%	100.0%
	Total		Count	2759	300	3059
			% within 体重指数分组	90.2%	9.8%	100.0%

图 16-10　SPSS 直接输出的统计表格式

2）SPSS 软件实现方法

（1）单击 Graphs 菜单中的 Legacy Dialogs 子菜单，选择 Bar...项，系统弹出 Bar Charts 对话框（图 16-12）。

（2）选中 Clustered 后单击 Define 弹出 Define Clustered Bar 对话框，单击"患病率[p]"进入 Bars Represent 中的 Variable 框中，单击"疾病[dis]"进入 Category Axis 框中，单击"年份[year]"进入 Define Clusters by 框，单击 OK 按钮，提交系统运行（图 16-13）。

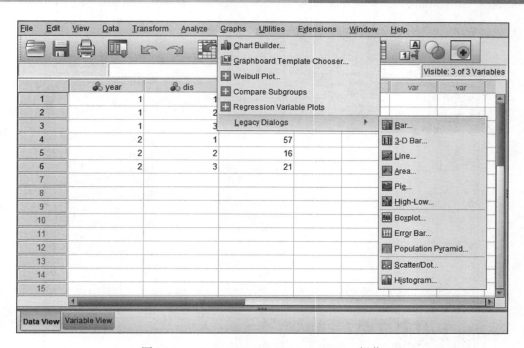

图 16-11 Graphs→Legacy Dialogs→Bar…操作

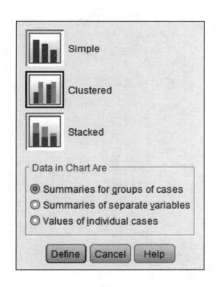

图 16-12 Bar Charts 对话框

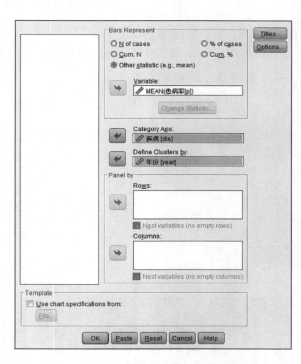

图 16-13 Define Clusters Bar 对话框

3）输出结果

结果如图 16-2 所示。

2. 圆图的 SPSS 实现方法 例 16-4 资料 SPSS 软件实现方法如下。

1）SPSS 数据文件格式

将死因命名为"dis"，恶性肿瘤取值为 1，心脏疾病取值为 2，脑血管病取值为 3，呼吸系病取值为 4，损伤与中毒取值为 5，其他取值为 6；死因构成比命名为"percent"，SPSS 数据文件格式见图 16-14。

笔记栏

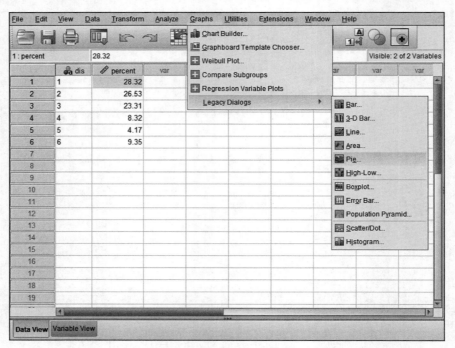

图 16-14　Graphs→Legacy Dialogs→Pie 操作

2）SPSS 软件实现方法

（1）单击 Graphs 菜单中的 Legacy Dialogs 子菜单，选择 Pie...项，系统弹出 Pie Chart 对话框（图 16-15）。

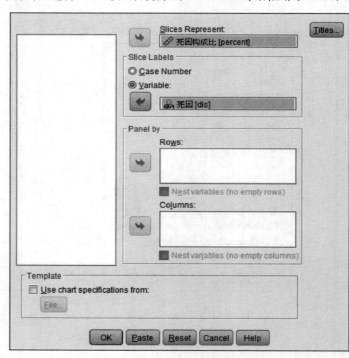

图 16-15　Pie Chart 对话框

图 16-16　Define Pie 对话框

　　（2）选中 Values of individual cases，单击 Define 进入 Define Pie 对话框，单击"死因构成比[percent]"进入 Slices Represent 框中，单击"死因[dis]"进入 Slice Labels 框中，单击 OK 按钮，提交系统运行，（图 16-16）。

　　3）结果输出

　　结果如图 16-3 所示。

3. 百分条图的 SPSS 实现方法　　例 16-5 资料 SPSS 软件实现方法如下。

1）SPSS 数据文件格式

将城市区域类型命名为"group"，城区取值为 1，郊区取值为 2；死因命名为"dis"，取值同例 16-4；死因构成比命名为"percent"，SPSS 数据文件格式见图 16-17。

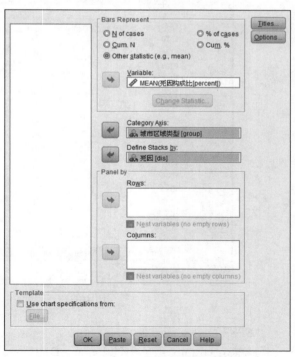

图 16-17　Graphs→Legacy Dialogs→Bar 操作

2）SPSS 软件实现方法

（1）单击 Graphs 菜单中的 Legacy Dialogs 子菜单，选择 Bar...项，系统弹出 Bar Chart 对话框（图 16-18）。

（2）选中 Stacked 后单击 Define，弹出 Define Stacked Bar 对话框，单击"死因构成百分比[percent]"进入 Bars Represent 中的 Variable 框中，单击"城市区域类型[group]"进入 Category Axis 框中，单击"死因[dis]"进入 Define Stacks by 框，单击 OK 按钮，提交系统运行（图 16-19）。

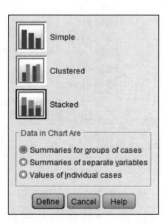

图 16-18　Bar Chart 对话框

图 16-19　Define Stacked Bar 对话框

笔记栏

3）输出结果

结果如图 16-20 所示。

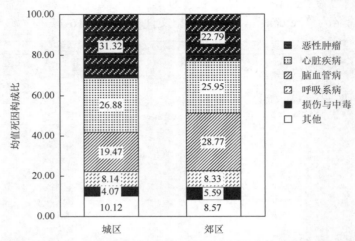

图 16-20　2020 年某地城区与郊区居民主要疾病的死因构成比较

　　需要注意的是，图 16-20 中纵轴上变量的标注"均值死因构成比"是不正确的，须修改为"死因构成比（%）"，修改方法为单击图中"均值死因构成比"位置，之后会出现其编辑框，将其改为"死因构成比（%）"即可。图在编辑状态下，可以顺时针旋转 90°，变成水平状态下的百分条图。

4. 线图的 SPSS 实现方法　　例 16-6 资料的 SPSS 软件实现方法如下。

1）SPSS 数据文件格式

　　将年份命名为"year"，疾病命名为"dis"，痢疾取值为 1，百日咳取值为 2，死亡率命名为"rate"，SPSS 数据文件格式见图 16-21。

图 16-21　Graphs→Legacy Dialogs→Line 操作

笔记栏

2）SPSS 软件实现方法

　　（1）单击 Graphs 菜单中的 Legacy Dialogs 子菜单，选择 Line...项，系统弹出 Line Charts 对话框（图 16-22）。

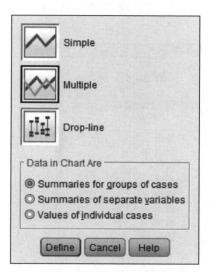

图 16-22　Line Charts 对话框图

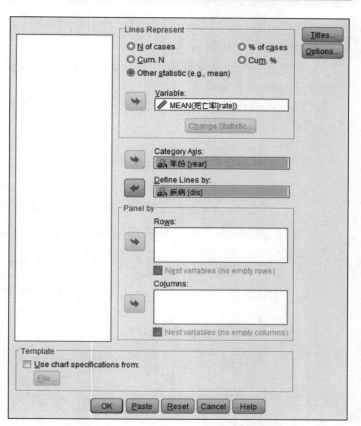

图 16-23　Define Multiple line 对话框

（2）选中 Multiple 后单击 Define，弹出 Define Multiple Line 对话框，单击"死亡率[rate]"进入 Lines Represent 中的 Variable 框中，单击"年份[year]"进入 Category Axis 框中，单击"疾病[dis]"进入 Define Lines by 框，单击 OK 按钮，提交系统运行（图 16-23）。如需绘制半对数线图则在编辑状态下，单击 Y 轴进入 Properties 对话框，在 Scale 子对话框选中 Logarithmic 运行即可（图 16-24）。

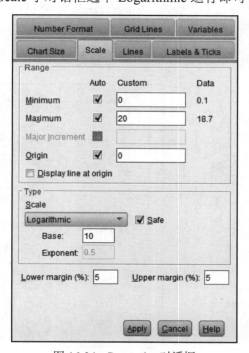

图 16-24　Properties 对话框

3）输出结果

结果如图 16-5 和图 16-6 所示。

5. 箱式图的 SPSS 实现方法 例 16-7 资料的 SPSS 实现方法如下。

1）SPSS 数据文件格式

将饲料种类命名为"group"，四种饲料分别标记为Ⅰ、Ⅱ、Ⅲ、Ⅳ，大鼠的体重增量命名为"weight"（图 16-25）。

2）SPSS 软件实现方法

（1）单击 Graphs 菜单中的 Legacy Dialogs 子菜单，选择 Boxplot...项，系统弹出 Boxplot 对话框（图 16-26）。

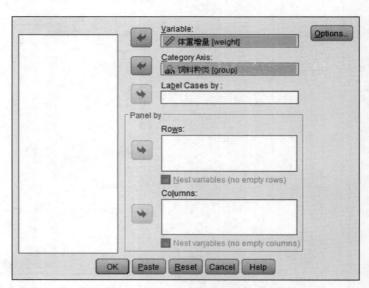

图 16-25　Graphs→Legacy Dialogs→Boxplot 操作

（2）选中 Simple 后单击 Define，弹出 Define Simple Boxplot 对话框，单击"体重增量[weight]"进入 Variable 框中，单击"饲料种类[group]"进入 Category Axis 框中，单击 OK 按钮，提交系统运行（图 16-27）。

3）输出结果

结果如图 16-7 所示。

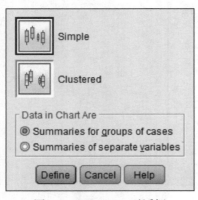

图 16-26　Boxplot 对话框

图 16-27　Define Simple Boxplot 对话框

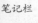

笔记栏

小 结

1. 统计表和统计图是对资料进行描述、表达统计分析结果的重要工具。统计表有利于计算分析和对比，统计图有利于直观分析，两者应结合使用。

2. 统计表在结构上一般由标题、标目、线条和数字四个部分组成。统计表应重点突出，简单明了；主谓分明，层次清楚，线条不宜过多，一般情况下只包括三条基本线。单一变量分组资料用简单表，多个变量结合的分组资料用组合表。

3. 应根据资料性质和分析目的正确选用适当的统计图。例如，分析比较独立的多个组或多个类别的统计量宜选用直条图，描述或比较不同事物内部构成时用圆图或百分条图，描述某变量的频数分布宜选用直方图，分析某指标随时间或其他连续变量变化而变化的趋势宜选用线图等。

练 习 题

一、思考题

1. 在统计描述中，统计表和统计图起着什么作用？
2. 统计表由哪几部分构成？制表的注意事项有哪些？
3. 统计图的制作原则和要求有哪些？
4. 常用的统计图有哪几种，各适用于什么类型资料？

二、最佳选择题

1. 关于制作统计表下列叙述错误的是（　　）。
A. 制作统计表的原则是重点突出，简单明了
B. 标题应能概括说明统计表的内容
C. 线条只能有顶线和底线
D. 表内数字一律用阿拉伯数字
E. 统计表的标题应位于表的正上方

2. 比较某地在两个年份几种传染病的发病率可用（　　）。
A. 构成比条图　B. 复式条图　C. 线图　　　　D. 直方图　　　　E. 圆图

3. 图示 7 岁男孩体重与胸围的关系，宜绘制（　　）。
A. 条图　　　　B. 百分条图　C. 散点图　　　D. 线图　　　　E. 直方图

4. 表示某地区某年各种死因的构成比，宜绘制（　　）。
A. 条图　　　　B. 圆图　　　C. 直方图　　　D. 统计地图　　　E. 线图

5. 某市流行性乙型脑炎患者的年龄频数分布可用（　　）。
A. 条图　　　　B. 线图　　　C. 直方图　　　D. 散点图　　　E. 百分条图

6. 用线的升降表达事物的发展速度的统计图为（　　）。
A. 条图　　　　B. 线图　　　C. 半对数线图　D. 百分条图　　　E. 直方图

7. 不同性质的统计资料，一般来讲（　　）。
A. 连续性资料宜用直条图
B. 连续性资料宜用圆图或百分条图
C. 表示各部分的比重的资料宜用直条图
D. 表示连续变量的频数分布可用直方图
E. 表示某变量随时间的变化速度可用线图

8. 关于统计图的制作，正确的叙述（　　）。
A. 线图中的线条越多越好
B. 统计图的标题放在图的上方
C. 直条图的纵轴必须从零开始
D. 直方图的组距不必相等
E. 以上都不对

笔记栏

9. 关于统计表的制作，不正确的叙述（　　）。

A. 统计表不用竖线和斜线分隔表、标目和数据　　B. 统计表的标题放在表的上方

C. 统计表包含的内容越多越好　　　　　　　　　D. 统计表中的数字按小数点位对齐

E. 统计表一般用纵标目和横标目说明数字的意义和单位

10. 描述 5 个地区居民某病患病率的差别，宜用（　　）。

A. 直方图　　　　B. 直条图　　　　C. 百分条图　　　　D. 普通线图　　　　E. 箱式图

三、分析计算题

1. 表 16-3 列出的是 1033 名 18～22 岁男性青年的散光测试资料，将该资料绘制成统计图并作分析。

表 16-3　1033 名 18～22 岁男性青年的散光程度的屈光度测定值

散光程度（屈光度）	频数
<0.2	458
0.2～	268
0.4～	151
0.6～	79
1.1～	44
2.1～	19
3.1～	9
4.1～	3
5.1～6.0	2

2. 表 16-4 为某部队 1977 年各月传染病发病人次，将该资料绘制成统计图并作分析。

表 16-4　某部队 1977 年各月传染病发病人次

月份	1	2	3	4	5	6	7	8	9	10	11	12	合计
发病人次	3	4	7	14	9	14	17	104	58	12	5	2	249

3. 表 16-5 是一项有关胆固醇研究的资料，其目的是研究吃素食是否会降低胆固醇。表中列出的是 24 名受试的医院职工吃素食前（X_1）和吃素食后（X_2）一个月测定的血清胆固醇水平（mg/dL）。请绘制合适的统计图，并比较均数的变化。

表 16-5　吃素食前后血清胆固醇水平　　　　　　　　（单位：mg/dL）

受试者编号	X_1	X_2	受试者编号	X_1	X_2
1	195	146	13	169	182
2	145	155	14	158	127
3	205	178	15	151	149
4	159	146	16	197	178
5	244	208	17	180	161
6	166	147	18	222	187
7	250	202	19	168	176
8	236	215	20	168	145
9	192	184	21	167	154
10	224	208	22	161	153
11	238	206	23	178	137
12	197	169	24	137	125

4. 某医生统计 168 例甲状腺功能亢进患者的年龄，结果如表 16-6。请绘制合适的统计图。

表 16-6　甲状腺功能亢进患者的年龄分布

年龄	0～	10～	20～	30～	40～	50～	≥60	合计
例数	1	13	51	61	35	6	1	168

四、案例辨析

1. 在一项科研活动中，为了解某地人群中高脂血症的患病情况，进行了一次抽样调查，结果见表 16-7，请根据制表原则与注意事项修改此表。

表 16-7　某地各种职业高脂血症的患病情况

职业	性别	调查人数	患病率	
			例数	%
工人	男	102	3	2.9
	女	80	20	25.0
	合计	182	23	12.6
农民	男	77	7	9.1
	女	86	2	2.3
	合计	163	9	5.5
职员	男	107	18	16.8
	女	91	10	11.0
	合计	198	28	14.1

2. 某医院胸外科为研究碱性溶液和阻断循环时间对动脉血 pH 影响，将 45 份样品按是否加入碱性溶液与阻断循环时间分为 6 组，分别观察动脉血 pH 正常与不正常的例数，观察资料整理成表 16-8，请按照编制统计表的基本要求与原则，检查此表编制得是否合适？如不合适，请加以修改。

表 16-8　碱性溶液、阻断循环时间与动脉血 pH 测量结果

组别	一				二				三			
阻断循环时间	30 分钟以内				31 分钟～				>60 分钟			
碱性液	未加		加		未加		加		未加		加	
pH	正常	不正常	正常	不正常	正常	不正常	正常	不正常	正常	不正常	正常	不正常
例数	6	2	18	0	5	4	5	0	0	0	5	0
共如	8		18		9		5		0		5	
	26				14				5			

3. 为了解某地食管癌的发病率随年龄变化的趋势，研究者按年龄分组分别计算了男、女性的食管癌发病率，并绘制如图 16-28，通过该图发现随年龄的增长，男、女性食管癌发病率均有明显的上升趋势，并且男性的发病率上升速度明显高于女性，你认为该图是否合理？

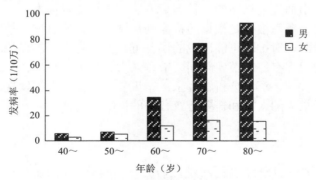

图 16-28　某地食管癌年龄别发病率(1/10 万)

（闫宇翔　吴立娟）

第 16 章
练习题答案

笔记栏

第 17 章　观察性研究设计

在专业理论和方法学的指导下开展医学科学研究，是探索人类健康和疾病的客观规律，分析健康事件的影响因素，开发和评价疾病预防、治疗、康复技术和措施，以及为医疗卫生决策提供依据的重要活动。周密、细致而合理的医学研究设计，是准确、有效地实施研究的前提。根据在医学研究中是否对研究对象施加干预，可分为观察性研究（observational study）和实验性研究（experimental study）。本章主要介绍观察性研究的概念和特点，实验性研究将在第 18 章进行介绍。

17.1　概　　论

观察性研究是以调查为主要手段，在不对研究对象施加人为干预措施的情况下，开展医学研究的过程。观察性研究在"自然状态"下对研究对象的健康状态和疾病特征进行观察、比较和分析，又称调查研究。在医学研究中，常见的观察性研究主要有横断面研究（cross-sectional study）、病例对照研究（case-control study）和队列研究（cohort study）等。

17.1.1　横断面研究

1. 基本概念　　横断面研究也称现况研究，是按照事先设计的要求，在某一特定人群中调查收集特定时点某种疾病的患病状况及与患病有关的因素。在进行横断面研究时，疾病的状况和与患病有关的危险因素是在同一时间收集的，研究者很难区分因素与患病的时间顺序，因此，横断面研究只能提供疾病可能的病因线索，不能得出疾病因果关系的结论。

2. 种类与优缺点

（1）全面调查：或称普查（census），是对目标人群中所有的观察单位都进行调查，如我国的人口普查。普查的优点有：①因研究对象为目标人群的全体成员，所以容易确定调查对象；②不存在抽样误差，可以全面描述现象的分布特征；③可以发现人群中的全部病例；④通过普查可以普及医学卫生知识。普查的缺点是：①因工作量大，工作人员多，所以调查质量难以控制；②因调查对象多，调查期限短，所以难免出现漏查；③耗费人力、物力、财力；④不适用于患病率低、无简便易行诊断手段的疾病。

（2）抽样调查（sampling survey）：是从全部调查研究对象中，随机抽取一部分单位进行调查，并据此对全部调查研究对象作出估计和推断的一种调查方法。根据抽取样本的方法，抽样调查可以分为概率抽样和非概率抽样两类。概率抽样是根据随机原则从调查研究的总体中抽取样本，并从数量上对总体的某些特征作出估计推断，对推断可能出现的误差可从概率意义上加以控制。习惯上将概率抽样称为抽样调查。抽样调查的优点有：①节省时间，节省人力、物力、财力；②工作易于做得细致。抽样调查的缺点是：①设计、实施、资料分析较复杂；②重复或遗漏不易被发现；③不适用于发病率很低的疾病；④不适用于变异很大的人群和需要普查普治的情况。

17.1.2　病例对照研究

1. 基本概念　　病例对照研究也称回顾性研究（retrospective study），是以确诊患有某病的人群作为病例组，以未患该病的具有可比性的人群作为对照组，分别调查其既往暴露于某个（或某些）危险因子的情况及程度，以判断暴露因子与某病有无关联及其关联程度大小的一种观察研究方法（图 17-1）。

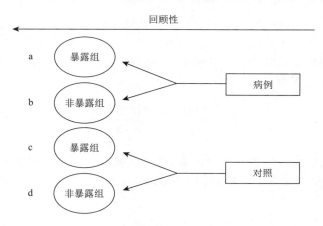

图 17-1　病例对照研究的结构模式

对照组是为了与病例组进行比较之用，又称比较组。对照组按研究设计确定人选，可以是健康人也可以是患非研究疾病的其他患者。

2. 特点

(1)研究对象不施加任何干预，只是客观收集研究对象的暴露情况。

(2)设有与病例组进行比较且有可比性的对照组。

(3)在回顾性研究中先有结果，即已知研究对象患某病或未患某病，再追溯其可能与疾病有关的原因。

(4)病例对照研究为回顾性观察方法，故只能推测判断暴露与疾病是否有关联，不能得出因果关系的结论。

3. 种类与优缺点

1)种类

(1)按研究目的分类：探索性病例对照研究和验证性病例对照研究。

(2)按研究收集的病例与对照配比分类。

(a)病例与对照匹配：匹配就是要求对照组在某些混杂因素方面与病例组保持同质性，以达到控制混杂因素的目的。例如，以年龄做匹配因素，在分析比较两组资料时，可通过控制年龄的干扰，免除由于年龄大小而引起对发病率高低的影响，因而可以更准确地说明暴露因素与疾病的关系。

(b)病例与对照不匹配：即随机不匹配，在设计所规定的病例和对照人群中，分别抽取一定量的对象，除对照人数应等于或多于病例人数外，没有任何其他限制与规定。

2)病例对照研究的优缺点

(1)优点：所需样本量小，病例易获取，易于实施；节省时间、人力、物力；可以同时对一种疾病的多种病因进行研究；适合于病因复杂、发病率低、潜伏期长的疾病研究；在某些情况下，还可以对治疗措施的疗效与副作用做出初步评价。

(2)缺点：易出现回忆偏倚和选择性偏倚；外部变量的控制可能不完全，混杂因素不易控制；暴露与疾病的时间先后难以判断；不适用于研究人群中暴露比例很低的因素；不能获取暴露与无暴露人群的发病率，只能计算比值比。

4. 资料分析　病例对照研究的资料，一般可整理成表 17-1。

表 17-1　病例对照研究资料整理表

组别	暴露	非暴露	合计
病例组	a	b	$a+b$
对照组	c	d	$c+d$
合计	$a+c$	$b+d$	n

笔记栏

　　在病例对照研究中，由于病例组人数和对照组人数均是研究者确定的，患病人数和未患病人数比例不是抽样调查的结果，所以不能以此计算患病率。另外，病例对照研究也得不到发病率的资料，因此无法直接计算相对危险度。可分别计算病例组与对照组的暴露比（odds），并进一步计算比值比 OR，用于表示疾病与暴露的联系强度。

$$OR = \frac{odds_{病例组}}{odds_{病例组}} = \frac{a/b}{c/d} = \frac{ad}{bc} \tag{17-1}$$

　　OR>1 表示暴露因素是患该疾病的危险因素，并且 OR 值越大，表明暴露因素导致人群患病的可能性越大；OR<1 表示暴露因素是患该疾病的保护因素；OR = 1 表示暴露因素与疾病无关联。

17.1.3　队列研究

　　1. 基本概念　　队列研究也称为前瞻性研究（prospective study），是选定暴露与未暴露于某因素的两类人群，追踪其各自发病结局，比较两者发病结局的差异，从而判断暴露因子与发病有无因果关联及关联大小的一种观察研究方法（图 17-2）。

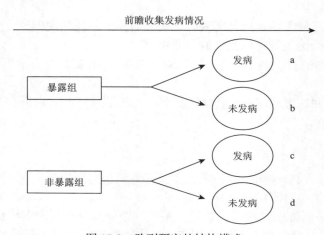

图 17-2　队列研究的结构模式

　　研究对象必须是未患有某研究结局疾病的人群。暴露于某研究因素的研究对象称为暴露组或研究组，未暴露于该因素的研究对象为非（未）暴露组或对照组，它应该是除未暴露于该因素之外，其余各方面都尽可能与暴露组相同的一组人群。

　　2. 特点

　　(1) 暴露因素不是研究者施加的。

　　(2) 对照组可与暴露组来自同一人群，也可以来自不同的人群。

　　(3) 在探求暴露因素与疾病的时间先后关系上，先确知其因，再纵向前瞻观察而究其果。

　　(4) 由于观察者能切实知道暴露的作用和疾病的发生，并且疾病是发生在确切数目的暴露人群中，所以能准确地计算出发病率，即人群发病的危险度。

　　3. 种类与优缺点

　　1）种类

　　(1) 前瞻性队列研究：暴露组和非暴露组除暴露因素或某特征有差别外，其他条件应在基本相同的条件下，追踪观察一段时间，记录该期间所研究疾病的结局（发生或死亡），然后分别计算和比较两组的发病率或死亡率，了解该因素或特征与疾病之间的联系。前瞻性队列研究所需观察时间往往很长，由观察者定期随访，其队列研究的基本形式见图 17-3 的右下部分。

　　(2) 历史性队列研究：根据历史记载的有关暴露情况来划分暴露组和非暴露组，将观察的起点放在过去某一时段，调查并比较两组研究疾病从该时段到现在的发病率或死亡率。暴露与结局虽然跨越时

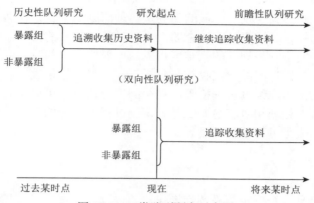

图 17-3　三类队列研究示意图

期较长，但资料收集及分析却可以在较短时期内完成，见图 17-3 的左上部分。尽管收集暴露与结局资料可同时完成，其性质仍属前瞻性观察。

（3）双向性队列研究：也称混合型队列研究，即在历史性队列研究之后，继续进行一段时间的前瞻性队列研究。即图 17-3 的上半部分。

2）队列研究的优缺点

（1）优点：暴露-疾病时间前后关系明确；可以直接估计疾病危险(发病率、相对危险度等)；可以研究疾病自然史和暴露的多种效应；所收集的资料完整可靠，不存在回忆偏倚。

（2）缺点：不适于罕见疾病的研究；在较长随访期内，容易产生失访或暴露特征改变；所需研究资源较多，实施难度大。

4. 资料分析　队列研究的资料，一般可整理成表 17-2。

表 17-2　队列研究资料整理表

组别	发病人数	观察人时数	发病密度
暴露组	a	N_1	$p_1 = a/N_1$
非暴露组	b	N_0	$p_0 = b/N_0$
合计	X	N	$p = X/N$

队列研究的主要观察指标是相对危险度(relative risk，RR)，定义为暴露组的发病率(或死亡率)p_1 与非暴露组的发病率(或死亡率)p_0 之比：

$$RR = \frac{p_1}{p_0} \tag{17-2}$$

RR 表示暴露组人群相对于非暴露组人群发病危险性的大小。RR>1 表示暴露因素是疾病的危险因素，并且 RR 越大，表明暴露导致人群发病的危险性越大；RR<1 表示暴露因素是疾病的保护因素；RR = 1 表示暴露与疾病无联系。

17.2　问卷的设计技巧

17.2.1　问卷的基本概念

在医学研究中，经常采用问卷来收集资料。问卷(questionnaire)是指根据研究目的而设计的、以提问方式表达问题的表格。在调查中，问卷又常称调查表，调查表的范畴比问卷更广。调查表包括每个观察单位的调查结果仅记录为一行的一览表，每个观察单位独立使用的简单的登记卡片，或每个观察单位独立使用的一份详细提问和记录结果的问卷。

量表(rating scale)也是一种特殊的问卷，是经过标准化的测量工具。虽然调查表和量表都是问卷的形式，但是调查表与量表仍有区别。一般的问卷是各种问题的集合，什么都可以问，并且问的问题可以是任何类型的，如选择题、排序题或填空题，也可以是开放式的问题，但因为编写自由，所以数据处理比较困难；而量表的编制是规范的且难度较大，一般要几年的时间，且通常没有开放式问题，一个初始量表编完后，还要做许多的数据收集与分析工作，对初始量表进行修订，初成的量表还涉及信度和效度的问题，这些都需要经过长期检验，并得到广泛认可才可以正式成为量表并进行使用。因为量表编写规范，所以数据处理相对容易。在量表编制过程中，开始是以问卷形式来收集数据，经过不断的修订与完善最终形成可进行评价的量表。

17.2.2　问卷的设计

设计调查问卷实质上是一个理论假设逐步操作化的过程，即使用操作指标将理论问题表述出来，使研究计划具有可操作性，因而问卷设计的好与坏将直接影响调查结果。一份设计完好的问卷具备结构合理、调查项目完备、问卷语言表述规范精炼等。

1. 问卷的一般结构

（1）标题：问卷的标题是概括说明调查的研究主题。标题应简明扼要，易于引起被访者兴趣。

（2）说明信：常以简短的指导语或说明信的形式出现，主要说明调查目的与重要性、回答问题的必要性和对调查内容保密等，以取得调查对象的合作。问卷说明一般置于问卷的开头，通过它可以使被访者了解调查目的，消除顾虑，并按一定的要求填写问卷。

（3）填表说明：对于较大规模的调查，问卷项目多为自填式问卷，因此必须有填表说明及其他事项说明等。填表说明的作用是解释问卷中某些项目的含义，指导被访者或调查者如何填写。例如，对选择答案的填写方式和开放式答案的填写方式的说明等。这部分在调查表或问卷中的适当位置统一给出，也可穿插在相应问题的后面。

（4）备查项目：与调查目的无关，用作核查、核对，不直接用于分析。例如，调查员姓名，调查日期，调查对象的姓名、住址、单位等。

（5）分析项目：直接用于计算调查指标及排除混杂因素所必需。包括：调查对象的人口学项目如年龄、性别、民族、婚姻状况、文化程度、职业等；研究项目如根据调查目的和调查指标所确定的必须进行调查的项目，资料分析时据此计算分析指标，这是调查的核心内容。

（6）编码：包括问卷编号、调查项目编号和回答选项编号。对于正规的问卷，还包括录入框，将要录入计算机的数据和编码填入其中，以便录入计算机。

调查对象生命质量评价量表

ID 号 ⌊_⌊_⌊_⌊_⌊_⌊_⌊_

您好！我们拟了解关于您和您的身体状况的一些事情，请您亲自回答以下问题，并圈出适合您的最佳答案。我们承诺将会对您的个人信息保密。对您的配合和支持深表感谢！

一般情况

姓名：_____　　　出生年月：_____　　　联系电话：_____

受教育程度：①小学以下　②小学　③初中　④高中、中专　⑤大专及以上　　⌊_⌋

婚姻状况：　①未婚　②已婚　③离婚　④丧偶　　　　⑤其他　　⌊_⌋

您目前的职业：_____

您的医疗保障形式：_____

①全自费　②农村新型合作医疗　③城镇职工医疗保险　　⌊_⌋

④商业医疗保险　　⑤其他（请注明）_____

下面的问题是询问您在调查前两周（14 天）的一些情况

1. 您感觉身体乏力（没劲）有几天？　①0 天　②1～3 天　③4～6 天　④7～12 天　⑤12 天以上　|__|
2. 您感觉身体不舒服有几天？　　　①0 天　②1～3 天　③4～6 天　④7～12 天　⑤12 天以上　|__|
3. 疼痛妨碍您的日常活动有几天？　①0 天　②1～3 天　③4～6 天　④7～12 天　⑤12 天以上　|__|
4. 您不能从事重体力劳动有几天？　①0 天　②1～3 天　③4～6 天　④7～12 天　⑤12 天以上　|__|
5. 因此病使得您不得不卧床有几天？①0 天　②1～3 天　③4～6 天　④7～12 天　⑤12 天以上　|__|
6. 您受治疗副作用的影响有几天？　①0 天　②1～3 天　③4～6 天　④7～12 天　⑤12 天以上　|__|
7. 您睡眠质量不好的天数　　　　　①0 天　②1～2 天　③3～4 天　④5～7 天　⑤7 天以上　|__|
8. 您患病对家人影响大吗？　　　①根本没有　②很少　③一些　④较多　⑤非常多　|__|
9. 家人与您讨论病情吗？　　　　①根本没有　②很少　③一些　④较多　⑤非常多　|__|
10. 因患病，夫妻之间发生争吵吗？①根本没有　②很少　③一些　④较多　⑤非常多　|__|
11. 您情绪悲哀吗？　　　　　　　①根本没有　②很少　③一些　④较多　⑤非常多　|__|
12. 您感到焦虑不安吗？　　　　　①根本没有　②很少　③一些　④较多　⑤非常多　|__|
13. 您对继续治疗有信心吗？　　　①根本没有　②很少　③一些　④较多　⑤非常多　|__|
14. 您能够从事家务劳动吗？　　　①根本不能　②很少能　③能（一般）④多数能　⑤完全能　|__|
15. 您能够正常工作吗？　　　　　①根本不能　②很少能　③能（一般）④多数能　⑤完全能　|__|
16. 您能享受给自己带来乐趣的事吗？①根本不能　②很少能　③能（一般）④多数能　⑤完全能　|__|

调查员签字：

调查日期：　　　年　　月　　日

2. 问卷问题的形式　　根据问题答案的形式我们分成如下两种。

（1）开放式问题：对问题答案不加任何限制即不设立备选答案，由调查对象对问题自由回答，适用于调查者不清楚答案及答案很多或事先不能确定回答范围的情况。

优点：有利于调动调查对象的主观能动性，获得较丰富的信息。

缺点：容易离题；容易被拒绝；时间花费多；不易整理分析；难于相互比较。

（2）封闭式问题：根据问题可能的答案，提出两个或多个备选答案供调查对象选填，常用"是与否"或多项选择的形式。

优点：答案标准化，易于回答，节省时间；应答率高；易于整理，可以进行定量分析。

缺点：调查对象容易随便选答，影响准确性；难以得到答案以外的其他信息。

封闭式问题设置时需注意：

（a）备选答案应包括所有可能的答案，防止出现调查对象找不出合适自己答案的情况。为保证这一点，常在多种选择后加上"其他"一栏。

（b）供选择的答案不能有重叠的情况，即相互不包含，防止出现调查对象认为有不止一个答案适合自己的情况。

3. 问卷设计的原则

（1）合理性：指的是问卷所问问题必须与调查主题紧密相关，否则，再漂亮或精美的问卷都是无益的，而所谓问卷体现调查主题其实质是在问卷设计之初要找出与"调查主题相关的要素"。

（2）一般性：即问题的设置是否具有普遍意义。应该说，这是问卷设计的一个基本要求，如果我们在问卷中发现带有一定常识性的错误，则不仅不利于调查结果的整理与分析，而且会使调查委托方轻视调查者的水平。例如，开展一项"居民广告接受度"的调查：

问题　你通常选择哪一种广告媒体：

a. 报纸；b. 电视；c. 杂志；d. 广播；e. 其他

而如果答案是另一种形式：

a. 报纸；b. 车票；c. 电视；d. 墙幕广告；e. 气球；f. 大巴士；g. 广告衫；h. …

笔记栏

如果我们的统计指标没有那么细(或根本没必要)，那我们就犯了一个"特殊性"的错误，从而导致某些问题的回答实际上是对调查无助的。

(3) 逻辑性：问卷的设计要有整体感，这种整体感即是问题与问题之间要具有逻辑性，独立的问题本身也不能出现逻辑上的谬误。问题设置紧密相关，因而能够获得比较完整的信息。调查对象也会感到问题集中、提问有章法。相反，假如问题是发散的、带有意识流痕迹的，问卷就会给人以随意性而不是严谨性的感觉，造成被调查者对调查失去信心而随意回答或拒绝回答。因此，逻辑性的要求是与问卷的条理性、程序性分不开的。同时在一个综合性的问卷中，一般将差异较大的问题分块设置，从而保证每个"分块"内的问题密切相关，并且各块反映主题的不同方面。

(4) 明确性：所谓明确性，事实上是问题设置的规范性。这一原则具体是指命题是否准确，提问是否清晰明确、便于回答，被访者是否能够对问题作出明确的回答等。

(5) 非诱导性：指的是问题设置要中性、不参与提示或主观臆断，完全将被访问者的独立性与客观性摆在问卷操作限制条件的位置上。诱导性的问题往往会导致调查结果的偏倚，被调查者忽视自己的客观现实而选择了调查者的意愿，从而导致霍桑效应。如在医生询问患者病情时问"你感觉好些了吗？"和"你感觉如何？"，前者提问就具有一定的诱导性。

(6) 便于整理分析：成功的问卷设计除了考虑紧密结合调查主题与方便信息收集外，还要考虑调查结果的容易获得，便于进一步的整理与分析。首先，要求调查指标能够累加和便于累加；其次，指标的累计与相对数的计算是有意义的；再次，能够通过数据清楚明了地说明所要调查的问题。只有这样调查工作才能收到预期的效果。

4. 问卷制定步骤

(1) 组成研究工作小组：根据研究目的和对象设立由相关人员组成的研究工作小组，负责问卷的制定工作。

(2) 提出调查项目，形成备选条目池：研究工作小组成员根据调查目的和内容，查阅有关文献和参考其他调查使用的问卷，提出问卷项目。同时召集有关专家、医护人员、被访者及家属参与小组讨论，提出他们关心的项目。将提出的项目汇总并进行整理，形成问卷备选条目池。

(3) 条目筛选：研究小组对备选条目池中的条目进行讨论、分析、筛选。也可以通过对预调查的资料进行统计分析来筛选条目。

(4) 预调查及初步考评：利用上述形成的初步问卷进行预调查和初步考评。考评问卷初稿有两种具体方法：①主观评价法，即将设计好的问卷送予该研究领域的专家、研究人员以及典型的被调查者，根据他们的经验对问卷进行评论，给出修改建议；②客观检查法，即从正式调查的总体中抽取一个小样本，进行预调查，然后认真检查和分析预调查的结果，从中发现问题并进行修改，并可以对问卷的信度、效度等进行考评。

(5) 修改完善：在上述基础上修改完善，形成最终问卷。

5. 问卷制定中的注意事项

(1) 要通俗易懂，尽量避免术语。问卷中语气要亲切，符合应答者的理解能力和认识能力，避免使用专业术语。

(2) 避免用不确切的词。一些副词和形容词，如"极少""有时""经常"等，各人的理解往往不同，在问卷设计中应避免或减少使用。对于语义较为模糊的词语应给出本次调查的定义或标准。例如，"您经常参加社会活动吗？"

a. 极少(半年一次或更少)　　　　　b. 很少(每三个月一次或更少)

c. 有时(每月一次到三次)　　　　　d. 经常(每周一次或更多)

(3) 避免双重问题。双重问题是指在一个问题中实际提出两个问题，从而使调查对象无所适从。例如，"您抽烟喝酒吗？"。

(4) 避免诱导或强制。所谓诱导或强制是指研究者有意或无意引导调查对象向某一方向回答问题。否定形式的提问容易引起误解，有诱导之嫌疑，应加以避免。如"您不抽烟，是吗？"，调查对象往往有向着"社会期望"的方向回答问题，尤其在面对面调查时更是如此。如"计划生育是我国的一项基本国策，您对此问题的态度是赞成还是反对？"。为防止由于调查员诱导性询问所造成的偏倚，应制定标准操作规范，采用统一的指导语或询问语，要求调查员严格按此提问，不得随意改动。

(5) 问题应适合全部调查对象并符合逻辑。例如，"您的孩子几岁了？"显然不一定适合全部调查对象。在设计时，应按逻辑顺序分别设置如下三个问题，并采用指导语指导回答。

A. 您结婚了吗？　　　　是＝1，否＝2(若回答是＝1，请继续回答 B；若回答否＝2，请回答 D)

B. 您有没有孩子？　　　是＝1，否＝2(若回答是＝1，请继续回答 C；若回答否＝2，请回答 D)

C. 您的孩子几岁了

D. ……

(6) 敏感问题的处理。敏感问题包括政治观点、经济收入、生活行为、个人隐私等。在调查中，调查者往往出于本能的自卫心理，对敏感问题不愿意回答或不予真实回答，而且还会引起反感，因此问卷中应尽量避免。若有些问题非调查不可，可采用以下几种处理方法：

(a) 对象转移法。例如，将"您对中学生早恋如何看？"改为"对于中学生早恋，有些人认为这种行为不好，也有人认为无所谓，您同意哪种观点？"

(b) 假定法。例如"假定我国人口政策不限制生育，您愿意有几个孩子？"

上述两种提问方式的目的是减轻被调查对象的心理负担，有利于被调查对象如实回答问题。

(c) 敏感问题调查的随机应答技术。此项技术尤其适用于调查对象不愿公开的敏感问题，如未婚人工流产、私生子、考试作弊等，具体方法详见有关统计学专著。

(7) 调查项目的安排顺序。为便于受访者思考及减少拒答的可能性，通常按照下列原则排列调查项目顺序：①符合逻辑；②一般问题在前，特殊问题在后；③易答问题在前，难答问题在后；④敏感问题一般在最后，如敏感问题较多，可分散在问卷中，以降低其敏感性。

(8) 定量指标的半定量化。一些定量指标，如年龄、经济收入等如果能调查到具体的数据，最好按定量指标进行调查，便于分析和归类。否则，也可以将其半定量化，如"您的月收入是：①2000 元以下；②2000 元～；③5000 元～；④8000 元～；⑤10000 元及以上。"要注意各组段划分的合理性和连续性。

6. 问卷的考评　　问卷制定之后，还需要对其质量进行考评，一般包括效度(validity)、信度(reliability)和可接受性(acceptability)等方面。

(1) 效度：即问卷的有效性和正确性，是指问卷确实测定了拟打算测定的特征以及测定的准确程度。一个问卷的效度越高，说明问卷的结果越能反映其所测对象的真正特征。常用的效度指标有表面效度(face validity)、内容效度(content validity)、准则关联效度(criterion-related validity)、结构效度(construct validity)等。

(a) 表面效度：指问卷书面表达的意思是否为真正要测定的内容，它是一个主观指标，常由专家评阅确定。

(b) 内容效度：指问卷测量的内容与所要测量内容之间的符合程度，即是否符合调查的目的和要求。与表面效度一样，内容效度也是一个主观指标，一般通过专家评议打分进行。

(c) 准则关联效度：也称效标效度(criterion validity)，是问卷获得的数据资料与某种公认有效的外部标准(效标)之间的相关性，常以相关系数表示，相关系数越大表示问卷的准则关联效度越好。

(d) 结构效度：也称构想效度或特征效度，说明问卷的结构是否与制表的理论设想相符，即测量在多大程度上正确地验证了设计者的理论构想。结构效度可采用相关分析、因子分析、结构方程模型来评价所测量的多个条目之间的内在联系。

(2) 信度：即问卷测量结果的可靠性、稳定性和一致性，反映测量的精确度。一般指同一种测定方法对同一对象重复测量，由随机误差引起测量结果的变异程度。常用的信度指标有重测信度(test-retest reliability)、分半信度(split-half reliability)、内部一致性信度(internal consistent reliability)。

(a) 重测信度：反映测量跨越时间的稳定性和一致性，即用同一问卷对同一组调查对象先后两次进行测量，两次测量结果之间的一致性。可采用相关分析或假设检验评价重测信度。

(b) 分半信度：是将调查项目分为两半，计算两半得分的相关系数，进而估计整个问卷的信度。它属于内在一致性系数，测量的是两半题目得分间的一致性。

笔记栏

（c）内部一致性信度：内部一致性信度是目前比较流行的信度评价方法，是分半信度的推广，反映条目间的相关程度，这些条目应该反映同一独立概念的不同侧面。主要用克龙巴赫 α 系数（Cronbach's α coefficient）表示。

（3）可接受性：指被调查者对问卷的接受程度。再好的问卷如果调查者不愿意接受，也难以实行。问卷的可接受性主要取决于以下几点：①问卷简洁明了，条目少且容易理解。②问卷内容为被调查者所熟悉，认为有意义（与其生活及健康相关）。③问卷内容容易理解，容易填写。④完成问卷所需的时间较少。一般认为 10～30 分钟较为适宜。临床使用的问卷最好在 15 分钟内，一般人群评价的问卷可稍长，但也不宜超过 30 分钟，否则被访者感到厌烦而导致随意乱填或放弃。具体考察时可通过问卷回收率、问卷合格率和填表所需平均时间来评价。

17.3　抽　样　方　法

在医学研究中总体通常很大，或者根本无法得到，如在评价某种新药治疗胃溃疡的效果时，不可能收集所有胃溃疡患者进行临床治疗试验。许多情况下也没有必要进行全面调查或试验，通过样本的调查结果，经统计学分析后就可以较准确地估计总体参数，因此经常会采用抽样的方法。抽样分为概率抽样和非概率抽样两类。概率抽样，又称随机抽样，是指在调查总体中的每个单位都具有同等可能性被抽中。非概率抽样是指调查者根据自己的方便或主观判断抽取样本的方法，它不是严格按随机抽样原则来抽取样本，虽然根据样本调查的结果也可在一定程度上说明总体的性质、特征，但不能从数量上推断总体。非概率抽样主要有偶遇抽样、主观抽样、定额抽样、滚雪球抽样等。下面主要介绍调查研究中常用的几种随机抽样方法。

17.3.1　单纯随机抽样

单纯随机抽样，又称简单随机抽样（simple random sampling），指总体中所有研究的基本单位（个体）有同等的机会被抽取到样本中的方法。一般步骤为先将总体的全部基本单位进行编号，形成抽样框，然后用抽签、随机数字、计算机抽取等方法从抽样框中随机抽取一部分个体组成样本。

例如，某班 60 名学生，欲抽取 6 名参加某项活动。为使该 6 名同学能够代表全班同学，采用单纯随机抽样。可用抽签法、随机数字表法或计算机实现。

（1）随机数字表法：先将 60 名学生进行编号为 1～60 号或按学号排序，然后用附表的随机数字表，从任意一个数字开始，按上下左右任选一个方向依次读取 6 个数字（每个都是两位数，遇到相同的数字或大于 60 的数字跳过）。如从第六行第一列开始，向右依次读取 6 个数字，分别是 16、22、77（跳过）、94（跳过）、39、49、54、43，于是编号为 16、22、39、49、54、43 的学生被抽中。

（2）SPSS 统计软件实现方法：打开 SPSS 软件文件（含有学生学号或/和姓名两个变量），依次按 Data→Select Cases...→Random sample of cases→Sample...→Exactly→左框输入 6（可根据抽取人数调整，本例为 6），右框输入 60（可根据具体情况调整，本例为 60）→Continue→OK。

单纯随机抽样是最基本的抽样方法，也是其他抽样方法的基础，主要用于总体不太大的情形，其优点是简单直观，均数及标准误计算简便；缺点是仅适用于研究数目不大的有限总体情况，当总体数量较大或是无限总体时，难以对总体中的个体一一编号，而无法抽取到相应的个体，可行性较差。

17.3.2　系统抽样

系统抽样（systematic sampling），又称机械抽样，是按照某种顺序给总体中的个体进行编号，然后每隔一定数量的单位抽取一个单位。最简单也是最常用的系统抽样是等距抽样，即先将总体的全部个体按与研究对象无关的特征排序编号，根据需要的样本量大小，机械地每隔若干号码抽取一个个体组成样本。例如，要在 600 名学生中抽取 60 人作样本，其抽样间隔为 600/60 = 10。首先对学生编号，然后在 1～10 号间单纯随机抽取一个正数，确定第一号的个体，然后按照编号先后次序等间隔抽取其他对象。如若随机抽取的第一个号为 5，则抽取的个体号依次是 5，15，25，35，45，55，…，595。

系统抽样主要用于按抽样顺序个体随机分布的情形，其优点是易于理解，简便易行，现场可操作性强；样本在总体中的分布均匀，代表性较好，一般情况下比单纯随机抽样法的抽样误差小。缺点是如果抽取的间隔恰与某种周期性分布一致，则抽取到的样本会有偏性。

系统抽样在 SPSS 统计软件中的实现：用 SPSS 软件打开文件（含序号变量，取值 1～600），依次按 Analyze→Complex Samples→Select a Sample...→单击 Design a Sample（在弹出对话框内选择文件保存路径，方便下次使用）→单击 Next（因是简单随机抽样，此步不做任何选择；若为分层抽样则需将分层变量调入 Stratify by 框内，若为整群抽样需将群变量调入 Clusters 框内）→单击 Next，出现 Stage 1：Sampling Method 窗口，在 Method Type 选择 Simple Systematic（抽样方式为简单系统抽样）→单击 Next，出现 Stage 1：Sample Size 样本容量对话框，选择样本容量 Value 为 60→单击 Next，全选 Population size，Sample proportion，Sample size，Sample weight 所有选项→单击 Finish，读取抽样结果。

17.3.3　分层抽样

分层抽样（stratified sampling），是先将总体中全部个体按某种特征分成若干层，再从每一层内随机抽取一定数量的个体合起来组成样本。分层抽样的方式一般有等比例分配（proportional allocation）与非等比例分配（non-proportional allocation）。其中，等比例分配指各层中抽取的比例与该层在总体中的比例相同，即 $n_i/n = N_i/N$。其中，n_i 为从各层中抽出的样本量，n 为总的样本量，N_i 为各层具有的个体数，N 为总的个体数。例如，某班 60 人，欲抽取 6 人参加某项活动。而该班男生 20 人，女生 40 人。为保证男女平等，具有代表性，决定采用分层抽样方法进行抽取。因为样本量与总体的个数的比为 1∶10，所以男、女生抽取的个数分别为 20/10，40/10，即分别为 2 人、4 人。

分层抽样主要用于层间差异较大的对象，其优点是抽样误差小，样本的代表性较好；除了能估计总体，还能分别估计各个层内的情况；组织管理更方便。缺点是在运用分层抽样法时，需要对总体进行重新组织整理，掌握抽样对象的分层特征，抽样工作量大。

17.3.4　整群抽样

整群抽样（cluster sampling），是将总体中的个体归并成若干个互不相容的集合，称为群；然后以群为抽样单位抽取样本的一种抽样方式。例如，调查某县农村儿童贫血状况，可按乡镇分群体，再随机抽取几个乡镇，对抽取到乡镇的全部儿童进行调查。

"群"的大小有一定的相对性，可以是居民小组、村、镇、区、县等自然区划，也可以是人为划分的一定人群。划分群时，每群的单位数可以相等，也可以不等，但一般不要相差太大。

整群抽样主要用于群间差异较小的情形，其优点是便于组织实施，节省人力、物力、经费，容易控制调查质量。缺点是往往由于不同群之间的差异较大，由此而引起的抽样误差大于单纯随机抽样。

17.3.5　多级抽样

多级抽样（multi-stage sampling），又称多阶段抽样，是将抽样过程分为几个阶段，结合使用上述方法中的两种或数种。例如，欲调查某县农村中老年人高血压的患病情况，从该县 20 个乡中随机抽取 8 个乡，再从抽中的 8 个乡中抽取若干个村，再从抽中的村中抽取若干居民做调查，此即为三阶段抽样。大型调查研究时，常采用多级抽样，以降低调查费用。但由于每级抽样都会产生误差，经多级抽样产生的样本误差也相应增大。

17.4　观察性研究的质量控制

质量控制（quality control），是在调查研究的过程中，为尽量减少和消除各种误差，保证调查结果的可靠性，所采取的经常性措施。在研究设计和实施的每一个阶段，对研究质量进行严格的控制，是取得高科学性研究成果的必要保障。应针对调查设计、资料收集和资料整理分析等不同阶段误差产生的常见原因和特点采取相应措施进行质量控制。

笔记栏

17.4.1　研究设计阶段的质量控制

设计阶段产生误差主要是由于理论不完善、设计不严谨或研究方案脱离实际，如指标应用不当、调查方法选择不当等。

在设计阶段进行质量控制要注意的问题：①从调查目的出发，严密设计调查方案；②正确划分调查范围，明确调查对象；③根据研究目的及现场调查的可操作性选择适当的抽样方法和调查方式；④正确选择调查指标，明确定义调查的项目；⑤进行预调查，对调查工具进行修正，同时为正式调查减少误差提供实践经验；⑥采用随机、匹配、盲法、限制等方法加强对混杂因素的控制；⑦广泛听取相关专家的意见，不断修正完善研究方案；⑧计算设计所需样本含量，一般在所需样本含量的基础上增加 15%的样本量，以避免因失访而影响样本的代表性。

17.4.2　资料收集阶段的质量控制

资料收集阶段误差主要来源于调查员和调查对象，如调查员的工作态度不好和业务水平不高、调查对象拒绝回答或记忆不清等因素影响调查质量。此阶段质量控制的主要措施如下。

1. 研究者必须持客观态度，尽可能减少信息偏倚的产生　在研究一开始就应注重抓好研究的质控工作，针对可能产生信息偏倚的各个环节做好质量控制，这是预防信息偏倚的根本方法。客观地评价现实情况，避免出现信息衡量上的偏倚，以保证客观性。

2. 制定详细的资料收集方法和严格的质量控制方法

(1)研究中使用的仪器设备应精良，并经常校正，使用标准化试剂。

(2)对资料收集者进行统一培训，以便统一标准、统一方法，并按要求进行预调查，调查方法也应规范化，调查者对被调查者的询问方式、提问的深度和广度均应相同。

(3)通过与所收集资料有联系的鲜明记忆目标帮助患者联想回忆。

(4)收集到的患者记忆资料与相关客观记录核实。

(5)通过调查知情人或相应调查技术获取敏感问题的正确信息。

(6)对研究对象要做好宣传组织工作，以取得研究对象的密切合作，提供如实客观的信息。

(7)资料收集全过程都要进行质量控制。

(a)组织措施。有明确的组织系统及各岗位职责与分工。常用包括课题负责人、具体执行者(资料收集者)与督导员的三级系统。

(b)工作制度。实行包括工作日志、汇报制度与督导检查制度，即随时与定期考核制度。

(c)资料可靠性抽查制度。由督导员在工作早期抽查 10%研究对象进行复查或核对。

(d)资料的检查与核实。①技术检查：检查资料收集方法、实验方法及操作规程等是否存在技术问题以致于影响资料的真实性与可靠性。②对照核实：所有资料都要逐项检查，对关键性的、有可疑的、填写不准确的资料，再次对照客观事实进行调查、测量或检验，并予以纠正。③缺漏检查：在资料收集过程中就应及时对逐项数据进行复核，检查资料是否齐全；在资料收集结束后应再次认真检查是否存在缺项与漏项或某项目填写不完整。④逻辑检查：逐项对数据进行复核，发现资料间相互矛盾的地方就可能存在错误。例如，某人性别为男性，而生育史中记载先兆流产 3 次，这就显然存在逻辑错误。⑤计算机检查：资料录入时检查，可以通过设置某些变量的类型(字符型、日期型或数字型)、取值范围、有效数字位数及逻辑检查，也可以通过双输入(如应用 EpiData 软件)部分或全部数据来检查数据的录入质量。

(e)资料录入后检查，可以通过抽查部分调查表来了解输入质量，也可以通过统计软件做简单的统计描述，如进行频数分布分析、绘制散点图等，检查所有数值是否在容许范围之内，以此发现异常值与异常点。此外，还可以通过检查相关项目的数值之间是否存在不合理或逻辑错误来发现差错或异常。例如，某人在吸烟史项目是填写从未吸过烟，而戒烟史上却记载戒烟 3 次，显然存在逻辑错误。

3. 尽可能采用客观指标或客观方法获取信息　测量变量与指标明确、客观，并力求量化或等级

笔记栏

化，如应用实验室检查结果、诊疗记录作为资料的来源。此外，可以采用虚变量来分散研究对象的注意力，以减少主观因素对信息准确性的影响。制定严格统一的诊断标准与纳入标准，并严格执行。

4. 尽可能采用"盲法"收集资料　　采用"盲法"收集资料有助于减少观察员的测量偏倚，若做不到盲法，应由同一个观察员测量待比较的各组，并尽量在同一时间由同一调查员调查病例与对照。

17.4.3　数据分析阶段的质量控制

数据分析阶段主要是控制混杂性偏倚，正确使用统计方法，保证结果正确。

1. 分层分析　　在资料分析阶段，可先将资料按已知的或可能的混杂变量进行分层分析，尽可能保证各组间能在一个较匀质的范围内进行比较。常用 Mantel-Haenszel 方法。例如，在研究吸烟与冠心病关系时，采用病例对照研究，年龄、性别可能是混杂因素，可采用年龄大于或小于 60 岁分层分别比较，也可采用男女性别分层比较。

2. 标准化　　当比较两个或多个率时，若各组内部构成诸如年龄、性别、工龄、病情轻重、病程长短等明显不同，直接比较合计率是不合理的。因为其内部构成不同，往往影响合计率大小。需要标准化或校正，即采用某影响因素的统一标准构成以消除构成不同对合计率的影响，使通过标准化后的标准化合计率具有可比性。

3. 多变量分析　　在疾病发生或预后研究中，危险因素或预后因素对疾病的影响非常复杂，不但各因素对疾病的影响有强弱大小之分，而且各个因素之间也存在交互作用。分层分析只能平衡少量混杂因素，采用 Logistic 回归模型进行多变量分析，能够在复杂的关系中平衡多个混杂因素的作用，筛选出主要的危险因素或预后因素以及评价每个因素作用的大小，同时也可以分析因素之间的交互作用。因而，Logistic 回归模型已经成为现代流行病学危险因素研究的首选方法。在分析某种结局（如发病、死亡、出牙、月经初潮等）与时间变量的关系时，可采用 Cox 比例风险模型。在应用 Cox 模型时允许有"失访"或"终检"现象存在，自变量可以是数值变量也可以是分类变量，并且能够分析交互作用及估计相对危险度。

小　　结

1. 观察性研究是不对研究对象施加人为干预措施，在完全"自然状态"下对研究对象已客观存在的特征、状态进行观察、比较和分析。常见的观察性研究主要有横断面研究、病例对照研究、队列研究。

2. 问卷是调查研究中用来收集资料的一种工具，问卷设计的好坏是保证调查质量的关键。

3. 常用的抽样调查方法包括单纯随机抽样、系统抽样、分层抽样、整群抽样、多级抽样等。各种抽样方法的比较见表 17-3。

表 17-3　几种常用抽样方法的比较

	单纯随机抽样	系统抽样	分层抽样	整群抽样
优点	简单直观，是其他抽样的基础；均数及标准误计算简便	易于理解，简便易行；易得到按比例分配的样本，样本在总体的分布中较均匀	抽样误差小；便于对不同层采用不同的抽样方法；可对不同层独立进行分析	便于组织实施；节省经费；容易控制调查质量
缺点	例数较多时，编号过程复杂，实际工作中难以操作；当总体变异大时，代表性不如分层抽样；样本分散，难以组织调查	观察单位按顺序有周期趋势或单调递增（减）时易产生偏差	分层变量选择不当，层内变异较大，层间均数相近，分层抽样就失去意义	样本例数一定时，抽样误差大于单纯随机抽样
适用范围	是其他抽样方法的基础，主要用于总体不太大的情形	主要用于按抽样顺序个体随机分布的情形	主要用于层间差异较大的对象	主要用于群间差异较小的情形

4. 应针对调查设计、资料收集和资料整理分析等不同阶段误差产生的常见原因和特点采取相应措施进行质量控制。

笔记栏

练 习 题

一、思考题

1. 常见的调查研究有哪些？各自的优缺点是什么？

2. 调查表中包含哪几个项目？

3. 调查表考评内容及其指标有哪些？

4. 常用的抽样调查方法有哪些？各有何种优缺点？

5. 案例讨论：在某项病例对照研究中，研究者选择那些因阴道出血前来就诊且被诊断为子宫内膜癌的妇女作为病例，选择未患子宫内膜癌的正常妇女为对照，回顾性调查她们是否使用过雌激素，从而获得病例对照研究资料，经过统计学处理，认为两组之间的差别具有统计学意义，故作出统计推断，即雌激素可导致子宫内膜癌。请问，该调查研究结果是否可信？若认为不可信，存在的问题是什么？应如何解决？

二、最佳选择题

1. 与队列研究相比，病例对照研究可以（　　　）。

A. 估计相对危险度　　　　　　　B. 估计疾病发生频率　　　　C. 计算归因危险度

D. 论证危险因素与疾病的因果关系　　　E. 节省人力、物力、时间

2. 下列关于队列研究的描述，不正确的是（　　　）。

A. 一种"由因到果"的研究

B. 研究某一危险因素所致的多种疾病

C. 按是否暴露于某因素分为暴露组和非暴露组

D. 主要偏倚是失访

E. 只能采用回顾性的方法收集资料

3. 比值比（比数比）主要应用于（　　　）。

A. 描述研究　　　　　　　　　　B. 生态学研究　　　　　　　C. 病例对照研究

D. 队列研究　　　　　　　　　　E. 流行病学实验

4. 以下哪项可能不是横断面研究的目的（　　　）。

A. 描述疾病的流行病学分布

B. 探索与疾病有关的危险因素

C. 了解人群的卫生服务需求

D. 评价社区预防干预措施的效果

E. 早期发现患者

5. 采用统一问卷的方式调查长期存活的急性白血病患者的生命质量，以探讨诸如性别、患病年龄与急性白血病患者生命质量的关联性。该研究方法属于（　　　）。

A. 病例对照研究　　　　　　　　B. 队列研究　　　　　　　　C. 随机对照研究

D. 试验性研究　　　　　　　　　E. 横断面研究

6. 在其他条件相同的情况下，下面调查方法中抽样误差最大的是（　　　）。

A. 整群抽样　　　　　　　　　　B. 系统抽样　　　　　　　　C. 简单随机抽样

D. 分层抽样　　　　　　　　　　E. 4 种方法相同

7. 一般情况下，下列调查方法中抽样误差最小的是（　　　）。

A. 整群抽样　　　　　　　　　　B. 系统抽样　　　　　　　　C. 简单随机抽样

D. 分层抽样　　　　　　　　　　E. 4 种方法相同

笔记栏

8. 某县有 35 万人口，其中农村居民占 90%，现欲作农村居民高血压患病情况及其影响因素的调查研究，其调查对象为（　　）。

A. 该县所有常住人口　　　　　　　B. 该县所有农村居民

C. 该县已婚的所有常住人口　　　　D. 该县已婚的所有农村居民

E. 该县已婚的所有农村育龄妇女

9. 为了解某中学学生龋齿患病情况，研究者从该校 50 个班中随机抽取 10 个班，然后调查这些班中的所有学生。问此种抽样方法属于（　　）。

A. 单纯随机抽样　　　　　　　　B. 系统抽样　　　　　　　C. 分层抽样

D. 整群抽样　　　　　　　　　　E. 多阶段抽样

第 17 章
练习题答案

（方　亚　王　玖）

笔记栏

第 18 章　实验性研究设计

实验性研究(experimental study)设计是以 Fisher 为主的统计学家在 20 世纪 30 年代发展起来的。实验性研究指通过随机分组，对研究对象施加干预，在严格控制非实验因素的条件下，观察并记录实验效应，并通过比较实验组与对照组效应的差别，判断干预的效果。在开展实验研究之前，研究人员对实验过程进行科学、合理和有效的设计，能够最大限度地减少误差，使研究达到高效、快速和经济的目的。

18.1　实验性研究基本要素和基本原则

18.1.1　实验性研究与观察性研究的比较

实验性研究与观察性研究的区别包括：①观察性研究只是观察和记录现象的发生状况及其相关的特征，不对研究对象实施干预措施，而实验性研究需要根据研究目的确定研究对象，随机分组并安排干预措施，通过分析评估干预效应；②观察性研究不进行随机分组，只是观察和记录研究现象的相关特征，以便在统计分析时控制混杂因素的影响；实验性研究则是通过随机分组来平衡混杂对干预效应的影响；③观察性研究通常是为实验性研究提供相关关系的线索，进而通过实验性研究的严格设计方案来验证因果关系；④观察性研究需要较大的样本量；而实验性研究样本量通常较少。

实验性研究的优点有：①研究者可以对所选择研究对象的条件、暴露、干预措施和结果分析进行标准化；②实验设计通过随机分配，平衡了实验组和对照组中已知的和未知的混杂因素，可以提高设计效率和统计效能；③实验性研究能评估干预措施的不良反应。

实验性研究的缺点有：①设计和实施较为复杂，对条件控制要求严格，设计考虑不周全可能会导致研究不能顺利实施；②由于研究对象严格地纳入排除标准，实验结果的可推广性可能受到影响；③临床试验研究可能会因医学伦理问题使得干预难以实施。

18.1.2　实验性研究设计的必备内容

1. 干预或处理　　干预(intervention)是指研究者对研究对象施加的因素，以观察该因素的实验效应。干预因素多是作为研究的自变量来观察，干预的效应则是研究的应变量。

2. 设置对照组　　对照的目的是排除干扰因素、控制协变量(非处理因素)的影响。例如，在研究特殊保健品对人体免疫功能的临床研究中，除了实验组每日需要服用保健品以外，实验组和对照组在饮食、体力活动以及其他可能影响观察指标的因素都应尽量保持一致。

3. 随机分组和随机抽样　　随机分组的目的是控制未知因素对实验结果的影响，使实验组和对照组具有较好的可比性和均衡性，减少未知因素的干扰，使干预的效应更能显示出来，提高实验的效率。随机抽样则是为了使研究样本对研究总体具有更好的代表性，增加实验结果的推广应用价值。

18.1.3　实验性研究设计基本要素

实验设计的基本要素包括处理因素、受试对象和实验效应三个组成部分。例如，研究某种降压药的疗效，该降压药为处理因素，高血压患者为受试对象，服药前后的血压差值为实验效应。基本要素确定的正确与否，会直接影响实验的结果。因此，确定基本要素在实验设计中占有重要地位。

1. 处理因素　　处理因素是指在实验研究中施加到实验组受试对象的因素，又称研究因素或自变量。与其相对应的是非处理因素，非处理因素不是研究者特意设置的因素，但是它可能会对实验结果造成干扰。确定处理因素时要注意以下几个问题。

(1)处理因素的数目及水平不宜过大：处理因素只有一个称为单因素，单因素设计目标明确，简单易行，容易控制，但同一因素在量上可有不同程度、不同剂量，即水平，这时称为单因素多水平的实验研究。例如，研究三种药物治疗同一疾病的疗效就是单因素多水平的实验研究，单因素两水平是其一个特例即两组设计。在多因素的实验中，需要抓住主要的、带有关键性的某几个因素。例如，我们要改进某种病毒的培养方法，与其有关的因素很多，如温度、pH、培养液、培养时间、培养细胞种类等，每个因素又分为若干水平，如 5 个因素，每个因素各取 10 个水平，那么要做 $10^5 = 100000$ 次实验。一个良好的实验设计，要求在众多因素与水平中抓住主要的几个，一般情况下因素与水平不要超过 5 个。

(2)明确处理因素与非处理因素：在设计时，要根据研究的目的，确定该实验的处理因素及非处理因素(协变量)。例如，做冷水实验，受试者将手浸入 0～5℃的冷水中，一定时间后拿出，观察手的皮肤温度恢复情况。冷水是处理因素，室温是非处理因素；若进一步观察室温对冷水实验的影响，这时室温又成为处理因素。在实验设计时，更明确处理因素与非处理因素，一旦确定，不能任意改动。

(3)处理因素的强度要适宜：处理因素的强度，实际上就是一个剂量的问题，处理因素施加的剂量作用于受试对象应该能产生可以观察到的效应，并最好能呈现出剂量-反应关系。

(4)处理因素的标准化：处理因素的标准化就是保证在整个实验过程中，处理因素始终保持不变。如在实验过程中保持相同批号的药物、实验操作人员通过统一的培训，使其具有相同的实验操作流程和规范等，以确保处理因素的标准化。

2. 受试对象　　在实验设计时需要确定受试对象，并对进入实验的受试对象设定严格的入选条件，医学研究的受试对象可以是人和动物，均需要制定纳入与排除标准。

(1)临床试验的受试对象：临床试验的受试对象主要是患者，明确的诊断标准、正确分期及病情的正确判断是选择受试对象的基本要求，另外根据研究内容和目的，需要对患者的年龄、性别、病情的轻重、病程和病史做出明确的规定，才可以避免由于各种条件相差悬殊，影响实验结果的准确性。

(2)动物实验的受试对象：动物实验通常用于基础性研究，动物选择要注意动物的种属、品系、体重、性别、生长日期等因素。不同种属的动物，各有其不同的生理特征。通常在观察循环病理生理的改变时，常选以狗为实验对象；研究气体或蒸汽对呼吸道黏膜的刺激作用时，则可选择嗅觉灵敏的猫；观察对皮肤的刺激作用则可选用白色豚鼠和白色家兔；研究物质对内脏器官的损害则常选小鼠等。

3. 实验效应　　实验效应是通过观察指标进行测量获得处理因素产生的效果，因此指标的选择会对研究结论产生较大的影响，指标选择应注意如下问题。

(1)指标的关联性：实验所选用的指标必须与研究目的有本质联系，指标的选择需要通过查阅文献、理论分析和预实验来提出。例如，观察一种新药对脂性肾病疗效的临床试验，应以尿蛋白、浮肿、血浆蛋白等作为研究指标。

(2)指标的客观性：实验指标有客观与主观之分，客观指标是测量和检验的结果，患者的主诉和医生自己的判断则属主观指标，尽量选用客观性强的指标。

(3)指标的灵敏性：选用的指标应对处理因素有较高的灵敏性，以便于测量和记录处理因素的效应。指标的灵敏性是提高实验效应的一种重要手段，因此测量仪器和方法都应该是灵敏的。

(4)指标的特异性：选用能够准确地反应处理因素效应本质的指标，特异性指标是关联性最密切的指标，往往是诊断和判定治疗的最可靠根据。例如，脑脊液检查(细胞、糖、氯化物等)是流脑特异指标。

(5)指标的精确性：精确性是指准确度和精密度。准确度(accuracy)是指观察值(或其平均数)与真值的接近程度，主要受系统误差的影响。精密度(precision)是指重复观察时，观察值与其平均数的接近程度，其差值属于随机误差。观察指标要选择准确和精密度高的指标。

笔记栏

18.1.4　实验性研究设计的基本原则

1. 对照原则　　通过设立对照（control），可以消除非处理因素的影响，使处理因素的效应显示出来。设立对照还可消除和减少实验误差，如果在实验中，两组处于相同的状态，其实验误差就能得到相应的抵消或减少。对照有多种形式，可根据研究的目的和内容加以选择，常用的有下列几种。

（1）空白对照：对照组不施加任何处理因素。例如，研究健康教育对慢性病的预防效果，研究者对实验组的研究对象进行相关的健康教育。对照组的研究对象不接受该种健康教育，处理因素是空白的，进而比较两组的结果。

（2）实验对照：对照组不施加处理因素，但施加某种实验因素。例如，观察赖氨酸对儿童发育的影响，实验组儿童加食加赖氨酸的面包，对照组的加食为不加赖氨酸的面包。处理因素是赖氨酸，而面包量这一实验因素保持相同，使两组均衡。

（3）标准对照：通常是用现有标准或正常值作为对照。例如，实验指标空腹血糖的对比，即可用空腹血糖值<6.1mmol/L 作对照。

（4）自身对照：对照和实验在同一受试对象进行。如用药前后的对比。

（5）相互对照：各实验组间相互为对照，如几种药物治疗同一疾病，对比这几种药物的效果。

（6）历史对照：也称为文献对照或回顾对照，是指与他人或本人过去研究的结果进行对比。由于这种对照不易均衡，所以一般不宜使用，只能作为参考。

2. 均衡原则　　各组之间除处理因素不同外，其他的非处理因素尽量保持一致，称为均衡性（balance）好。各组之间均衡性越好，越能将处理因素的效果显现出来，从而提高实验的效率。常用的能保持较好均衡性的方法有以下两种。

（1）交叉均衡：是在实验单元中各设立实验组和对照组，以便两组的非处理因素均衡一致。例如，在考察某中草药对预防幼儿流行性感冒的实验中，分别在甲、乙两个幼儿园各抽取 200 名儿童进行实验，两个幼儿园都随机分为两个组各 100 名儿童，分别让其中的一半服用中草药，另一半不服用中草药，以比较中草药的预防效果。这样使得每个幼儿园都有一半为实验组，一半为对照组，具有较好的均衡性。

（2）分层均衡：可以使各处理组中的混杂因素得到消除。例如，研究药物对高血压的疗效，因为高血压有轻度、中度、重度之分，如果任意把一些高血压患者采用完全随机分组的方法，可能会导致两组患者轻、中、重度的比例不均衡，因此应该先按照病情的轻、中、重度的高血压分层（stratification），再在各层中进行随机分组，这样可使两组的病情具有较好的均衡性，称为分层随机。分层随机可以增大两组的可比性。

3. 随机原则　　随机化（randomization）是实验设计的重要原则，包括随机抽样和随机分组。随机抽样是指保证总体中的每一个个体都有同等的机会被抽出作为样本。通过随机抽样可以使样本具有代表性。随机分组是指保证样本中的每一个个体都有同等的机会被分配到实验组或对照组。通过随机分组使各组受试对象在重要的非处理因素方面具有较好的均衡性，可以提高实验结果的可比性。实验设计中常用的随机分组的方法有简单随机化和区组随机化两种。

（1）简单随机化：是指通过抛掷硬币、抽签、摸球、查随机数字表或应用操作计算器的随机数字键等方法将实验对象随机地分为实验组和对照组。

（2）区组随机化：是指根据受试者的某些特征或属性，将其分为内含相等例数的若干区组（或称配伍组），再对区组内的受试对象进行随机分配至不同组别中。

实现随机化的方法很多，可以采用随机数字表、随机排列表或统计软件包来实现，详见 18.3 节。

4. 重复原则　　重复（replication）的目的在于保证在相同的条件下进行多次实验或多次观察能获得类似的研究结果，一定数量的重复可以增加实验结果可靠性。重复原则主要体现在重复实验、重复取样、重复测量三个方面。

（1）重复实验：是指在相同的实验条件下，做多次的独立实验，这里的"独立"是指用不同的个体或样品做实验，而不是在同一个体或样品上做多次实验。

（2）重复取样：是指从同一个样品中多次取样，测量其定量指标的数值。

笔记栏

(3)重复测量：是指对接受某种处理的个体，对其观察指标进行多次测量。

贯彻重复原则的常用措施就是在确保研究对象同质性的基础上，确保研究对象的样本量(sample size)能满足统计学的基本要求，使随机变量的统计规律充分地显露出来。

18.2　实验性研究设计种类

18.2.1　完全随机化设计

1. 概念　完全随机化设计(completely randomized design)又称单因素设计或成组设计，是医学科研中最常用的一种研究设计方法，它是将同质的受试对象随机地分配到各处理组中进行实验观察，或从不同总体中随机抽样进行对比研究。

2. 设计步骤

(1)选择研究对象，确定各组样本例数。根据研究的目的和要求选择研究对象，并按照统计学原理估算研究对象的样本量(详见相关书籍)。

(2)观察对象编号。若观察对象是医院的患者，可以按照患者的入院顺序进行编号。若观察对象是学生，可以按照学号进行编号。若观察对象是动物，可以按照动物的体重进行编号。

(3)随机分组。详见 18.3 节随机分组方法。

(4)统计分析。当资料为计量资料，且数据服从正态分布、各组间方差齐时，两组的比较可用 t 检验，多组比较可用完全随机设计的方差分析；当资料不服从正态分布或方差不齐时，可进行变量变换以满足其正态性和方差齐性后再进行 t 检验或方差分析，或做 t' 检验，也可以选择秩和检验；当资料为无序分类资料时，可用 χ^2 检验；当资料为有序分类(等级资料)时，可选择秩和检验。

3. 完全随机设计的优缺点　完全随机设计的优点是设计简单，易于实现。通过随机分配能有效地避免某些非实验因素的影响，将实验因素的效应显示出来；随机分配可以增强比较组间的可比性；通过设立对照能有效控制非实验因素对实验因素的影响，从而有效控制偏倚和误差。但完全随机设计也存在着设计效率低、一次实验只能进行单因素的比较、不能分析多个因素和交互作用的缺点。

18.2.2　配对设计

1. 概念　根据实验中各组间均衡性的要求，将实验对象按某些特征或条件相同或相近原则配成对子，再随机分配每对中的两个对象接受不同的处理方式，这种实验设计称配对设计(paired design)。配对设计有同源配对(homogenetic matching)与异源配对(heterogenetic matching)两种。

同源配对又叫同体配对(homobody matching)，是指实验和对照均在同一受试个体身上进行。同源配对又可分为以下 4 种类型：①自身配对(self-matching)，同一患者先后接受两种不同的处理，即受试者要接受前后两个阶段、两种不同的治疗措施，然后对其疗效进行对比研究。这种自身配对又称为自身前后对照研究(before-after study in the same patients)。②同一受试对象两个左右对称的部位、器官进行配对，如药物皮试，是一受试者一侧上臂注入受试药液，在另一侧上臂注入溶媒作对照；又如研究某药的散瞳作用，如果理论上已经证明，该药只有局部作用，不易吸收或不致通过神经反射及体液因素影响对侧眼，则可以用双眼进行配对。这种设计方法同样可以消除组间对照个体差异的影响，可节约一半的样本量。③同一受试对象或同一样品用两种方法或仪器检测，如分别用新法和旧法测定同一儿童的血钙含量。④用同一方法或仪器检测同一受试对象不同标本的检测结果，如用原子吸收法测定同一儿童的血锌和发锌，以观察比较能否用发锌测定代替血清锌的测定。

异源配对又叫异体配对(heterobody matching)，是指以主要预后影响因素作为配对条件，如将年龄相差小于 5 岁者，同性别、同病型、同病期的患者配成对子，采用随机分组的方法，将其中之一分入实验组，另一个分入对照组。这种设计方法，由于人为地控制了主要影响因素，同样具有较好的可比性。异体配对的主要目的就是使每对的内部，除处理因素不同外，各主要影响因素应尽可能均衡、一致，这样才能保证配对设计的高效性。

2. 设计步骤

(1)配对条件：是影响实验效应的主要非处理因素。动物实验中一般考虑将种属、窝别、性别相同，年龄、体重相近为配对条件；临床试验中常将性别相同，年龄相近作为配对条件。

(2)随机分组：将每对中一个对象随机分到实验组或对照组，另一个对象即为对照组或实验组，随机化分组方法与完全随机设计的分组相同。

(3)统计分析方法：当配对资料为计量资料，同时对于差值服从正态分布，采用配对 t 检验，若差值不服从正态分布，采用配对样本比较的符号秩检验(Wilcoxon signed-rank test)；当资料为配对计数资料时，采用配对 χ^2 检验，当资料为等级资料时，可以选择配对样本比较的符号秩检验。

3. 配对设计的优缺点　　配对设计可做到严格控制非处理因素对实验结果的影响，同时使受试对象间的均衡性增大，因而在相同的样本含量条件下，检验效能比完全随机设计高。但在实际工作中，配对条件如果设置过严，在临床试验中有时会出现部分对象难以配成对子；另外当引入与研究结果和研究因素均有关的非研究因素为配对条件时，可能会出现偏性；此外自身配对实验只适用于短期或急性实验，不适用于长期观察分析。

18.2.3　交叉设计

1. 概念　　将 A、B 两种处理先后施于同一批实验对象，随机地使半数对象先接受 A，后接受 B；另一半对象先接受 B，后接受 A。两种处理在全部实验过程中"交叉"进行，称为交叉实验设计(cross-over trial design)。由于 A 和 B 处于先后两个实验阶段的机会是相等的，因此平衡了实验顺序的影响，而且能把处理方法之间的差别与时间先后之间的差别分开来分析。例如，比较两种不同治疗方案对慢性支气管炎急性发作的疗效，可将患者先按病情配对，随机确定对子中两个受试对象的实验顺序，并将受试对象分两组，然后将两种治疗方案在各组中交叉顺序进行，以比较两种治疗方案的疗效。在交叉实验设计中，第一阶段与第二阶段之间的间隔时间称为洗脱期。洗脱期可以避免第一个阶段的治疗效应影响到第二阶段的实验，确保两个阶段的效应是独立的。交叉设计适用于慢性、稳定性或容易反复发作的疾病，如高血压、高血脂、慢性支气管炎等。如果有自愈趋向或是在第一阶段就可被治愈的疾病，则不适于用此种设计方法。

2. 设计步骤(以 2×2 交叉设计为例)

(1)确定处理因素 A、B，选择同质性好的研究对象，按配对设计方法配成对子或随机分成两组。

(2)随机确定每对中一个对象的实验顺序 A→B，另一个为 B→A，或随机确定两组中的一组的实验顺序为 A→B，另一组为 B→A。

(3)按图 18-1 过程进行实验。

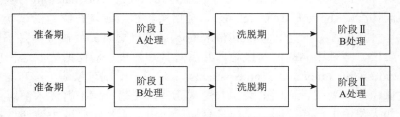

图 18-1　2×2 交叉实验的流程图

其中：①准备期(run in period)系指实验对象经过一段时间不加任何处理(停药期)的观察，确认已经进入自然状态，可以进行实验。②第Ⅰ阶段的处理(treat phase I)系按事先设计好的实验顺序，依次在各个实验时期施加相应的处理。③洗脱期(wash out period)在经过第一阶段的治疗后，停药一段时间，确认前一阶段的处理效应已经消失，实验对象又回到自然状态，以保证后一时期的处理结果不受前一时期的影响。实际上准备阶段也属于洗脱期，是为了消除其他可能的干扰作用。④第二阶段的处理(treat phase Ⅱ)是将第一阶段处理的顺序进行交换后进行。

(4)统计分析。交叉实验设计的观察指标如果是定量资料，服从正态分布时，采用方差分析；不服从正态分布时，选择秩和检验。如果观察指标是定性的，采用配对 χ^2 检验进行分析。

3. 交叉设计的优点　　交叉设计通过两组受试对象的交叉不仅能有效节约样本含量，并能控制时间因素和个体差异对处理因素的影响，是临床上较为常用的设计方案，它使每个观察对象同时接受实验因素和对照因素，符合医德。但交叉设计也存在缺点，首先交叉设计不适合病程短的急性病的临床试验研究，即交叉设计只适合病程相对较长的疾病，并且两次观察的时间不能过长，处理不能有持久效应；此外患者的心理作用或研究者的暗示会导致结果偏性，因此交叉设计实验应尽可能采用盲法。

18.2.4　随机区组设计（随机配伍组设计）

1. 概念　　随机区组设计又称随机配伍组设计，该设计是将受试对象先按配比条件配成区组，每个区组有 3 个或 3 个以上受试对象，再按随机化原则分别将各区组中的受试对象分配到各个处理组。随机区组设计的目的是对已知的非处理因素（配比条件）进行控制，以提高组间的均衡性，减少实验误差。

2. 设计步骤　　随机区组设计的步骤如流程图（图 18-2），主要包括以下几个环节。

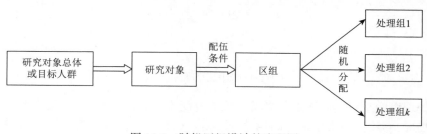

图 18-2　随机区组设计的流程图

（1）将受试对象按配伍条件划分成区组，每个区组的例数等于处理组个数。

（2）将每一区组的各受试者随机分配到各个处理组中。

（3）统计分析，资料满足方差分析的应用条件，采用随机区组设计的方差分析；不满足时，可将数据进行变量变换，使其满足方差分析的应用条件；若仍不能满足方差分析条件，可选择 Friedman M 检验。

3. 随机区组设计的优缺点　　随机区组设计可以提高组间的可比性，提高检验效率，可以同时分析处理因素和个体差异对实验效应的影响，减少实验所需样本含量。但随机区组设计不能分析交互作用的影响，另外要求区组内对象数与处理组数相等，当实验结果有观察值缺失时，信息损失较大，统计处理较麻烦。

18.2.5　析因设计

1. 概念　　析因设计（factorial design），是将两个或多个因素的各水平交叉分组，进行实验的设计方案。在医学研究中，往往在一个实验中需要安排多个因素，并且因素之间互相联系，互相制约，有时当一个因素的质和量改变时，另一个因素效应随之变化。例如，当同时研究两种实验因素（如两种药物）的效应，每个因素（药物）又有两个水平（如用药和不用药），若某因素（药物）取不同水平可使另一种因素（药物）的效应随之发生变化，这种现象为因素间的交互作用（interaction）。既考虑因素本身的作用又考虑交互作用可采用析因设计，它不仅可以检验各因素内部不同水平间有无差异，还可检验两个或多个因素间是否存在交互作用。

析因设计中，如果各实验组的水平数相等，总的实验组数等于各因素水平数的乘积。例如，2 个因素各有 3 个水平时，实验组数为 $3^2 = 9$；4 个因素各有 2 个水平时，实验组数为 $2^4 = 16$，即处理组数 =（水平数）^{因素数}，如果实验组数太多或是各实验的水平数不相同，可参考正交实验设计方法。所以，应用析因实验设计时，分析的因素数和各因素的水平数不宜过多。一般因素数不超过 4 个，水平数不超过 3 个。

2. 设计步骤

（1）确定研究因素和水平数。常见的设计类型为 2×2 析因设计，2×2 析因设计是指有 2 个因素，每个因素各有 2 个水平，共有 4 个组合。设 A_1 代表 A 因素 1 水平，A_2 代表 A 因素 2 水平；设 B_1 代表 B 因素 1 水平，B_2 代表 B 因素 2 水平，交叉组合后的 2×2 析因设计模型及设计流程分别如表 18-1 和图 18-3。

表 18-1　2×2 析因实验设计模型

因素	B_1	B_2
A_1	A_1B_1	A_1B_2
A_2	A_2B_1	A_2B_2

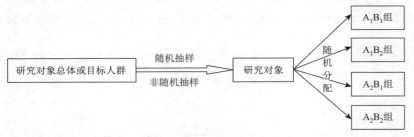

图 18-3　析因设计的流程图

（2）确定各处理组的重复实验次数与受试对象的分配方法。各处理组的实验次数（样本量）应根据受试对象（人或动物）的同质性与实验指标的误差等因素，选择相应的样本量估计方法进行估算。

（3）统计分析采用方差分析方法分析各因素的主效应和相互间的交互作用。

3. 析因设计的优点　　析因设计是一种具有较高效率的实验设计方法，不仅能够分析各因素的主效应是否具有统计学意义，还能够分析各因素是否存在交互作用，并能够帮助挑选各因素水平的"最优"搭配组合。析因设计的缺点是在多因素研究中所需要的实验次数最多，因此耗费的人力、物力和时间也较多，当所考察的实验因素和水平较多时，建议改用正交设计的方法。

18.2.6　重复测量设计

1. 概念　　重复测量设计（repeated measurement design）是同一受试对象的同一观察指标在不同时间点上进行多次重复测量，主要用于分析该观察指标在不同时间点上的变化特点。例如患者在手术后 1 天、3 天、1 周、2 周等各时间点上的某项指标的变化。重复测量所需实验例数较少，在医学研究领域中得到了广泛的应用。

2. 设计步骤

（1）处理因素：施加于各实验组的干预措施。

（2）重复测量的时间：根据研究目的确定重复测量的间隔时间。

（3）非处理因素：除主要观察因素以外的其他影响因素。

（4）平行对照：由于重复测量结果会随时间产生变化，因此重复测量设计常常需要设立平行对照。

（5）统计分析：采用重复测量的方差分析方法（详见第 6 章）。

3. 重复测量设计优缺点　　重复测量设计通过对同一个体不同时间间隔的重复测量，减少了个体间的变异，能更好地将处理效应显现出来，提高了设计的效率，减少了样本量，使设计更加经济。但存在着前面的处理效应有可能影响到下一次的处理的滞留效应（carry-over effect），此外因为前面的处理效应有可能激活原本以前不活跃的效应，称为潜隐效应（latent effect）；还可能由于逐步熟悉实验，研究对象的反应能力有可能逐步得到了提高，称为学习效应（learning effect）。

18.2.7　正交设计

1. 概念　　正交设计（orthogonal design）是利用正交表来安排与分析多因素实验的一种设计方法。它是由实验因素的全部水平组合中，挑选部分有代表性的水平组合进行实验，通过对这部分实验找出

笔记栏

最优的水平组合。同析因设计相比，正交设计可以大大减少实验次数，因此是一种高效率、快速、经济的实验设计方法。

2. 设计步骤　　正交设计实验主要包括明确实验目的，确定实验指标；选因素、定水平，列因素水平表；选择合适的正交表并进行表头设计；编制实验方案并按方案进行实验；记录实验结果和统计分析等步骤(详见相关书籍)。

3. 正交设计的优缺点　　正交设计是一种高效率、快速、经济的实验设计方法，它能减少实验次数，节约样本含量，提高实验的效率。但在生物医学实验时，由于生物体的个体差异大，常常需要在同一条件下进行多次重复实验以提高实验的可靠性，导致实验工作烦琐，费用昂贵。

18.3　随机化实现方法

科学实验实现随机化常常利用随机数字表和随机排列表(或称随机化分组表)，前者可用于随机分组及随机抽样；后者仅用于随机分组。

18.3.1　随机数字表的使用方法

随机数字表内的数字互相独立，无论从横行、纵列或斜向等各种顺序均呈随机状态，使用时可以从任一数字开始，按任何一个顺序采用。

1. 完全随机设计的随机分组方法

例 18-1　试将 12 只动物随机分配到甲、乙两组，每组各 6 只。

首先给动物编号，再依次将查得的随机数字标于编号下面，最后对随机数进行由小到大排序，其中前六位为甲组，其余为乙组，随机数字可由附表 2-14 中随机指定的任一行任一列开始，如由随机数字表的第 16 行第 5 列开始向右数 12 个两位随机数字，见表 18-2。

表 18-2　12 只动物的随机数字分组表

动物编号	1	2	3	4	5	6	7	8	9	10	11	12
随机数字	13	40	33	20	38	26	13	89	51	03	74	17
组别	甲	乙	乙	甲	乙	甲	甲	乙	乙	甲	乙	甲

对于受试对象分配到三组及三组以上，并且每组的个数相同时，利用随机数字表随机分组不是很方便，最好利用随机排列表。

2. 配对设计的随机分组方法

例 18-2　将 10 对受试者，随机分入甲、乙两组。

先将 10 对受试者编号 1～10，再查随机数字表，遇有单数，第一个受试者分入甲组，第二个受试者分入乙组；遇有双数，第一个受试者分入乙组，第二个受试者分入甲组。取随机数字表中第 19 行第 6 列开始向右数，见表 18-3。

表 18-3　10 对受试者的随机数字分组表

对子编号	1	2	3	4	5	6	7	8	9	10
随机数字	33	27	14	34	09	45	59	34	68	49
第一个对象组别	甲	甲	乙	乙	甲	甲	甲	乙	乙	甲
第二个对象组别	乙	乙	甲	甲	乙	乙	乙	甲	甲	乙

3. 随机抽样方法

例 18-3　某中学为了了解学生身体素质的基本状况，从全校学生总数 2818 人中抽取简单随机样本 300 人进行体检。

使用统计软件直接抽取：首先使用电子表格软件自动生成 1～2818 的编号作为抽样框，保存文件名为 book1，然后使用 SPSS 打开 book1(注意不要选择 "Read variable names from first row of data"，否则第一行元素"1"将不会被读取）。Data→Select Cases…→Random sample of cases→Sample…→Exactly 左框输入 300，右框输入 2818→Continue→OK，见图 18-4～图 18-6。

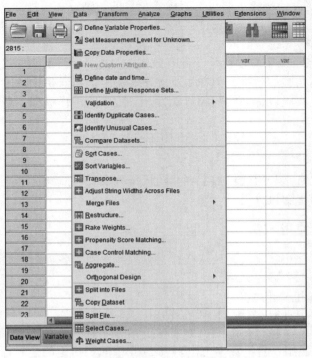

图 18-4　Data→Select Cases 操作过程

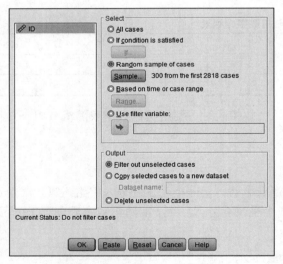

图 18-5　Select Cases 操作界面

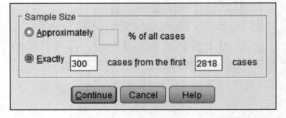

图 18-6　Select Cases：Random Sample 操作界面

随机抽样的部分结果展示在图 18-7 中，图中 ID 号为 9，10，12 的被随机抽样到，同时新增变量 filter_$取值为 1，ID 号前面有斜杠的则是未抽样到（filter_$取值为 0），其余 ID 号类似。

例 18-4　用随机分组方法将 30 名住院患者随机分到 A、B、C 三个护理组中。

将患者序号 1～30 作为抽样框，在 SPSS 的 Transform 中选择随机数生成器 Random Number Generators 里确定随机种子数，以便随机抽样结果可以重复，如图 18-8 所示。

然后单击 Transform→Compute Variable，在弹出的 Compute Variable 窗口中，Target Variable 的名称可以输入"随机数字"。找到 Function group→Random Numbers→Rv.Uniform，双击函数，则被选函数会进入 Numeric Expression 列表中——RV.UNIFORM（?，?），在（?，?）输入随机数字产生的区间，本例输入（1，10），然后单击 OK。具体操作如图 18-9 所示。

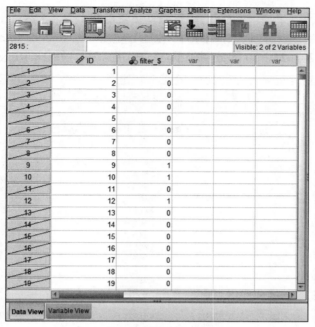

图 18-7　例 18-3 的随机抽样结果

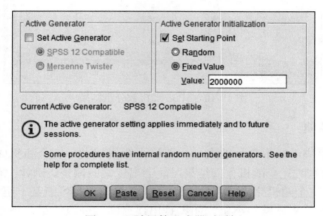

图 18-8　随机数生成器对话框

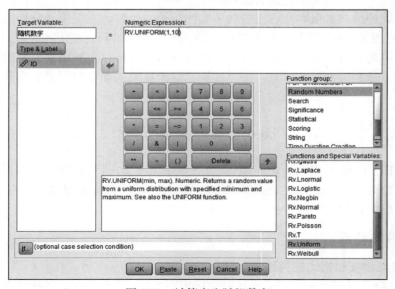

图 18-9　计算产生随机数字

笔记栏

在 SPSS 数据对话框里，产生一组新的随机数变量“随机数字”，然后在 Transform→Rank Cases 中对所产生的“随机数字”进行排秩次，最后再根据 Transform→Recode Into Same Variables 进行分组命名，秩为 1～10，11～20，21～30 的分别赋予 A、B、C 三组，图 18-10 最后一列为随机分组结果。

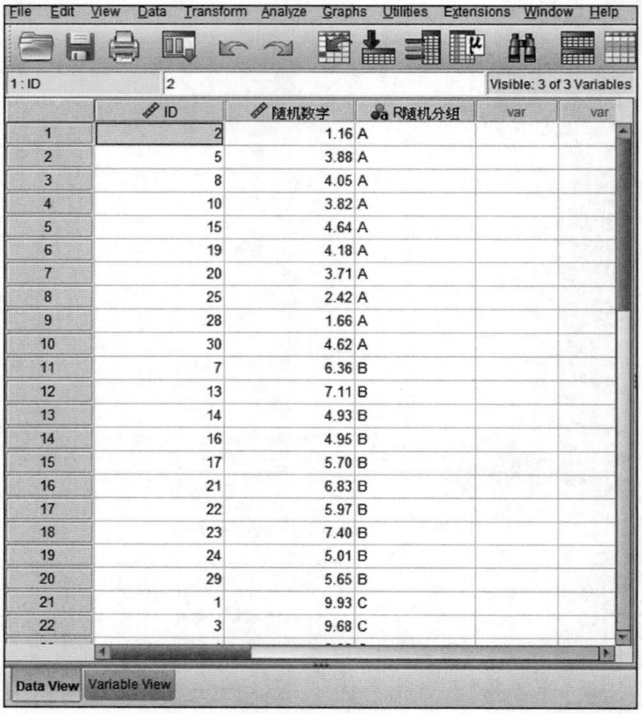

	ID	随机数字	R随机分组	var	var
1	2	1.16	A		
2	5	3.88	A		
3	8	4.05	A		
4	10	3.82	A		
5	15	4.64	A		
6	19	4.18	A		
7	20	3.71	A		
8	25	2.42	A		
9	28	1.66	A		
10	30	4.62	A		
11	7	6.36	B		
12	13	7.11	B		
13	14	4.93	B		
14	16	4.95	B		
15	17	5.70	B		
16	21	6.83	B		
17	22	5.97	B		
18	23	7.40	B		
19	24	5.01	B		
20	29	5.65	B		
21	1	9.93	C		
22	3	9.68	C		

图 18-10 SPSS 随机数分组结果

18.3.2 随机化注意事项

完全随机化的效果取决于样本含量的大小，若样本含量很大，完全随机化的效果应当是比较理想的；若样本含量比较小，有时完全随机化的结果可能会出现某些偏差。例如，有 24 只小鼠，其中 16 只雌性、8 只雄性，若采用完全随机化方式将它们均分成 2 组，则有可能某一组中的 12 只小鼠全是雌性的，另一组中有 4 只雌性、8 只雄性小鼠。如果真出现这样的分组结果，当小鼠性别对观测结果有较大影响时，“性别”这个重要的非实验因素就严重地影响对实验因素两个水平(处理组与对照组)对观测结果效应大小的正确评价，甚至容易得出歪曲事实的结论。此时，宜采用“分层随机化”。就本例而言，先用完全随机化法将 16 只雌性小鼠随机均分成两组，实验组和对照组各 8 只；再用完全随机化法将 8 只雄性小鼠随机均分成两组，实验组和对照组各 4 只。这样，实验组和对照组都各有 12 只小鼠，其中雌性和雄性小鼠分别为 8 只与 4 只，即“性别”这个重要的非实验因素在实验组和对照组中所产生的影响是均衡的。

18.4 临床试验简介

临床试验(clinical trial)是指任何在人体(患者或健康志愿者)进行药物干预的系统性研究，以证实或揭示试验药物的疗效、不良反应及/或试验药物的吸收、分布、代谢和排泄，目的是改进疾病的诊断、治疗和预防措施或确定试验药物的疗效与安全性。

18.4.1 临床试验的特点

笔记栏

1. 临床试验与动物实验相比的特殊性

(1) 人既具有生物性又具有社会性，受试对象的主观因素、心理作用、精神状态是导致试验结果产生偏性的主要原因。

（2）临床试验中有更多的外来因素难以控制，特别是研究对象的同质性、依从性等。临床试验中研究者不能完全支配患者的行为，只能对患者提出一些要求，以避免干扰试验的行为。

2. 临床试验与临床治疗不同　　临床治疗是根据每一位患者的具体情况对症施治，不一定需要统一的方案，目的是将患者治愈；临床试验是为了探索某种新的处理方法是否安全、有效，所以必须有一个共同遵循的试验方案，对所有参与试验的受试者均按同一方案进行治疗或处理，不得因人而异。

3. 临床试验与观察性研究不同　　临床试验一般是前瞻性研究，研究中需要给予每个受试者一个或一套标准化的处理措施，目的是评价这些措施的安全性和有效性。观察性研究既有回顾性又有前瞻性，但是不施予任何干预，只是记录需要观察的指标，目的是在自然状态（无干预情况下）估计患病率或发病率以及有关危险因素。

18.4.2　临床试验的基本原则

临床试验要遵循：对照、随机、重复的原则，此外，由于临床试验的特殊性，在进行临床试验时，还要遵循如下两个原则：即伦理（ethic）和盲法（blind method）。

1. 伦理　　临床试验必须符合《赫尔辛基宣言》和国际医学科学组织委员会颁布的《人体生物医学研究国际道德指南》的道德原则，即公正、尊重人格、力求使受试者最大限度受益和尽可能避免损害。因此，临床试验必须得到所在医疗单位伦理委员会的批准，如果是新药或新的医疗器械的临床试验，还必须得到药品监督管理部门的批准，同时还要得到每一位受试对象或其亲属、监护人的知情同意（informed consent）。

2. 盲法　　由于受研究对象和研究者主观因素的影响，在设计、资料收集或分析阶段容易出现信息偏倚，为避免这种偏倚在设计时可采用盲法，使研究者或研究对象不明确干预措施的分配，研究结果更加真实、可靠。盲法分双盲（double blind）和单盲（single blind）两种。

双盲临床试验是指观察者和被观察者在整个试验过程均不被告知每一位受试者具体接受的是何种处理，使观察和被观察者处于盲态，由第三方产生和保存随机分组的盲底，如神经病学研究中各种量表、疼痛等研究中，宜使用双盲设计。

单盲临床试验是指被观察者处于盲态的试验方法，观察者即研究者、参与试验效应评价的研究人员、数据管理人员、统计分析人员为非盲状态。有些临床试验因采用双盲试验风险较大，宜采用单盲试验。

18.4.3　临床试验常见的设计类型

在临床试验设计方案中，统计设计类型的选择是至关重要的，因为它决定了研究样本含量的估计、研究过程及其质量控制。因此，研究者应根据研究目的和研究条件的不同选择不同统计设计方案。统计设计方案有多种，但新药临床试验设计中常用以下四种：随机对照试验（randomized controlled trial，RCT）、交叉设计（cross-over design）、析因设计（factorial design）和成组序贯设计（group sequential design）。

18.4.4　临床试验的偏倚与控制

临床科研中的误差主要有两类：抽样误差与系统误差。抽样误差又称随机误差或变量误差，是由抽样样本的变异性造成的，与样本大小、研究对象之间的差异大小有关，可以通过统计学方法进行估计，并且可通过增加样本量减小抽样误差，因此在临床研究中容易得到控制。系统误差是研究者所得出的结果与真实的结果之间的误差，称为偏倚（bias）。目前不少临床研究难以重复，缺乏真实性，偏倚就是造成歪曲研究结果的真实性和重复性的主要原因。

偏倚是人为造成的误差，是由于研究对象的选择、资料收集、观察指标与观察方式的确定等方面所使用的方法或标准不恰当所致。例如，比较甲药与乙药对某种疾病的疗效，结果显示甲药疗效比乙药好。一种可能是该结论是真实的，另一种可能是偏倚所致。其原因是：①由于病例分配上存在不一致，服甲药的人健康情况、年龄、病情等均较服乙药好，两组患者在临床特征上有差异，基线不

笔记栏

一致；②甲药味道好、剂量小或副作用少，患者更愿意服用，依从性高；③因甲药是新药，研究者和患者对此药期望更高，观察更仔细，会更精心地治疗和关心甲药组，也得到患者更好的合作和反应；④衡量疗效时，对甲药组不愿放过微小的改善加以记录，而对乙组可能视而不见；结果分析处理时，可能过分注重甲药组的微小改善，并予夸大造成偏倚。偏倚贯穿于整个研究过程，从研究设计到实施，以及最后的资料分析和结论推导都可能产生。而且任何研究类型，无论是病因学探讨，还是诊断试验，以及临床疗效观察和预后研究，都普遍存在偏倚。各种研究设计，除严格的随机对照试验，安慰剂对照加双盲的观察方法，能够有效地控制已知的偏倚外，其他如队列研究、病例对照研究、描述性和分析性研究，均不可避免地存在偏倚的影响。

偏倚与随机误差不一样，随机误差是围绕着真实结果的上下左右移动，无方向性；而偏倚产生的误差具有方向性，可以远离真实结果，其偏离的大小和方向，取决于偏倚的特点和严重程度。由于在医学科研中，常常不了解研究结果的真值，没有"金标准"相对比，所以无法确定偏倚的大小，并且除混杂偏倚外，其他种类的偏倚不能用统计学方法处理来加以控制与纠正，因此如果研究中没能有效地控制和排除偏倚，将使研究结果失去临床价值，导致临床研究的失败。

在临床流行病学中，根据研究中出现的阶段不同，偏倚分为三大类：选择偏倚、信息偏倚及混杂偏倚。选择偏倚出现在研究开始阶段，衡量偏倚出现在研究实施阶段，混杂偏倚主要出现在结果分析阶段。

1. 选择偏倚(selection bias)　　选择偏倚是由于选择的研究对象不能代表目标人群，或不正确地选择了研究对象组成试验组和对照组，两组研究对象存在除研究因素外的其他因素分布的不均衡性引起的偏倚。常见于病例对照研究、临床试验和横断面调查。主要发生于研究设计阶段，亦可发生于资料收集阶段。常见的选择偏倚有：入院率偏倚(伯克森偏倚，Berkson's bias)、无应答偏倚(non-respondent bias)、诊断性偏倚(diagnostic bias)、分组偏倚(misclassification bias)。

(1)入院率偏倚：在病例对照研究中，入院率偏倚或称就诊机会偏倚最常见。病例对照研究往往不能在目标人群中把符合条件的患者都检出纳入病例组，非患者纳入对照组，常常只能在医院选择研究对象，若对照选自医院的病例，可因入院率不同，入院者的危险因素在身患数病的患者会更多，从而夸大或掩盖某暴露因素与疾病的真实联系。

(2)无应答偏倚：指研究对象因为各种原因，对研究提出的问题不予回答。造成无应答的原因多种多样，如年龄大、文化水平低、对健康不重视、设计的问题不恰当或涉及隐私等，使应答率低。有研究调查吸烟者习惯，发现不吸烟者应答率高于吸烟者。不同疾病的应答偏倚也不一样，职业病应答率较好，而癌症、传染病(肝炎、结核)、慢性呼吸道疾病、冠心病等应答率较低。若无应答者超过一定比例，将影响研究结果的真实性，至少应答率应达到80%。

(3)诊断性偏倚：指选择用作研究的病例时，诊断不准确或标准不统一而引起的偏倚。选择研究对象，应有统一的纳入标准和排除标准，使每个经过标准选择的对象基本条件一致后再分组，这样才能保证两组具有很好的可比性。在纳入标准中，诊断必须是确凿无疑的。如果诊断标准不统一，则可能使疑似病例纳入研究者，造成结果出现假象。诊断标准应注意采用世界卫生组织（WHO）或全国统一标准，在无统一标准时，应参考文献结合实际条件自行制定。在制定标准时，必须有明确的体征和检验指标为依据，如肿瘤及其他便于采集到组织或细胞标本者要以病理检查为主要诊断标准；手术治疗的疾病要求以手术所见与病理检查为诊断标准；感染性疾病要以临床表现加病原学和血清学检查综合判断作为诊断标准。

(4)分组偏倚：指组成试验组和对照组的成员与整体情况存在差别，特别是在健康情况上有明显的差异，称为分组偏倚。如了解体力劳动和心血管并发症的关系，得出的结论是，参加一定的体力劳动(如冬季铲除门前积雪)将减少心血管病严重并发症的发生。后经过分析发现愿意参加铲雪的人员，其本身一般具有较好的健康状况，这样就造成两组间成员的健康状况不同产生误差，出现分组偏倚。

控制选择偏倚的方法：①避免入院率偏倚的最好方法是采用人群的病例对照研究。亦可选择多个医院的病例，或位于不同研究地区、不同方位，能代表不同水平的若干个医院的病例作为病例组，不同科室的非研究疾病的患者作为对照组，以减少入院率偏倚。还可以设立两个或多个对照组，其中之一来自社区的一般人群，其他来自医院，这样既可代表社区一般人群，又能代表医院内不同类型患者，然后进行两组基线比较，以判断有无选择性偏倚。②选择对象时要注意选择那些易于随访、依从性高的对象，涉及个人敏感问题时，要掌握询问技巧和设计该类问题的技巧。③诊断性试验应选择各种临床类型（轻、中、重型，治疗和未治疗）的病例和高度怀疑该病，易于与其他疾病相混淆的病例，同时进行标准的诊断方法和新诊断方法的检查。④采用随机分配使每个研究对象进入各组的机会均等，将不同病情、不同特征的研究对象均衡地分配在各比较组中。⑤治疗试验为队列研究时，要把目标人群尽量缩小，使制定的纳入和排除标准与之相适应，但是在研究结论推广时要慎重，只适用于缩小了的目标人群。

2. 信息偏倚（information bias）　　信息偏倚又称衡量偏倚和观察偏倚，是在收集资料、观察结果过程中，对两组患者的调查方法不一致造成的系统误差。原因主要有研究对象与研究者各自的倾向性；诊断或结果判断的标准不明确、不统一；收集与观察的方法不恰当、不一致；检测的仪器性能不好、型号不同、标准不一致；既往资料不准确或遗漏等。

（1）回忆偏倚（recall bias）：指两组研究对象在回忆既往史时，由于记忆失真或不完整，其准确性、完整性存在误差所产生的偏倚。常因为调查的因素或事件发生率很低，未留下深刻印象，记忆模糊或遗忘。也可能病例组因患者对过去的暴露史反复思索，甚至家属也帮助提高线索，以致夸大了暴露情况。对照组的非患者对调查不够重视，未认真回忆，致使两组提供的资料准确性降低，夸大或降低致病因素的暴露水平。例如，对有或无类风湿性关节炎的患者，分别询问其有关本病的家族史，患者会有较高的阳性家族史，但用患者亲属中无类风湿关节炎者与对照组再作比较时，这种差异就不存在了。

（2）诊断怀疑偏倚（diagnostic suspicion bias）：指观察者事先已经知道研究对象的某些情况（已服某种药物，已暴露于某因素，合并某种疾病等），会在诊断过程中更仔细地搜寻某种结果，从而产生疑诊性偏倚。例如，在研究口服避孕药与下肢血栓性静脉炎的关系的队列研究中，观察者对口服避孕药妇女，会更加频繁和仔细地寻找静脉炎证据，必然会发现更多的病例，尤其是那些病情较轻，需较复杂准确的诊断检查才能确诊的病例，相反，对未服避孕药的妇女，检查欠仔细，造成结果的偏倚。

（3）观察者偏倚（observer bias）：是由于调查者事先知道被调查者的患病情况，从而在调查收集资料时，自觉或不自觉地采取不同的方法或不同的深度和广度去询问，导致两组间产生系统误差。

控制信息偏倚的方法有：①病例和对照使用相同调查表、同一调查员、相同询问方式和询问时间，最好采用盲法收集资料，以消除研究者和研究对象主观因素的影响。例如，在病例对照研究中让调查者在不了解研究对象的疾病诊断时去询问和测量暴露史。在队列研究和防治性研究中，让观察者在不了解研究对象的暴露情况和分组状况，以此收集和测量到的阳性结果就能保证其真实性。若在诊断前收集资料，可减少信息偏倚。②选择起病不久的新发病例作为调查对象可减少回忆偏倚。③广泛收集各种资料，不但收集详细的疾病资料，还可搜集一些虚变量，即与疾病和暴露关系不密切的资料，以分散调查者和研究对象对某因素的注意力，减少主观因素造成的误差。

3. 混杂偏倚（confounding bias）　　在病因学研究中，当研究某暴露因素与疾病之间的关系时，由于另一个或多个既与疾病有制约关系，又与暴露因素密切相关的外部因素的影响，从而掩盖或夸大了所研究的暴露因素与该疾病的联系，这种影响所带来的误差称为混杂偏倚。那些外部因素称为混杂因素，混杂因素与暴露因素和疾病都有关系，很多非研究因素均可以成为混杂因素，如年龄、性别、民族、职业、疾病临床类型、伴随疾病等。具体的研究有其特有的混杂因素，如研究乙肝病毒感染与原发性肝癌的关系时，食含黄曲霉素食物就是混杂因素，在两组间应进行平衡。

混杂偏倚的控制，根据研究阶段不同，可采用不同的方法。设计阶段可采用以下措施：①严格限制研究对象。将已知存在混杂因素的对象不纳入研究，规定各比较组在人口学特征上近似或疾病特征上相同。例如，研究年龄对急性心肌梗死预后的影响，研究对象限制为 40～70 岁男性，无并发症者。②配对。为每个病例匹配一个或多个对照，除研究因素外，使两组某些可疑混杂因素尽量相同，以此来消除混杂作用。许多因素可作为配对条件，如年龄、性别、种族、血型、入院日期、地区、经济收入水平、血压、职业、个人史、家族史等。常常需结合专业知识决定配对因素。但和研究因素经常并存的因素不可作为配对因素，要防止配对过度而降低研究效率。病例和对照的比例可以 1∶1，1∶2，1∶3，1∶4 比例再加大，效益并不提高，反而增加研究难度。1∶4 足够，一般以 1∶2 为最好。③分层抽样，在进行人群调查时，先分层，后随机抽样，把混杂因素限定在备选人群中的一个狭窄的范围内。④直接随机抽样，适用于大样本的研究设计。随着每个组的例数增大，混杂因素及其他分层条件在组间的差别缩小，均衡性可以增加。

分析阶段可采用：①分层分析。在设计阶段考虑不周或执行不力，有可疑混杂因素可寻时，可按不同水平分层，再分别用单纯分层分析法或 Mentel-Haenszel 分层分析法加以分析，层次过多会增加选择符合条件的研究对象的难度和统计难度。②多因素分析。应用统计学软件，根据 Logistic 回归方法，消除混杂因素的影响。

临床研究的成功与否，与是否有效控制偏倚有关。只有从设计、实施到统计处理等每个环节，严格把关，减少和消除偏倚的影响，才能得出真实的结果，临床研究才具有价值。

小　结

1. 实验性研究设计必须具备的内容是干预或处理、设置对照组、随机分组和随机取样。
2. 实验性研究设计的基本要素是处理因素、受试对象、实验效应。
3. 实验性研究设计的基本原则是对照原则、均衡原则、随机原则、重复原则。
4. 常见实验性研究设计类型有完全随机化设计、配对设计、交叉设计、随机区组设计、析因设计、重复测量设计、正交设计。
5. 随机化实现的方法主要是随机抽样和随机分组。
6. 临床试验研究基本原则：随机、对照、重复。
7. 临床试验偏倚主要有选择偏倚、信息偏倚及混杂偏倚。

练　习　题

一、思考题

1. 实验性研究设计的基本要素有哪些？
2. 实验性研究设计的基本原则有哪些？
3. 常见的临床试验的偏倚及控制措施有哪些？

二、最佳选择题

1. 实验设计和调查设计的根本区别是（　　）。
A. 调查设计较简便　　　　　　　　　B. 实验设计较简便　　　　　C. 两者无区别
D. 实验设计可人为设置处理因素　　　E. 调查设计较简单
2. 对于一个实验而言，随机区组设计优于完全随机设计，这是因为（　　）。
A. 随机区组设计简单易行
B. 降低了随机误差
C. 降低了重要非实验因素的影响
D. 可以分析两因素之间的交互作用
E. 消除了实验顺序的影响
3. 在某项实验研究中，想考察一个试验因素 A 与两个控制因素 B 和 C 分别取四个不同水平条件下对测量指标的影响，已知不必考虑这三个因素之间交互作用，为了使实验次数尽可能少些，应选择（　　）。
A. 析因设计　　　　　　　　　　　　B. 成组设计　　　　　　　　C. 配对设计
D. 拉丁方设计　　　　　　　　　　　E. 正交设计
4. 有人为研究甲、乙两种药物是否有协同或拮抗作用，设立了四个组，第一组为空白对照；第二组为单用甲药；第三组为单用乙药；第四组为甲、乙药合用。用小鼠作为受试对象，各组均用 5 只小鼠做实验，观察指标是与药物作用有密切联系的某种物质的含量。实验做完后，共测得 20 个实验数据，假定资料满足各种参数检验所需要的前提条件，为分析此资料，应选择（　　　）。

　　A. 析因设计的方差分析　　　　　　　　B. 成组设计资料的 t 检验

　　C. 单因素四水平设计资料的方差分析　　D. 交叉设计资料的方差分析

　　E. 多重线性回归

5. 已知 A、B、C 都是三水平因素，且根据实验得知：A×B，B×C 不可忽视。若希望实验次数尽可能少一些，实验设计时最好选择（　　　）。

　　A. 拉丁方　　　　　　　　　　B. 正交设计　　　　　　　　C. 析因设计

　　D. 交叉设计　　　　　　　　　E. 均衡不完全配伍设计

三、分析设计题

1. 某实验中拟考查 4 个两水平的因素 A、B、C、D 的作用大小，根据专业知识：必须考虑 AC 间、AD 间的交互作用，其他交互作用可忽略。由于实验次数多、周期长、花费大，研究者希望实验次数较少，而且实验结果分析很方便，请选用合适的设计方法并给出实验的具体安排。

2. 用随机排列数字将 28 个门诊患者随机分到 A、B、C、D 四个研究组中。

（贾　红　陈　征）

第18章
练习题答案

笔记栏

参 考 文 献

方积乾，2012. 卫生统计学[M]. 第 7 版. 北京：人民卫生出版社.

方积乾，2019. 生物医学研究的统计方法[M]. 第 2 版. 北京：高等教育出版社.

高歌，郭秀花，黄水平，2010. 现代实用卫生统计学[M]. 苏州：苏州大学出版社.

郭秀花，2014. 实用医学调查分析技术[M]. 第 2 版. 北京：人民军医出版社.

郭秀花，2017. 医学统计学与 SPSS 软件实现方法[M]. 第 2 版. 北京：科学出版社.

郭秀花，2019. 医学统计学[M]. 北京：化学工业出版社.

郭秀花，2022. 健康医疗大数据建模与应用[M]. 北京：人民军医出版社.

郭秀花，薛付忠，2020. Medical Statistics[M]. 郑州：郑州大学出版社.

郭秀花，宇传华，2017. 医学现场调查技术案例版[M]. 北京：科学出版社.

贺佳，2014. SAS 统计软件应用[M]. 第 3 版. 北京：人民卫生出版社.

贺佳，尹平，2020. 医学统计学[M]. 第 2 版. 北京：高等教育出版社.

金小桃，2018. 健康医疗大数据[M]. 北京：人民卫生出版社.

李晓松，2017. 卫生统计学[M]. 第 8 版. 北京：人民卫生出版社.

李晓松，2020. 医学统计学[M]. 第 4 版. 北京：高等教育出版社.

刘桂芬，2007. 医学统计学[M]. 第 2 版. 北京：中国协和医科大学出版社.

陆守曾，陈峰，2007. 医学统计学[M]. 第 2 版. 北京：中国统计出版社.

罗家洪，郭秀花，2011. 医学统计学[M]. 第 2 版. 北京：科学出版社.

罗家洪，郭秀花，2018. 医学统计学计算机操作教程[M]. 第 3 版. 北京：科学出版社.

仇丽霞，2018. 医学统计学[M]. 第 3 版. 北京：中国协和医科大学出版社.

孙振球，2010. 医学统计学[M]. 第 3 版. 北京：人民卫生出版社.

孙振球，徐勇勇，2014. 医学统计学[M]. 第 4 版. 北京：人民卫生出版社.

王乐三，2007. SPSS 在医学科研中的应用[M]. 北京：化学工业出版社.

熊鸿雁，易东，2009. 医学科研方法：设计、测量与评价[M]. 第 2 版. 重庆：西南师范大学出版社.

颜虹，徐勇勇，2014. 医学统计学[M]. 第 4 版. 北京：人民卫生出版社.

颜艳，王彤，2020. 医学统计学[M]. 第 5 版. 北京：人民卫生出版社.

宇传华，2014. SPSS 与统计分析[M]. 第 2 版. 北京：电子工业出版社.

喻荣彬，2009. 医学研究的数据管理与分析[M]. 第 2 版. 北京：人民卫生出版社.

张文彤，2017. SPSS 统计分析基础教程[M]. 第 3 版. 北京：高等教育出版社.

赵耐青，陈峰，2008. 卫生统计学[M]. 北京：高等教育出版社.

Kirkpatrick L A，Feeney B C，2010. A simple guide to SPSS for version 17.0[M]. 10th ed. Stamford：Cengage Learning.

Klein J P，Moeschberger M L，2003. Survival Analysis：techniques for censored and truncated data[M]. 2nd ed. New York：Springer.

Marija N，2009. SPSS 22.0 guide to data analysis[M]. Upper Saddle River：Prentice Hall Press.

Marubini E，Valsecchi M G，2004. Analysing survival data from clinical trials and observational studies[M]. Hoboken：John Wiley & Sons.

Pan C Q，Duan Z，Dai E，et al.，2016. Tenofovir to prevent hepatitis B transmission in mothers with high viral load[J]. N Engl J Med，374(24)：2324-2334.

R Development Core Team，2017. R：A language and environment for statistical computing. vienna：R foundation for statistical computing. http://www.R-project.org.

附　录

附录1　自测试题和综合练习题

自测试题(一)

总分		题号	一	二	三	四	五
		题分	20	10	15	25	30
合分人		得分					

可能用到的统计用表(简表)

自由度	双侧 t 检验		自由度	χ^2 界值		P	标准正态分布界值 $\Phi(u)$
	$P=0.05$	$P=0.01$		$P=0.05$	$P=0.01$		
28	2.048	2.763	1	3.84	6.63	0.005	−2.58
29	2.045	2.756	2	5.99	9.21	0.025	−1.96
30	2.042	2.750	3	7.81	11.34	0.05	−1.645

得分	评卷人	复查人

一、单项选择题(每小题 1 分，共 20 分)
在下列每小题的四个备选答案中选出一个正确的答案，并将其字母标号填入题干的括号内。

1. 下面的变量中，属于分类变量的是(　　)。
A. 脉搏　　　　　　　B. 血型　　　　　　　C. 肺活量　　　　　　D. 红细胞计数

2. 统计量是(　　)。
A. 是统计总体数据得到的量
B. 反映总体统计特征的量
C. 是根据总体中的全部数据计算出来的统计指标
D. 是由样本数据计算出的统计指标

3. 正态分布曲线下，横轴上，从 $\mu-2.58\sigma$ 到 $\mu+1.96\sigma$ 的面积为(　　)。
A. 95%　　　　　　　B. 49.5%　　　　　　C. 99%　　　　　　　D. 97%

4. 说明某现象发生强度的指标为(　　)。
A. 平均数　　　　　　B. 率　　　　　　　　C. 构成比　　　　　　D. 相对比

5. 下列关于个体变异说法不正确的是(　　)。
A. 个体变异是生物体固有的
B. 个体变异是有规律的
C. 增加样本含量，可以减小个体变异
D. 指标的分布类型反映的是个体的分布规律

6. 两样本均数比较做 t 检验，按照 $\alpha=0.05$ 的水准拒绝 H_0，此时推断有错的概率为(　　)。
A. 0.05　　　　　　　B. 0.10　　　　　　　C. 0.95　　　　　　　D. 不一定

7. 某地某年肝炎发病人数占同年传染病人数的 12.5%，这是一种(　　)指标。
A. 患病率　　　　　　B. 发病率　　　　　　C. 构成比　　　　　　D. 环比

8. 某项关于某种药物的广告声称："在服用本制剂的 1000 名上呼吸道感染的儿童中，有 970 名儿童在 720 小时内症状消失。"因此推断此药治疗儿童的上呼吸道感染是非常有效的，可以推广应用。这项推论（　　）。

A. 不正确，因为所作的比较不是按率计算的

B. 不正确，因为未设对照组或对比组

C. 正确，因为比较的是症状消失率

D. 正确，因为有效率达到 97.0%

9. 实验设计的三个基本要素是（　　）。

A. 对照、随机、重复　　　　　　　　　　B. 同步、对等、专设

C. 受试对象、实验效应、研究因素　　　　D. 抽样随机、分组随机、实验顺序随机

10. 样本均数与总体均数比较的 t 检验，分别取以下检验水准，以（　　）所取得的检验效能最高。

A. $\alpha = 0.01$　　　　　B. $\alpha = 0.05$　　　　　C. $\alpha = 0.10$　　　　　D. $\alpha = 0.20$

11. 要研究五种不同职业的人肺癌的患病率是否不同，采用多个率比较的卡方检验，研究者调查了 1000 名受试者，构建一个 5 行 2 列的 $R \times C$ 表后，其卡方值的自由度为（　　）。

A. 8　　　　　　　　　B. 5　　　　　　　　　C. 4　　　　　　　　　D. 999

12. 两个独立小样本计量资料比较的假设检验，首先应考虑（　　）。

A. 用 t 检验　　　　　　　　　　　　　B. 资料符合 t 检验还是 Wilcoxon 秩和检验条件

C. 用 Wilcoxon 秩和检验　　　　　　　　D. t 检验或 Wilcoxon 秩和检验均可

13. 频数分布的两个重要特征是（　　）。

A. 统计量与参数　　　　　　　　　　　　B. 集中趋势与离散趋势

C. 样本均数与总体均数　　　　　　　　　D. 标准差与标准误

14. 某病患者的潜伏期（天），分别是 2，3，3，3，4，5，6，9，19，则平均潜伏期为（　　）。

A. 3 天　　　　　　　　B. 4 天　　　　　　　　C. 5 天　　　　　　　　D. 4.5 天

15. 在抽样研究中，当样本含量逐渐增大时（　　）。

A. 标准差逐渐增大　　　　　　　　　　　B. 标准误逐渐增大

C. 标准差趋向于 0　　　　　　　　　　　D. 标准误逐渐减小

16. 在比较两个小样本的均数时，需用 t' 检验的情况是（　　）。

A. 两总体方差不等　　　　　　　　　　　B. 两样本方差不等

C. 两总体均数不等　　　　　　　　　　　D. 两总体方差相等

17. 判断检验假设是否合理的基本原理是（　　）。

A. 样本统计量与总体参数总是不等的

B. 样本统计量与总体参数有可能是相等的

C. 抽样误差是不可避免的

D. 小概率事件在一次试验中基本不会发生

18. 单因素方差分析的零假设（检验假设）是（　　）。

A. 各组样本均数相等　　　　　　　　　　B. 各组样本均数不等

C. 各组总体均数相等　　　　　　　　　　D. 各组总体均数不等或不全等

19. 率的标准化法的主要目的是（　　）。

A. 把率变成实际水平

B. 消除内部构成差异，使率具有更好的可比性

C. 使较大的率变小，较小的率变大

D. 使率能在任意两组资料中对比

20. 下列除哪种资料外，都适用于非参数统计（　　）。

A. 正态分布资料　　　　　　　　　　　　B. 偏态分布资料

C. 分布不明资料　　　　　　　　　　　　D. 等级顺序资料

得分	评卷人	复查人

二、填空题（每小题 1 分，共 10 分）

21. 某医师研究丹参预防冠心病的作用，实验组用丹参，对照组用无任何作用的糖丸，这种对照设计属于_____对照。

22. 标准正态分布的标准差是_____。

23. 7 位感染某种疾病的患者生存时间分别是：3 个月、6 个月、7 个月、9 个月、9 个月、10 个月、15 个月，则该组患者生存时间的中位数是_____。

24. 在两样本均数比较的 t 检验中，零假设（无效假设）是_____。

25. 多个总体率比较时的结果若为拒绝 H_0，接受 H_1，则认为各总体率不等或_____。

26. 常用的四格表 2×2 检验就是推断_____个两分类总体的某类率或某类构成比是否相同的假设检验。

27. 直线回归分析中，b 的绝对值越大，回归直线的斜率越_____。

28. 在相关分析中，若散点分布在一条直线上，则有 $r =$ _____。

29. 用图表示某地几年来某疾病的发病率，以说明某疾病在时间上的发展趋势，则应用_____。

30. 统计表是用表格的方式来表达_____和指标。

得分	评卷人	复查人

三、名词解释（每小题 3 分，共 15 分）

31. 个体变异

得分	

32. 抽样误差

得 分	

33. 参考值范围

得分	

34. 随机

得分	

35. 总体参数

得分	

得分	评卷人	复查人

四、简答题（每小题 **5** 分，共 **25** 分）

36. 简述变异系数的用途是什么？

得分	

37. 假设检验中 α 和 P 的区别何在？

得分	

38. t 检验中的应用条件是什么？

得分	

39. 简述统计图制图的基本要求和应注意的问题。

得分	

40. 简述非参数统计方法的优缺点。

得分	

得分	评卷人	复查人

五、计算题（每小题 **10** 分，共 **30** 分）
　　写出每小题计算过程，否则只给结果分。

41. 某地随机抽取正常成年男子和正常成年女子各 15 名，测定红细胞计数，其测定结果如下，试说明男女红细胞计数有无差别（试写出本题假设检验的过程和结论）？

男：$n_1 = 15$，$\overline{X}_1 = 4.68$，$s_1 = 0.48$

女：$n_2 = 15$，$\overline{X}_2 = 4.19$，$s_1 = 0.45$

$s_{\overline{X}_1 - \overline{X}_2} = \sqrt{s_c^2 \times \left(\dfrac{1}{n_1} + \dfrac{1}{n_2}\right)} = 0.17$，两组资料的 $t = \dfrac{\overline{X}_1 - \overline{X}_2}{s_{\overline{X}_1 - \overline{X}_2}}$，配对资料的 $t = \dfrac{\overline{d}}{s_d / \sqrt{n}}$。

得分	

42. 某矿石粉厂当生产一种矿石粉时，在数天内即有部分工人患职业性皮肤炎，在生产季节开始，随机抽取 15 名车间工人穿上新防护服，其余仍穿原用的防护服，生产进行 1 个月后，检查两组工人的皮肤炎患病率，结果见附表 1-1，问两组工人的皮肤炎患病率有无差别（试补充好下表，并写出本题假设检验的过程和结论）？

附表 1-1　穿新旧两种防护服工人的皮肤炎患病率比较

防护服种类	阳性例数	阴性例数	合计	患病率
新	1	14	15	
旧	10	18	28	
合计				

根据本题计算得 $\chi^2 = 4.33$，$\chi_C^2 = 2.94$。

得分	

43. 某实验室观察在缺氧条件下猫和兔的生存时间，结果见附表 1-2，查表得到 $\alpha = 0.05$ 对应的秩次范围是 58～110，试用秩和检验判断在缺氧条件下猫和兔的生存时间有无差别。

附表 1-2　缺氧条件下猫和兔的生存时间

猫		兔	
生存时间（min）	秩次	生存时间（min）	秩次
25		15	
34		15	
44		16	
46		17	
46		19	
48		21	
49		21	
50		23	
		25	
		28	
		30	
		35	

得分	

自测试题（一）答案及评分参考

自测试题（二）

总分		题号	一	二	三	四	五
		题分	20	10	15	25	30
合分人		得分					

可能用到的统计用表（简表）

自由度	双侧 t 检验		自由度	χ^2 界值		P	标准正态分布界值 $\Phi(u)$
	$P = 0.05$	$P = 0.01$		$P = 0.05$	$P = 0.01$		
6	2.447	3.707	1	3.84	6.63	0.005	−2.58
7	2.365	3.499	2	5.99	9.21	0.025	−1.96
8	2.306	3.355	3	7.81	11.34	0.05	−1.645

得分	评卷人	复查人

一、单项选择题（每小题 1 分，共 20 分）

在下列每小题的四个备选答案中选出一个正确的答案，并将其字母标号填入题干的括号内。

1. 描述一组偏态资料的变异程度，用（　　）指标较好。

A. 全距　　　　　　B. 标准差　　　　　　C. 变异系数　　　　　　D. 四分位数间距

2. 正态分布有两个参数 μ 和 σ，曲线形状越扁平，意味着（　　）。

A. μ 越大　　　　B. σ 越大　　　　C. μ 和 σ 越接近　　　D. σ 越小

3. 各观察值同乘以一个不等于 0 的常数后，（　　）不变。

A. 算术均数　　　　B. 标准差　　　　　　C. 中位数　　　　　　D. 变异系数

4. （　　）分布的资料，均数等于中位数。

A. 对数分布　　　　B. 正偏态　　　　　　C. 偏态　　　　　　　D. 正态

5. 两样本均数比较 t 检验，差别有统计学意义时，P 越小，说明（　　）。

A. 两样本均数差别越大

B. 两总体均数差别越大

C. 越有理由认为两总体均数不同

D. 越有理由认为两样本均数不同

6. 关于以 0 为中心的 t 分布，错误的是（　　）。

A. t 分布图是一簇曲线　　　　　　　　B. t 分布图是单峰分布

C. 当 $v \to \infty$ 时，$t \to \mu$　　　　　　D. 相同 v 时，$|t|$ 越大，P 越大

7. 用图表示某地某年多种疾病的发病率，欲说明各种疾病所占构成比，则应用

A. 盲方图　　　　　B. 圆形图　　　　　　C. 线图　　　　　　　D. 多边图

8. 两样本均数比较作 t 检验时，分别取以下检验水准，以（　　）所取第二类错误最小。

A. $\alpha = 0.01$　　B. $\alpha = 0.05$　　　C. $\alpha = 0.10$　　　D. $\alpha = 0.30$

9. 某地某年肝炎发病人数占同年传染病人数 10.1%，这是一种（　　）指标。

A. 率　　　　　　　B. 构成比　　　　　　C. 发病率　　　　　　D. 集中趋势

10. 计算某地某年肺癌发病率，其分母应为（　　）。

A. 该地体检人数　　　　　　　　　　　B. 该地年平均就诊人数

C. 该地年平均人口数　　　　　　　　　D. 该地平均患者人数

11. 四格表的自由度（　　　）。

A. 不一定等于 1　　　　　　B. 一定等于 1　　　　　　C. 等于样本量 −1　　　　D. 等于格子数 −1

12. 对于总和计数 n 为 500 的 5 个样本率的资料做 χ^2 检验，其自由度为（　　　）。

A. 499　　　　　　　B. 496　　　　　　　　C. 1　　　　　　　　D. 4

13. 在两样本均数比较的 t 检验中，无效假设是（　　　）。

A. 两样本均数不等　　　　　　　　B. 两样本均数相等

C. 两总体均数不等　　　　　　　　D. 两总体均数相等

14. 关于统计表的制作，不正确的叙述是（　　　）。

A. 统计表不用竖线和斜线分隔表、标目和数据

B. 统计表的标题放在表的上方

C. 统计表包含的内容越多越好

D. 统计表中的数字按小数点位对齐

15. 两变量线性相关系数 $r = 0.7$，下列说法正确的是（　　　）。

A. 相关系数较大，可认为两变量相关非常密切

B. 决定系数较小，两变量之间不存在相关关系

C. 可以根据回归系数的大小判断有无线性相关

D. 应根据总体相关系数的置信区间，作出统计推断

16. 线性相关系数可以表达两变量间的（　　　）。

A. 线性相关程度、因果关系

B. 线性相关方向、因果关系

C. 线性相关程度、线性相关方向

D. 线性相关程度、线性相关方向、因果关系

17. 某实验测得 12 只大鼠肾重与心重，算得两者相关系数为 0.79，总体相关系数 95% 的置信区间为（0.75，0.90），若要推断两者之间是否有线性相关关系，则（　　　）。

A. 还需对相关系数作假设检验

B. 还需对决定系数作假设检验

C. 根据现有资料可以判断肾重与心重之间存在线性相关关系

D. 根据现有资料可以判断肾重与心重之间存在因果关系

18. 当组数等于 2 时，对于同一资料，方差分析结果与 t 检验结果（　　　）。

A. 完全等价且 $F = \sqrt{t}$　　　　　　B. 方差分析结果更准确

C. t 检验结果更准确　　　　　　　　D. 完全等价且 $t = \sqrt{F}$

19. 某医生用海桂愈疡胶囊随机治疗十二指肠溃疡 10 例，共观察到 7 例有效，有效率为 70%，认为该新药有效，可以在临床推广。该分析（　　　）。

A. 正确　　　　　　　　　　　　B. 不正确，未贯彻随机化原则

C. 不正确，未设立对照　　　　　　D. 不正确，未采用盲法

20. 某医务室用抽签法抽取 10 名氟作业工人，测定其工前、工中、工后 4 小时的尿氟浓度，问氟作业工人在这三个不同时间的尿氟浓度有无差别，观察对象的抽取属（　　　）抽样方法。

A. 单纯随机　　　B. 系统随机　　　　C. 分层随机　　　　D. 整群随机

得分	评卷人	复查人

二、填空题（每小题 1 分，共 10 分）

21. 标准正态分布的中位数为＿＿＿＿＿＿。

22. 要研究鼻咽癌患者、眼病患者血型的构成比是否有不同，采用两组构成比比较的 χ^2 检验，构建一个 2 行 4 列的 $R \times C$ 表后，其卡方值的自由度为＿＿＿＿＿＿。

23. 正态分布曲线下，横轴上从 $\mu-1.96\sigma$ 到 $\mu+2.58\sigma$ 的面积为＿＿＿＿＿＿。

24. ＿＿＿＿＿＿＿常用于描述偏态分布资料的集中位置，反映位次居中的观察值水平。

25. 建立直线回归方程后，要对系数进行＿＿＿＿＿＿，以确定回归方程有无意义。

26. 回归说明两变量间依存变化的＿＿＿＿＿＿关系，两变量间的直线相关关系用相关来说明。

27. 统计图对事物的表达令人一目了然，印象清晰，但对数量的表达粗略，不便做深入细致的分析，故常和＿＿＿＿＿＿结合使用。

28. 研究者能人为设置处理因素；受试对象接受的处理因素或＿＿＿＿＿＿是由随机而定。

29. t 分布曲线与自由度有关，概率 P 不变时，自由度越大，t 界值越＿＿＿＿＿＿。

30. 秩和检验方法，常用的有配对设计差值的＿＿＿＿＿＿秩和检验和成组设计两样本比较的秩和检验。

得分	评卷人	复查人

三、名词解释（每小题 3 分，共 15 分）

31. 率

得分	

32. 均数的标准误

得分	

33. 小概率原理

得分	

34. 假设检验中的第二类错误

得分	

35. 置信区间

得分	

得分	评卷人	复查人

四、简答题（每小题 5 分，共 25 分）

36. 常用的统计图有哪几种，各适用于什么类型资料？

得分	

37. *t* 检验的应用条件是什么？

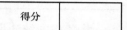

38. 假设检验的一般步骤有哪些？

39. 简述方差分析的基本思想。

40. 简述直线回归与直线相关的区别与联系。

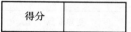

得分	评卷人	复查人

五、计算题（每小题 10 分，共 30 分）
　　写出每小题计算过程，否则只给结果分。

41. 某医生研究饮食中缺乏维生素 E 与肝中维生素 A 含量的关系，将同种属的大白鼠按性别相同，年龄、体重相近配成对子，共 7 对，并将它们随机分作两组，一组为正常饲料组，一组为维生素 E 缺乏组，过一定时期将大白鼠杀死，测得其肝中维生素 A 的含量，见附表 1-3，试比较不同饲料组的大白鼠肝中维生素 A 含量有无差别（试写出本题假设检验的过程和结论）。

附表 1-3　两组大白鼠肝中维生素 A 含量（IU/g）

大白鼠对号 (1)	正常饲料组 Y_1 (2)	维生素 E 缺乏组 Y_2 (3)	差值 d (4)=(2)−(3)
1	3550	2450	1100
2	2000	2200	−200
3	3000	1900	1100
4	3850	3100	750
5	3900	3250	650
6	3350	2600	750
7	3150	1850	1300
合计			5450

本题数据成组资料的 $t = \dfrac{\overline{X}_1 - \overline{X}_2}{s_{\overline{X}_1 - \overline{X}_2}} = 2.107$，配对资料的 $t = \dfrac{\overline{d}}{s_d / \sqrt{n}} = 4.184$。

得分	

42. 比较甲、乙两种疗法对某病的治疗效果，甲法治疗 44 人，41 人有效；乙法治疗 24 人，18 人有效。根据本题计算得 $\chi^2 = 4.47$，$\chi_C^2 = 3.03$。试写出本题假设检验的过程和结论。

得分	

43. 某职业病防治所对 30 名矿工分别测定血清铜蓝蛋白含量（μmol/L），资料如附表 1-4。

附表 1-4　30 名矿工血清铜蓝蛋白含量　　　　　　　　　　　　　　　　（单位：μmol/L）

0 期	8.0	9.0	5.8	6.3	5.4	8.5	5.6	5.4	5.5	7.2	5.6
0～I 期	8.5	4.3	11.0	9.0	6.7	9.0	10.5	7.7	7.7		
I 期	11.3	7.0	9.5	8.5	9.6	10.8	9.0	12.6	13.9	6.5	

将各样本统计量进行计算之后，得到：

总变异（$SS_总 = 157.01$）；组间变异（$SS_{组间} = 57.05$），$F_{0.01, (2, 27)} = 5.49$

请填写以下方差分析表（附表 1-5）。

附表 1-5　方差分析表

变异来源	SS	ν	MS	F	P
总变异	157.01				
组间	57.05				<0.01
组内					

问各期血清铜蓝蛋白含量的测定结果有无差别（请写出方差分析的过程并下结论）？

得分	

自测试题（二）答案及评分参考

自测试题（三）

总分		题号	一	二	三	四	五
		题分	20	10	15	25	30
合分人		得分					

可能用到的统计用表（简表）

自由度	双侧 t 检验		自由度	χ^2 界值		P	标准正态分布界值
	$P = 0.05$	$P = 0.01$		$P = 0.05$	$P = 0.01$		$\Phi(u)$
6	2.447	3.707	1	3.84	6.63	0.005	−2.58
7	2.365	3.499	2	5.99	9.21	0.025	−1.96
8	2.306	3.355	3	7.81	11.34	0.05	−1.645

得分	评卷人	复查人

一、单项选择题（每小题 **1** 分，共 **20** 分）
在下列每小题的四个备选答案中选出一个正确的答案，并将其字母标号填入题干的括号内。

1. 直方图适用于（　　）。
A. 某年 5 种发病率的比较　　　　　　　　　B. 10 个年龄组患病率比较
C. 身高与患病率的关系分析　　　　　　　　D. 患者的血红蛋白含量分布

2. 三地区糖尿病患病率的比较，结论为 $P<0.05$，则可认为（　　）。
A. 各总体患病率彼此间均有差别　　　　　B. 各总体患病率彼此间相差较大
C. 各总体患病率间不全相同　　　　　　　D. 任两总体患病率间差别有统计学意义

3. 某医师测量 100 名正常人的红细胞计数，则区间 $(\overline{X} - 1.96 S_{\overline{X}}, \overline{X} + 1.96 S_{\overline{X}})$ 的含义为（　　）。
A. 红细胞计数样本均数的 95% 置信区间　　　B. 红细胞计数总体均数的 95% 置信区间
C. 红细胞计数的 95% 参考值范围　　　　　　D. 医学指标的 99% 参考值范围

4. 正态分布 $N(\mu, \sigma^2)$，当 μ 恒定时，σ 越小（　　）。
A. 曲线沿横轴越向左移动　　　B. 曲线沿横轴越向右移动　　　C. 曲线越"瘦高"
D. 曲线越"矮胖"

5. 不属于定量资料的是（　　）。
A. 抗体滴度　　　　　B. 血红蛋白值　　　　C. 文化程度　　　　D. 体重

6. 2006 年某医生测量了 95 名 7 岁黎族女生的胸围，算得其均数为 56.2cm，标准差为 3.5cm。欲比较 2006 年 7 岁黎族女生的胸围是否不同于 2000 年该地黎族同龄女生的胸围 54.8cm，适宜的检验方法是（　　）。
A. 单样本 t 检验　　　　　B. 配对 t 检验　　　　　C. 两样本 t 检验
D. 完全随机设计资料的方差分析

7. $\overline{X}$ 与 $S_{\overline{X}}$ 的关系，下面哪种说法正确（　　）。
A. $\overline{X}$ 与 $S_{\overline{X}}$ 均为描述集中趋势的指标　　　B. $\overline{X}$ 越大，$S_{\overline{X}}$ 越大
C. $\overline{X}$ 越大，$S_{\overline{X}}$ 越小　　　　　　　　　D. $S_{\overline{X}}$ 越小，用 $\overline{X}$ 推测总体均数的可靠性越大

8. 麻疹疫苗接种后血清阳转率的分母应该是（　　）。
A. 麻疹患者人数　　　　B. 麻疹易感人数　　　　C. 获得麻疹终身免疫的人数
D. 麻疹疫苗接种人数

9. 研究甲、乙两种治疗方法的疗效是否有差异，将 50 名某病患者随机分成两组，分别接受甲、乙两种不同的治疗，观察某项定量指标，最好选用（　　）。

A. t 检验　　　　　　　　B. 秩和检验　　　　　　　　C. χ^2 检验

D. 不满足 t 检验条件时，使用秩和检验

10. 某放射科医师收集脑外伤患者 27 例，观察脑出血灶直径和患者昏迷的程度(轻度、中度、重度)，欲了解昏迷程度是否与病灶大小有关，可进行（　　）。

A. 直线相关分析　　　　　　B. Spearman 秩相关分析　　　　　　C. 两小样本比较的 t 检验

D. 两组率比较的 χ^2 检验

11. 某研究者分别收集了中国人、日本人和美国人各 1000 人的 A、B、O 血型资料，欲比较三个地区人群的血型分布是否有差别，可采用（　　）。

A. χ^2 检验　　　　　B. Fisher 精确概率法　　　　　C. 秩和检验　　　　　D. t 检验

12. 若随机变量 X 服从正态分布，则 X 的第 2.5 百分位数等于（　　）。

A. $\mu-1.96\sigma$　　　　　　B. $\mu-1.645\sigma$　　　　　　C. $\mu-1\sigma$　　　　　　D. $\mu+1.645\sigma$

13. 两变量线性相关系数 r 的绝对值越大，则有（　　）。

A. 回归系数越大　　　　　　B. 回归系数越小　　　　　　C. 回归系数的绝对值越大

D. 决定系数越大

14. 完全随机设计四格表资料的 χ^2 检验，其校正公式的应用条件是（　　）。

A. $n \geqslant 40$ 且 $T>5$　　　　　B. $n<40$ 且 $T>5$　　　　　C. $n \geqslant 40$ 且 $1 \leqslant T<5$

D. $n<40$ 且 $1<T \leqslant 5$

15. 回归分析的决定系数是指（　　）。

A. $SS_{剩余}/SS_{总}$　　　　　B. $SS_{回归}/SS_{总}$　　　　　C. $SS_{回归}/SS_{剩余}$　　　　　D. $MS_{回归}/MS_{剩余}$

16. 测得 15 名健康人和 15 名Ⅲ度肺气肿患者痰中抗胰蛋白酶含量(g/L)，在进行成组 t 检验时，其自由度为（　　）。

A. 30　　　　　　　　B. 28　　　　　　　　C. 15　　　　　　　　D. 14

17. 配对设计资料，若差值满足正态性，要对两样本均数的差别作比较，可选择（　　）。

A. 配对设计的 t 检验　　　B. Z 检验　　　　　　C. 成组 t 检验

D. χ^2 检验

18. 用最小二乘法确定直线回归方程的原则是各观测点到回归直线的（　　）。

A. 垂直距离相等　　B. 纵向距离相等　　　　　C. 垂直距离的平方和最小

D. 纵向距离的平方和最小

19. 某医师测试了 15 例正常人和 15 例喉癌患者的血清铁蛋白平均浓度，试问喉癌患者的血清铁蛋白浓度是否与正常人不同？针对此例说法不正确的是（　　）。

A. 此例属于完全随机设计

B. 此例数据分析时要考虑差值是否服从正态分布

C. 此例数据分析时要考虑方差是否相同

D. 此例数据分析时的自由度是 28

20. 某医院某年住院病人中胃癌患者占 4%，则（　　）。

A. 4%是强度百分数　　　　　B. 4%是构成比　　　　　C. 4%是相对比

D. 4%是绝对数

得分	评卷人	复查人

二、填空题(每小题 1 分，共 10 分)

21. 参数估计的方法有点估计和_____两种方法。

22. 方差分析的基本思想是把全部数据的_____分解成若干部分，其总自由度($v_总$)也作相应的分解。

23. 多个样本均数经方差分析后，若有统计学意义，需用两两比较的方法进一步确定哪两个均数不等，常用_____和_____检验。

24. 多重线性回归分析有其应用前提。其前提假定条件是线性、独立、_____。

25. 多重线性回归分析中筛选自变量的方法有前进法、后退法、_____和最优子集法等。

26. Logistic 回归模型的参数估计常采用最大似然法，求得 Logistic 回归方程后，仍需对回归方程和每个回归系数进行假设检验。回归方程的检验一般可用似然比检验、Wald 检验、计分检验等，回归系数的假设检验常用_____。

27. _____是比较两条或多条生存曲线的非参数方法，由于该检验能对各组的生存曲线作整体比较，实际工作中应用较多。

28. 实验性研究设计的基本要素是处理因素、受试对象、_____。

29. 临床试验研究基本原则：_____、对照、重复。

得分	评卷人	复查人

三、名词解释（每小题 3 分，共 15 分）

30. 总体

得分	

31. 小概率事件

得分	

32. 抽样误差

得分	

33. 生存率

得分	

34. 回归系数

得分	

得分	评卷人	复查人

四、简答题（每小题 5 分，共 25 分）

35. 何谓抽样误差？为什么说抽样误差在抽样研究中是不可避免的？

得分	

36. 简述假设检验中的两类错误。

得分	

37. 简述直线回归与相关的区别与联系。

得分	

38. 参数检验与非参数检验的区别及选用原则？

得分	

39. 实验研究中样本含量估计的意义何在？应考虑哪些影响因素？

得分	

得分	评卷人	复查人

五、计算题（每小题 10 分，共 30 分）
　　　　写出每小题计算过程，否则只给结果分。

40. 某医生欲研究两种药物治疗脑血管疾病的疗效，将病情相近的 104 名患者随机分成两组，分别用这两种药物进行治疗，结果甲药治疗 52 人，46 人有效；乙药治疗 26 人，18 人有效，问两种药物的总体有效率是否不同？

(1) 请列出规范的四格表。

(2) 根据软件输出结果，按照假设检验步骤进行推断。

SPSS 结果如下：

组别×疗效 Crosstabulation

			疗效		Total
			有效	无效	
组别	甲药	Count	46	6	52
		Expected Count	42.7	9.3	52.0
		% within 组别	88.5%	11.5%	100.0%
	乙药	Count	18	8	26
		Expected Count	21.3	4.7	26.0
		% within 组别	69.2%	30.8%	100.0%
Total		Count	64	14	78
		Expected Count	64.0	14.0	78.0
		% within 组别	82.1%	17.9%	100.0%

Chi-Square Tests

	Value	df	Asymp. Sig. (2-sided)	Exact Sig. (2-sided)	Exact Sig. (1-sided)
Pearson Chi-Square	4.353[b]	1	.037		
Continuity Correction[a]	3.145	1	.76		
Likelihood Ratio	4.126	1	.042		
Fisher's Exact Test				0.058	0.041
Linear-by-Linear Association	4.297	1	.038		
N of Valid Cases	78				

a. Computed only for a 2×2 table.

b. 1 cells (25.0%) have expected count less than 5. The minimum expected count is 4.67.

得分	

41. 某医院欲研究婴幼儿贫血的临床疗效，将 20 名贫血患儿随机等分为两组，分别接受新药和常规药物治疗，记录血红蛋白增加量（g/L），问新药与常规药物的血红蛋白增加量是否不同？（根据软件输出结果，按假设检验步骤进行推断。）

SPSS 结果如下：

Tests of Normality

分组		Kolmogorov-Smirnov[a]			Shapiro-Wilk		
		Statistic	df	Sig.	Statistic	df	Sig.
血红蛋白增加量	新药组	0.233	10	0.131	0.891	10	0.174
	常规药物组	0.152	10	0.200[*]	0.961	10	0.802

*. This is a lower bound of the true significance.

a. Lilliefors Significance Correction

Independent Samples Test

		Levene's Test for Equality of Variances		t-test for Equality of Means						95% Confidence Interval of the Difference	
		F	Sig.	t	df	Sig. (2-tailed)	Mean Difference	Std. Error Difference		Lower	Upper
血红蛋白增加量	Equal variances assumed	1.336	0.263	2.139	18	0.046	4.60000	2.15097		0.08098	9.11902
	Equal variances not assumed			2.139	14.083	0.050	4.60000	2.15097		−.01082	9.21082

得分	

42. 探讨肾细胞癌转移有关的因素研究中，收集了 26 例行根治性肾切除术患者的肾癌标本资料，有关变量说明如下：

变量赋值表

变量	变量名	赋值
Y	肾细胞癌转移情况	有转移 = 1，无转移 = 0
X_1	确诊时患者的年龄（岁）	实测值
X_2	肾细胞癌血管内皮生长因子阳性表达，由低到高共 3 个等级	Ⅰ级 = 1，Ⅱ级 = 2，Ⅲ级 = 3
X_3	肾细胞癌组织内微血管数	实测值
X_4	肾细胞癌细胞核组织学分级，由低到高共 4 级	Ⅰ级 = 1，Ⅱ级 = 2，Ⅲ级 = 3，Ⅳ级 = 4
X_5	肾细胞癌分期，低到高共 4 期	Ⅰ期 = 1，Ⅱ期 = 2，Ⅲ期 = 3，Ⅳ期 = 4

按照软件默认的入选标准（$\alpha = 0.05$）和剔除标准（$\alpha = 0.1$），进行 Logistic 逐步回归分析后，结果如下：

Classification Table[a]

Observed			Predicted		
			y		Percentage Correct
			0.00	1.00	
Step 1	y	0.00	15	2	88.2
		1.00	2	7	77.8
	Overall Percentage				84.6
Step 2	y	0.00	16	1	94.1
		1.00	0	9	100.0
	Overall Percentage				96.2

a. The cut value is .500.

Variables in the Equation

		B	S.E.	Wald	df	Sig.	Exp(B)
Step 1[a]	x2	2.563	0.916	7.829	1	0.005	12.978
	Constant	−6.256	2.289	7.468	1	0.006	0.002
Step 2[b]	x2	2.413	1.196	4.072	1	0.044	11.172
	x4	2.096	1.088	3.713	1	0.054	8.136
	Constant	−12.328	5.431	5.154	1	0.023	0.000

a. Variable(s) entered on step 1: x2.

b. Variable(s) entered on step 2: x4.

请回答：

(1) 写出最终模型的回归方程；该模型的预测正确率是多少？

(2) 写出最终模型里变量的比值比并解释之。

得分	

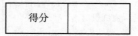

（彭志行　刘　龙）

自测试题（三）答案及评分参考　　　　综合练习题

附录2　统 计 用 表

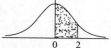

附表 2-1　标准正态分布曲线下的面积表

u	0	1	2	3	4	5	6	7	8	9
0.0	0.0000	0.0040	0.0080	0.0120	0.0160	0.0199	0.0239	0.0276	0.0319	0.0359
0.1	0.0398	0.0438	0.0478	0.0517	0.0557	0.0596	0.0636	0.0675	0.0714	0.0754
0.2	0.0793	0.0832	0.0871	0.0910	0.0948	0.0987	0.1026	0.1064	0.1103	0.1141
0.3	0.1179	0.1217	0.1255	0.1293	0.1331	0.1368	0.1406	0.1443	0.1480	0.1517
0.4	0.1554	0.1591	0.1628	0.1664	0.1700	0.1736	0.1772	0.1808	0.1844	0.1879
0.5	0.1915	0.1950	0.1985	0.2019	0.2054	0.2088	0.2123	0.2157	0.2190	0.2224
0.6	0.2258	0.2291	0.2324	0.2357	0.2389	0.2422	0.2454	0.2486	0.2518	0.2549
0.7	0.2580	0.2612	0.2642	0.2673	0.2704	0.2734	0.2764	0.2794	0.2823	0.2852
0.8	0.2881	0.2910	0.2939	0.2967	0.2996	0.3023	0.3051	0.3078	0.3106	0.3133
0.9	0.3159	0.3186	0.3212	0.3238	0.3264	0.3289	0.3316	0.3340	0.3365	0.3389
1.0	0.3413	0.3438	0.3461	0.3485	0.3508	0.3531	0.3554	0.3577	0.3599	0.3621
1.1	0.3643	0.3665	0.3686	0.3708	0.3729	0.3749	0.3770	0.3790	0.3810	0.3830
1.2	0.3849	0.3869	0.3888	0.3907	0.3925	0.3944	0.3962	0.3980	0.3997	0.4015
1.3	0.4032	0.4049	0.4066	0.4082	0.4099	0.4115	0.4131	0.4147	0.4162	0.4177
1.4	0.4192	0.4207	0.4222	0.4236	0.4251	0.4265	0.4270	0.4292	0.4306	0.4319
1.5	0.4332	0.4345	0.4357	0.4370	0.4382	0.4394	0.4406	0.4418	0.4429	0.4441
1.6	0.4452	0.4463	0.4474	0.4484	0.4495	0.4505	0.4515	0.4525	0.4535	0.4545
1.7	0.4554	0.4564	0.4573	0.4582	0.4591	0.4599	0.4608	0.4616	0.4625	0.4633
1.8	0.4641	0.4649	0.4656	0.4664	0.4671	0.4678	0.4686	0.4693	0.4699	0.4706
1.9	0.4713	0.4719	0.4726	0.4732	0.4733	0.4744	0.4750	0.4756	0.4761	0.4767
2.0	0.4772	0.4778	0.4783	0.4788	0.4793	0.4798	0.4803	0.4808	0.4812	0.4817
2.1	0.4821	0.4826	0.4830	0.4834	0.4838	0.4842	0.4846	0.4850	0.4854	0.4857
2.2	0.4861	0.4864	0.4868	0.4871	0.4875	0.4878	0.4881	0.4884	0.4887	0.4890
2.3	0.4893	0.4896	0.4898	0.4901	0.4904	0.4906	0.4909	0.4911	0.4913	0.4916
2.4	0.4918	0.4920	0.4922	0.4925	0.4927	0.4929	0.4931	0.4932	0.4934	0.4936
2.5	0.4938	0.4940	0.4941	0.4943	0.4945	0.4946	0.4948	0.4949	0.4951	0.4952
2.6	0.4953	0.4955	0.4956	0.4957	0.4959	0.4960	0.4961	0.4962	0.4963	0.4964
2.7	0.4965	0.4966	0.4967	0.4968	0.4960	0.4970	0.4971	0.4972	0.4973	0.4974
2.8	0.4974	0.4975	0.4976	0.4977	0.4977	0.4978	0.4979	0.4979	0.4980	0.4981
2.9	0.4981	0.4982	0.4982	0.4983	0.4984	0.4984	0.4985	0.4985	0.4986	0.4986
3.0	0.4987	0.4987	0.4987	0.4988	0.4998	0.4989	0.4989	0.4989	0.4990	0.4990
3.1	0.4990	0.4991	0.4991	0.4991	0.4992	0.4992	0.4992	0.4992	0.4993	0.4993
3.2	0.4993	0.4993	0.4994	0.4994	0.4994	0.4994	0.4994	0.4995	0.4995	0.4995
3.3	0.4995	0.4995	0.4995	0.4996	0.4996	0.4996	0.4996	0.4996	0.4996	0.4997
3.4	0.4997	0.4997	0.4997	0.4997	0.4997	0.4997	0.4907	0.4997	0.4997	0.4998
3.5	0.4998	0.4998	0.4998	0.4998	0.4998	0.4998	0.4998	0.4998	0.4998	0.4998
3.6	0.4998	0.4998	0.4999	0.4999	0.4999	0.4999	0.4999	0.4999	0.4999	0.4999
3.7	0.4999	0.4999	0.4999	0.4999	0.4999	0.4999	0.4999	0.4999	0.4999	0.4999
3.8	0.4999	0.4999	0.4999	0.4999	0.4999	0.4999	0.4999	0.4999	0.4999	0.4999
3.9	0.5000	0.5000	0.5000	0.5000	0.5000	0.5000	0.5000	0.5000	0.5000	0.5000

附表 2-2 t 界值表

P(2)是双侧尾部概率，P(1)是单侧尾部概率

ν	P(2): P(1):	0.50 0.25	0.20 0.10	0.10 0.05	0.05 0.025	0.02 0.01	0.01 0.005	0.005 0.0025	0.002 0.001	0.001 0.0005
1		1.000	3.078	6.314	12.706	31.821	63.657	127.321	318.309	636.619
2		0.816	1.886	2.920	4.303	6.965	9.925	14.089	22.327	31.599
3		0.765	1.638	2.353	3.182	4.541	5.841	7.453	10.215	12.924
4		0.741	1.533	2.132	2.776	3.747	4.604	5.598	7.173	8.610
5		0.727	1.476	2.015	2.571	3.365	4.032	4.773	5.893	6.869
6		0.718	1.440	1.943	2.447	3.143	3.707	4.317	5.208	5.959
7		0.711	1.415	1.895	2.365	2.998	3.499	4.029	4.785	5.408
8		0.706	1.397	1.860	2.306	2.896	3.355	3.833	4.501	5.041
9		0.703	1.383	1.833	2.262	2.821	3.250	3.690	4.297	4.781
10		0.700	1.372	1.812	2.228	2.764	3.169	3.581	4.144	4.587
11		0.697	1.363	1.796	2.201	2.718	3.106	3.497	4.025	4.437
12		0.695	1.356	1.782	2.179	2.681	3.055	3.428	3.930	4.318
13		0.694	1.350	1.771	2.160	2.650	3.012	3.372	3.852	4.221
14		0.692	1.345	1.761	2.145	2.624	2.977	3.326	3.787	4.140
15		0.691	1.341	1.753	2.131	2.602	2.947	3.286	3.733	4.073
16		0.690	1.337	1.746	2.120	2.583	2.921	3.252	3.686	4.015
17		0.689	1.333	1.740	2.110	2.567	2.898	3.222	3.646	3.965
18		0.688	1.330	1.734	2.101	2.552	2.878	3.197	3.610	3.922
19		0.688	1.328	1.729	2.093	2.539	2.861	3.174	3.579	3.883
20		0.687	1.325	1.725	2.086	2.528	2.845	3.153	3.552	3.850
21		0.686	1.323	1.721	2.080	2.518	2.831	3.135	3.527	3.819
22		0.686	1.321	1.717	2.074	2.508	2.819	3.119	3.505	3.792
23		0.685	1.319	1.714	2.069	2.500	2.807	3.104	3.485	3.768
24		0.685	1.318	1.711	2.064	2.492	2.797	3.091	3.467	3.745
25		0.684	1.316	1.708	2.060	2.485	2.787	3.078	3.450	3.725
26		0.684	1.315	1.706	2.056	2.479	2.779	3.067	3.435	3.707
27		0.684	1.314	1.703	2.052	2.473	2.771	3.057	3.421	3.690
28		0.683	1.313	1.701	2.048	2.467	2.763	3.047	3.408	3.674
29		0.683	1.311	1.699	2.045	2.462	2.756	3.038	3.396	3.659
30		0.683	1.310	1.697	2.042	2.457	2.750	3.030	3.385	3.646
31		0.682	1.309	1.696	2.040	2.453	2.744	3.022	3.375	3.633
32		0.682	1.309	1.694	2.037	2.449	2.738	3.015	3.365	3.622
33		0.682	1.308	1.692	2.035	2.445	2.733	3.008	3.356	3.611
34		0.682	1.307	1.091	2.032	2.441	2.728	3.002	3.348	3.601
35		0.682	1.306	1.690	2.030	2.438	2.724	2.996	3.340	3.591
36		0.681	1.306	1.688	2.028	2.434	2.719	2.990	3.333	3.582
37		0.681	1.305	1.687	2.026	2.431	2.715	2.985	3.326	3.574
38		0.681	1.304	1.686	2.024	2.429	2.712	2.980	3.319	3.566
39		0.681	1.304	1.685	2.023	2.426	2.708	2.976	3.313	3.558
40		0.681	1.303	1.684	2.021	2.423	2.704	2.971	3.307	3.551
50		0.679	1.299	1.676	2.009	2.403	2.678	2.937	3.261	3.496
60		0.679	1.296	1.671	2.000	2.390	2.660	2.915	3.232	3.460
70		0.678	1.294	1.667	1.994	2.381	2.648	2.899	3.211	3.436
80		0.678	1.292	1.664	1.990	2.374	2.639	2.887	3.195	3.416
90		0.677	1.291	1.662	1.987	2.368	2.632	2.878	3.183	3.402
100		0.677	1.290	1.660	1.984	2.364	2.626	2.871	3.174	3.390
200		0.676	1.286	1.653	1.972	2.345	2.601	2.839	3.131	3.340
500		0.675	1.283	1.648	1.965	2.334	2.586	2.820	3.107	3.310
1000		0.675	1.282	1.646	1.962	2.330	2.581	2.813	3.098	3.300
∞		0.6745	1.2816	1.6449	1.9600	2.3263	2.5758	2.8070	3.0902	3.2905

附表 2-3　F 界值表（方差齐性检验用，$P=0.05$，双侧）

n_2-1	n_1-1														
	2	3	4	5	6	7	8	9	10	11	12	13	15	17	19
1	799	864	899	922	937	948	957	963	969	977	985	993	1001	1010	1018
2	39.0	39.2	39.2	39.3	39.3	39.3	39.4	39.4	39.4	39.4	39.4	39.4	39.5	39.5	39.5
3	10.0	15.4	15.1	14.9	14.7	14.6	14.5	14.5	14.4	14.3	14.2	14.2	14.1	14.0	13.9
4	10.6	9.98	9.60	9.36	9.20	9.07	8.98	8.90	8.84	8.75	8.66	8.56	8.46	8.36	8.26
5	8.43	7.76	7.39	7.16	6.98	6.85	6.76	6.68	6.62	6.52	6.43	6.33	6.23	6.12	6.01
6	7.26	6.60	5.23	5.99	5.82	5.69	5.60	5.52	5.46	5.37	5.27	5.17	5.06	4.96	4.85
7	6.54	5.89	5.52	5.28	5.12	4.99	4.90	4.82	4.76	4.67	4.57	4.47	4.36	4.25	4.14
8	6.06	5.42	5.05	4.82	4.65	4.53	4.43	4.36	4.29	4.20	4.10	4.00	3.89	3.78	3.67
9	5.71	5.08	4.72	4.48	4.32	4.20	4.10	4.03	3.96	3.87	3.77	3.67	3.56	3.45	3.33
10	5.46	4.83	4.47	4.24	4.07	3.95	3.85	3.78	3.72	3.62	3.52	3.42	3.31	3.20	3.08
11	5.26	4.63	4.27	4.04	3.88	3.76	3.66	3.59	3.53	3.43	3.33	3.23	3.12	3.00	2.88
12	5.10	4.47	4.12	3.89	3.73	3.61	3.51	3.44	3.37	3.28	3.18	3.07	2.96	2.85	2.72
13	4.96	4.35	4.00	3.77	3.60	3.48	3.39	3.31	3.25	3.15	3.05	2.95	2.84	2.72	2.59
14	4.86	4.24	3.89	3.66	3.50	3.38	3.28	3.21	3.15	3.05	2.95	2.84	2.73	2.61	2.49
15	4.76	4.15	3.80	3.58	3.41	3.29	3.20	3.12	3.06	2.96	2.86	2.76	2.64	2.52	2.39
16	4.69	4.08	3.73	3.50	3.34	3.22	3.12	3.05	2.99	2.89	2.79	2.68	2.57	2.45	2.32
17	4.62	4.01	3.66	3.44	3.28	3.16	3.06	2.98	2.92	2.82	2.72	2.62	2.50	2.38	2.25
18	4.56	3.95	3.61	3.38	3.22	3.10	3.00	2.93	2.87	2.77	2.67	2.56	2.44	2.32	2.19
19	4.51	3.90	3.56	3.33	3.17	3.05	2.96	2.88	2.82	2.72	2.62	2.51	2.39	2.27	2.13
20	4.46	3.86	3.51	3.29	3.13	3.01	2.91	2.84	2.77	2.68	2.57	2.46	2.35	2.22	2.08
21	4.42	3.82	3.47	3.25	3.09	2.97	2.87	2.80	2.73	2.64	2.53	2.42	2.31	2.18	2.04
22	4.38	3.73	3.44	3.21	3.05	2.93	2.84	2.76	2.70	2.60	2.50	2.39	2.27	2.14	2.00
23	4.35	3.75	3.41	3.18	3.02	2.90	2.81	2.73	2.67	2.57	2.47	2.36	2.24	2.11	1.97
24	4.32	3.72	3.38	3.15	2.99	2.87	2.78	2.70	2.64	2.54	2.44	2.33	2.21	2.08	1.93
25	4.29	3.69	3.35	3.13	2.97	2.85	2.75	2.68	2.61	2.51	2.41	2.30	2.18	2.05	1.91
26	4.26	3.67	3.33	3.10	2.94	2.82	2.73	2.65	2.59	2.49	2.39	2.28	2.16	2.03	1.88
27	4.24	3.65	3.31	3.08	2.92	2.80	2.71	2.63	2.57	2.47	2.36	2.25	2.13	2.00	1.85
28	4.22	3.63	3.29	3.06	2.90	2.78	2.69	2.61	2.55	2.45	2.34	2.23	2.11	1.98	1.83
29	4.20	3.61	3.27	3.04	2.88	2.76	2.67	2.59	2.53	2.43	2.32	2.21	2.09	1.96	1.81
30	4.18	3.59	3.25	3.03	2.87	2.75	2.65	2.57	2.51	2.41	2.31	2.19	2.07	1.94	1.79
31	4.16	3.57	3.23	3.01	2.85	2.73	2.63	2.56	2.49	2.40	2.29	2.18	2.06	1.92	1.77
32	4.15	3.56	3.22	2.99	2.84	2.71	2.62	2.54	2.48	2.38	2.27	2.16	2.04	1.90	1.75
33	4.13	3.54	3.20	2.98	2.82	2.70	2.61	2.53	2.47	2.37	2.26	2.15	2.03	1.89	1.73
34	4.12	3.53	3.19	2.97	2.81	2.69	2.59	2.52	2.45	2.35	2.25	2.13	2.01	1.87	1.72
35	4.11	3.52	3.18	2.96	2.80	2.68	2.58	2.50	2.44	2.34	2.23	2.12	2.00	1.86	1.70
36	4.09	3.50	3.17	2.94	2.78	2.66	2.57	2.49	2.43	2.33	2.22	2.11	1.99	1.85	1.69
37	4.08	3.49	3.16	2.93	2.77	2.65	2.56	2.48	2.42	2.32	2.21	2.10	1.97	1.84	1.67
38	4.07	3.48	3.14	2.92	2.76	2.64	2.55	2.47	2.41	2.31	2.20	2.09	1.96	1.82	1.66
39	4.06	3.47	3.13	2.91	2.75	2.63	2.54	2.46	2.40	2.30	2.19	2.08	1.95	1.81	1.65
40	4.05	3.46	3.13	2.90	2.74	2.62	2.53	2.45	2.39	2.29	2.18	2.07	1.94	1.80	1.64
42	4.03	3.45	3.11	2.89	2.73	2.61	2.51	2.43	2.37	2.27	2.16	2.05	1.92	1.78	1.61
44	4.02	3.43	3.09	2.87	2.71	2.59	2.50	2.42	2.35	2.25	2.15	2.03	1.91	1.77	1.60
46	4.00	3.41	3.08	2.86	2.70	2.58	2.48	2.40	2.34	2.24	2.13	2.02	1.89	1.75	1.58
48	3.99	3.40	3.07	2.84	2.68	2.56	2.47	2.39	2.33	2.23	2.12	2.01	1.88	1.73	1.56
50	3.97	3.39	3.05	2.83	2.67	2.56	2.46	2.38	2.32	2.22	2.11	1.99	1.87	1.72	1.54
60	3.92	3.34	3.01	2.79	2.63	2.51	2.41	2.33	2.27	2.17	2.06	1.94	1.81	1.67	1.48
80	3.86	3.28	2.95	2.73	2.57	2.45	2.35	2.28	2.21	2.11	2.00	1.88	1.75	1.60	1.40
120	3.80	3.23	2.89	2.67	2.51	2.39	2.30	2.22	2.16	2.05	1.94	1.82	1.69	1.53	1.31
240	3.75	3.17	2.84	2.62	2.46	2.34	2.24	2.17	2.10	2.00	1.89	1.77	1.63	1.46	1.20
∞	3.69	3.12	2.79	2.57	2.41	2.29	2.19	2.11	2.05	1.94	1.83	1.71	1.57	1.39	1.00

附表 2-4　F界值表（方差分析用）

$P = 0.05$

n_2-1	n_1-1														
	1	2	3	4	5	6	7	8	9	10	12	14	16	18	20
1	161	200	216	225	230	234	237	239	241	242	244	245	246	247	248
2	18.5	19.0	19.2	19.2	19.3	19.3	19.4	19.4	19.4	19.4	19.4	19.4	19.4	19.4	19.4
3	10.1	9.55	9.28	9.12	9.01	8.94	8.89	8.85	8.81	8.79	8.74	8.71	8.69	8.67	8.66
4	7.71	6.94	6.59	6.39	6.26	6.16	6.09	6.04	6.00	5.96	5.91	5.87	5.84	5.82	5.80
5	6.61	5.79	5.41	5.19	5.05	4.95	4.88	4.82	4.77	4.74	4.68	4.64	4.60	4.58	4.56
6	5.99	5.14	4.76	4.53	4.39	4.28	4.21	4.15	4.10	4.06	4.00	3.96	3.92	3.90	3.87
7	5.59	4.74	4.35	4.12	3.97	3.87	3.79	3.73	3.68	3.64	3.57	3.53	3.49	3.47	3.44
8	5.32	4.46	4.07	3.84	3.69	3.58	3.50	3.44	3.39	3.35	3.28	3.24	3.20	3.17	3.15
9	5.12	4.26	3.86	3.63	3.48	3.37	3.29	3.23	3.18	3.14	3.07	3.03	2.99	2.96	2.94
10	4.96	4.10	3.71	3.48	3.33	3.22	3.14	3.07	3.02	2.98	2.91	2.86	2.83	2.80	2.77
11	4.84	3.98	3.59	3.36	3.20	3.09	3.01	2.95	2.90	2.85	2.79	2.74	2.70	2.67	2.65
12	4.75	3.89	3.49	3.26	3.11	3.00	2.91	2.85	2.80	2.75	2.69	2.64	2.60	2.57	2.54
13	4.67	3.81	3.41	3.18	3.03	2.92	2.83	2.77	2.71	2.67	2.60	2.55	2.51	2.48	2.46
14	4.60	3.74	3.34	3.11	2.96	2.85	2.76	2.70	2.65	2.60	2.53	2.48	2.44	2.41	2.39
15	4.54	3.68	3.29	3.06	2.90	2.79	2.71	2.64	2.59	2.54	2.48	2.42	2.38	2.35	2.33
16	4.49	3.63	3.24	3.01	2.85	2.74	2.66	2.59	2.54	2.49	2.42	2.37	2.33	2.30	2.28
17	4.45	3.59	3.20	2.96	2.81	2.70	2.61	2.55	2.49	2.45	2.38	2.33	2.29	2.26	2.23
18	4.41	3.55	3.16	2.93	2.77	2.66	2.58	2.51	2.46	2.41	2.34	2.29	2.25	2.22	2.19
19	4.38	3.52	3.13	2.90	2.74	2.63	2.54	2.48	2.42	2.38	2.31	2.26	2.21	2.18	2.16
20	4.35	3.49	3.10	2.87	2.71	2.60	2.51	2.45	2.39	2.35	2.28	2.22	2.18	2.15	2.12
21	4.32	3.47	3.07	2.84	2.68	2.57	2.49	2.42	2.37	2.32	2.25	2.20	2.16	2.12	2.10
22	4.30	3.44	3.05	2.82	2.66	2.55	2.46	2.40	2.34	2.30	2.23	2.17	2.13	2.10	2.07
23	4.28	3.42	3.03	2.80	2.64	2.53	2.44	2.37	2.32	2.27	2.20	2.15	2.11	2.07	2.05
24	4.26	3.40	3.01	2.78	2.62	2.51	2.42	2.36	2.30	2.25	2.18	2.13	2.09	2.05	2.03
25	4.24	3.39	2.99	2.76	2.60	2.49	2.40	2.34	2.28	2.24	2.16	2.11	2.07	2.04	2.01
26	4.23	3.37	2.98	2.74	2.59	2.47	2.39	2.32	2.27	2.22	2.15	2.09	2.05	2.02	1.99
27	4.21	3.35	2.96	2.73	2.57	2.46	2.37	2.31	2.25	2.20	2.13	2.08	2.04	2.00	1.97
28	4.20	3.34	2.95	2.71	2.56	2.45	2.36	2.29	2.24	2.19	2.12	2.06	2.02	1.99	1.96
29	4.18	3.33	2.93	2.70	2.55	2.43	2.35	2.28	2.22	2.18	2.10	2.05	2.01	1.97	1.94
30	4.17	3.32	2.92	2.69	2.53	2.42	2.33	2.27	2.21	2.16	2.09	2.04	1.99	1.96	1.93
32	4.15	3.29	2.90	2.67	2.51	2.40	2.31	2.24	2.19	2.14	2.07	2.01	1.97	1.94	1.91
34	4.13	3.28	2.88	2.65	2.49	2.38	2.29	2.23	2.17	2.12	2.05	1.99	1.95	1.92	1.89
36	4.11	3.26	2.87	2.63	2.48	2.36	2.28	2.21	2.15	2.11	2.03	1.98	1.93	1.90	1.87
38	4.10	3.24	2.85	2.62	2.46	2.35	2.26	2.19	2.14	2.09	2.02	1.96	1.92	1.88	1.85
40	4.08	3.23	2.84	2.61	2.45	2.34	2.25	2.18	2.12	2.08	2.00	1.95	1.90	1.87	1.84
42	4.07	3.22	2.83	2.59	2.44	2.32	2.24	2.17	2.11	2.06	1.99	1.93	1.89	1.86	1.83
44	4.06	3.21	2.82	2.58	2.43	2.31	2.23	2.16	2.10	2.05	1.98	1.92	1.88	1.84	1.81
46	4.05	3.20	2.81	2.57	2.42	2.30	2.22	2.15	2.09	2.04	1.97	1.91	1.87	1.83	1.80
48	4.04	3.19	2.80	2.57	2.41	2.29	2.21	2.14	2.08	2.03	1.96	1.90	1.86	1.82	1.79
50	4.03	3.18	2.79	2.56	2.40	2.29	2.20	2.13	2.07	2.03	1.95	1.89	1.85	1.81	1.78
60	4.00	3.15	2.76	2.53	2.37	2.25	2.17	2.10	2.04	1.99	1.92	1.86	1.82	1.78	1.75
80	3.96	3.11	2.72	2.49	2.33	2.21	2.13	2.06	2.00	1.95	1.88	1.82	1.77	1.73	1.70
100	3.94	3.09	2.70	2.46	2.31	2.19	2.10	2.03	1.97	1.93	1.85	1.79	1.75	1.71	1.68
125	3.92	3.07	2.68	2.44	2.29	2.17	2.08	2.01	1.96	1.91	1.83	1.77	1.72	1.69	1.65
150	3.90	3.06	2.66	2.43	2.27	2.16	2.07	2.00	1.94	1.89	1.82	1.76	1.71	1.67	1.64
200	3.89	3.04	2.65	2.42	2.26	2.14	2.06	1.98	1.93	1.88	1.80	1.74	1.69	1.66	1.62
300	3.87	3.03	2.63	2.40	2.24	2.13	2.04	1.97	1.91	1.86	1.78	1.72	1.68	1.64	1.61
500	3.86	3.01	2.62	2.39	2.23	2.12	2.03	1.96	1.90	1.85	1.77	1.71	1.66	1.62	1.59
1000	3.85	3.00	2.61	2.38	2.22	2.11	2.02	1.95	1.89	1.84	1.76	1.70	1.65	1.61	1.58
∞	3.84	3.00	2.60	2.37	2.21	2.10	2.01	1.94	1.88	1.83	1.75	1.69	1.64	1.60	1.57

$$P = 0.05$$

n_2-1	n_1-1														
	22	24	26	28	30	35	40	45	50	60	80	100	200	500	∞
1	249	249	249	250	250	251	251	251	252	252	252	253	254	254	254
2	19.5	19.5	19.5	19.5	19.5	19.5	19.5	19.5	19.5	19.5	19.5	19.5	19.5	19.5	19.5
3	8.65	8.64	8.63	8.62	8.62	8.60	8.59	8.59	8.58	8.57	8.56	8.55	8.54	8.53	8.53
4	5.79	5.77	5.76	5.75	5.75	5.73	5.72	5.71	5.70	7.69	5.67	5.66	5.65	5.64	5.63
5	4.54	5.53	4.52	4.50	4.50	4.48	4.46	4.45	4.44	4.43	4.41	4.41	4.39	4.37	4.37
6	3.86	3.84	3.83	3.82	3.81	3.79	3.77	3.76	3.75	3.74	3.72	3.71	3.69	3.68	3.67
7	3.43	3.41	3.40	3.39	3.38	3.36	3.34	3.33	3.32	3.30	3.29	3.27	3.25	3.24	3.23
8	3.13	3.12	3.10	3.09	3.08	3.06	3.04	3.03	3.02	3.01	2.99	2.97	2.95	2.94	2.93
9	2.92	2.90	2.89	2.87	2.83	2.84	2.83	2.81	2.80	2.79	2.77	2.76	2.73	2.72	2.71
10	2.75	2.74	2.72	2.71	2.70	2.68	2.66	2.65	2.64	2.62	2.60	2.59	2.56	2.55	0.54
11	2.63	2.61	2.59	2.58	2.57	2.55	2.53	2.52	2.51	2.49	2.47	2.46	2.43	2.42	2.40
12	2.52	2.51	2.49	2.48	2.47	2.44	2.43	2.41	2.40	2.38	2.36	2.35	2.32	2.31	2.30
13	2.44	2.42	2.41	2.39	2.38	2.36	2.34	2.33	2.31	2.30	2.27	2.26	2.23	2.22	2.21
14	2.37	2.35	2.33	2.32	2.31	2.28	2.27	2.25	2.24	2.22	2.20	2.19	2.16	2.14	2.13
15	2.31	2.29	2.27	2.26	2.25	2.22	2.20	2.19	2.18	2.16	2.14	2.12	2.10	2.08	2.07
16	2.25	2.24	2.22	2.21	2.19	2.17	2.15	2.14	2.12	2.11	2.08	2.07	2.04	2.02	2.01
17	2.21	2.19	2.17	2.16	2.15	2.12	2.10	2.09	2.08	2.06	2.03	2.02	1.99	1.97	1.96
18	2.17	2.15	2.13	2.12	2.11	2.08	2.06	2.05	2.04	2.02	1.99	1.98	1.95	1.93	1.92
19	2.13	2.11	2.10	2.08	2.07	2.05	2.03	2.01	2.00	1.98	1.96	1.94	1.91	1.89	1.88
20	2.10	2.08	2.07	2.05	2.04	2.01	1.99	1.98	1.97	1.95	1.92	1.91	1.88	1.86	1.84
21	2.07	2.05	2.04	2.02	2.01	1.98	1.96	1.95	1.94	1.92	1.89	1.88	1.84	1.82	1.81
22	2.05	2.03	2.01	2.00	1.98	1.96	1.94	1.92	1.91	1.89	1.86	1.85	1.82	1.80	1.78
23	2.02	2.00	1.99	1.97	1.96	1.93	1.91	1.90	1.88	1.86	1.84	1.82	1.79	1.77	1.76
24	2.00	1.98	1.97	1.95	1.94	1.91	1.89	1.88	1.86	1.84	1.82	1.80	1.77	1.75	1.73
25	1.98	1.96	1.95	1.93	1.92	1.89	1.87	1.86	1.84	1.82	1.80	1.78	1.75	1.73	1.71
26	1.97	1.95	1.93	1.91	1.90	1.87	1.85	1.84	1.82	1.80	1.78	1.76	1.73	1.71	1.69
27	1.95	1.93	1.91	1.90	1.88	1.86	1.84	1.82	1.81	1.79	1.76	1.74	1.71	1.69	1.67
28	1.93	1.91	1.90	1.88	1.87	1.84	1.82	1.80	1.79	1.77	1.74	1.73	1.69	1.67	1.65
29	1.92	1.90	1.88	1.87	1.85	1.83	1.81	1.79	1.77	1.75	1.73	1.71	1.67	1.65	1.64
30	1.91	1.89	1.87	1.85	1.84	1.81	1.79	1.77	1.76	1.74	1.71	1.70	1.66	1.64	1.62
32	1.88	1.86	1.85	1.83	1.82	1.79	1.77	1.75	1.74	1.71	1.69	1.67	1.63	1.61	1.59
34	1.86	1.84	1.82	1.80	1.80	1.77	1.75	1.73	1.71	1.69	1.66	1.65	1.61	1.59	1.57
36	1.85	1.82	1.81	1.79	1.78	1.75	1.73	1.71	1.69	1.67	1.64	1.62	1.59	1.56	1.55
38	1.83	1.81	1.79	1.77	1.76	1.73	1.71	1.69	1.68	1.65	1.62	1.61	1.57	1.54	1.53
40	1.81	1.79	1.77	1.76	1.74	1.72	1.69	1.67	1.66	1.64	1.61	1.59	1.55	1.53	1.51
42	1.80	1.78	1.76	1.74	1.73	1.70	1.68	1.66	1.65	1.62	1.59	1.57	1.53	1.51	1.49
44	1.79	1.77	1.75	1.73	1.72	1.69	1.67	1.65	1.63	1.61	1.58	1.56	1.52	1.49	1.48
46	1.78	1.76	1.74	1.72	1.71	1.68	1.65	1.64	1.62	1.60	1.57	1.55	1.51	1.48	1.46
48	1.77	1.75	1.73	1.71	1.70	1.67	1.64	1.62	1.61	1.59	1.56	1.54	1.49	1.47	1.45
50	1.76	1.74	1.72	1.70	1.69	1.66	1.63	1.61	1.60	1.58	1.54	1.52	1.48	1.46	1.44
60	1.72	1.70	1.68	1.66	1.65	1.62	1.59	1.57	1.56	1.53	1.50	1.48	1.44	1.41	1.39
80	1.68	1.65	1.63	1.62	1.60	1.57	1.54	1.52	1.51	1.48	1.45	1.43	1.38	1.35	1.32
100	1.65	1.63	1.61	1.59	1.57	1.54	1.52	1.49	1.48	1.45	1.41	1.39	1.34	1.31	1.28
125	1.63	1.60	1.58	1.57	1.55	1.52	1.49	1.47	1.45	1.42	1.39	1.36	1.31	1.27	1.25
150	1.61	1.59	1.57	1.55	1.53	1.50	1.48	1.45	1.44	1.41	1.37	1.34	1.29	1.25	1.22
200	1.60	1.57	1.55	1.53	1.52	1.48	1.46	1.43	1.41	1.39	1.35	1.32	1.26	1.22	1.19
300	1.58	1.55	1.53	1.51	1.50	1.46	1.43	1.41	1.39	1.36	1.32	1.30	1.23	1.19	1.15
500	1.56	1.54	1.52	1.50	1.48	1.45	1.42	1.40	1.38	1.34	1.30	1.28	1.21	1.16	1.11
1000	1.55	1.53	1.51	1.49	1.47	1.44	1.41	1.38	1.36	1.33	1.29	1.26	1.19	1.13	1.08
∞	1.54	1.52	1.50	1.48	1.46	1.42	1.39	1.37	1.35	1.32	1.27	1.24	1.17	1.11	1.00

$P = 0.01$ 续表

n_2-1	n_1-1														
	1	2	3	4	5	6	7	8	9	10	12	14	16	18	20
1	4052	5000	5403	5625	5754	5859	5928	5981	6022	6056	6106	6142	6169	6190	6209
2	98.5	99.0	99.2	99.2	99.3	99.3	99.4	99.4	99.4	99.4	99.4	99.4	99.4	99.4	99.4
3	34.1	30.8	29.5	28.7	28.2	27.9	27.7	27.5	27.3	27.2	27.1	26.9	26.8	26.8	26.7
4	21.2	18.0	16.7	16.0	15.5	15.2	15.0	14.8	14.7	14.5	14.4	14.2	14.2	14.1	14.0
5	16.3	13.3	12.1	11.4	11.0	10.7	10.5	10.3	10.2	10.1	9.89	9.77	9.68	9.61	9.55
6	13.7	10.9	9.78	9.15	8.75	8.47	8.26	8.10	7.98	7.87	7.72	7.60	7.52	7.45	7.40
7	12.2	9.55	8.45	7.85	7.46	7.19	6.99	6.84	6.72	6.62	6.47	6.36	6.27	6.21	6.16
8	11.3	8.65	7.59	7.01	6.63	6.37	6.18	6.03	5.91	5.81	5.67	5.56	5.48	5.41	5.36
9	10.6	8.02	6.99	6.42	6.06	5.80	5.61	5.47	5.35	5.26	5.11	5.00	4.92	4.86	4.81
10	10.0	7.56	6.55	5.99	5.64	5.39	5.20	5.06	4.94	4.85	4.71	4.60	4.52	4.46	4.41
11	9.65	7.21	6.22	5.67	5.32	5.07	4.89	4.74	4.63	4.54	4.40	4.29	4.21	4.15	4.10
12	9.33	6.93	5.95	5.41	5.06	4.82	4.64	4.50	4.39	4.30	4.16	4.05	3.97	3.91	3.86
13	9.07	6.70	5.74	5.21	4.86	4.62	4.44	4.30	4.19	4.10	2.96	3.86	3.73	3.71	3.66
14	8.86	6.51	5.56	5.04	4.70	4.46	4.23	4.14	4.03	3.94	3.80	3.70	3.62	3.56	3.51
15	8.68	6.36	5.42	4.89	4.56	4.32	4.14	4.00	3.89	3.80	3.67	3.56	3.49	3.42	3.37
16	8.53	6.23	5.29	4.77	4.44	4.20	4.03	3.89	3.78	3.69	3.55	3.45	3.37	3.31	3.26
17	8.40	6.11	5.18	4.67	4.34	4.10	3.93	3.79	3.68	3.59	3.46	3.35	3.27	3.21	3.16
18	8.29	6.01	5.39	4.58	4.25	4.01	3.84	3.71	3.60	3.51	3.37	3.27	3.19	3.13	3.68
19	8.18	5.93	5.01	4.50	4.17	3.94	3.77	3.63	3.52	3.43	3.30	3.10	3.12	3.05	3.00
20	8.10	5.85	4.94	4.43	4.10	3.37	3.70	3.56	3.46	3.37	3.23	3.13	3.05	2.99	2.94
21	8.02	5.78	4.87	4.37	4.04	3.81	3.64	3.51	3.40	3.31	3.17	3.07	2.99	2.93	2.88
22	7.95	5.72	4.82	4.31	3.99	3.76	3.59	3.45	3.35	3.26	3.12	3.02	2.94	2.88	2.83
23	7.88	5.66	4.76	4.26	3.94	3.71	3.54	3.41	3.30	3.21	3.07	2.97	2.89	2.83	2.78
24	7.82	5.61	4.72	4.22	3.90	3.67	3.50	3.36	3.26	3.17	3.03	2.93	2.85	2.79	2.74
25	7.77	5.57	4.68	4.18	3.86	3.63	3.46	3.32	3.22	3.13	2.99	2.89	2.81	2.75	2.70
26	7.72	5.53	4.64	4.14	3.82	3.59	3.42	3.29	3.18	3.09	2.96	2.86	2.78	2.72	2.66
27	7.68	5.49	4.60	4.11	3.78	3.56	3.39	3.26	3.15	3.06	2.93	2.82	2.75	2.68	2.63
28	7.64	5.45	4.57	4.07	3.75	3.53	3.36	3.23	3.12	3.03	2.90	2.79	2.72	2.65	2.60
29	7.60	5.42	4.54	4.04	3.73	3.50	3.33	3.20	3.09	3.00	2.87	2.77	2.69	2.62	2.57
30	7.56	5.39	4.51	4.02	3.70	3.47	3.30	3.17	3.07	2.98	2.84	2.74	2.66	2.60	2.55
32	7.50	5.34	4.46	3.07	3.65	3.43	3.26	3.13	3.02	2.93	2.80	2.70	2.62	2.55	2.50
34	7.44	5.29	4.42	3.93	3.61	3.39	3.22	3.09	2.98	2.89	2.76	2.66	2.58	2.51	2.46
36	7.40	5.25	4.38	3.89	3.57	3.35	3.18	3.05	2.95	2.86	2.72	2.62	2.54	2.48	2.43
38	7.35	5.21	4.34	3.86	3.54	3.32	3.15	3.02	2.92	2.83	2.69	2.59	2.51	2.45	2.40
40	7.31	5.18	4.31	3.83	3.51	3.29	3.12	2.99	2.89	2.80	2.66	2.56	2.48	2.42	2.37
42	7.28	5.15	4.29	3.80	3.49	3.27	3.10	2.97	2.86	2.78	2.64	2.54	2.46	2.40	2.34
44	7.25	5.12	4.26	3.78	3.47	3.24	3.08	2.95	2.84	2.75	2.62	2.52	2.44	2.37	2.32
46	7.22	5.10	4.24	3.76	3.44	3.22	3.06	2.93	2.82	2.73	2.60	2.50	2.42	2.35	2.30
48	7.20	5.08	4.22	3.74	3.43	3.20	3.04	2.91	2.80	2.72	2.58	2.48	2.40	2.33	2.28
50	7.17	5.06	4.20	3.72	3.41	3.19	3.02	2.89	2.79	2.70	2.56	2.46	2.38	2.32	2.27
60	7.08	4.98	4.13	3.65	3.34	3.12	2.95	2.82	2.72	2.63	2.59	2.39	2.31	2.25	2.20
80	6.96	4.88	4.04	3.56	3.26	3.04	2.87	2.74	2.64	2.55	2.42	2.31	2.23	2.17	2.12
100	6.90	4.82	3.98	3.51	3.21	2.99	2.82	2.69	2.59	2.50	2.37	2.26	2.19	2.12	2.07
125	6.84	4.78	3.94	3.47	3.17	2.95	2.79	2.66	2.55	2.47	2.33	2.23	2.15	2.08	2.03
150	6.81	4.75	3.92	3.45	3.14	2.92	2.76	2.63	2.53	2.44	2.31	2.20	2.12	2.06	2.00
200	6.76	4.71	3.88	3.41	3.11	2.89	2.73	2.60	2.50	2.41	2.27	2.17	2.09	2.02	1.97
300	6.72	4.68	3.85	3.38	3.08	2.86	2.70	2.57	2.47	2.38	2.24	2.14	2.06	1.99	1.94
500	6.69	4.65	3.82	3.36	3.05	2.84	2.68	2.55	2.44	2.36	2.22	2.12	2.04	1.97	1.92
1000	6.66	4.63	3.80	3.34	3.04	2.82	2.66	2.53	2.43	2.34	2.20	2.10	2.02	1.95	1.90
∞	6.63	4.61	3.78	3.32	3.02	2.80	2.64	2.51	2.41	2.32	2.18	2.08	2.00	1.93	1.88

$P = 0.01$　　　　　　　　　　　　　　　　　　　　　　　　续表

n_2-1	n_1-1														
	22	24	26	28	30	35	40	45	50	60	80	100	200	500	∞
1	6220	6234	6240	6250	6258	6280	6286	6300	6302	6310	6334	6330	6352	6361	6366
2	99.5	99.5	99.5	99.5	99.5	99.5	99.5	99.5	99.5	99.5	99.5	99.5	99.5	99.5	99.5
3	26.6	26.6	26.6	26.5	26.5	26.5	26.4	26.4	26.4	26.3	26.3	26.2	26.2	26.1	26.1
4	14.0	13.9	13.9	13.9	13.8	13.8	13.7	13.7	13.7	13.7	13.6	13.6	13.5	13.5	13.5
5	9.51	9.47	9.43	9.40	9.38	9.33	9.29	9.26	9.24	9.20	9.16	9.13	9.08	9.04	9.02
6	7.35	7.31	7.28	7.25	7.23	7.18	7.14	7.11	7.09	7.06	7.01	6.99	6.93	6.90	6.88
7	6.11	6.07	6.04	6.02	5.99	5.94	5.91	5.88	5.86	5.82	5.78	5.75	5.70	5.67	5.65
8	5.32	5.28	5.25	5.22	5.20	5.15	5.12	5.00	5.07	5.03	4.99	4.96	4.91	4.88	4.86
9	4.77	4.73	4.70	4.67	4.65	4.60	4.57	4.54	4.52	4.48	4.44	4.42	4.36	4.33	4.31
10	4.36	4.33	4.30	4.27	4.25	4.20	4.17	4.14	4.12	4.08	4.04	4.01	3.96	3.93	3.91
11	4.06	4.02	5.99	3.96	3.94	3.89	3.86	3.83	3.81	3.78	3.73	3.71	3.66	3.62	3.60
12	3.82	3.78	3.75	3.72	3.70	3.65	3.62	3.59	3.57	3.54	3.49	3.47	3.41	3.38	3.36
13	3.62	3.59	3.56	3.53	3.51	3.46	3.43	3.40	3.38	3.34	3.30	3.27	3.22	3.19	3.17
14	3.46	3.43	2.40	3.37	3.35	3.30	3.27	3.24	3.22	3.18	3.14	3.11	3.06	3.03	3.00
15	3.33	3.29	3.26	3.24	3.21	3.17	3.13	3.10	3.08	3.05	3.00	2.98	2.92	2.89	2.87
16	3.22	3.18	3.15	3.12	3.10	3.05	3.02	2.99	2.97	2.93	2.89	2.86	2.81	2.78	2.75
17	3.12	3.08	3.05	3.03	3.00	2.96	2.92	2.89	2.87	2.83	2.79	2.76	2.71	2.68	2.65
18	3.03	3.00	2.97	2.94	2.92	2.87	2.84	2.81	2.78	2.75	2.70	2.68	2.62	2.59	2.57
19	2.96	2.92	2.89	2.87	2.84	2.80	2.76	2.73	2.71	2.67	2.63	2.60	2.55	2.51	2.49
20	2.90	2.86	2.83	2.80	2.78	2.73	2.69	2.67	2.64	2.61	2.56	2.54	2.48	2.44	2.42
21	2.84	2.80	2.77	2.74	2.72	2.67	2.64	2.61	2.58	2.55	2.50	2.48	2.42	2.38	2.36
22	2.78	2.75	2.72	2.69	2.67	2.62	2.58	2.55	2.53	2.50	2.45	2.42	2.36	2.33	2.31
23	2.74	2.70	2.67	2.64	2.62	2.57	2.54	2.51	2.48	2.45	2.40	2.37	2.32	2.28	2.26
24	2.70	2.66	2.63	2.60	2.58	2.53	2.49	2.46	2.44	2.40	2.36	2.33	2.27	2.24	2.21
25	2.66	2.62	2.59	2.56	2.54	2.49	2.45	2.42	2.40	2.36	2.32	2.29	2.23	2.19	2.17
26	2.62	2.58	2.55	2.53	2.50	2.45	2.42	2.39	2.36	2.33	2.28	2.25	2.19	2.16	2.13
27	2.59	2.55	2.52	2.49	2.47	2.42	2.38	2.35	2.33	2.29	2.25	2.22	2.16	2.12	2.10
28	2.56	2.52	2.49	2.46	2.44	2.39	2.35	2.32	2.30	2.26	2.22	2.19	2.13	2.09	2.06
29	2.53	2.49	2.46	2.44	2.41	2.36	2.33	2.30	2.27	2.23	2.19	2.16	2.10	2.06	2.03
30	2.51	2.47	2.44	2.41	2.39	2.34	2.30	2.27	2.25	2.21	2.16	2.13	2.07	2.03	2.01
32	2.46	2.42	2.39	2.36	2.34	2.29	2.25	2.22	2.20	2.16	2.11	2.08	2.02	1.98	1.96
34	2.42	2.38	2.35	2.32	2.30	2.25	2.21	2.18	2.16	2.12	2.07	2.04	1.98	1.94	1.91
36	2.38	2.35	2.32	2.29	2.26	2.21	2.17	2.14	2.12	2.08	2.03	2.00	1.94	1.90	1.87
38	2.35	2.32	2.28	2.26	2.23	2.18	2.14	2.11	2.09	2.05	2.00	1.97	1.90	1.86	1.84
40	2.33	2.29	2.26	2.23	2.20	2.15	2.11	2.08	2.06	2.02	1.97	1.94	1.87	1.83	1.80
42	2.30	2.26	2.23	2.20	2.18	2.13	2.09	2.06	2.03	1.99	1.94	1.91	1.85	1.80	1.78
44	2.28	2.24	2.21	2.18	2.15	2.10	2.06	2.03	2.01	1.97	1.92	1.89	1.82	1.78	1.75
46	2.26	2.22	2.19	2.16	2.13	2.08	2.04	2.01	1.99	1.95	1.90	1.86	1.80	1.75	1.73
48	2.24	2.20	2.17	2.14	2.12	2.06	2.02	1.99	1.97	1.93	1.88	1.84	1.78	1.73	1.70
50	2.22	2.18	2.15	2.12	2.10	2.05	2.01	1.97	1.95	1.91	1.86	1.82	1.76	1.71	1.68
60	2.15	2.12	2.08	2.05	2.03	1.98	1.94	1.90	1.88	1.84	1.78	1.75	1.68	1.63	1.60
80	2.07	2.03	2.00	1.97	1.94	1.89	1.85	1.81	1.79	1.75	1.69	1.66	1.58	1.53	1.49
100	2.02	1.98	1.94	1.92	1.89	1.84	1.80	1.76	1.73	1.69	1.63	1.60	1.52	1.47	1.43
125	1.98	1.94	1.91	1.88	1.85	1.80	1.76	1.72	1.69	1.65	1.59	1.55	1.47	1.41	1.37
150	1.96	1.92	1.88	1.85	1.83	1.77	1.73	1.69	1.66	1.62	1.56	1.52	1.43	1.38	1.33
200	1.93	1.89	1.85	1.82	1.79	1.74	1.69	1.66	1.63	1.58	1.52	1.48	1.39	1.33	1.28
300	1.89	1.85	1.82	1.79	1.76	1.71	1.66	1.62	1.59	1.55	1.48	1.44	1.35	1.28	1.22
500	1.87	1.83	1.79	1.76	1.74	1.68	1.63	1.60	1.56	1.52	1.45	1.41	1.31	1.23	1.16
1000	1.85	1.81	1.77	1.74	1.72	1.66	1.61	1.57	1.54	1.50	1.43	1.38	1.28	1.19	1.11
∞	1.83	1.79	1.76	1.72	1.70	1.64	1.59	1.55	1.52	1.47	1.40	1.36	1.25	1.15	1.00

附表 2-5　q 界值表

上行：$P = 0.05$　　　下行：$P = 0.01$

ν	a（组数）								
	2	3	4	5	6	7	8	9	10
5	3.64	4.60	5.22	5.67	6.03	6.33	6.58	6.80	6.99
	5.70	6.98	7.80	8.42	8.91	9.32	9.67	9.97	10.24
6	3.46	4.34	4.90	5.30	5.63	5.90	6.12	6.32	6.49
	5.24	6.33	7.03	7.56	7.97	8.32	8.61	8.87	9.10
7	3.34	4.16	4.63	5.06	5.36	5.61	5.82	6.00	6.16
	4.95	5.92	6.54	7.01	7.37	7.68	7.94	8.17	8.37
8	3.26	4.04	4.53	4.89	5.17	5.40	5.60	5.77	5.92
	4.75	5.64	6.20	6.62	6.96	7.24	7.47	7.68	7.86
9	3.20	3.95	4.41	4.76	5.02	5.24	5.43	5.59	5.74
	4.60	5.43	5.96	6.35	6.66	6.91	7.13	7.33	7.49
10	3.15	3.88	4.33	4.65	4.91	5.12	5.30	5.46	5.60
	4.48	5.27	5.77	6.14	6.43	6.67	6.87	7.05	7.21
12	3.08	3.77	4.20	4.51	4.75	4.95	5.12	5.27	5.39
	4.32	5.05	5.50	5.84	6.10	6.32	6.51	6.67	6.81
14	3.03	3.70	4.11	4.41	4.64	4.83	4.99	5.13	5.25
	4.21	4.89	5.32	5.63	5.88	6.08	6.26	6.41	6.54
16	3.00	3.65	4.05	4.33	4.56	4.74	4.90	5.03	5.15
	4.13	4.79	5.19	5.49	5.72	5.92	6.08	6.22	6.35
18	2.97	3.61	4.00	4.28	4.49	4.67	4.82	4.96	5.07
	4.07	4.70	5.09	5.38	5.60	5.79	5.94	6.08	6.20
20	2.95	3.58	3.96	4.23	4.45	4.62	4.77	4.90	5.01
	4.02	4.64	5.02	5.29	5.51	5.69	5.84	5.97	6.09
30	2.89	3.49	3.85	4.10	4.30	4.46	4.60	4.72	4.82
	3.89	4.45	4.80	5.05	5.24	5.40	5.54	5.65	5.76
40	2.86	3.44	3.79	4.04	4.23	4.39	4.52	4.63	4.73
	3.82	4.37	4.70	4.93	5.11	5.26	5.39	5.50	5.60
60	2.83	3.40	3.74	3.98	4.16	4.31	4.44	4.55	4.65
	3.76	4.28	4.59	4.82	4.99	5.13	5.25	5.36	5.45
120	2.80	3.36	3.68	3.92	4.10	4.24	4.36	4.47	4.56
	3.70	4.20	4.50	4.71	4.87	5.01	5.12	5.21	5.30
∞	2.77	3.31	3.63	3.86	4.03	4.17	4.29	4.39	4.47
	3.64	4.12	4.40	4.60	4.76	4.88	4.99	5.08	5.16

附表 2-6　**T界值表**（配对设计符号秩和检验用）

n	单侧：0.05 双侧：0.10	0.025 0.05	0.01 0.02	0.005 0.010
5	1～15（0.0312）			
6	2～19（0.0469）	0～21（0.0156）		
7	3～25（0.0391）	3～26（0.0234）	0～28（0.0078）	
8	5～31（0.0391）	3～33（0.0195）	1～35（0.0078）	0～36（0.0039）
9	8～37（0.0488）	5～40（0.0195）	3～42（0.0098）	1～44（0.0039）
10	10～45（0.0420）	8～47（0.0244）	5～50（0.0098）	3～52（0.0049）
11	13～53（0.0415）	10～56（0.0210）	7～59（0.0093）	5～61（0.0049）
12	17～61（0.0461）	13～65（0.0212）	9～69（0.0081）	7～71（0.0046）
13	21～70（0.0471）	17～74（0.0239）	12～79（0.0085）	9～82（0.0040）
14	25～80（0.0453）	21～84（0.0247）	15～90（0.0083）	12～93（0.0043）
15	30～90（0.0473）	25～95（0.0240）	19～101（0.0090）	15～105（0.0042）
16	35～101（0.0467）	29～107（0.0222）	23～113（0.0091）	19～117（0.0046）
17	41～112（0.0492）	34～119（0.0224）	27～126（0.0087）	23～130（0.0047）
18	47～124（0.0494）	40～131（0.0241）	32～139（0.0091）	27～144（0.0045）
19	53～137（0.0478）	46～144（0.0247）	37～153（0.0090）	32～158（0.0047）
20	60～150（0.0487）	52～158（0.0242）	43～167（0.0096）	37～123（0.0047）
21	67～164（0.0479）	58～173（0.0230）	49～182（0.0097）	42～189（0.0045）
22	75～178（0.0492）	65～188（0.0231）	55～198（0.0095）	48～205（0.0046）
23	83～193（0.0490）	73～203（0.0242）	62～214（0.0098）	54～222（0.0046）
24	91～209（0.0475）	81～219（0.0245）	69～231（0.0097）	61～239（0.0048）
25	100～225（0.0479）	89～236（0.0241）	76～249（0.0094）	68～257（0.0048）

注：括号内为单侧确切概率。

附表 2-7　**曼-惠特尼检验中 U 的临界值表**

（仅列出单侧检验在 0.025 或双侧检验在 0.05 处的 U 临界值）

n_1 \ n_2	1	2	3	4	5	6	7	8	9	10	11	12	13	14	15	16	17	18	19	20
1																				
2								0	0	0	0	1	1	1	1	1	2	2	2	2
3				0	1	1	2	2	3	3	4	4	5	5	6	6	7	7	8	
4			0	1	2	3	4	4	5	6	7	8	9	10	11	11	12	13	13	
5		0	1	2	3	5	6	7	8	9	11	12	13	14	15	17	18	19	20	
6		1	2	3	5	6	8	10	11	13	14	16	17	19	21	22	24	25	27	
7		1	3	5	6	8	10	12	14	16	18	20	22	24	26	28	30	32	34	
8	0	2	4	6	8	10	13	15	17	19	22	24	26	29	31	34	36	38	41	
9	0	2	4	7	10	12	15	17	20	23	26	28	31	34	37	39	42	45	48	
10	0	3	5	8	11	14	17	20	23	26	29	33	36	39	42	45	48	52	55	
11	0	3	6	9	13	16	19	23	26	30	33	37	40	44	47	51	55	58	62	
12	1	4	7	11	14	18	22	26	29	33	37	41	45	49	53	57	61	65	69	
13	1	4	8	12	16	20	24	28	33	37	41	45	50	54	59	63	67	72	76	
14	1	5	9	13	17	22	26	31	36	40	45	50	55	59	64	67	74	78	83	
15	1	5	10	14	19	24	29	34	39	44	49	54	59	64	70	75	80	85	90	

附表 2-8　T 界值表（两独立样本秩和检验用，较小 T 值）

1 行	单侧 $P = 0.05$	双侧 $P = 0.10$
2 行	$P = 0.025$	$P = 0.05$
3 行	$P = 0.01$	$P = 0.02$
4 行	$P = 0.005$	$P = 0.01$

n_1（较小 n）	0	1	2	3	4	5	6	7	8	9	10
2				3～13	3～15	3～17	4～18	4～20	4～22	4～24	5～25
							3～19	3～21	3～23	3～25	4～26
3	6～15	6～18	7～20	8～22	8～25	9～27	10～29	10～32	11～34	11～37	12～39
			6～21	7～23	7～26	8～28	8～31	9～33	9～36	10～38	10～41
					6～27	6～30	7～32	7～35	7～38	8～40	8～43
							6～33	6～36	6～39	7～41	7～44
4	11～25	12～28	13～31	14～34	15～37	16～40	17～43	18～46	19～49	20～52	21～55
	10～26	11～29	12～32	13～35	14～38	14～42	15～45	16～48	17～51	18～54	19～57
		10～30	11～33	11～37	12～40	13～43	13～47	14～50	15～53	15～57	16～60
			10～34	10～38	11～41	11～45	12～48	12～52	13～55	13～59	14～62
5	19～36	20～40	21～44	23～47	24～51	26～54	27～58	28～62	30～65	31～69	33～72
	17～38	18～42	20～45	21～49	22～53	23～57	24～61	26～64	27～68	28～72	29～76
	16～39	17～43	18～47	19～51	20～55	21～59	22～63	23～67	24～71	25～75	26～79
	15～40	16～44	16～49	17～53	18～57	19～61	20～65	21～69	22～73	22～78	23～82
6	28～50	29～55	31～59	33～63	35～67	37～71	38～76	40～80	42～84	44～88	46～92
	26～52	27～57	29～61	31～65	32～70	34～74	35～79	37～83	38～88	40～92	42～96
	24～54	25～59	27～63	28～68	29～73	30～78	32～82	33～87	34～92	36～96	37～101
	23～55	24～60	25～65	26～70	27～75	28～80	30～84	31～89	32～94	33～99	32～104
7	39～66	41～71	43～76	45～81	47～86	49～91	52～95	54～100	46～105	58～110	61～114
	36～69	38～74	40～79	42～84	44～89	46～94	48～99	50～104	52～109	54～114	56～119
	34～71	35～77	37～82	39～87	40～93	42～98	44～103	45～109	47～114	49～119	51～124
	32～73	34～78	35～84	37～89	38～95	40～100	41～106	43～111	44～117	45～122	47～128
8	51～85	54～90	56～96	59～101	62～106	64～112	67～117	69～123	72～128	75～133	77～139
	49～87	51～93	53～99	55～105	58～110	60～116	62～122	65～127	67～133	70～138	72～144
	45～91	47～97	49～103	51～109	53～115	56～120	58～126	60～132	62～138	64～144	66～150
	43～93	45～99	47～105	49～111	51～117	53～123	54～130	56～136	58～142	60～148	62～154
9	66～105	69～111	72～117	75～123	78～129	81～135	84～141	87～147	90～153	93～159	96～165
	62～109	65～115	68～121	71～127	73～134	76～140	79～146	82～152	84～159	87～165	90～171
	59～112	61～119	63～126	66～132	68～139	71～145	73～152	76～158	78～165	81～171	83～178
	56～115	58～122	61～128	63～135	65～142	67～149	69～156	72～162	74～169	76～176	78～183
10	82～128	86～134	89～141	92～148	96～154	99～161	103～167	106～174	110～180	113～187	117～193
	78～132	81～139	84～146	88～152	91～159	94～166	97～173	100～180	103～187	107～193	110～200
	74～136	77～143	79～151	82～158	85～165	88～172	91～179	93～187	96～194	99～201	102～208
	71～139	73～147	76～154	79～161	81～169	84～176	86～184	89～191	92～198	94～206	97～213

附表 2-9　H 界值表（三随机样本秩和检验用）

N	n_1	n_2	n_3	$H_{0.05}$	$H_{0.01}$	N	n_1	n_2	n_3	$H_{0.05}$	$H_{0.01}$
7	3	2	2	4.71			5	3	2	5.25	6.82
	3	3	1	5.14			5	4	1	4.99	6.95
8	3	3	2	5.36			4	4	3	5.60	7.14
	4	2	2	5.33		11	5	3	3	5.65	7.08
	4	3	1	5.20			5	4	2	5.27	7.12
	5	2	1	5.00			5	5	1	5.13	7.31
9	3	3	3	5.60	7.20		4	4	4	5.69	7.65
	4	3	2	5.44	6.30	12	5	4	3	5.63	7.44
	4	4	1	4.97	6.67		5	5	2	5.34	7.27
	5	2	2	5.16	6.53	13	5	4	4	5.62	7.76
	5	3	1	4.96	6.40		5	5	3	5.71	7.54
10	4	3	3	5.72	6.75	14	5	5	4	5.64	7.79
	4	4	2	5.45	7.04	15	5	5	5	5.78	7.98

附表 2-10　百分率的置信区间表

上行：95%置信区间　　　　下行：99%置信区间

n	0	1	2	3	4	5	6	7	8	9	10	11	12	13
1	0~98													
	0~100													
2	0~84	1~99												
	0~93	0~100												
3	0~71	1~91	9~99											
	0~83	0~96	4~100											
4	0~60	1~81	7~93											
	0~73	0~89	3~97											
5	0~52	1~72	5~85	15~95										
	0~65	0~81	2~92	8~98										
6	0~46	0~64	4~78	12~88										
	0~59	0~75	2~86	7~93										
7	0~41	0~58	4~71	10~82	18~90									
	0~53	0~68	2~80	6~88	12~94									
8	0~37	0~53	3~65	9~76	16~84									
	0~48	0~63	1~74	5~83	10~90									
9	0~34	0~48	3~60	7~70	14~79	21~86								
	0~45	0~59	1~69	4~78	9~85	15~91								
10	0~31	0~45	3~56	7~65	12~74	19~81								
	0~41	0~54	1~65	4~74	8~81	13~87								
11	0~28	0~40	2~52	6~61	11~69	17~77	23~83							
	0~38	0~51	1~61	3~69	7~77	11~83	17~89							
12	0~26	0~38	2~48	5~57	10~65	15~72	21~79							
	0~36	0~48	1~57	3~66	6~73	10~79	15~85							
13	0~25	0~36	2~45	5~54	9~61	14~68	19~75	25~81						
	0~34	0~45	1~54	3~62	6~69	9~76	14~81	19~86						
14	0~23	0~34	2~43	5~51	8~58	13~65	18~71	23~77						
	0~32	0~42	1~51	3~59	5~66	9~72	13~78	17~83						
15	0~22	0~32	2~41	4~48	8~55	12~62	16~68	21~73	27~79					
	0~30	0~40	1~49	2~56	5~63	8~69	12~74	16~79	21~84					
16	0~21	0~30	2~38	4~46	7~52	11~59	15~65	20~70	25~75					
	0~28	0~38	1~46	2~53	5~60	8~66	11~71	15~76	19~81					
17	0~20	0~29	2~36	4~34	7~50	10~56	14~62	18~67	23~72	28~77				
	0~27	0~36	1~44	2~51	4~57	7~63	10~69	14~74	18~78	22~82				
18	0~19	0~27	1~35	3~41	6~48	10~54	13~59	17~64	22~69	26~74				
	0~26	0~35	1~42	2~49	4~55	7~61	10~66	13~71	17~75	21~79				
19	0~18	0~26	1~33	3~40	6~46	9~51	13~57	16~62	20~67	24~71	29~76			
	0~24	0~33	1~40	2~47	4~53	6~58	9~63	12~68	16~73	19~77	23~81			
20	0~17	0~25	1~32	3~38	6~44	9~49	12~54	15~59	19~64	23~69	27~73			
	0~23	0~32	1~39	2~45	4~51	6~56	9~61	11~66	15~70	18~74	22~78			
21	0~16	0~24	1~30	3~36	5~42	8~47	11~52	15~57	18~62	22~66	26~70	30~74		
	0~22	0~30	1~37	2~43	3~49	6~54	8~59	11~63	14~68	17~71	21~76	24~80		
22	0~15	0~23	1~29	3~35	5~40	8~45	11~50	14~55	17~59	21~64	24~68	28~72		
	0~21	0~29	1~36	2~42	3~47	5~52	8~57	10~61	13~66	16~70	20~73	23~77		
23	0~15	0~22	1~28	3~34	5~39	8~44	10~48	13~53	16~57	20~62	23~66	27~69	31~73	
	0~21	0~28	1~35	2~40	3~45	5~50	7~55	10~59	13~63	15~67	19~71	22~75	25~78	
24	0~14	0~21	1~27	3~32	5~37	7~42	10~47	13~51	16~55	19~59	22~63	26~67	29~71	
	0~20	0~27	0~33	2~39	3~44	5~49	7~53	9~57	12~61	15~65	18~69	21~73	24~76	
25	0~14	0~20	1~26	3~31	5~36	7~41	9~45	12~49	15~54	18~58	21~61	24~65	28~69	31~72
	0~19	0~16	0~32	1~37	3~42	5~47	7~51	9~56	11~60	14~63	17~67	20~71	23~74	26~77

上行：95%置信区间　　　　下行：99%置信区间　　　　　　　　续表

n	X=0	1	2	3	4	5	6	7	8	9	10	11	12	13
26	0~13	0~20	1~25	2~30	4~35	7~39	9~44	12~48	14~52	17~56	20~60	23~63	27~67	30~70
	0~18	0~25	1~31	1~36	3~41	4~46	5~50	9~54	11~58	13~62	16~65	19~69	22~72	25~75
27	0~13	0~19	1~24	2~29	4~34	6~38	9~42	11~46	19~50	17~54	19~58	22~61	26~65	29~68
	0~18	0~25	0~30	1~35	3~40	4~44	6~48	8~52	10~56	13~60	15~63	18~67	21~70	24~73
28	0~12	0~18	1~24	2~28	4~33	6~37	8~41	11~45	13~49	16~52	19~56	22~59	25~63	28~66
	0~17	0~24	0~29	1~34	3~39	4~43	6~47	8~51	10~55	12~58	15~62	17~65	20~68	23~71
29	0~12	0~18	1~23	2~27	4~32	6~36	8~40	10~44	13~47	15~51	18~54	21~58	24~61	26~64
	0~17	0~23	0~28	1~33	2~37	4~42	6~46	8~49	10~53	12~57	14~60	17~63	19~66	22~70
30	0~12	0~17	1~22	2~27	4~31	6~35	8~39	10~42	12~46	15~49	17~53	20~56	23~59	26~43
	0~16	0~22	0~27	1~32	2~36	4~40	5~44	7~48	9~52	11~55	14~58	16~62	19~65	21~68
31	0~11	0~17	1~22	2~26	4~30	6~34	8~38	10~41	12~45	14~48	17~51	19~55	22~58	25~61
	0~16	0~22	0~27	1~31	2~35	4~39	5~43	7~47	9~50	11~54	13~57	16~60	18~63	20~66
32	0~11	0~16	1~21	2~25	4~29	5~33	7~36	9~40	12~43	14~47	16~50	19~53	21~56	24~59
	0~15	0~21	0~26	1~30	2~34	4~38	5~42	7~46	9~49	11~52	13~56	15~59	17~62	20~65
33	0~11	0~15	1~20	2~24	3~28	5~32	7~36	9~39	11~42	13~46	16~49	18~52	20~55	23~58
	0~15	0~20	0~25	130	2~34	3~37	5~41	7~44	8~48	10~51	12~54	14~57	17~60	19~63
34	0~10	0~15	1~19	2~23	3~28	5~31	7~35	9~38	11~41	13~44	15~48	17~51	20~54	22~56
	0~14	0~20	0~25	1~29	2~33	3~36	5~40	6~43	8~47	10~50	12~53	14~56	16~59	18~62
35	0~10	0~15	1~19	2~23	3~27	5~30	6~34	8~37	10~40	13~43	15~46	17~49	19~52	22~55
	0~14	0~20	0~24	1~28	2~32	3~35	5~39	6~42	8~45	10~49	12~52	14~55	16~57	18~60
36	0~10	0~15	1~18	2~22	3~26	5~29	6~33	8~36	10~39	12~42	14~45	16~48	19~51	21~54
	0~14	0~19	0~23	1~27	2~31	3~35	5~38	6~41	8~44	9~47	11~50	13~53	15~56	17~59
37	0~10	0~14	1~18	2~22	3~25	5~28	6~32	8~35	10~38	12~41	14~44	16~47	18~50	20~54
	0~13	0~18	0~23	1~27	2~30	3~34	4~37	6~40	7~43	9~46	11~49	13~52	15~55	17~58
38	0~10	0~14	1~18	2~21	3~25	5~28	6~32	8~34	10~37	11~40	13~43	15~46	18~49	20~51
	0~13	0~18	0~22	1~26	2~30	3~33	4~36	6~39	7~42	9~45	11~48	12~51	14~54	16~56
39	0~9	0~14	1~17	2~21	3~24	4~27	6~31	8~33	9~36	11~39	13~42	15~45	17~48	19~50
	0~13	0~18	0~21	1~25	2~29	3~32	4~35	6~38	7~41	9~44	10~47	12~49	14~53	16~55
40	0~9	0~13	1~17	2~21	3~24	4~27	6~30	8~33	9~35	11~38	13~41	15~44	14~47	19~49
	0~12	0~17	0~21	1~25	2~28	3~32	4~35	5~38	7~40	9~43	10~46	12~49	13~52	15~54
41	0~9	0~13	1~17	2~20	3~23	4~26	6~29	7~32	9~35	11~37	12~40	14~43	16~46	18~48
	0~12	0~17	0~21	1~24	2~28	3~31	4~34	5~37	7~40	8~42	10~45	11~48	13~50	15~53
42	0~9	0~13	1~16	2~20	3~23	4~26	6~28	7~31	9~34	10~37	12~39	14~42	16~45	18~47
	0~12	0~17	0~20	1~24	2~27	3~30	4~33	5~36	7~39	8~42	9~44	11~47	13~49	15~52
43	0~9	0~12	1~16	2~19	3~23	4~25	5~28	7~31	8~33	10~36	12~39	14~41	15~44	17~45
	0~12	0~16	0~20	1~23	2~26	3~30	4~33	5~35	6~38	8~41	9~43	11~46	13~49	14~51
44	0~9	0~12	1~15	2~19	3~22	4~25	5~28	7~30	8~33	10~35	11~38	13~40	15~43	17~45
	0~11	0~16	0~19	1~23	2~26	3~29	4~32	5~35	6~37	8~40	9~42	11~45	12~47	14~51
45	0~8	0~12	1~15	2~18	3~21	4~24	5~27	7~30	8~32	9~34	11~37	13~39	15~42	16~44
	0~11	0~15	0~19	1~22	2~25	3~28	4~31	5~34	6~37	8~39	9~42	10~44	12~47	14~49
46	0~8	0~12	1~15	2~18	3~21	4~24	5~26	7~29	8~31	9~34	11~36	13~39	14~41	16~43
	0~11	0~15	0~19	1~22	2~25	3~28	4~31	5~33	6~36	7~39	9~41	10~43	12~46	13~48
47	0~8	0~12	1~15	2~17	3~20	4~23	6~26	6~28	8~31	9~34	11~36	12~38	14~40	16~43
	0~11	0~15	0~18	1~21	2~24	2~27	3~30	5~33	6~35	7~38	9~40	10~42	11~45	13~47
48	0~8	0~11	1~14	2~17	3~20	4~22	5~25	6~28	8~30	9~33	11~35	12~37	14~49	15~42
	0~10	0~14	0~18	1~21	2~24	2~27	3~29	5~32	6~35	7~37	8~40	10~42	11~44	13~47
49	0~8	0~11	1~14	2~17	2~20	4~22	5~25	6~27	7~30	9~32	10~35	12~37	13~39	15~41
	0~10	0~14	0~17	1~20	1~24	2~26	3~29	4~32	6~34	7~36	8~39	9~41	11~44	12~46
50	0~7	0~11	1~14	2~17	2~19	3~22	5~24	6~26	7~29	9~31	10~34	11~36	13~38	15~41
	0~10	0~14	0~17	1~20	1~23	2~26	3~28	4~31	5~33	7~36	8~38	9~40	11~43	12~45

上行：95%置信区间　　　　下行：99%置信区间　　　　　　　续表

n	14	15	16	17	18	19	20	21	22	23	24	25
26												
27	32~71											
	27~76											
28	31~69											
	26~74											
29	30~68	33~71										
	25~72	28~75										
30	28~66	31~69										
	24~71	27~74										
31	27~64	30~67	33~70									
	23~69	26~72	28~75									
32	26~62	29~65	32~68									
	22~67	25~70	27~73									
33	26~61	28~64	31~67	34~69								
	21~66	24~69	26~71	29~74								
34	25~59	27~62	30~65	32~68								
	21~64	23~67	25~70	28~72								
35	24~58	26~61	29~63	31~66	34~69							
	20~63	22~66	24~68	27~71	29~73							
36	23~57	26~59	28~62	30~65	33~67							
	19~62	22~64	23~67	26~69	28~72							
37	23~55	25~58	27~61	30~63	32~66	34~68						
	19~60	21~63	23~65	25~68	28~70	30~73						
38	22~54	24~57	26~59	29~62	31~64	33~67						
	18~59	20~61	22~64	25~66	27~69	29~71						
39	21~53	23~55	26~58	28~60	30~63	32~65	35~68					
	18~58	20~60	22~63	24~65	26~68	28~70	30~72					
40	21~52	23~54	25~57	27~59	29~62	32~64	34~66					
	17~57	19~59	21~61	23~64	25~66	27~68	30~71					
41	20~51	22~53	24~56	26~58	29~60	31~63	33~65	35~67				
	17~55	19~58	21~60	23~63	25~65	27~67	29~69	31~71				
42	20~50	22~52	24~54	26~57	28~59	30~61	32~64	34~66				
	16~54	18~57	20~59	22~61	24~64	26~06	28~67	30~70				
43	19~49	21~51	23~53	25~56	27~58	29~60	31~62	33~65	36~67			
	16~53	18~56	19~58	21~60	23~62	25~65	27~66	29~69	31~71			
44	19~48	21~50	22~52	24~55	26~57	28~59	30~61	33~63	35~65			
	15~52	14~55	19~57	21~59	23~61	25~63	26~65	28~68	30~70			
45	18~47	20~49	22~51	24~54	26~56	28~58	30~60	32~62	34~64	36~66		
	15~51	17~54	19~56	20~58	22~60	24~62	26~64	28~66	30~68	32~70		
46	18~46	20~48	21~50	23~53	25~55	27~57	29~59	31~61	33~63	35~65		
	15~50	16~53	18~55	20~57	22~59	23~61	25~63	27~65	29~67	31~69		
47	18~45	19~47	21~49	23~52	25~54	26~56	28~58	30~60	32~62	34~64	36~66	
	14~19	16~52	18~54	19~56	21~58	23~60	25~62	26~64	28~66	30~68	32~70	
48	17~44	19~46	21~48	22~51	24~53	26~53	28~57	30~59	31~61	33~63	35~65	
	14~49	16~51	17~53	19~55	21~27	22~59	24~61	26~63	28~65	29~67	31~69	
49	17~43	18~45	20~47	22~50	24~52	25~54	27~56	29~58	31~60	33~62	34~64	36~66
	14~48	15~50	17~52	19~54	20~56	22~58	23~60	25~62	27~64	29~66	31~68	32~70
50	16~43	18~45	20~47	21~49	23~51	25~63	26~55	28~57	30~59	32~61	34~63	36~65
	14~47	15~49	17~51	18~53	20~55	21~57	23~59	25~61	26~63	28~65	30~67	32~68

附表 2-11　χ^2 界值表

ν	概率（P）												
	0.995	0.990	0.975	0.950	0.900	0.750	0.500	0.250	0.100	0.050	0.025	0.010	0.005
1	…	…	…	…	0.02	0.10	0.45	1.32	2.71	3.84	5.02	6.63	7.88
2	0.01	0.02	0.02	0.10	0.21	0.58	1.39	2.77	4.61	5.99	7.38	9.21	10.60
3	0.07	0.11	0.22	0.35	0.58	1.21	2.37	4.11	6.25	7.81	9.35	11.34	12.84
4	0.21	0.30	0.48	0.71	1.06	1.92	3.36	5.39	7.78	9.49	11.14	13.28	14.86
5	0.41	0.55	0.83	1.15	1.61	2.67	4.35	6.63	9.24	11.07	12.83	15.09	16.75
6	0.68	0.87	1.24	1.64	2.20	3.45	5.35	7.84	10.64	12.59	14.45	16.81	18.55
7	0.99	1.24	1.69	2.17	2.83	4.25	6.35	9.04	12.02	14.07	16.01	18.48	20.28
8	1.34	1.65	2.18	2.73	3.40	5.07	7.34	10.22	13.36	15.51	17.53	20.09	21.96
9	1.73	2.09	2.70	3.33	4.17	5.90	8.34	11.39	14.68	16.92	19.02	21.67	23.59
10	2.16	2.56	3.25	3.94	4.87	6.74	9.34	12.55	15.99	18.31	20.48	23.21	25.19
11	2.60	3.05	3.82	4.57	5.58	7.58	10.34	13.70	17.28	19.68	21.92	24.72	26.76
12	3.07	3.57	4.40	5.23	6.30	8.44	11.34	14.85	18.55	21.03	23.34	26.22	28.30
13	3.57	4.11	5.01	5.89	7.04	9.30	12.34	15.98	19.81	22.36	24.74	27.69	29.82
14	4.07	4.66	5.63	6.57	7.79	10.17	13.34	17.12	21.06	23.68	26.12	29.14	31.32
15	4.60	5.23	6.27	7.26	8.55	11.04	14.34	18.25	22.31	25.00	27.49	30.58	32.80
16	5.14	5.81	6.91	7.96	9.31	11.91	15.34	19.37	23.54	26.30	28.85	32.00	34.27
17	5.70	6.41	7.56	8.67	10.09	12.79	16.34	20.49	24.77	27.59	30.19	33.41	35.72
18	6.26	7.01	8.23	9.39	10.86	13.68	17.34	21.60	25.99	28.87	31.53	34.81	37.16
19	6.84	7.63	8.91	10.12	11.65	14.56	18.34	22.72	27.20	30.14	32.85	36.19	38.58
20	7.43	8.26	9.59	10.85	12.44	15.45	19.34	23.83	28.41	31.41	34.17	37.57	40.00
21	8.03	8.90	10.28	11.59	13.24	16.34	20.34	24.93	29.62	32.67	35.48	38.93	41.40
22	8.64	9.54	10.98	12.34	14.04	17.24	21.34	26.04	30.81	33.92	36.78	40.29	42.80
23	9.26	10.20	11.69	13.09	14.85	18.14	22.34	27.14	32.01	35.17	38.08	41.64	44.18
24	9.89	10.86	12.40	13.85	15.66	19.04	23.34	28.24	33.20	36.42	39.36	42.98	45.56
25	10.52	11.52	13.12	14.61	16.47	19.94	24.34	29.34	34.38	37.65	40.65	44.31	46.93
26	11.16	12.20	13.84	15.38	17.29	20.84	25.34	30.43	35.56	38.89	41.92	45.64	48.29
27	11.81	12.88	14.57	16.15	18.11	21.75	26.34	31.53	36.74	40.11	43.19	46.96	49.64
28	12.46	13.56	15.31	16.93	18.94	22.66	27.34	32.62	37.92	41.34	44.46	48.28	50.99
29	13.12	14.26	16.05	17.71	19.77	23.57	28.34	33.71	39.09	42.56	45.72	49.59	52.34
30	13.79	14.95	16.79	18.49	20.60	24.48	29.34	34.80	40.26	43.77	46.98	50.89	53.67
40	20.71	22.16	24.43	26.51	29.05	33.66	39.34	45.62	51.80	55.76	59.34	63.69	66.77
50	27.99	29.71	32.36	34.76	37.69	42.94	49.33	56.33	63.17	67.50	71.42	76.15	79.49
60	35.53	37.48	40.48	43.19	46.46	52.29	59.33	66.98	74.40	79.08	83.30	88.38	91.95
70	43.28	45.44	48.76	51.74	55.33	61.70	69.33	77.58	85.53	90.53	95.02	100.42	104.22
80	51.17	53.54	57.15	60.39	64.28	71.14	79.33	88.13	96.58	101.88	106.63	112.33	116.32
90	59.20	61.75	65.65	69.13	73.29	80.62	89.33	98.64	107.56	113.14	118.14	124.12	128.30
100	67.33	70.06	74.22	77.93	82.36	90.13	99.33	109.14	118.50	124.34	129.56	135.81	140.17

附表 2-12　r_s（秩相关系数）界值表（双侧）

n	$r_{s0.05}$	$r_{s0.01}$	n	$r_{s0.05}$	$r_{s0.01}$
6	0.886	1.000	31	0.356	0.459
7	0.786	0.929	32	0.350	0.452
8	0.738	0.881	33	0.345	0.446
9	0.700	0.833	34	0.340	0.439
10	0.648	0.794	35	0.335	0.433
11	0.618	0.755	36	0.330	0.427
12	0.587	0.727	37	0.325	0.421
13	0.560	0.703	38	0.321	0.415
14	0.538	0.679	39	0.317	0.410
15	0.521	0.654	40	0.313	0.405
16	0.503	0.635	41	0.309	0.400
17	0.485	0.615	42	0.305	0.395
18	0.472	0.600	43	0.301	0.391
19	0.460	0.584	44	0.298	0.386
20	0.447	0.570	45	0.294	0.382
21	0.435	0.556	46	0.291	0.378
22	0.425	0.544	47	0.288	0.374
23	0.415	0.532	48	0.285	0.370
24	0.406	0.521	49	0.282	0.366
25	0.398	0.511	50	0.297	0.363
26	0.390	0.501			
27	0.382	0.491			
28	0.375	0.483			
29	0.368	0.475			
30	0.362	0.467			

附表 2-13　r（相关系数）界值表

ν	P(2): 0.50	0.20	0.10	0.05	0.02	0.01	0.005	0.002	0.001
	P(1): 0.25	0.10	0.05	0.025	0.01	0.005	0.0025	0.001	0.0005
1	0.707	0.951	0.988	0.997	1.000	1.000	1.000	1.000	1.000
2	0.500	0.800	0.900	0.950	0.980	0.990	0.995	0.998	0.999
3	0.404	0.687	0.805	0.878	0.934	0.959	0.974	0.986	0.991
4	0.347	0.603	0.729	0.811	0.882	0.917	0.942	0.963	0.974
5	0.309	0.551	0.669	0.755	0.833	0.875	0.906	0.935	0.951
6	0.281	0.507	0.621	0.707	0.789	0.834	0.870	0.905	0.925
7	0.260	0.472	0.582	0.666	0.750	0.798	0.836	0.875	0.898
8	0.242	0.443	0.549	0.632	0.715	0.765	0.805	0.847	0.872
9	0.228	0.419	0.521	0.602	0.685	0.735	0.776	0.820	0.847
10	0.216	0.398	0.497	0.576	0.658	0.708	0.750	0.795	0.823
11	0.206	0.380	0.476	0.553	0.634	0.684	0.726	0.772	0.801
12	0.197	0.365	0.457	0.532	0.612	0.661	0.703	0.750	0.780
13	0.189	0.351	0.441	0.514	0.592	0.641	0.683	0.730	0.760
14	0.182	0.338	0.426	0.497	0.574	0.623	0.664	0.711	0.742
15	0.176	0.327	0.412	0.482	0.558	0.606	0.647	0.694	0.725
16	0.170	0.317	0.400	0.468	0.542	0.590	0.631	0.678	0.708
17	0.165	0.308	0.389	0.456	0.529	0.575	0.616	0.622	0.693
18	0.160	0.299	0.378	0.444	0.515	0.561	0.602	0.648	0.679
19	0.156	0.291	0.369	0.433	0.503	0.549	0.589	0.635	0.665
20	0.152	0.284	0.360	0.423	0.492	0.537	0.576	0.622	0.652
21	0.148	0.277	0.352	0.413	0.482	0.526	0.565	0.610	0.640
22	0.145	0.271	0.344	0.404	0.472	0.515	0.554	0.599	0.629
23	0.141	0.265	0.337	0.396	0.462	0.505	0.543	0.588	0.618
24	0.138	0.260	0.330	0.388	0.453	0.496	0.534	0.578	0.607
25	0.136	0.255	0.323	0.381	0.445	0.487	0.524	0.568	0.597
26	0.133	0.250	0.317	0.374	0.437	0.479	0.515	0.559	0.588
27	0.131	0.245	0.311	0.367	0.430	0.471	0.507	0.550	0.579
28	0.128	0.241	0.306	0.361	0.423	0.463	0.499	0.541	0.570
29	0.126	0.237	0.301	0.355	0.416	0.456	0.491	0.533	0.562
30	0.124	0.233	0.296	0.349	0.409	0.449	0.484	0.526	0.554
31	0.122	0.229	0.291	0.344	0.403	0.442	0.477	0.518	0.546
32	0.120	0.226	0.287	0.339	0.397	0.436	0.470	0.511	0.539
33	0.118	0.222	0.283	0.334	0.392	0.430	0.464	0.504	0.532
34	0.116	0.219	0.279	0.329	0.386	0.424	0.458	0.498	0.525
35	0.115	0.216	0.275	0.325	0.381	0.418	0.452	0.492	0.519
36	0.113	0.213	0.271	0.320	0.376	0.413	0.446	0.486	0.513
37	0.111	0.210	0.267	0.316	0.371	0.408	0.441	0.480	0.507
38	0.110	0.207	0.264	0.312	0.367	0.403	0.435	0.474	0.501
39	0.108	0.204	0.261	0.308	0.362	0.398	0.430	0.469	0.495
40	0.107	0.202	0.257	0.304	0.358	0.393	0.425	0.463	0.490
41	0.106	0.199	0.254	0.301	0.354	0.389	0.420	0.458	0.484
42	0.104	0.197	0.251	0.297	0.350	0.384	0.416	0.453	0.479
43	0.103	0.195	0.248	0.294	0.346	0.380	0.411	0.449	0.474
44	0.102	0.192	0.246	0.291	0.342	0.376	0.407	0.444	0.469
45	0.101	0.190	0.243	0.288	0.338	0.372	0.403	0.439	0.465
46	0.100	0.188	0.240	0.285	0.335	0.368	0.399	0.435	0.460
47	0.099	0.186	0.238	0.282	0.331	0.365	0.395	0.431	0.456
48	0.098	0.184	0.235	0.270	0.328	0.361	0.391	0.427	0.451
49	0.097	0.182	0.233	0.276	0.325	0.358	0.387	0.423	0.447
50	0.096	0.181	0.231	0.273	0.322	0.354	0.384	0.419	0.443

附表 2-14　随机数字表

编号	1	2	3	4	5	6	7	8	9	10	11	12	13	14	15	16	17	18	19	20	21	22	23	24	25
1	03	47	43	73	86	36	96	47	36	61	46	98	63	71	62	33	26	16	80	45	60	11	14	10	95
2	97	74	24	67	62	42	81	14	57	20	42	53	32	37	32	27	07	36	07	51	24	51	79	89	73
3	16	76	62	27	66	56	50	26	71	07	32	90	79	78	53	13	55	38	58	59	88	97	54	14	10
4	12	56	85	99	26	96	96	68	27	31	05	03	72	93	15	57	12	10	14	21	88	26	49	81	76
5	55	59	56	35	64	38	54	82	46	22	31	62	43	09	90	06	18	44	32	53	23	83	01	30	30
6	16	22	77	94	39	49	54	43	54	82	17	37	93	23	78	87	35	20	96	43	84	26	34	91	64
7	84	42	17	53	31	57	24	55	06	88	77	04	74	47	67	21	76	33	50	25	83	92	12	06	76
8	63	01	63	78	59	16	95	55	67	19	98	10	50	71	75	12	86	73	58	07	44	39	52	38	79
9	33	21	12	34	29	78	64	56	07	82	52	42	07	44	38	15	51	00	13	42	99	66	02	79	54
10	57	60	86	32	44	09	47	27	96	54	49	17	46	09	62	90	52	84	77	27	08	02	73	43	28
11	18	18	07	92	46	44	17	16	58	09	79	83	86	19	62	06	76	50	03	10	55	23	64	05	05
12	26	62	38	97	75	84	16	07	44	99	83	11	46	32	24	20	14	85	88	45	10	93	72	88	71
13	23	42	40	64	74	82	97	77	77	81	07	45	32	14	08	32	98	94	07	72	93	85	79	10	75
14	52	36	28	19	95	50	92	26	11	97	00	56	76	31	38	80	22	02	53	53	86	60	42	04	53
15	37	85	94	35	12	83	39	50	08	30	42	34	07	96	88	54	42	06	87	98	35	85	29	48	39
16	70	29	17	12	13	40	33	20	38	26	13	89	51	03	74	17	76	37	13	04	07	74	21	19	30
17	56	62	18	37	35	96	83	50	87	75	97	12	25	93	47	70	33	24	03	54	97	77	46	44	80
18	99	49	57	22	77	88	42	95	45	72	16	64	36	16	00	04	43	18	66	79	94	77	24	21	90
19	16	08	15	04	72	33	27	14	34	09	45	59	34	68	49	12	72	07	34	45	99	27	72	95	14
20	31	16	93	32	43	50	27	89	87	19	20	15	37	00	49	52	85	66	60	44	38	68	88	11	80
21	68	34	30	13	70	55	74	30	77	40	44	22	78	84	26	04	33	46	09	52	68	07	97	06	57
22	74	57	25	65	76	59	29	97	68	60	71	91	38	67	54	13	58	18	24	76	15	54	55	95	52
23	27	42	37	86	53	48	55	90	65	72	96	57	69	36	10	96	46	92	42	45	97	60	49	04	91
24	00	39	68	29	61	66	37	32	20	30	77	84	57	03	29	10	45	65	04	26	11	04	96	67	24
25	29	94	98	94	24	68	49	69	10	82	53	75	91	93	30	34	25	20	57	27	40	48	73	51	92
26	16	90	82	66	59	83	62	64	11	12	67	19	00	71	74	60	47	21	29	68	02	02	37	03	31
27	11	27	94	75	06	06	09	19	74	66	02	94	37	34	02	76	70	90	30	86	38	45	94	30	38
28	35	24	10	16	20	33	32	51	26	38	79	78	45	04	91	16	92	53	56	16	02	75	50	95	98
29	38	23	16	86	38	42	38	97	01	50	87	75	66	81	41	40	01	74	91	62	48	51	84	08	32
30	31	96	25	91	47	96	44	33	49	13	34	86	82	53	91	00	52	43	48	85	27	55	26	89	62
31	66	67	40	67	14	64	05	71	95	86	11	05	65	09	68	76	83	20	37	90	57	16	00	11	66
32	14	90	84	45	11	75	73	88	05	90	52	27	41	14	86	22	98	12	22	08	07	52	74	95	80
33	68	05	51	18	00	33	96	02	75	19	07	60	62	93	55	59	33	82	43	90	49	37	38	44	59
34	20	46	78	73	90	97	51	40	14	02	04	02	33	31	08	39	54	16	49	36	47	95	93	13	30
35	64	19	58	97	79	15	06	15	93	20	01	90	10	75	06	40	78	73	89	62	02	67	74	17	33
36	05	26	93	70	60	22	35	85	15	13	92	03	51	59	77	59	56	78	06	83	52	91	05	70	74
37	07	97	10	88	23	09	98	42	99	64	61	71	62	99	15	06	51	29	16	93	58	05	77	09	51
38	68	71	86	85	85	54	87	66	47	54	73	32	08	11	12	44	95	92	63	16	29	56	24	29	48
39	26	99	61	65	53	58	37	78	80	70	42	10	50	67	42	32	17	55	85	74	94	44	67	16	94
40	14	65	52	68	75	87	59	36	22	41	26	78	63	06	55	13	08	27	01	50	15	29	39	39	43
41	17	53	77	58	71	71	41	61	50	72	12	41	94	96	26	44	95	27	36	99	02	96	74	30	83
42	90	26	59	21	19	23	52	23	33	12	96	93	02	18	39	07	02	18	36	07	25	99	32	70	23
43	41	23	52	55	99	31	04	49	69	96	10	47	48	45	88	13	41	43	89	20	97	17	14	49	17
44	60	20	50	81	69	31	99	73	68	68	35	81	33	03	76	24	30	12	48	60	18	99	10	72	34
45	91	25	38	05	90	94	58	28	41	36	45	37	59	03	09	90	35	57	29	12	82	62	54	65	60
46	34	50	57	74	37	98	80	33	00	91	09	77	93	19	82	74	94	80	04	04	45	07	31	66	49
47	85	22	04	39	43	73	81	53	94	79	33	62	46	86	28	08	31	54	46	31	53	94	13	38	47
48	09	79	13	77	48	73	82	97	22	21	05	03	27	24	83	72	89	44	05	60	35	80	39	94	88
49	88	75	80	18	14	22	95	75	42	49	39	32	82	22	49	02	48	07	70	37	16	04	61	67	87
50	90	96	23	70	00	39	00	03	06	90	55	85	78	38	36	94	37	30	69	32	90	89	00	76	33

附录 3　英汉统计名词对照

附录 3　英汉统计名词对照

附录 4　样本含量的估计

附录 4　样本含量的估计